国家卫生健康委员会"十四五"规划教材

全国高等学校教材

供医学影像学专业用

介入放射学

Interventional Radiology

第 **5** 版

主　编　滕皋军　王　维

副主编　杨建勇　卢再鸣

编　委（以姓氏笔画为序）

王　峰　大连医科大学附属第一医院　　　　何晓峰　南方医科大学南方医院

王　维　中南大学湘雅三医院　　　　　　　张　靖　华南理工大学附属广东省人民医院

卢再鸣　中国医科大学附属盛京医院　　　　陆骊工　暨南大学附属珠海医院

吕维富　中国科学技术大学附属第一医院　　范　勇　天津医科大学总医院

朱　旭　北京大学肿瘤医院　　　　　　　　金　龙　首都医科大学附属北京友谊医院

朱晓黎　苏州大学附属第一医院　　　　　　周　石　贵州医科大学附属医院

任伟新　新疆医科大学第一附属医院　　　　赵　卫　昆明医科大学第一附属医院

孙军辉　浙江大学医学院附属第一医院　　　施海彬　南京医科大学第一附属医院

李　肖　中国医学科学院北京协和医学院肿瘤　容鹏飞　中南大学湘雅三医院

　　　　医院　　　　　　　　　　　　　　梁　斌　华中科技大学同济医学院附属协和医院

杨建勇　中山大学附属第一医院　　　　　　滕皋军　东南大学附属中大医院

杨维竹　福建医科大学附属协和医院　　　　颜志平　复旦大学附属中山医院

何仕诚　东南大学附属中大医院

编写秘书

柏志斌　东南大学附属中大医院

人民卫生出版社

·北　京·

图书在版编目（CIP）数据

介入放射学 / 滕皋军，王维主编. —5 版. —北京：
人民卫生出版社，2022.4（2025.9 重印）
全国高等学校医学影像学专业第五轮规划教材
ISBN 978-7-117-32975-0

Ⅰ. ①介… Ⅱ. ①滕…②王… Ⅲ. ①介入性放射学
－医学院校－教材 Ⅳ. ①R81

中国版本图书馆 CIP 数据核字（2022）第 054158 号

人卫智网	www.ipmph.com	医学教育、学术、考试、健康， 购书智慧智能综合服务平台
人卫官网	www.pmph.com	人卫官方资讯发布平台

介入放射学
Jieru Fangshexue
第 5 版

主　　编：滕皋军　王　维
出版发行：人民卫生出版社（中继线 010-59780011）
地　　址：北京市朝阳区潘家园南里 19 号
邮　　编：100021
E - mail：pmph @ pmph.com
购书热线：010-59787592　010-59787584　010-65264830
印　　刷：三河市宏达印刷有限公司
经　　销：新华书店
开　　本：889×1194　1/16　印张：18
字　　数：508 千字
版　　次：2000 年 11 月第 1 版　2022 年 4 月第 5 版
印　　次：2025 年 9 月第 7 次印刷
标准书号：ISBN 978-7-117-32975-0
定　　价：65.00 元
打击盗版举报电话：010-59787491　E-mail：WQ @ pmph.com
质量问题联系电话：010-59787234　E-mail：zhiliang @ pmph.com
数字融合服务电话：4001118166　E-mail：zengzhi @ pmph.com

全国高等学校医学影像学专业第五轮规划教材修订说明

医学影像学专业本科教育始于 1984 年，38 年来我国医学影像学专业的专业建设、课程建设及教材建设都取得了重要进展。党的十九大以来，国家对高等医学教育提出了新要求，出台了《"健康中国 2030"规划纲要》《国家积极应对人口老龄化中长期规划》《关于加强和改进新形势下高校思想政治工作的意见》等重要纲领性文件，正在全面推动世界一流大学和世界一流学科建设。教材是教学内容的载体，不仅要反映学科的最新进展，而且还要体现国家需求、教育思想和观念的更新。第五轮医学影像学专业"十四五"规划教材的全面修订，将立足第二个百年奋斗目标新起点，面对中华民族伟大复兴战略全局和世界百年未有之大变局，全面提升我国高校医学影像学专业人才培养质量，助力院校为党和国家培养敢于担当、善于作为的高素质医学影像学专业人才，为人民群众提供满意的医疗影像服务，为推动高等医学教育深度融入新发展格局贡献力量。

一、我国高等医学影像学教育教材建设历史回顾

1. 自编教材 1984 年，在医学影像学专业建立之初，教材多根据各学校教学需要编写，其中《放射学》《X 线物理》和《X 线解剖学》在国内影响甚广，成为当时教材的基础版本。由于当时办医学影像学（原为放射学）专业的学校较少，年招生人数不足 200 人，因此教材多为学校自编、油印，印刷质量不高，但也基本满足当时教学的需要。

2. 协编教材 1989 年，随着创办医学影像学专业的院校增加，由当时办医学影像学专业最早的天津医科大学发起，邀请哈尔滨医科大学、中国医科大学、川北医学院、泰山医学院、牡丹江医学院等学校联合举办了第一次全国医学影像学专业（放射学专业）校际会议。经协商，由以上几所院校联合国内著名的放射学家共同编写本专业核心课与部分基础课教材。教材编写过程中，在介绍学科的基础知识、基本理论、基本技能的基础上，注重授课与学习的特点和内容的更新，较自编教材有了很大进步，基本满足了当时的教学需要。

3. 规划教材 1999 年，全国高等医学教育学会医学影像学分会成立后，由学会组织国内相关院校进行了关于教材问题的专题会议，在当年成立了高等医药院校医学影像学专业教材评审委员会，组织编写面向 21 世纪医学影像学专业规划教材。

2000 年，由人民卫生出版社组织编写并出版了国内首套 7 部供医学影像学专业使用的统编教材，包括《人体断面解剖学》《医学影像物理学》《医学电子学基础》《医学影像设备学》《医学影像检查技术学》《医学影像诊断学》和《介入放射学》。

2005 年，第二轮修订教材出版，增加了《影像核医学》和《肿瘤放射治疗学》，使整套教材增加到 9 部。同期，我国设立医学影像学专业的学校也由 20 所增加到 40 所，学生人数不断增长。

2010 年，第三轮修订教材完成编写和出版，增加了《医学超声影像学》，使该套教材达到 10 部。此外，根据实际教学需要，将《人体断面解剖学》进行了系统性的修改，更名为《人体断面与影像解剖学》。此时，我国设立医学影像学专业的学校也增加到 80 所，年招生人数超过 1 万人。第三轮教材中的《医学影像检查技术学》《医学影像诊断学》《介入放射学》《影像核医学》和《肿瘤放射治疗学》还被评为了普通高等教育"十二五"国家级规划教材。

2017 年，第四轮修订教材完成编写和出版。在广泛征求意见的基础上，将《人体断面与影像解剖学》更名为《人体断层影像解剖学》，将《影像核医学》更名为《影像核医学与分子影像》。该套教材编写更加规范，内容保持稳定。全部理论教材品种都配有相应的数字化网络增值服务，开启移动学习、线上学习新模式。同步配套编写的学习指导与习题集，更加便于学生复习和巩固理论知识。

前四轮规划教材的编写凝结了众多医学教育者的经验和心血,为我国的高等医学影像学教育做出了重要贡献。

二、第五轮医学影像学专业规划教材编写特色

近年来,国家对高等教育提出了新要求,医学影像学发展出现了新趋势,社会对医学影像学人才有了新需求,医学影像学高等教育呈现出新特点。为了适应新时代改革发展需求,全国高等学校医学影像学专业第四届教材评审委员会和人民卫生出版社在充分调研论证的基础上,决定从2020年开始启动医学影像学专业规划教材第五轮的修订工作。

1. 修订原则

（1）**教材修订应符合国家对高等教育提出的新要求。**以人民满意为宗旨,以推动民族复兴为使命,以立德树人为根本任务,以提高质量为根本要求,以深化改革为根本出路,坚持"以本为本",推进"四个回归",培养合格的社会主义建设者和接班人。

（2）**教材修订应反映医学影像学发展的新趋势。**医学影像学多学科交叉的属性更加明显,人工智能技术在医学影像学领域的应用越来越普遍,功能影像和分子影像技术快速发展。

（3）**教材修订应满足社会对医学影像学人才的新需求。**社会对医学影像学人才的需求趋于多样化,既需要具有创新能力和科研素养的拔尖人才,又需要具有扎实的知识和较强实践能力的应用型人才。

（4）**教材修订应适应医学影像学高等教育的新特点。**医学影像学高等教育的新特点包括:信息化技术与医学影像学教学的有机融合,教师讲授与学生自学的有机融合,思想政治教育与专业课教育的有机融合,数字资源与纸质资源的有机融合,创新思维与实践能力的有机融入。

2. 编写原则与特色

（1）**课程思政融入教材思政:**立德树人是高等教育的根本任务,专业课程和专业教材的思政教育更能充分发挥润物无声、培根铸魂的作用。通过对我国影像学发展重大成果的介绍,对我国医学影像学专家以及普通影像医务工作者勇于担当、无私奉献、生命至上、大爱无疆精神的解读,引导当代高校医学生树立坚定的文化自信。

（2）**统筹规划医学影像学专业教材建设:**为进一步完善医学影像学专业教材体系,本轮修订增加三本教材:新增《医学影像学导论》,使医学影像学专业学生能够更加全面了解本专业发展概况;新增《医学影像应用数学》,满足医学影像学专业数学教学的特殊需求;新增《医用放射防护学》(第3版),在前两轮教材编写中,该教材作为配套辅导教材获得良好反馈,鉴于目前对医学生提高放射防护意识的实际需要,本轮修订将其纳入理论教材体系。

（3）**坚持编写原则,打造精品教材:**坚持贯彻落实人民卫生出版社在规划教材编写中通过实践传承的"三基、五性、三特定"的编写原则:"三基"即基本知识、基本理论、基本技能;"五性"即思想性、科学性、创新性、启发性、先进性;"三特定"即特定对象、特定要求、特定限制。精练文字,严格控制字数,同一教材和相关教材的内容不重复,相关知识点具有连续性,内容的深度和广度严格控制在教学大纲要求的范畴,力求更适合广大学校的教学要求,减轻学生负担。

（4）**为师生提供更为丰富的数字资源:**为提升教学质量,第五轮教材配有丰富的数字资源,包括教学课件、重点微课、原理动画、操作视频、高清图片、课后习题、AR模型等;并专门编写了与教材配套的医学影像学专业在线题库,及手机版医学影像学精选线上习题集系列供院校和学生使用;精选部分教材制作线上金课,适应在线教育新模式。不断发掘优质虚拟仿真实训产品,融入教材与教学,解决实践教学难题,加强影像人才实践能力的培养。

第五轮规划教材将于2022年秋季陆续出版发行。希望全国广大院校在使用过程中,多提宝贵意见,反馈使用信息,为下一轮教材的修订工作建言献策。

2022年3月

主编简介

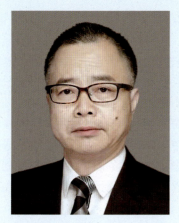

滕皋军

　　男，1962 年 8 月出生于浙江省金华市。医学博士，中国科学院院士，主任医师，东南大学首席教授，博士研究生导师。现任东南大学附属中大医院院长兼介入治疗中心主任，中国医师协会介入医师分会会长，中国医院协会影像中心主任委员。曾任亚太心血管与介入放射学会（APSCVIR）主席等国内外重要学术团体重要位置。1982 年开始从事医学影像和介入诊疗工作，1995 年 7 月至 1998 年 3 月在美国 Dartmouth-Hitchcock 医学中心担任助理研究员，主要研究领域为介入放射学和分子与功能影像学。

　　从事医、教、研工作近 40 年。发明或发展了多项介入新技术、新器械及新理论，在恶性肿瘤、外周血管疾病、脊柱疾病等多个领域的介入治疗中做出重要的贡献；并在分子影像与功能影像等多模态影像技术方面也有重要建树。承担科技部 973 项目（首席科学家）、科技部变革性技术等国家重大项目 10 余项；获国家科技进步二等奖 3 项（2 项排名第一）。发表论文 200 余篇；发明专利 10 余项。担任东南大学医学院院长兼医学影像学系主任期间，在医学影像人才培养体系建设方面进行了多项改革和探索，并获国家教学成果二等奖 1 项。迄今已培养博士及硕士研究生近 200 名。先后获得美国、欧洲及亚太介入放射学会的最高荣誉奖，中国医师奖，铁道部和卫生部有突出贡献中青年专家等荣誉。

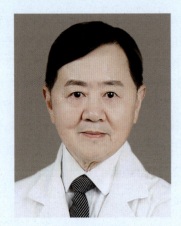

王 维

男，1960 年 7 月出生于湖南省长沙市。医学博士，二级教授、一级主任医师，博士研究生导师，国务院政府特殊津贴专家，第九届中国医师奖获得者，全国卫生系统先进工作者，医学影像国家临床重点专科学科带头人，首届湘雅名医。现任中南大学湘雅三医院首席专家、人类干细胞国家工程研究中心副主任、中南大学细胞移植与基因治疗研究所所长。兼任联合国世界卫生组织异种移植临床研究规范制定委员会委员，中华医学会放射学分会分子成像学组副组长，中国医师学会介入医师分会常务委员，卫生部限制类医疗技术评审委员会专家，湖南省医学会放射学专业委员会主任委员等。

从事教学工作 28 年，承担临床医学本科、长学制、研究生、住院医师和进修医师等教学。承担多项国家级、部委级课题项目；副主编编写教育部规划教材 1 部，参编教材、专著 10 余部；获国家发明专利 15 项；以第一作者或通信作者名义发表论文 170 余篇，其中 NI 指数期刊论文 4 篇，ESI 高被引论文 4 篇；第一完成人获教育部自然科学奖二等奖、湖南省技术发明奖一等奖、湖南省科技进步二等奖。

副主编简介

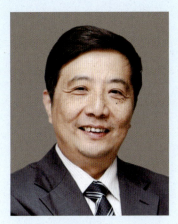

杨建勇

男，1959 年出生于湖北省武汉市。博士研究生导师，中山大学二级教授，一级主任医师。1983 年毕业于武汉同济医科大学，1995 年获得德国海德堡大学医学博士学位。现任中山大学附属第一医院医学影像科主任、广东省医学技术教学指导委员会主任委员、广东省健康管理学会介入医学专业委员会主任委员、广东省健康管理学会影像医学专业委员会主任委员。

长期从事医学影像和介入放射临床工作以及医学教学和科研工作，对门静脉高压症的介入治疗、肿瘤介入治疗进行系统研究。担任《影像诊断和介入放射学》常务副主编，《临床放射学杂志》资深编委，*CardioVascular and Interventional Radiology* 杂志审稿专家。主编《介入放射学理论与实践》等专著。

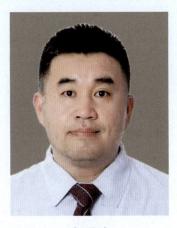

卢再鸣

男，1971 年 11 月 16 日出生于辽宁省葫芦岛市。医学博士，教授、主任医师，博士研究生导师。现任中国医科大学附属盛京医院第二介入病房主任、放射科教研室副主任，中华医学会放射学分会第十六届委员会委员，中国医师协会放射医师分会第四、第五届委员会副会长。

承担中国医科大学本科生、研究生及留学生放射诊断学的教学任务至今 27 年；参与发明专利 12 项；第一作者及通信作者发表 SCI 论文 30 余篇，国内核心期刊百余篇；曾任国内多家杂志社编委；主编、主译及参编多部医学专著，连续参与《介入放射学》第 2～5 版的编写工作。

前　言

1964 年 Charles Dotter 完成第一例经皮同轴导管系统的血管成形术,标志着介入治疗的诞生。回顾介入放射学的发展史,我们的先辈们以独特的视角和非凡的努力,不断创新,使介入治疗发展成为当今现代医学中继内科和外科治疗技术之后的"第三大技术"。

介入放射学在多个层面改善了诸多疾病的治疗效果。例如,有介入治疗之前,手术切除是肝癌病人的唯一选择,但是,由于肝癌早诊率低,可以手术切除的肝癌只占 20% 左右。20 世纪 80 年代以后,经肝动脉栓塞化疗术(TACE)、射频/微波/冷冻肿瘤消融术等一系列的介入治疗手段广泛应用于临床,使中晚期肝癌的治疗效果得到了大幅度的提升,彻底改变了肝癌的治疗模式。又如,主动脉夹层是严重危害病人生命的危急重症,死亡率高,以往只能外科手术治疗,手术并发症和死亡率高。自腔内覆膜支架介入技术诞生以后,主动脉夹层的治疗成为风险低、疗效高的疾病,介入治疗已成为该疾病的首选。诸如此类的例子不胜枚举,因此,介入放射学改变了临床治疗模式!

介入放射学定义的关键词是医学影像引导和微创化操作。一方面,介入治疗具有微创、安全、疗效好、并发症少等优势;而另一方面,介入治疗有赖于集高新技术为一体的医学影像和介入器械,而这些设备或器械与信息学、纳米科学、人工智能、机器人等现代科技前沿技术的进展密切相关。因此,介入放射学的发展不仅顺应了现代医学精准、微创化的发展趋势,而且,还成为了现代科技进步在医疗领域应用的最佳场景。

然而,作为一门新兴学科,介入放射学的学科建设仍然在路上,而人才培养是保证学科可持续性、健康发展的核心。因此,作为本科影像医学专业五年制规划教材,《介入放射学》的编写和修订尤为重要。自 2000 年首版《介入放射学》出版以来,前四版都在郭启勇主编的主持下,走过了从无到有、从有到精的过程。连续四版的教材编写,积累了大量的经验,受到师生们的好评,为我国介入医师的培养做出了开创性的贡献。

第五版《介入放射学》是前四版编写的延续,但在编写的结构框架上有较大的变化,具有以下特点:①编委会"兵强马壮"。编委达 25 名,为自第一版以来规模最大的编委会,来自全国 23 所医学院校,代表性强。②本版编排框架及内容结构做了较大幅度的调整,其指导原则是将介入放射学按照一门临床学科来编写,而不仅仅是介入技术的罗列。本版的章节按照从总论到各论的形式,总论介绍介入放射学基础,各论以系统器官的疾病治疗为划分,注重学科发展、学科交叉及循证医学理念。在重视基本概念、基本原理和基本技术的基础上,注重新技术、新方法的介绍,尤其是在不断扩展的疾病应用领域上,突出介入放射学在治疗上的优势。③编写形式多样、要求高。根据第五轮教材修订采用融合教材的编写要求,本次编写除了传统的纸质版教材以外,还同步编写了与之相应的数字内容和题库。学生可以自行下载应用 APP,通过动画、视频、图片等数字资源,对纸质版内容进行补充与阐释,使阅读立体化,从而更加形象、直观地帮助学生自主学习。

在本书的编写过程中,编委们遵照医学教材"思想性、科学性、先进性、启发性和适用性"的指导思想,努力编写出既体现介入放射学的学术水平和进展,又适宜我国五年制医学影像专业学生学习的教材。

同上版教材一样,为与本专业其他教材相呼应,省略了相关重复内容,请读者参考相应教材。

在教材修订过程中,各位编者都付出了辛勤的努力,经多次讨论,综合考虑了各方面专家的宝贵意见和建议后定稿,在此,对所有为本教材做出贡献者一并致谢。

虽然力图在短时间内写出高水平的教材,但由于作者水平有限、编者较多,书中疏漏与错误在所难免,还望广大读者不吝赐教,以便再版时能够进一步改进和提高。

2022 年 1 月

目　录

第一章　绪论 1
第一节　介入放射学的历史与发展 1
一、世界介入放射学发展简史 1
二、我国介入放射学发展简史 3
第二节　介入放射学的范畴与分类 4
一、介入放射学的范畴 4
二、介入放射学分类 5
第三节　介入放射学的地位与未来 6

第二章　介入治疗常用设备、药物和器材 7
第一节　介入治疗常用设备 7
一、影像设备 7
二、治疗设备 8
三、其他设备 9
第二节　介入治疗常用药物 9
一、血管扩张与收缩药物 10
二、抗凝、抗血小板聚集与溶栓药物 11
三、止血药物 14
四、抗肿瘤药物 15
第三节　介入治疗常用器材 18
第四节　介入治疗围手术期的处理 21

第三章　介入放射学基本技术 23
第一节　定位穿刺技术 23
一、器材 23
二、操作方法与注意事项 24
三、临床应用 24
第二节　血管操作路径的建立技术 24
一、器材 24
二、操作方法与注意事项 25
第三节　血管造影技术 26
一、器材 26

二、操作方法与注意事项 ……………………………………………………… 26

第四节　经皮腔内血管成形术 ………………………………………………… 27
　　一、概述 …………………………………………………………………… 27
　　二、治疗机制 ……………………………………………………………… 28
　　三、介入器材 ……………………………………………………………… 28
　　四、技术要点和注意事项 ………………………………………………… 30
　　五、临床应用 ……………………………………………………………… 32
　　六、疗效评价 ……………………………………………………………… 32

第五节　经导管血管栓塞术 …………………………………………………… 32
　　一、概述 …………………………………………………………………… 32
　　二、栓塞器材及栓塞材料 ………………………………………………… 33
　　三、技术要点和注意事项 ………………………………………………… 35
　　四、临床应用 ……………………………………………………………… 37

第六节　经导管动脉灌注术 …………………………………………………… 38
　　一、概述 …………………………………………………………………… 38
　　二、器材 …………………………………………………………………… 38
　　三、介入操作技术 ………………………………………………………… 39
　　四、临床应用 ……………………………………………………………… 41

第七节　经皮穿刺引流术 ……………………………………………………… 43
　　一、概述 …………………………………………………………………… 43
　　二、影像导向设备 ………………………………………………………… 43
　　三、器材 …………………………………………………………………… 43
　　四、技术要点和注意事项 ………………………………………………… 45
　　五、临床应用 ……………………………………………………………… 45

第八节　经皮异物取除术 ……………………………………………………… 50
　　一、经皮心血管腔内异物取除术 ………………………………………… 50
　　二、经皮软组织内异物取除术 …………………………………………… 54

第九节　经导管溶栓术 ………………………………………………………… 55
　　一、概述 …………………………………………………………………… 55
　　二、常见溶栓药物及分类 ………………………………………………… 55
　　三、适应证 ………………………………………………………………… 55
　　四、禁忌证 ………………………………………………………………… 56
　　五、手术准备 ……………………………………………………………… 56
　　六、介入操作技术 ………………………………………………………… 56
　　七、随访和疗效评价 ……………………………………………………… 58

第四章　介入诊断学 …………………………………………………………… 59
第一节　经皮穿刺活检技术 …………………………………………………… 59
　　一、器材 …………………………………………………………………… 59
　　二、引导与监视设备 ……………………………………………………… 60

三、术前准备 ……………………………………………………………………… 60

四、介入操作方法 ………………………………………………………………… 60

五、并发症及处理 ………………………………………………………………… 61

六、临床应用 ……………………………………………………………………… 61

第二节　血管造影诊断 ……………………………………………………………… 62

一、经皮血管穿刺与插管 ………………………………………………………… 62

二、对比剂 ………………………………………………………………………… 62

三、良性病变血管造影表现 ……………………………………………………… 63

四、恶性病变血管造影表现 ……………………………………………………… 66

第三节　非血管造影诊断 …………………………………………………………… 67

一、经皮肝穿刺胆道造影 ………………………………………………………… 67

二、消化道造影 …………………………………………………………………… 69

第四节　其他介入诊断 ……………………………………………………………… 71

一、肝静脉压力梯度测定 ………………………………………………………… 71

二、中心静脉压测定 ……………………………………………………………… 73

三、肺动脉压测定 ………………………………………………………………… 73

四、肾上腺静脉取血 ……………………………………………………………… 75

第五章　脉管系统疾病的介入治疗 ……………………………………………………… 77

第一节　主动脉疾病 ………………………………………………………………… 77

一、主动脉狭窄 …………………………………………………………………… 77

二、胸主动脉瘤 …………………………………………………………………… 78

三、腹主动脉瘤 …………………………………………………………………… 81

四、主动脉夹层 …………………………………………………………………… 82

第二节　四肢动脉疾病 ……………………………………………………………… 85

一、概述 …………………………………………………………………………… 85

二、临床表现及诊断 ……………………………………………………………… 85

三、治疗方案 ……………………………………………………………………… 86

四、预后 …………………………………………………………………………… 90

第三节　内脏动脉疾病 ……………………………………………………………… 90

一、腹腔内脏动脉出血性疾病 …………………………………………………… 90

二、肾动脉瘤 ……………………………………………………………………… 92

三、缺血性肠病 …………………………………………………………………… 94

四、肾动脉狭窄 …………………………………………………………………… 95

第四节　静脉系统疾病 ……………………………………………………………… 98

一、下肢深静脉血栓 ……………………………………………………………… 98

二、肺动脉栓塞 …………………………………………………………………… 101

三、下腔静脉滤器的置放与回收 ………………………………………………… 102

第五节　淋巴漏 ……………………………………………………………………… 104

一、概述 …………………………………………………………………………… 104

二、病因及临床表现 ………………………………………………………… 104

三、诊断 ……………………………………………………………………… 104

四、介入治疗 ………………………………………………………………… 105

五、并发症及处理 …………………………………………………………… 106

六、疗效评价 ………………………………………………………………… 106

第六章　神经系统疾病的介入治疗 …………………………………………… 107

第一节　缺血性脑血管病 ……………………………………………………… 107

一、脑缺血的基础与临床表现 ……………………………………………… 107

二、器材 ……………………………………………………………………… 108

三、头颈部动脉狭窄的血管成形术 ………………………………………… 109

四、急性颅内动脉血栓形成的血管内治疗 ………………………………… 111

第二节　出血性脑血管病 ……………………………………………………… 113

一、器材 ……………………………………………………………………… 113

二、颅内动脉瘤与蛛网膜下腔出血 ………………………………………… 114

第三节　脑和脊髓血管畸形 …………………………………………………… 119

一、脑动静脉畸形 …………………………………………………………… 119

二、硬脑膜动静脉瘘 ………………………………………………………… 121

三、颈动脉海绵窦瘘 ………………………………………………………… 123

第七章　呼吸系统疾病的介入治疗 …………………………………………… 126

第一节　咯血 …………………………………………………………………… 126

一、支气管动脉解剖 ………………………………………………………… 126

二、临床表现 ………………………………………………………………… 126

三、诊断 ……………………………………………………………………… 127

四、适应证和禁忌证 ………………………………………………………… 127

五、介入手术操作 …………………………………………………………… 127

六、并发症及处理 …………………………………………………………… 128

七、疗效评价 ………………………………………………………………… 128

第二节　气管、支气管狭窄 …………………………………………………… 129

一、临床表现和分型 ………………………………………………………… 129

二、诊断 ……………………………………………………………………… 130

三、适应证与禁忌证 ………………………………………………………… 130

四、介入手术操作 …………………………………………………………… 130

五、并发症及处理 …………………………………………………………… 131

六、疗效评价 ………………………………………………………………… 131

第三节　肺动静脉畸形 ………………………………………………………… 132

一、概述 ……………………………………………………………………… 132

二、适应证与禁忌证 ………………………………………………………… 132

三、介入手术操作 …………………………………………………………… 133

四、并发症及处理 ……………………………………………………… 135

五、疗效评价 ……………………………………………………………… 135

第四节　肺动脉高压 …………………………………………………………… 135

一、概述 …………………………………………………………………… 135

二、适应证与禁忌证 ……………………………………………………… 135

三、介入手术操作 ………………………………………………………… 136

四、并发症及处理 ………………………………………………………… 138

五、疗效评价 ……………………………………………………………… 139

第五节　肺癌 …………………………………………………………………… 139

一、概述 …………………………………………………………………… 139

二、适应证与禁忌证 ……………………………………………………… 139

三、介入手术操作 ………………………………………………………… 139

四、并发症及处理 ………………………………………………………… 141

五、疗效评价 ……………………………………………………………… 142

第八章　消化系统疾病的介入治疗 ……………………………………………… 143

第一节　消化道出血 …………………………………………………………… 143

一、概述 …………………………………………………………………… 143

二、病因 …………………………………………………………………… 143

三、临床表现 ……………………………………………………………… 143

四、辅助检查 ……………………………………………………………… 144

五、选择性动脉造影 ……………………………………………………… 144

六、介入治疗 ……………………………………………………………… 145

第二节　肝硬化和门静脉高压 ………………………………………………… 146

一、概述 …………………………………………………………………… 146

二、经颈静脉肝内门腔分流术 …………………………………………… 148

三、球囊阻断逆行静脉血管硬化术 ……………………………………… 153

第三节　胆胰疾病 ……………………………………………………………… 156

一、概述 …………………………………………………………………… 156

二、经皮胆囊造瘘术 ……………………………………………………… 156

三、经皮经肝胆道引流术 ………………………………………………… 157

四、经皮胆道支架置入术 ………………………………………………… 159

五、其他胆道疾病 ………………………………………………………… 160

六、胆胰恶性肿瘤 ………………………………………………………… 160

第四节　消化系统良恶性狭窄 ………………………………………………… 161

一、概述 …………………………………………………………………… 161

二、食管良恶性狭窄 ……………………………………………………… 161

三、胃流出道梗阻 ………………………………………………………… 166

四、结直肠狭窄 …………………………………………………………… 168

第五节　巴德 - 基亚里综合征 ………………………………………………… 171

一、概述 ………………………………………………………………………… 171

二、适应证与禁忌证 …………………………………………………………… 171

三、术前准备 …………………………………………………………………… 171

四、介入操作技术 ……………………………………………………………… 172

五、术后处理 …………………………………………………………………… 174

六、并发症及处理 ……………………………………………………………… 174

七、疗效评价 …………………………………………………………………… 175

第六节　原发性肝癌 …………………………………………………………………… 175

一、概述 ………………………………………………………………………… 175

二、病因与病理 ………………………………………………………………… 175

三、临床表现与诊断 …………………………………………………………… 175

四、介入治疗方法 ……………………………………………………………… 177

五、肝癌并发症及合并症 ……………………………………………………… 181

第七节　转移性肝癌 …………………………………………………………………… 182

一、概述 ………………………………………………………………………… 182

二、病因与病理 ………………………………………………………………… 182

三、临床表现与诊断 …………………………………………………………… 182

四、介入治疗 …………………………………………………………………… 183

第八节　消化系统其他肿瘤 …………………………………………………………… 183

一、胆管癌 ……………………………………………………………………… 183

二、肝血管瘤 …………………………………………………………………… 185

第九章　泌尿系统疾病的介入治疗 ………………………………………………… 188

第一节　尿道狭窄 ……………………………………………………………………… 188

一、概述 ………………………………………………………………………… 188

二、尿道球囊扩张术和支架置入术 …………………………………………… 188

第二节　良性前列腺增生症 …………………………………………………………… 190

一、概述 ………………………………………………………………………… 190

二、前列腺动脉栓塞术 ………………………………………………………… 190

第三节　肾脏良性疾病 ………………………………………………………………… 192

一、概述 ………………………………………………………………………… 192

二、经皮穿刺肾囊肿硬化术 …………………………………………………… 192

三、肾血管平滑肌脂肪瘤 ……………………………………………………… 193

第四节　肾出血 ………………………………………………………………………… 194

一、概述 ………………………………………………………………………… 194

二、肾动脉栓塞术 ……………………………………………………………… 195

第五节　肾癌和前列腺癌 ……………………………………………………………… 196

一、概述 ………………………………………………………………………… 196

二、肾癌的介入治疗 …………………………………………………………… 197

三、前列腺癌放射性 ^{125}I 粒子植入 ………………………………………… 198

第十章　骨骼疾病的介入治疗 ……………………………………………………201
第一节　腰椎间盘突出症 ………………………………………………………201
　　一、概述 ………………………………………………………………………201
　　二、经皮腰椎间盘髓核摘除术 ………………………………………………203
　　三、经皮腰椎间盘外突出物胶原酶溶解术 …………………………………204
　　四、经皮激光椎间盘减压术 …………………………………………………205
　　五、经皮腰椎间盘臭氧消融术 ………………………………………………205
第二节　椎体良恶性疾病 ………………………………………………………205
　　一、概述 ………………………………………………………………………205
　　二、经皮椎体成形术 …………………………………………………………206
第三节　其他骨骼肿瘤疾病 ……………………………………………………211
　　一、概述 ………………………………………………………………………211
　　二、动脉化疗栓塞及灌注治疗 ………………………………………………211
　　三、经皮骨成形术 ……………………………………………………………213
　　四、^{125}I粒子植入治疗恶性骨肿瘤 …………………………………………214
　　五、物理消融治疗 ……………………………………………………………215

第十一章　妇儿疾病的介入治疗 …………………………………………………217
第一节　产后出血 ………………………………………………………………217
　　一、预置球囊封堵腹主动脉或髂内动脉 ……………………………………217
　　二、子宫动脉栓塞 ……………………………………………………………218
第二节　子宫肌瘤 ………………………………………………………………218
　　一、概述 ………………………………………………………………………218
　　二、病因与病理 ………………………………………………………………218
　　三、临床表现与诊断 …………………………………………………………219
　　四、介入治疗 …………………………………………………………………219
第三节　输卵管阻塞 ……………………………………………………………220
　　一、概述 ………………………………………………………………………220
　　二、输卵管阻塞及积水的诊断 ………………………………………………220
　　三、介入治疗 …………………………………………………………………220
第四节　肝母细胞瘤 ……………………………………………………………221
　　一、概述 ………………………………………………………………………221
　　二、病因与病理 ………………………………………………………………222
　　三、临床表现与诊断 …………………………………………………………222
　　四、介入治疗 …………………………………………………………………222
第五节　视网膜母细胞瘤 ………………………………………………………223
　　一、概述 ………………………………………………………………………223
　　二、介入治疗 …………………………………………………………………223
第六节　儿童血管瘤 ……………………………………………………………224
　　一、儿童血管瘤分类与诊断 …………………………………………………225

二、治疗方法 ………………………………………………………………………… 225

第七节　血管畸形 …………………………………………………………………… 226

一、淋巴管畸形 ……………………………………………………………………… 226

二、静脉畸形 ………………………………………………………………………… 227

三、动静脉畸形 ……………………………………………………………………… 228

四、其他血管畸形 …………………………………………………………………… 228

第十二章　血管通道的建立与维护 ………………………………………………… 230

第一节　经外周静脉穿刺的中心静脉导管 ………………………………………… 230

一、概述 ……………………………………………………………………………… 230

二、临床应用 ………………………………………………………………………… 230

三、器械 ……………………………………………………………………………… 231

四、技术与方法 ……………………………………………………………………… 231

五、日常维护 ………………………………………………………………………… 232

第二节　输液港置入和取出 ………………………………………………………… 232

一、概述 ……………………………………………………………………………… 232

二、输液港置入 ……………………………………………………………………… 232

三、输液港取出 ……………………………………………………………………… 237

第三节　血液透析通道的介入维护 ………………………………………………… 237

一、概述 ……………………………………………………………………………… 237

二、常用透析导管类型 ……………………………………………………………… 237

三、血液透析通道的介入处置 ……………………………………………………… 237

第十三章　器官移植术后并发症的介入治疗 ……………………………………… 240

第一节　肾移植术后相关并发症 …………………………………………………… 240

一、概述 ……………………………………………………………………………… 240

二、血管并发症 ……………………………………………………………………… 240

三、尿路并发症 ……………………………………………………………………… 243

四、移植肾不耐受综合征 …………………………………………………………… 244

第二节　肝移植术后相关并发症 …………………………………………………… 245

一、概述 ……………………………………………………………………………… 245

二、血管并发症 ……………………………………………………………………… 245

三、胆道并发症 ……………………………………………………………………… 249

第十四章　疼痛的介入治疗 ………………………………………………………… 251

第一节　常用介入治疗方法 ………………………………………………………… 251

一、射频治疗 ………………………………………………………………………… 251

二、等离子治疗 ……………………………………………………………………… 251

三、三氧治疗 ………………………………………………………………………… 252

四、激光治疗 ………………………………………………………………………… 252

第二节　腹部疼痛……………………………………………………………………252
　　一、解剖和病因…………………………………………………………………252
　　二、经皮腹腔神经丛阻滞术……………………………………………………252
　　三、适应证和禁忌证……………………………………………………………253
　　四、介入操作技术………………………………………………………………253
　　五、并发症及处理………………………………………………………………254
第三节　肋间神经痛…………………………………………………………………254
　　一、解剖和病因…………………………………………………………………254
　　二、治疗方法……………………………………………………………………255
第四节　慢性肌肉骨骼疼痛…………………………………………………………255
　　一、梨状肌综合征………………………………………………………………256
　　二、肩关节周围炎………………………………………………………………256
　　三、颈部软组织劳损……………………………………………………………257
　　四、急性腰扭伤…………………………………………………………………258
　　五、腰臀部肌筋膜炎……………………………………………………………259
　　六、膝关节骨关节炎……………………………………………………………259

中英文名词对照索引………………………………………………………………261

第一章　绪　论

介入放射学（interventional radiology，IR）也称介入医学，是以影像诊断学为基础，在医学影像设备引导下，利用穿刺针、导管、支架等介入器材，对疾病进行诊断或治疗的学科。本书结构上分为总论和各论两部分，总论为第一章至第四章，主要为介入放射学的基础部分，涵盖了绪论，介入治疗所需设备、材料、药物，介入常用技术，以及介入诊断等内容；各论为第五章至第十四章，主要按照临床系统疾病划分，介绍各系统器官常见疾病的特点、诊疗选择及介入治疗在该疾病的临床应用。本书目的在于使读者能全面了解和熟悉介入放射学所包含的各种诊疗技术的基本概念和基本原理、适应证与禁忌证、临床疗效、常见并发症，以及与其他临床治疗方法相比的优势与特点，以便在临床工作中根据不同疾病及其不同病期，科学合理地选择适宜的介入诊疗方法，提出并确定最优治疗方案，使病人获得最佳的治疗效果。

第一节　介入放射学的历史与发展

一、世界介入放射学发展简史

介入放射学同其他学科一样，也是在不断探索、创新和完善中发展起来的。1928 年 Santos 等完成第一例经皮直接穿刺主动脉造影。1929 年 Forssmann 在自身体内进行右心导管插管，并与发展和完善心导管技术的 Cournand 和 Richards 一同获得 1956 年的诺贝尔生理学或医学奖。1930 年 Brook 应用肌肉组织填塞颈内动脉治疗颈动脉海绵窦瘘。1940 年 Farinas 采用股动脉切开的方法将导管送入主动脉进行造影。在 20 世纪上半叶，医生们冒着很大的风险，进行了艰难的探索和尝试，为今后介入放射学的发展奠定了良好的基础，但这一时期的发展步伐较为缓慢，直至 Seldinger 技术的出现，血管造影术这一介入放射学的基本操作技术才真正迅速地发展起来。

1953 年，瑞典放射科医生 Seldinger 首创了采用套管针、导丝和导管经皮股动脉插管行血管造影的技术，大大提高了介入放射操作的安全性，奠定了当代介入放射学的操作基础。20 世纪 50 年代中期至 60 年代，Seldinger 技术开始应用于许多领域，如经皮经肝胆管造影与引流、经皮脓肿引流等。应用初期由于一些临床医师对其可行性持怀疑态度，直到 1956 年 Oedman、Morino 与 Tillander 等分别采用导管作选择性插管术，使血管造影术逐渐成熟。20 世纪七八十年代，随着生物技术和材料学的发展，介入相关器材得到了极大的改善和迅速的发展，从而促进了 Seldinger 技术的应用和发展。除了导管导丝等介入特殊器械以外，高清晰度的影像透视和摄片是介入血管造影的必备条件。早年的介入手术在影像增强器透视和快速换片机摄影下完成，直到数字减影血管造影（digital subtraction angiography，DSA）技术的出现和快速普及，使全身各部位的血管造影以及血管腔内介入疗法发挥了其创伤小、疗效好的显著优势，在世界范围内广泛开展起来。非血管性介入疗法如经皮、经肝胆管引流，经皮脓腔或囊腔穿刺引流术等也都是采用 Seldinger 技术，因此，Seldinger 教授获得北美放射学会的荣誉会员称号，并获得诺贝尔奖的提名。

　　介入放射学的诞生是以 1964 年美国放射学家 Dotter 开发了使用同轴导管系统的经皮腔内血管成形术（percutaneous transluminal angioplasty，PTA）为标志。虽然现在来看当时的技术，尤其是器械很粗糙，但因其创新性的理念和技术并不妨碍将这一技术的实施作为介入放射学的诞生标志。尤其是 80 年代中后期金属支架技术的出现更使介入技术与学科呈蓬勃发展之势。1967 年 Margulis 在美国放射学杂志 *AJR* 上最早提出"interventional diagnostic radiology"作为一个放射学亚专业的概念。但是，介入放射学（interventional radiology）被学术界广泛认同是 1976 年 Wallace 在 *Cancer* 杂志上以"interventional radiology"为题，系统地阐述了介入放射学的概念以后，并在 1979 年欧洲放射学会第一次介入放射学学术会议上进行专题介绍，此命名方逐步在国际学术界达成共识。

　　介入放射学技术经过多年的发展，逐步形成了包括经皮管腔内成形术、血管栓塞术、经动脉灌注术等血管介入技术，以及经皮活检、引流术、消融术等非血管介入技术。以 PTA 技术的发展为例，1964 年 Dotter 首次用不同直径的聚四氟乙烯同轴导管扩张技术治疗外周动脉粥样硬化并获成功。但任何新技术的发展都不会一帆风顺，同轴导管 PTA 虽然已在美国诞生，发明者做出了巨大的努力，但此后的十年间并未能引起美国主流医学界的重视。而在欧洲，放射学与心内科医师高度重视这一新兴技术，在不断探索的基础上，德国心内科医师 Grüntzig 于 1974 年发明了球囊导管，并于 1976 年完成了第一例冠状动脉成形术（PTCA）。此后的各种新技术新器械犹如雨后春笋般出现，进入了介入放射学的黄金时代。Dotter 在 1969 年首先完成了血管内支架植入术的动物实验，即将不锈钢制作的金属钢圈植入到犬的腘动脉内进行实验；又于 1983 年首创了镍钛记忆合金螺旋管状支架。1985 年 Gianturco 和 Palmaz 分别发明了不锈钢 Z 形自膨式和球囊扩张式支架。此后又有一些新支架如 Wallstent 支架等相继问世并广泛应用于临床。由于金属支架的出现克服了球囊扩张成形术后出现再狭窄的缺点，支架技术在临床得到了迅速推广。

　　血管栓塞术的发展可追溯至 1930 年，Brooks 首次以肌肉片栓塞创伤性颈动脉 - 海绵窦瘘获得成功。1963 年 Nusbaum 和 Baum 首次报道，应用血管造影术可发现流速低至 0.5ml/min 的活动性出血，继而采用经导管动脉内连续注入血管升压素控制出血。随后，Rösch 等相继报道了经导管注入自体血凝块栓塞胃网膜右动脉治疗急性胃出血。70 年代以后，随着各种栓塞剂（如吸收性明胶海绵、聚乙烯醇、组织黏合剂、可脱球囊等）的出现及导管技术的改进，推动了栓塞治疗在临床上的应用。尤其是 Gianturco 发明并以其名字命名的栓塞钢圈，目前仍被广泛应用。近年来随着微导管、微钢圈的应用，使神经系统血管病变的介入治疗更为安全有效。日本医师打田日出夫、山田龙作等将碘化油引入肿瘤治疗率先开展了肝细胞癌的经动脉经导管化疗栓塞术，目前已成为中晚期肝癌的标准治疗。

　　介入放射学的发展与影像设备的发展密不可分。1932 年 Moniz 与 Caldas 第一次使用人工快速换片机，能连续进行动脉相、毛细血管相及静脉相摄片。1943 年 Sanchez-Perez 开始使用自动换片机。20 世纪 80 年代后，影像增强器、自动注射器等应用于介入放射学，随之出现电视影像增强透视、电影摄影和电视录像。DSA 设备的成功，是介入放射学发展历程上的又一个里程碑，它能够使用浓度较低和注射少量的对比剂，即可获得到清晰的减影后血管造影图像，并降低医患的辐射剂量，使介入放射学更易于开展。近年来，锥形束 CT（cone-beam CT，CBCT）、术中多模态影像融合等新技术的快速发展进一步提高了 DSA 引导下介入治疗的精准性和安全性，降低辐射剂量及手术风险。早期的对比剂多为高渗的离子型，不良反应较多如过敏反应、对比剂肾病等，而非离子低渗和等渗对比剂的问世，极大地提升了介入治疗中的安全性。超声实时监视穿刺和 CT 引导穿刺方法的应用，显著地提升了非血管介入技术的成功率和安全性。今天，MR 引导下的介入技术也在不断发展中，甚至可以在 PET-CT 引导下进行介入诊疗。

　　介入放射学新技术的发展都与介入器械的发明与改进相关，介入器械是介入医师的利器。穿刺针、导管鞘、导管、导丝、球囊、支架等就像外科医师手中的手术刀、剪、拉钩等一样，为介入操作方法的基本器械。总体看，介入导管等外径越来越细，内径越来越大，可控性越来越好。金属支架这样的植入物则生物相容性越来越好，甚至可以做到定时的生物可降解。正是由于介入器械的巧妙设计，使介入医师通过经皮穿刺技术就能完成像经颈静脉肝内门腔分流术（transjugular intrahepatic portosystemic stent-shunt，TIPS）治疗门静脉高压症这样的复杂手术。近年来，随着材料学、生物医学工程、人工智能及机器人技术的快速发展，介入器械更为精细、安全、可控，甚至可以通过人工智能和机器人技术进行远程操作。

介入放射学起源于医学影像学科，但远不止于医学影像诊断，它涉及各个临床各个专科。要成为一名优秀的介入放射医师，不仅需要必备的医学影像知识和手术操作技能，还需要扎实的临床处置病人的能力。因此，介入放射需要自身的学科建设。美国介入放射学会（Society of Interventional Radiology，SIR）和欧洲心血管与介入放射学会（Cardiovascular and Interventional Radiology Society of Europe，CIRSE）致力推动介入放射学的专科化发展。20世纪90年代，SIR在放射医师之下设立了介入放射专科医师的培训（Fellowship），2012年终于将介入放射医师推上与放射科医师并列的专科医师，获得了住院医师培训资格。CIRSE也在致力建立全欧洲统一的欧盟介入专科医师培训计划。

二、我国介入放射学发展简史

我国介入放射学虽然起步较晚，但发展迅速。1979年林贵教授发表了肾动脉狭窄造影诊断和扩张治疗，以及选择性血管造影诊断原发性肝癌的论文，这是我国介入放射学最早发表于专业期刊的论文，标志着我国介入放射学事业的起步。其后的经股动脉插管脑血管造影、肝动脉化疗栓塞术、支气管动脉抗癌药物灌注治疗肺癌、食管球囊扩张术等早期的介入诊疗技术逐渐增加。介入人才和技术培训在早期阶段稀缺。1981年，刘子江教授受卫生部委托首次在贵阳医学院放射科举办了卫生部介入放射学习班，培养了我国最早的一批介入放射学工作者。此后，连续举办介入放射学学习班，培养了100余名介入放射医师，这批学员现已成为国内各大医院最早开展介入工作的骨干力量。当时的介入放射学参考书籍也奇缺，李麟荪教授主译的《介入放射学》虽然是一本译著，但是为当时中国介入放射学工作的发展发挥了巨大的作用。早年介入放射学所必需的影像设备在我国非常简陋，辐射剂量大，介入器材也奇缺，但丝毫没有动摇我国介入放射学先辈们开展介入工作的决心，我国的介入放射学就是在这样艰苦的条件下从无到有迅速发展起来的。老一辈介入人在设备和器材相当落后的条件下，为了解除病人的病痛、追赶国际先进技术，为了学科的发展和事业，不惜牺牲自己的健康，其精神永远值得后人颂扬和学习。

随着一批留学国外的医生学成归国，以及各种形式的介入放射学习班及研讨会的举办，国外学者频繁来往中国示范和交流，我国的介入放射学事业逐步走向理性、走向成熟。1986年在山东潍坊召开首届介入放射学学术会议，邀请到了多位国际介入放射学家讲课，为我国首个全国性的介入放射学学术会议。1990年，中华医学会放射学分会介入放射学组（CSIR）成立，并在杭州召开了首届全国性学术年会，标志着我国介入放射学事业走向大道，是我国介入放射学发展史上的里程碑事件。1992年由我国介入放射学奠基人之一林贵教授倡议的《介入放射学杂志》在上海创刊，这是我国介入放射学发展史上的又一个重大事件，标志着我国介入放射学跃上了一个新阶段。

我国早期介入医师大都是从肿瘤化疗栓塞术及经皮穿刺技术开始的，主要与国内此类病人较多及器械匮乏有关。也有少部分医师还开展了管腔成形术，如食管球囊导管成形术治疗食管癌术后吻合口狭窄、肾动脉球囊导管扩张治疗肾性高血压等。随着介入放射学的纵深发展，我国介入医师开始涉足各类介入技术，在非常短的时间里就赶上了国际水平。TIPS技术于1987年在德国完成了首例病人的治疗，1993年国内就跟进并快速推广。作为一项由放射科独立完成的肝硬化、门静脉高压、消化道出血治疗方法，手术较复杂，一度风靡全国，使介入医师自信心大增，对介入放射学的发展起到了积极的推动作用。在肝脏肿瘤的治疗方面，早期林贵教授做了大量的基础与临床工作。90年代初，国内不少学者就自制各类载药微球治疗病人，为肝脏肿瘤的介入栓塞治疗做了许多开拓性的工作，如2000年以后在欧美国家使用的^{90}Ye放射微球技术，90年代初在我国就已用于临床。在肿瘤消融治疗方面，我国学者默默地做了大量的工作，并与国内民族企业合作，终于在国际微波消融治疗肿瘤领域占有重要的一席之地。近年来，我国介入医师已不满足与国际"并跑"，他们厚积薄发，已在多项技术和领域"领跑"，如放射性粒子支架技术，在食管癌、胆管癌、门静脉癌栓等管腔恶性肿瘤的治疗中独树一帜；在德巴-基亚里综合征、主动脉夹层疾病等诸多领域，我国已经引领国际。

1990年卫生部下发文件决定将开展介入放射学的放射科改为临床科室，改变了当时我国医政管理中将放射科作为辅助科室的定位，对推动介入放射学的开展与普及发挥了巨大的作用。后来的医院等级评审、国家攻关项目中，介入放射学都未缺席。著名放射学家刘玉清院士在20世纪90年代就上书国家相关部门，前瞻性地提出了介入放射技术是未来现代化医院里与内外科并列的"三大技术"之一。这些努力和举措，有力地促进了介入放射学的发展和学科地位的提升。

21世纪后，我国的介入放射学进入了突飞猛进的发展阶段。一方面介入技术广泛应用于临床各个系统疾病；另一方面多学科涉足，尤其是以心内科、神经内外科和血管外科为代表的非放射学科医师大量地从事介入诊疗工作，使得介入放射学更加普及化，同时也给介入技术的管理带来了新问题。对此，卫生部于2011年和2012年相继颁布了《心血管疾病介入诊疗技术管理规范》《综合介入诊疗技术管理规范》《神经血管介入诊疗技术管理规范》和《外周血管介入诊疗技术管理规范》，逐步建立了准入制度，从而保障了我国介入放射学向着更规范、更高水平发展。2014年8月，中国医师协会介入医师分会（CCI）成立，该学会是一个覆盖所有从事介入诊疗医师的学术平台，标志我国介入医师从各个临床专科逐步转化为在同一"大介入"学科框架内，协同一致，为我国介入事业的可持续发展奠定基础。

经过40多年的发展，我国介入放射学已形成自身的特点和优势，其中，最显著的是独立设置的"介入科"和介入病房，这样的学科配置，使得介入学科更像一个外科的专科，从门诊—介入手术—术后管理全链条地主导了介入治疗的全过程。而国外的介入医师多数只负责介入手术，不负责病房的管理。调查数据显示，我国约三分之二的医院已设置了独立的介入科建制和介入病区。此外，还有些医院的介入科吸纳了内外科等非放射与介入专业的医师加盟，形成了复合科室，如"介入血管科""介入与血管外科"等。这些新颖的介入学科建设模式为我国介入学科在短期内赶上并超越国际介入水平，发挥了积极的作用，也获得国际共同的赞誉。学科建设的水平，不仅在于学科的形式，更重要的是学科的实力。与国际比较，我国介入放射的研究工作起步较晚，基础研究和高水平的临床研究更少。我国学者逐渐认识到了这一短板，奋起直追。近年来我国介入医师承担越来越多的国家重大和重点项目，完成了大量的基础和临床研究，不断涌现的科技成果令国际医学界为之瞩目。我国学者也先后获得包括代表国际介入放射学最高荣誉的多个奖项，这都标志着中国介入放射学事业登上了世界舞台中央。

第二节　介入放射学的范畴与分类

一、介入放射学的范畴

介入放射学正如定义中所述，涵盖了所有在医学影像引导下，利用各种介入器材，对疾病进行诊断或治疗的技术。因此，其适应证广泛，几乎涉及了全身所有部位和系统、器官。在心血管系统不论是冠状动脉，还是其他部位的血管狭窄或闭塞，都可以利用介入放射学的成形术进行治疗；不论是神经系统的动脉瘤还是其他部位的血流动力学改变，都可以通过栓塞术进行治疗。以肝细胞癌为代表的实体肿瘤，利用经导管动脉栓塞化疗（transcatheter arterial chemoembolization，TACE）已成为中晚期肝癌的首选疗法。虽然介入治疗技术众多，但有人将其归纳为"堵、通、消、取"，即栓塞、再通、消融、取材四大类，大致能包含大多数的介入手术。

二、介入放射学分类

介入放射学有多种分类方法，可以根据操作方法分类，也可以按照血管系统和非血管系统来分类。本教材按照介入放射学的基本技术和在各解剖系统的应用进行分类和编写。

（一）按照介入放射学的技术与方法分类

1. 经皮穿刺/引流术

（1）血管穿刺，如动静脉或门静脉的穿刺。

（2）囊肿、脓肿、血肿、积液的穿刺治疗，如肝囊肿的穿刺治疗。

（3）采取组织学标本，如经皮实体肿瘤或椎体穿刺活检。

（4）阻断、破坏神经传导用于止痛，如经皮穿刺注射乙醇阻断腹腔神经丛治疗顽固性癌痛。

2. 经导管血管内栓塞术

（1）各种原因出血的治疗，如消化道出血的栓塞术。

（2）实质脏器肿瘤的治疗，如肝细胞癌的栓塞治疗。

（3）血管管腔病变如脾动脉瘤、颅内动脉瘤的栓塞治疗。

（4）消除或减少器官功能，如部分性脾栓塞治疗脾功能亢进。

3. 经皮穿刺再通/成形术

（1）恢复管腔脏器的形态，如动脉狭窄的球囊扩张、支架植入术。

（2）恢复非管腔脏器的形态，如经皮椎体成形术。

（3）建立新的通道，如经颈内静脉肝内门腔内支架分流术。

（4）消除异常通道，如闭塞气管食管瘘。

4. 经皮穿刺实体肿瘤消融术

（1）经皮穿刺热消融术，如微波/射频消融治疗肝癌。

（2）经皮穿刺冷消融术，如氩氦冷冻消融治疗乳腺癌。

（3）经皮穿刺化学消融术，如乙醇消融治疗肾癌。

（4）经皮穿刺放射性粒子植入术，如 ^{125}I 粒子植入治疗胸腺瘤。

5. 其他方法　未包含在以上四项内的内容，如医源性血管内异物取除术等。

（二）按照血管与非血管分类

1. 血管系统介入放射学

（1）血管本身的病变，利用成形术及栓塞术治疗血管狭窄、血管畸形、动脉瘤、动静脉瘘及血管破裂出血。

（2）利用灌注/栓塞术对肿瘤性疾病进行治疗，如化疗药物混合碘油加吸收性明胶海绵栓塞肝动脉治疗肝细胞癌。

（3）利用动脉栓塞术消除或减少器官功能，如部分性脾栓塞治疗脾功能亢进。

（4）利用血管造影进行影像诊断。

2. 非血管系统介入放射学

（1）利用成形术治疗各种原因造成的管腔狭窄，如食管狭窄。

（2）利用穿刺（引流）术治疗囊肿、脓肿、血肿、积液和梗阻性黄疸等。

（3）利用穿刺术采取组织、病理学标本。

（4）利用穿刺术通过穿刺针注入药物或施加物理、化学因素治疗肿瘤或治疗疼痛。

（三）按照疾病发生的系统分类

1. 神经系统疾病介入
2. 脉管系统疾病/外周血管系统疾病介入
3. 呼吸系统疾病介入
4. 消化系统疾病介入
5. 泌尿系统疾病介入
6. 骨骼系统疾病介入
7. 妇儿疾病介入
8. 心脏疾病介入
9. 综合介入

第三节　介入放射学的地位与未来

介入放射学从 20 世纪 80 年代末开始在我国兴起，比国际上晚了十多年。相比已有数百年历史的内、外、妇、儿等学科，介入放射学仍然是一门年轻的学科。作为年轻的学科，有其固然的问题，如在临床各学科中的认同性和学科地位。由于介入放射学技术符合代表现代医学的发展方向——微创和精准，介入技术早已深入人心，深受医患双方的青睐。然而，从学科角度看，介入放射学远未取得应有的重视。如目前没有独立的学科代码，人才培养通道不畅等。另一方面，正是由于介入放射学科年轻，吸引了一批愿意为介入事业奉献毕生的介入先驱者，更有后来的一大批朝气蓬勃、年富力强的学科带头人。在他们的努力下，使中国的介入事业从无到有、从弱到强，不仅能在我国现代临床诊疗体系中占有重要的一席之地，同时，也是国际介入放射学界不可或缺的一支生力军。

未来，我国介入放射学必须向纵深的方向发展：①按照独立的学科建设，规划和解决介入放射学发展所遇到的瓶颈问题。②加强人才培养。学科发展的核心竞争力是人才培养，如何做好介入放射医师的培养，必须按照介入放射学的定义来设置培养目标和体系。从完成介入手术操作而言，介入放射学医师应该掌握影像诊断的基本能力和准确操控穿刺针、导管、导丝等介入器材的能力。但是，仅有这两方面的能力储备是不够的，因为介入医师面对的是病人，需要对病人和疾病有全面的认识，包括围手术期处理、术中术后可能的并发症及处理等。达到上述要求也只能做到一个合格的介入医师，而当今的介入放射学已经与现代生物和信息学、纳米技术、基因和组织细胞工程、人工智能与机器人手术等密切融合。作为一位未来的介入放射医师，必须与时俱进，开拓创新。相信有年轻一代介入医师的传承，我国的介入放射学必将获得更大的发展。

（滕皋军）

第二章　介入治疗常用设备、药物和器材

随着介入放射学的发展，介入治疗技术已融入各个学科疾病的诊治中。影像设备和专门的器材是开展介入诊疗活动的必备条件。在介入诊疗中影像设备能够提供人体的血管、腔道、器官以及目标病灶的部位、形态、结构、走行等影像图像，显示病灶与周围组织结构的关系，以指导各种介入器材如穿刺针、导丝、导管、球囊和支架等进入人体内目标部位和监视术中药物和栓塞剂的注射。介入诊疗过程中所需的影像设备主要包括数字减影血管造影机、CT、MR 和超声等，它们各有不同的功能和特点，有时也会在一种疾病的介入诊疗过程中用到两种及以上的设备。在介入诊疗过程中还常常要用到各种药物，主要包括血管扩张与收缩类药物、抗凝与溶栓药物、止血药物、抗肿瘤药物等。本章就介入诊疗中常用的影像设备、器材和相关药物进行简单介绍。

第一节　介入治疗常用设备

一、影 像 设 备

1. **X 线机**　X 线透视是早期开展介入诊疗工作的主要影像手段，具有简单方便、实时和动态显像等优点。但 X 线透视辐射剂量大，成像层次重叠、图像质量低，并且不能存储。随着数字影像以及血管造影减影技术等的发展，目前在介入诊疗工作中普通 X 线机已基本被数字减影血管造影机取代。

2. **数字减影血管造影机**　数字减影血管造影（digital subtraction angiography，DSA）机简称 DSA 机。DSA 是一种在间接 X 线透视基础上发展起来的，集影像增强、计算机及图像处理等多种技术于一体的检查方法。它通过数字化处理把骨骼以及软组织影像删除掉，只保留注入对比剂的心血管影像。提高了心脏、血管显示的清晰度，并减少了对比剂的用量，使器官、组织及病灶的血流动力学显示更加清楚。DSA 图像清晰，分辨率高，是判断血管性病变的金标准，也是目前心血管系统介入放射学首选的影像监视方法。

3. **超声**　超声（ultrasound，US）是一种常用的影像设备，具有实时、动态显像，多角度多平面成像，无辐射损伤，操作简单和费用低等优点。在胸、腹腔积液穿刺引流，乳腺、甲状腺、腹腔、盆腔脏器等部位病灶的穿刺活检，肝、肾肿瘤的消融治疗，血栓性疾病的诊断，以及血管穿刺的引导等领域，超声是首选的影像监视设备。但超声成像也有不足，易受到骨骼、气体的影响，故不适合肺部、头部及骨骼疾病的检查及介入操作方法的监视、引导，同时，对于肝脏顶部靠近横膈面及下面靠近肠道的部位也易受气体的干扰。此外，由于断层成像的特点，超声对脏器成像的整体性较差。在介入操作过程中进行超声监视和引导要求操作者具有一定的经验和技巧。

4. **CT**　CT 是常用的一种 X 线成像设备，采用断层摄影技术使组织、器官和病灶的显示更加清晰。在介入诊疗活动中，CT 可用于病灶的定位，穿刺活检，脓肿和囊肿的引流以及肿瘤病灶消融治疗，放射性粒子植入的引导和监视。在肺部疾病、颅内疾病及骨骼疾病的介入诊疗中，CT 是首选的影像监视设备。由于常规 CT 不能实时动态成像，在介入诊疗过程中往往需要进行多次扫描，故需要注意控制 X 线辐射剂量。术中应用导航系统进行辅助引导，有助于提高介入

操作方法的效率、精准性和成功率。近年来 CT 透视技术的出现和发展，可以达到实时监控的功能，将方便介入诊疗的操作，但该技术目前尚未在临床普及。

5. MR MR 成像技术由于其无辐射、分辨率高、多平面、多序列成像等优点被广泛地应用于临床。其中开放型 MR 和透视技术使 MR 用于监视介入操作方法变得便捷和具有前景。但由于费用昂贵、需要 MR 专用介入器材等因素，目前仍只在少数情况下应用。MR 专用介入器材需要特殊材料制作，如金属钛、镍铝合金、塑料、陶瓷、碳素、生物材料等，以具有磁共振兼容性：①磁场环境下不会因电磁感应产生过多的热量对病人造成损害；②不影响 MR 图像的质量；③能够在 MR 成像中显影。

二、治疗设备

微创是介入诊疗技术的主要特点，需要与之相匹配的治疗设备，而这些治疗设备能够借助于影像设备的引导，通过经皮穿刺等途径实施精准诊疗操作。目前常用的介入治疗设备种类较多，包括肿瘤治疗设备、血栓治疗设备、疼痛治疗设备等，本节主要就肿瘤治疗设备中的消融治疗仪（射频治疗仪、微波治疗仪、激光治疗仪和冷冻治疗仪等）、高强度聚焦超声治疗系统和纳米刀进行介绍，其他治疗设备请参考相关章节和专业书籍。

1. 消融治疗仪 本节所述的消融治疗仪仅指用于肿瘤消融治疗的热能消融治疗仪。它是一种采用物理方式直接毁损肿瘤的局部治疗技术。在治疗过程中与组织间发生能量的交换，从而导致目标区域组织温度的升高或降低，造成组织的毁损。

（1）射频消融仪：射频消融（radiofrequency ablation，RFA）仪一般由射频电极（单针或多针）、连接线、射频发生器及／或内部冷却装置等组成。RFA 是一种物理消融方法，其治疗原理是将射频电极插入目标组织中，利用 450～480kHz 的高频电流促使活体组织中离子随电流变化的方向振动、相互摩擦产生热量，造成局部组织温度升高 >60℃，进而导致凝固性坏死。RFA 多采用 US 或 CT 引导下经皮穿刺的方法实施，用于治疗肝脏、肾脏、肺、乳腺和甲状腺等部位的肿瘤，是目前临床上应用广泛的消融治疗技术。

（2）微波消融仪：微波消融（microwave ablation，MWA）仪的组成结构类似于 RFA 仪，主要包括微波功率发生器、微波天线、连接线及／或冷却装置。MWA 治疗的原理是形成一种高频电磁波作用于组织，组织吸收大量微波能并产生大量的热量而瞬间热凝固坏死。MWA 的临床应用范围与 RFA 基本一致，但相比 RFA 其升温速度更快，瘤内的温度可高达 130℃，消融范围更大，采用多针消融具有协同作用，互不干扰，同时不需要体外电极。此外，MWA 对植入心脏起搏器的病人影响较小，但微波消融治疗的并发症相对较高。

（3）激光消融仪：激光消融（laser ablation，LA）仪的组成包括激光激励源、光纤连接器、光纤及套管穿刺针等部件。激光消融术为近年来发展起来的肿瘤消融治疗新技术，其原理是通过电源来激发激励源内部的光子使其辐射并放大，通过光学纤维导出至人体目标组织，产生热效应和光学效应使肿瘤组织灭活。目前临床上对于间质组织的消融，最常用的是近红外激光器。这些激光器所产生的激光波长通常可以在组织中渗透，光子被组织吸收，并将能量转化为热能。相对于 RFA 和 MWA，LA 消融病灶的范围小而固定，适用于肝内邻近血管、胆管的肿瘤以及门静脉癌栓等治疗。LA 的副作用比其他热消融要小。一方面可能是由于 LA 治疗中使用的穿刺针较细，另一方面 LA 本身产生的热效应和有效杀伤范围较其他的热消融要小。

（4）冷冻消融仪：与热消融机制相反，冷冻消融（cryoablation）仪是通过将局部组织冷冻达到组织灭活的设备系统。主要包括冷冻源、冷 - 冻转换系统、温度监测系统和冷冻探针。冷冻消融治疗的原理主要是基于气体节流效应（焦耳 - 汤姆逊原理），即高压气体（冷冻源）流经小孔后，在膨胀空间内产生急剧膨胀，吸收周围的热量，使其周围组织温度发生显著的降低，从而灭活组织。冷冻消融对肿瘤细胞的杀伤作用可包括 4 个方面：①冷冻的直接杀伤作用；②升温破坏；

③微血管破坏；④免疫调控。与 RFA 和 MWA 相比，冷冻消融范围可视，消融边界清晰，术中疼痛轻。常用于肺、肝、胰腺、妇科肿瘤等实体肿瘤及软组织肿瘤的治疗。

2．高强度聚焦超声治疗系统 高强度聚焦超声（high intensity focused ultrasound，HIFU）是一种非侵入性的肿瘤治疗技术，利用超声波的聚焦性和穿透性将体外超声波聚焦于靶区，使局部产生瞬间高温（＞70℃），通过热和空化等效应造成靶组织的凝固性坏死，而覆盖组织以及周围组织受到的影响极小。HIFU 能通过调整超声辐照的功率和时间来控制热消融的范围。HIFU 治疗系统按照引导方式的不同分为超声引导的 HIFU 治疗系统和磁共振引导的 HIFU 治疗系统。其中，磁共振引导的 HIFU 还具有实时温度监测的优点，可以在治疗过程中实时监测和调整沉积能量。HIFU 常用于子宫肌瘤、子宫腺肌病和骨转移性疼痛的治疗。

3．纳米刀治疗仪 纳米刀（NanoKnife）也称为不可逆性电穿孔（irreversible electroporation，IRE），是一种全新的组织消融技术，属于非热能消融治疗。主要由一个功率输出源、一对或多对电极和键盘、LCD 电脑屏幕等部件组成。其原理是基于纳秒级高压电脉冲，使细胞膜上产生纳米级的微孔，从而导致细胞死亡。IRE 组织消融的过程仅发生在电极之间，只消融细胞膜的磷脂双分子层，不损伤治疗区域其他重要组织成分如细胞外基质和不导电的分子结构。这些特点使它不同于消融范围按照时间函数向外扩展的其他大多数消融技术，治疗后完整的细胞外基质使周围的胆管、大血管或神经仍能保持正常工作。在临床上适用于消融邻近大血管、胆管等部位的肿瘤，如肝门部肿瘤、胰腺肿瘤等。IRE 治疗中肿瘤温度＜50℃，无热沉效应，消融区边缘锐利，并且治疗时间短（＜5min）。但该技术也存在一些不足，如电脉冲所致心律失常及肌肉强烈收缩，须在全身麻醉下实施治疗等。

三、其 他 设 备

除影像设备和介入治疗设备以外，在介入诊疗工作中，很多时候还需要用到其他一些辅助设备，以帮助获取优质的血管造影图像或实施精准的病灶穿刺、消融针布局引导等。

1．高压注射器 高压注射器作为血管造影的辅助设备，其功能是在一定时间内通过经皮穿刺置入血管内的导管，将足够量的高浓度 X 线对比剂快速、准确地注射到检查部位，进行血管造影。常用的高压注射器一般由注射头、控制屏及手动开关等组成，通过调节对比剂的注射量、注射速率、注射压力等以获得质量良好的造影图像。

2．影像导航辅助定位系统 在深部脏器的穿刺活检和消融治疗等介入诊疗过程中，辅助 CT、MR 等影像设备，通过不同定位技术确定穿刺器械相对于肺、肝、肾等靶器官的位置，引导穿刺操作的精准实施。该系统一般由空间定位系统、计算机及相应数据处理系统和图像处理软件构成。根据不同的定位原理，可分为机械定位系统、光学定位系统和电磁定位系统。其中电磁定位系统对于深部和活动性脏器的导航作用更为突出。

第二节　介入治疗常用药物

随着介入放射学的发展，介入治疗技术已融入各个学科疾病的诊治中，尤其在心血管疾病、神经系统疾病、肿瘤性疾病的治疗中发挥了十分重要的作用。在介入诊疗过程中经常要用到各种药物，而且药物的使用又往往有其专业特殊性，不同于一般的临床应用。本节就介入诊疗过程中常用的血管扩张与收缩类药物、抗凝药物、溶栓类药物、止血类药物及抗肿瘤药物进行简单的介绍。

一、血管扩张与收缩药物

在介入诊疗过程中，血管扩张与收缩药物主要用于经导管血管造影或经导管介入治疗中，以达到良好的血管造影效果和介入治疗目的。血管扩张药物一般要在较粗的血管分支内注入，达到分布广泛、均匀的目的，注入速度应较快，而血管收缩药物应在准确的分支血管内注入，速度应较慢。

（一）血管扩张类药物

任何直接或间接扩张动、静脉的药物均可称为血管扩张类药物，一般是指作用于血管平滑肌，引起血管扩张的药物。介入诊疗中使用血管扩张类药物，主要目的是用于血管造影时增加造影血管的血流量，使目标血管或出血部位显示更加清晰。

1. 罂粟碱　罂粟碱（papaverine）对血管、心脏及其他平滑肌有直接的非特异性松弛作用，可能机制是抑制环核苷酸磷酸二酯酶（PDE）引起的。用于治疗脑、心脏及外周血管痉挛所致的缺血，肾、胆或胃肠道等内脏痉挛。在介入术中，常用罂粟碱扩张血管，解除动脉痉挛，改善血管造影质量。用法：①肌内注射，30mg/次，90～120mg/d；②静脉注射，30～120mg/次，每3h一次，缓慢注射；③介入术中，可经导管缓慢注入0.3%罂粟碱30～120mg。注意事项：对脑血管及冠脉的作用不及外周血管，但可使中枢神经系统缺血区域血流进一步减少，出现"窃血现象"，故用于心绞痛或卒中时需谨慎。

2. 前列腺素　前列腺素（prostaglandin，PG）通过增加血管平滑肌细胞内的环磷酸腺苷（cAMP）含量，抑制血管交感神经末梢释放去甲肾上腺素等机制，使血管平滑肌舒张，发挥其扩血管作用。在药物血管造影中主要用PGE1和PGF2a这两类，可用于四肢动脉造影、动脉性门静脉造影、盆部动脉造影及胃肠道出血的诊断。用于解除插管引起的血管痉挛也非常有效。PGE1用量为1～2ml（5～10μg）+10ml生理盐水（或5%葡萄糖溶液）缓慢静脉注射，成人每日1次。PGF2a用量为20～40mg，在动脉造影时可作为血管扩张药直接动脉内注射。

3. 硝酸甘油　硝酸甘油（nitroglycerin）能在平滑肌及血管内皮细胞中产生一氧化氮（NO），NO可激活鸟苷酸环化酶，增加平滑肌细胞内环磷酸鸟苷（cGMP）含量，从而激活依赖于cGMP的蛋白激酶，促使肌球蛋白轻链去磷酸化而松弛平滑肌。该药扩张小静脉的作用强于扩张小动脉，故优先降低前负荷。临床用于冠心病、心绞痛的预防和治疗，也可用于快速降低血压。用法：①舌下含服：0.25～0.5mg/次，按需要5min后再给药一次。②静脉滴注：开始按5μg/min，最好用恒定的输液泵，可每3～5min增加5μg/min，最大可用至200～300μg/min。注意事项：硝酸盐类药物需停药时要逐渐减量，以防停药反跳。

（二）血管收缩类药物

血管收缩类药物是指能改变动脉的血流动力学状态，使血管收缩的血管活性药物。在血管造影过程中，使用血管收缩类药物能减少或降低动脉血流速度或减少组织的血流速度，改善肿瘤组织的显影效果，或收缩局部血管治疗胃肠道出血，还可使用该类药物使内分泌腺体增加分泌，用于胰腺内分泌肿瘤经静脉采血样。

1. 肾上腺素　肾上腺素（adrenaline，epinephrine）为最常使用的血管收缩剂。常用于肝、肾肿瘤病人行肝、肾动脉动脉造影时。其作用机制是肿瘤血管壁薄、缺乏平滑肌及弹性成分，仅由单层内皮细胞构成，缺乏α受体，注射肾上腺素后能使正常血管收缩而肿瘤血管无收缩反应，由此产生肿瘤组织与正常组织内血流再分配，肿瘤供血被动增加，对比剂流向肿瘤组织，使肿瘤区染色增强，从而提高了肿瘤的显影效果。例如在选择性肾静脉造影时，在肾动脉内注入10～12μg肾上腺素造成肾动脉收缩，会显著提高肾静脉的显影质量。也可用于胰腺血管的造影，由于胰腺动脉缺乏α受体，通过在肠系膜上动脉或腹腔动脉内注入5～8μg肾上腺素后，可使进入胰腺血管内的对比剂增加，有利于胰腺病灶的显示。

2. 血管升压素　血管升压素（vasopressin）也称为抗利尿激素（ADH），能收缩外周血管，虽然它也可用作药物诊断性血管造影，但主要用于经导管持续灌注治疗胃肠道出血。用于治疗时，可经肠系膜上动脉或腹腔动脉持续缓慢灌注血管升压素 10U（加入生理盐水 40ml），0.2～0.4U/min，30～60min 后复查造影，视出血情况可按上述剂量和方法追加一次，术后血管升压素 20U 静脉维持 24h。

二、抗凝、抗血小板聚集与溶栓药物

（一）抗凝药物

抗凝药物通过阻止血液凝固过程中的不同环节，阻止血栓的形成。可用于各类动脉、静脉血栓形成及栓塞的预防和治疗，还可用于心脏瓣膜植入术后、血管内支架植入术后及体外循环的抗凝治疗。抗凝药物按其作用机制不同可分为以下四类。

1. 维生素 K 拮抗剂　可竞争性抑制维生素 K 环氧化物还原酶，从而阻断体内维生素 K 循环利用过程，致使凝血因子 Ⅱ、Ⅶ、Ⅸ 和 Ⅹ 前体不能正常羧化为具有凝血活性的因子。适用于预防和治疗血栓栓塞性疾病，也可用于溶栓治疗后、球囊扩张及支架植入术后的抗凝治疗。华法林（warfarin sodium）为代表性药物。

华法林属双香豆素衍生物，口服第一日 15～20mg，次日起用维持量，2.5～7.5mg，每日 1 次。通常控制国际标准化比值（international normalized ratio，INR）在 2.0～3.0，根据疾病不同，目标值有一定区别。大于 75 岁的老年人和出血的高危病人，目标 INR 可以调低至 1.6～2.5。注意事项：一般在用药前检测 1 次 INR，用药第 3 日再检测 1 次，在 INR 达到目标值并稳定后（连续两次在目标范围内），可每 4 周检测 1 次。该药起效慢而持久，对需长期维持抗凝者才选用本品。

2. 凝血酶间接抑制剂　通过与抗凝血酶（ATⅢ）的相互作用间接抑制 Ⅹa、Ⅱa 因子的活性，发挥抗凝作用，用于预防和治疗血栓栓塞性疾病。代表药物：肝素钙，低分子量肝素。

（1）肝素钙：肝素（heparin）是一种黏多糖，在体内外均能延缓或阻止血液凝固。对凝血过程的各个环节均有影响。肝素在血管系统的介入诊疗中应用最为广泛。用法：①血管造影：以肝素 6 250U 加入 500ml 生理盐水中，制成肝素盐水，用于导管的冲洗、抗凝；在血管造影前、球囊扩张前及支架植入后，以 6 250～12 500U 加入 10ml 生理盐水，直接经导管注入血管，达到全身肝素化，防止血栓形成；若介入操作方法时间超过 4h 则可追加一次，或每小时追加 1 000U。②深部皮下注射：首次给药 5 000～10 000U，以后每 8h 注射 8 000～10 000U 或每 12h 注射 15 000～20 000U，总量约 30 000～40 000U/d。③静脉滴注：每日给药 20 000～40 000U，加入 1 000ml 氯化钠注射剂中持续滴注，但滴注前应先静脉注射 5 000U 作为首次剂量。肝素严重过量应用硫酸鱼精蛋白缓慢静脉注射予以中和，通常 1mg 鱼精蛋白能中和 100U 肝素，如果肝素注射后已超过 30min，鱼精蛋白用量需减半，期间密切监测 APTT。

（2）低分子量肝素：低分子量肝素（low molecular weight heparin，LMWH）是一种新型的抗凝血酶Ⅲ（ATⅢ）依赖性抗血栓形成药，其药理作用与普通肝素钠基本相似，是第二代肝素类抗凝剂，是普通肝素酶解或化学降解产生的片段。与肝素相比具有以下优势：生物利用度高、抗血栓作用强、出血发生率低、无需实验室检测以及对血小板功能影响较小。用法：①治疗深部静脉血栓形成：用药剂量为每次 80～100IU/kg，可依据病人的体重范围，按 0.1ml/10kg 的剂量，每日 2 次皮下注射，间隔 12h；②对体重大于 100kg 或低于 40kg 的病人，估计用量比较困难，应加强临床观察。

肝素诱导血小板减少症（heparin-induced thrombocytopenia，HIT）是在肝素类药物治疗过程中出现的一种严重的并发症。HIT 与免疫介导相关，表现为肝素治疗期间血小板减少，可伴动脉和 / 或静脉血栓形成，停用肝素后血小板恢复。对于 HIT 高风险病人，可在使用肝素期间监测血小板计数。若发现 HIT，应停用所有肝素类抗凝药物，可予非肝素抗凝药，如阿加曲班、磺达肝癸钠等。

3．凝血酶直接抑制剂 其抗凝机制是通过抑制凝血酶，阻止纤维蛋白原裂解为纤维蛋白，阻断凝血瀑布的最后步骤及血栓形成。阿加曲班（argatroban anhydrous）为代表药物。

阿加曲班为合成的左旋精氨酸的哌啶羧酸衍生物，小分子物质，具有高选择性，能可逆性直接抑制凝血酶的活性。能迅速与循环中游离的和血凝块中的凝血酶结合，产生抗凝作用，用于与肝素引起血小板减少有关的血栓形成、急性缺血性脑卒中等。用法：前2日内阿加曲班的用量为60mg/d，24h持续静脉滴注给药，其后的5日减量为20mg/d，每日早晚各一次，每次静脉滴注3h。可根据年龄、症状适当增减。

4．Ⅹa因子抑制剂 抗凝机制为活化因子Ⅹa在凝血级联反应中处于内外源凝血交汇地位，Ⅹa因子抑制剂使凝血瀑布的内源性和外源性途径中断，按是否依赖于ATⅢ因子可分为间接与直接抑制剂。间接Ⅹa因子抑制剂需要ATⅢ因子作为辅助因子，不能抑制凝血酶原酶复合物结合的Ⅹa因子；直接Ⅹa因子抑制剂直接作用于Ⅹa因子分子的活性中心，既抑制血浆中游离的Ⅹa因子，也能抑制被凝血酶原酶复合物结合的Ⅹa因子发挥抗凝作用。代表药物：利伐沙班、阿哌沙班、磺达肝癸钠、艾卓肝素。

（1）利伐沙班：利伐沙班（rivaroxaban）是一个口服直接Ⅹa因子抑制剂，具备理想抗凝药物的特点：口服、固定剂量、起效快速、生物利用度高、无需监测、与食物和药物相互作用小。用法：用于血栓预防时，推荐剂量为口服利伐沙班10mg，每日一次。用于血栓治疗时，推荐剂量是前3周15mg每日两次，之后维持治疗及降低下肢深静脉血栓形成（DVT）复发和肺栓塞（PE）风险的剂量是20mg每日一次。

（2）阿哌沙班：阿哌沙班（apixaban）是一种新型口服Ⅹa因子抑制剂，主要用于髋关节或膝关节择期置换术的成年病人，预防静脉血栓栓塞事件。用法：推荐剂量为2.5mg，每日两次口服。首次服药时间应在手术后12～24h之间。

（3）磺达肝癸钠（fondaparinux sodium）：是Ⅹa因子选择性抑制剂，其抗凝活性是抗凝血酶ATⅢ介导的对因子Ⅹa选择性抑制的结果。用法：本品推荐剂量为2.5mg每日一次，皮下注射给药。

（二）抗血小板聚集药物

血小板在初期止血和血栓形成中起着重要作用，而抗血小板聚集药物是抗栓治疗的重要支柱，其作用机制与抗凝药物有所不同。在介入诊疗中，主要用于预防和治疗动脉系统血栓形成及栓塞，还可用于血管内支架植入术后、心脏瓣膜植入术后、动静脉瘘的抗血小板治疗。针对血小板激活过程中不同环节予以抗血小板治疗，主要分为以下3类。

1．血栓素A2抑制剂 血栓素A2（TXA2）是血小板活化和血管收缩强有力的激动剂。TXA2抑制剂主要通过抑制花生四烯酸、环氧化酶，从而阻断TXA2的合成，发挥抗血小板的作用。代表药物：阿司匹林（aspirin）。

阿司匹林口服给药，常见用量为：①抑制血小板聚集，推荐小剂量用药，如50～150mg/d；②动脉外科手术或介入术后，100～300mg/d；③脑血管介入治疗前，阿司匹林300mg联合氯吡格雷300mg，顿服；④预防深静脉血栓及肺栓塞，100～200mg/d。

2．二磷酸腺苷（ADP）受体拮抗剂 二磷酸腺苷（ADP）受体拮抗剂与血小板膜表面ADP受体结合后，阻止了与ADP受体相耦联的GPⅡb/Ⅲa受体的结合位点暴露，使配体无法结合，血小板的聚集受到抑制。ADP受体主要有两种亚型：P2Y1和P2Y12。与P2Y1相比，ADP与P2Y12结合后，能触发形成稳定、持久的血小板聚集效应。代表药物：噻氯匹定、氯吡格雷。

（1）噻氯匹定（ticlopidine）：噻氯匹定是噻唑吡啶类化合物，可抑制凝血酶胶原肾上腺素、花生四烯酸及血小板激活因子等引起的血小板聚集反应。用法：口服给药，0.25g/d。为避免手术中出血量增多，建议择期手术前10～14日停用噻氯匹定；若术中发生紧急情况，可输新鲜血小板以帮助止血，静脉注射甲泼尼松龙20mg可使出血时间在2h内恢复正常。

（2）氯吡格雷（clopidogrel）：作为第二代P2Y12受体拮抗剂，氯吡格雷可选择性地不可逆地阻断ADP和血小板P2Y12受体结合，达到抑制血小板聚集的作用。用法：口服给药。应以单次负荷量300mg开始，然后以75mg/d连续服药。

3. 血小板糖蛋白GPⅡb/Ⅲa受体抑制剂　由于纤维蛋白与血小板糖蛋白GPⅡb/Ⅲa相互作用是血小板聚集的最后一个关键步骤，并且GPⅡb/Ⅲa只在血小板表达。因此GPⅡb/Ⅲa受体拮抗剂具有强大的抑制血小板聚集的作用。代表药物：替罗非班（tirofiban）。

替罗非班仅供静脉使用，可与普通肝素联用，从同一输液通道输入。用法：①对计划在诊断后4h内进行介入治疗的病人，可先给予替罗非班25μg/kg快速静脉推注，继以0.15μg/（kg·min）静脉滴注12～24h，最长给药48h；②对不准备在诊断后4～48h内行介入治疗的病人，可在明确诊断后以0.4μg/（kg·min）负荷剂量给药，持续时间至少48h；③在血管成形术/斑块旋切术后应维持至少12h，且不超过24h。

（三）溶栓药物

溶栓药物促进纤维蛋白溶解而溶解血栓。随着对溶栓过程、外源性纤溶酶原因子的深入理解、抗凝药物以及抗血小板药物的辅助应用、导管和机械溶栓装置的改进，溶栓治疗现已更加安全有效。临床上溶栓治疗已广泛开展，主要用于血栓栓塞性疾病，如深静脉栓塞、周围动脉栓塞、急性心肌梗死、急性肺栓塞及急性缺血性脑卒中等，还可用于支架内、导管内及血管通路内急性血栓形成等治疗。事实证明，在治疗外周血管血栓栓塞性疾病上，经导管局部选择性溶栓术较全身溶栓术更为有效。本节所介绍的溶栓药物是介入治疗中常用的药物，其剂量及用法主要基于外周血管的溶栓治疗实践。代表药物有链激酶、尿激酶和阿替普酶。

1. 链激酶　链激酶（streptokinase，SK）的作用是可与血浆纤溶酶原以1∶1结合构成激活剂，进而激活剩余的纤溶酶原为纤溶酶，溶解纤维蛋白原和纤维蛋白，使血栓溶解。但它有半衰期短、不具有纤维蛋白特异性、治疗后出血和血栓易复发的缺点，临床上已被尿激酶、组织型纤溶酶原激活剂（t-PA）等药物取代。目前开发了采用基因工程的手段进行改造的重组链激酶（recombinant streptokinase，r-SK），以达到更好的治疗效果。用法：介入术中可直接动脉内灌注100万U/h，静脉溶栓治疗时，一般推荐50万IU溶解于5%葡萄糖溶液100ml，30min滴完，后采取维持剂量，10万U/h，静脉滴注6h。

2. 尿激酶　尿激酶（urokinase，UK）可直接作用于内源性纤维蛋白溶解系统，催化裂解纤溶酶原成纤溶酶，后者不仅可降解纤维蛋白凝块，也能降解血液中的纤维蛋白原、凝血因子Ⅴ和Ⅷ等，从而发挥溶栓作用。尿激酶还可提高血管ADP酶活性，抑制ADP介导的血小板聚集。尿激酶比链激酶不良反应小，疗效高，是目前介入放射学治疗血栓最常用的药物。用法：本药主要用于急性血栓栓塞性疾病的溶栓治疗，治疗效果与用药时机、剂量等相关，使用时用生理盐水或5%葡萄糖溶液100～250ml稀释。①肺栓塞初次剂量4 400U/kg快速静脉滴注，此后4 400U/h静脉持续给药；也可按15 000U/kg经导管肺动脉注入。②用于外周动脉血栓可先直接在动脉内注射20万～50万U，然后利用高压注射器或微泵注入尿激酶4万～10万U/h，根据检测纤维蛋白原水平，调整UK用量。成人总用药量不宜超过300万U。③导管、引流管内因纤维蛋白形成凝块而堵管时，可经导管注入尿激酶1万～25万U，以恢复导管通畅。使用期间应监测纤溶功能，若纤维蛋白原低于2g/L时，应减量用药；若纤维蛋白原低于1g/L时，应立即停药。

3. 阿替普酶　阿替普酶（alteplase）即重组组织型纤溶酶原激活剂（recombinant human tissue plasminogen activator，rt-PA），主要成分是糖蛋白，含526个氨基酸。可通过其赖氨酸残基与纤维蛋白结合，并激活与纤维蛋白结合的纤溶酶原转变为纤溶酶，这一作用比本药激活循环中的纤溶酶原显著增强。由于可选择性地激活纤溶酶原，因而不产生应用链激酶时常见的出血并发症。用法：①静脉注射：阿替普酶50mg，静脉注射给药；②静脉滴注：阿替普酶100mg（急性缺血性脑卒中的推荐剂量为0.9mg/kg，最大剂量90mg）溶于生理盐水500ml，在2～3h内滴完；③经导管直接溶栓：生理盐水 500ml + 阿替普酶 20mg，流率 0.01mg/（kg·h）。用药期间应监测心电图。阿替普酶剂量不能超过 150mg/d，否则会增加颅内出血的危险性。

<h1 style="text-align:center">三、止 血 药 物</h1>

止血药可通过收缩小动脉及毛细血管，或增强血小板功能，或加速、加强血液凝固过程，或抑制血块溶解过程而产生止血作用。介入术中，主要用于外伤性出血、咯血、呕血及便血等情况，通过选择性动脉插管，直接注入出血局部达到止血的目的。但这类药物仅对毛细血管出血等面积大、范围广、血管造影所见出血血管不明确的病例有效，对较大血管出血仅起辅助作用，还需通过后述的栓塞疗法进行治疗。根据作用于凝血机制的不同环节，主要分为 4 大类。

1. 作用于血管的止血药

（1）垂体后叶素（pituitrin）：对平滑肌有强烈的收缩作用，尤其可使血管及子宫收缩，减少内脏器官血流量，并可使门静脉压降低，发挥止血作用。临床主要用于肺、支气管出血，子宫出血，食管 - 胃底静脉曲张破裂出血，溃疡，急性胃黏膜损伤，贲门黏膜撕裂等治疗。用法：可肌内注射、皮下注射或生理盐水 / 葡萄糖溶液稀释后静脉给药。如产后子宫出血时，垂体后叶素 3～6U 静脉推注；呼吸道或消化道出血时，垂体后叶素 6～12U 静脉推注，再以 0.02～0.04U/min 的速度静脉滴注维持 72h。在介入放射学中，将导管插入出血动脉或其支配区域，经导管直接灌注垂体后叶素，一般剂量 0.1～0.2U/min，可持续 6～12h。垂体后叶素可收缩冠状动脉，冠心病、高血压、心衰及肺心病病人慎用，必要时可加入硝酸甘油 5～10mg。

（2）去甲肾上腺素（noradrenaline，NA；norepinephrine，NE）：为强烈的 α 受体激动剂，作用于胃肠道黏膜的小动脉和毛细血管，使其强烈收缩，减少局部血流量，发挥止血作用。临床多用于局部止血。用法：去甲肾上腺素 16mg 溶于 200ml 冰冻生理盐水，50ml/ 次，每 2～4h 口服一次；或 200ml 滴入胃管内，若 30min 后出血不止可重复 1～3 次。

（3）酚磺乙胺（止血敏）：降低毛细血管通透性，使血管收缩，出血时间缩短、增强血小板聚集性和黏附性。用于防治各种手术前后的出血，也用于血小板功能不良、血管脆性增加导致的出血，亦用于呕血、尿血。用法：肌内注射、静脉注射或静脉滴注均可，每日 4～8g，分两次给药；预防手术出血，术前 30min，肌内注射 0.25～0.5g，必要时 2h 后再注射 0.25g。

2. 抗纤维蛋白溶解药 包括氨甲环酸（tranexamic acid）和氨甲苯酸（aminomethylbenzoic acid）。作用机制为竞争性抑制纤维蛋白的赖氨酸与纤溶酶结合，抑制纤维蛋白凝块裂解，产生止血作用。临床常用于治疗纤维蛋白溶解亢进所致出血及溶栓过量所致的严重出血，也可用于介入穿刺等引起的出血。氨甲环酸用法：①口服：1～1.5g/ 次，2～4 次 /d；②静脉滴注：0.5～1g/次，1～2g/d。氨甲苯酸用法：①口服：250～500mg，3 次 /d；②静脉滴注：100～300mg/ 次，不超过 600mg/d。

3. 凝血酶类

（1）凝血酶（thrombin）：是凝血机制中的关键酶，可直接作用于血液凝固过程中最后一步，使血浆中的可溶性凝血因子 I 转变成不溶的纤维蛋白。临床常用于小血管或毛细血管渗血的局部止血、外伤出血等。介入治疗中常用于肝硬化所致的消化道出血及穿刺局部的出血。用法：①局部止血：用生理盐水溶解成 50～200U/ml 的溶液喷雾或用凝血酶冻干粉喷洒于创面；②消化道止血：用生理盐水或温开水（不超过 37℃）溶解成 10～100U/ml 溶液口服或灌注，根据病情增减浓度、次数。

（2）凝血酶原复合物（thrombogen）：含凝血因子 II、VII、IX、X 及少量血浆蛋白。因子 IX 参与内源性凝血系统；因子 VII 参与外源性凝血过程。临床常用于治疗凝血因子缺乏导致的出血、逆转抗凝剂诱导的出血、在严重出血或术前准备中给药。用法：仅供静脉输注，使用前需用预热至 20～25℃的注射用水或 5% 葡萄糖溶液化药，然后用生理盐水或 5% 葡萄糖溶液稀释至 50～

100ml，用带滤网装置的输液器进行静脉滴注。使用剂量随因子缺乏程度而异，一般 10～20IU/kg，1IU 相当于 1ml 新鲜血浆。

注意事项：本药不得用于静脉外的注射途径，若发生弥散性血管内凝血（DIC）或血栓的临床征象，需立刻停药，并用肝素拮抗。

（3）蛇毒血凝酶：类凝血酶样作用，促进血管破裂部位的血小板聚集，释放一系列凝血因子及血小板因子，使凝血因子降解生成纤维蛋白 I 单体，交联聚合成难溶性纤维蛋白，促使出血部位的血栓形成和止血。临床常用于需减少流血或止血的各种医疗情况。用法：静脉注射、肌内注射或皮下注射均可，也可局部用药。①急性出血，静脉推注 0.25～0.5kU，同时肌内注射 1kU；②各部位手术止血，术前一日晚肌内注射 1kU，术前 1h 肌内注射 1kU，术前 15min 肌内注射 1kU，术后 3 日，每日肌内注射 1kU。

4. 促进凝血因子活化药

（1）维生素 K_1：维生素 K_1 为肝脏合成凝血因子 II、VII、IX、X 所必需物质。临床用于治疗维生素 K_1 缺乏症、低凝血因子 II 血症及口服抗凝药过量。用法：肌内注射或深部皮下注射，10mg/ 次，1～2 次 /d，24h 总量不超过 40mg，本品用于重症病人静脉注射时，给药速度不应超过 1mg/min。维生素 K_1 对肝素引起的出血倾向无效，外伤出血无必要使用该药；维生素 K_1 遇光快速分解，使用过程中应避光。

（2）硫酸鱼精蛋白（protamine sulfate）：是一种碱性蛋白，可与强酸性的肝素结合形成无活性的稳定复合物，这种拮抗作用使肝素失去抗凝活性。临床用于注射肝素过量所致出血及其他自发性出血或中和肝素用。用法：①拮抗肝素过量，缓慢静脉注射，1mg 硫酸鱼精蛋白可中和 100IU 肝素，每次不超过 50mg，2h 内不宜超过 100mg；②自发性出血，每日 5～8mg/kg，分两次，间隔 6h。因本药亦是一种弱抗凝剂，可抑制凝血酶形成及其功能，过量可引起再次出血等情况。

四、抗肿瘤药物

恶性肿瘤的介入治疗是介入放射学的重要内容，在介入治疗过程中，介入医生采用导管技术将抗肿瘤药物通过肿瘤供血动脉输送到肿瘤的局部来杀灭肿瘤细胞。通过动脉灌注的方法一方面可以明显提高抗肿瘤药物的局部浓度，增强杀灭肿瘤细胞的作用，同时可以减少药物引起的全身毒副反应。除了局部灌注外，抗肿瘤药物也可与碘化油混合成乳剂或制成载药微球等方式注入肿瘤局部，使药物能够在局部缓慢释放，延长药物的作用时间。本节就抗肿瘤药物的分类、介入治疗中的应用原则和常用的几种抗肿瘤药物做简单的介绍。

（一）抗肿瘤药物的分类

1. 根据药物的化学结构和来源分 可分为烷化剂、抗代谢药物、抗肿瘤抗生素、抗肿瘤植物药、激素和其他类型。

2. 根据抗肿瘤作用的生化机制分 可分为干扰核酸生物合成的药物、直接影响 DNA 结构与功能的药物、干扰转录过程和阻止 RNA 合成的药物、干扰蛋白质合成与功能的药物、影响激素平衡的药物和其他。

3. 根据药物作用的周期或时相特异性分 可分为细胞周期非特异性药物和细胞周期特异性药物。细胞周期非特异性药物主要直接影响 DNA 分子的复制或功能，作用于增殖细胞群的增殖过程中的各期，甚至非增殖细胞，如烷化剂、大部分抗肿瘤抗生素以及糖皮质激素。而细胞周期特异性药物仅对增殖细胞群的某一期有作用，主要包括作用于 S 期的抗代谢药如甲氨蝶呤以及作用于 M 期的紫杉醇等。某些 S 期特异性药物如氟尿嘧啶对 G1 期或其他各期也有一定作用。

（二）介入治疗中化疗药物的应用原则

1. 选择肿瘤敏感药物 根据病人原发病变和病理组织学类型选择肿瘤敏感药物，特别是在有条件的情况下，可以做敏感药物检测，根据检测结果选择相应的化疗药物。除此之外，临床上进行肿瘤介入治疗时对化疗药物的选择基本上参考静脉化疗方案。

2. 优选细胞周期非特异性药物 根据肿瘤介入治疗的特点,一般优选细胞周期非特异性药物,因细胞周期非特异性药物为浓度依赖型,适宜于一次冲击性动脉灌注。而细胞周期特异性药物对肿瘤细胞的杀伤作用有时间依赖性,适宜于长时间、持续性动脉灌注。

3. 选择原型起作用的药物 介入灌注化疗中药物与肿瘤细胞直接接触而发挥主要的抗肿瘤作用。因此,需要经过肝脏代谢后才能产生抗肿瘤活性的化疗药物不适合介入灌注。

4. 合理制订化疗药物的剂量 一般参照系统化疗时的剂量,较其减少 1/4~1/3;再次治疗剂量,根据上次治疗毒性反应及疗效作相应调整。剂量调整原则一般为:对出现Ⅰ、Ⅱ度毒性反应而再次治疗前恢复正常者,可不予调整原剂量,若未恢复且治疗必须继续,原则上以原剂量75% 给予;对出现Ⅲ、Ⅳ度毒性反应者,再次化疗时减量25%~50%,若毒性反应未恢复,则推迟治疗或停止化疗。还应注意多次化疗病人药物累计用量,勿超量。

5. 联合用药方案的选择 联合用药的目的是发挥药物的协同作用、提高疗效并降低毒副反应。药物联合方案应选择不同类别及作用机制的药物,如烷化剂与抗生素及铂类联用,抗代谢类与抗肿瘤抗生素合用等。根据细胞增殖动力学不同选择药物组合,即主要作用于细胞增殖周期特定时相的周期特异性药物与作用多个环节的周期非特异药物的相互联合。

6. 避免药物毒性叠加 多柔比星、表柔比星与紫杉醇联合应用时增加心脏事件发生,两药间隔时间最好在 4~24h,因此在介入灌注时要掌握间隔时间。类似地,博来霉素和顺铂合用会增加肺毒性,顺铂和甲氨蝶呤合用会增加肾毒性。

7. 注意药物应用先后顺序 化疗药输注顺序可影响药物代谢,导致药物效价或毒性改变。紫杉醇在顺铂前应用可提高治疗效果,而顺铂在前可干扰紫杉醇代谢,出现更明显的骨髓抑制;紫杉醇能干扰多柔比星血药浓度,使血液系统、黏膜等毒性反应增加,故应先用多柔比星;四氢叶酸钙应在氟尿嘧啶前应用,可增加氟尿嘧啶疗效;吉西他滨在顺铂前应用,两者呈协同作用,反之两者呈拮抗作用。

(三)常用化疗药物

1. 氟尿嘧啶 氟尿嘧啶(fluorouracil,5-FU)为尿嘧啶类抗代谢药,能干扰核酸和 DNA 的生物合成,从而抑制肿瘤生长。本品属细胞周期特异性药物,主要作用于 S 期细胞,但它又能以伪代谢物形式掺入 RNA 中影响其功能,因而对增殖细胞各期都有一定的影响。口服用药对骨髓细胞 DNA 的抑制较静脉注射为久。本品的抗癌谱较广,临床用于治疗消化道癌,常与丝裂霉素、多柔比星或阿糖胞苷合用,亦可与卡莫司汀、长春新碱、达卡巴嗪等合用(FIVB 方案)。用于原发性或转移性肝癌,宜用动脉插管注药或用输液泵连续给药。治疗宫颈癌可局部注射合并全身治疗。常用剂量:在介入治疗中,氟尿嘧啶经导管团注常用剂量为 0.5~0.75g/m²;提倡采用留置导管持续灌注的方法,2~3g/24h。目前肝动脉灌注化疗(HAIC)技术在晚期肝癌的治疗中取得较好的效果,其中 5-FU 的用法为 0.4g/m² 经动脉推注和 2.4g/m² 持续动脉灌注 46h。

2. 多柔比星 多柔比星(doxorubicin),又称阿霉素(adriamycin,ADM),为细胞周期非特异性药物,对 S 期及 M 期作用最强,对 G1 及 G2 期也有作用。本品和柔红霉素及长春新碱有交叉耐药性。介入治疗中,常用于肝癌、软组织恶性肿瘤等治疗。用法:介入治疗中直接动脉灌注 30~50mg/ 次;静脉注射,一般主张间断给药,每次 40~60mg/m²,每 3 周一次,或每日 20mg/m²,连续 3 日,间隔 3 周再给药。也有人用 20~35mg/m²,每周一次。目前认为总量不宜超过 450~550mg/m²,以免发生严重心脏毒性。

3. 表柔比星 表柔比星(epirubicin,EPI)为多柔比星的同分异构体,其作用机制及主要用途均类似多柔比星,但对心脏毒性及骨髓抑制作用较小,治疗指数较高,经广泛临床使用证明,表柔比星的疗效优于多柔比星。常用剂量基本同多柔比星。

4. 顺铂 顺铂(cisplatin,DDP)属细胞周期非特异性药物,具有细胞毒性,可抑制癌细胞的

DNA 复制过程，并损伤其细胞膜上结构。有较强的广谱抗癌作用。临床用于卵巢癌、前列腺癌及睾丸癌等泌尿生殖系恶性肿瘤，有较高的疗效。与其他抗癌药物（长春新碱、环磷酰胺、氟尿嘧啶等）联用，对恶性淋巴瘤、乳腺癌、头颈部鳞癌、甲状腺癌及成骨肉瘤等多种实体肿瘤均能显示疗效。顺铂配合放射治疗晚期非小细胞肺癌、鼻咽癌及食管癌等，疗效突出，对肝癌和软组织肉瘤也有一定疗效。常用剂量：介入治疗中直接动脉灌注 40～80mg/ 次。静脉滴注：成人常用剂量 10～20mg/d，溶于 200～300ml 生理盐水中，避光 2h 内滴完，每疗程为 200～400mg。

5. 卡铂　卡铂（carboplatin）为第二代铂类化合物，其生化特征与顺铂相似，但肾毒性、耳毒性、神经毒性尤其是胃肠道反应明显低于 DDP。它的主要作用是引起 DNA 链间及链内交联，破坏 DNA 分子，阻止其螺旋解链，干扰 DNA 合成，从而产生细胞毒作用。卡铂对小细胞肺癌、卵巢癌、睾丸肿瘤、头颈部鳞癌及恶性淋巴瘤有较好的疗效；对膀胱癌及子宫颈癌也有一定疗效。介入治疗中直接动脉灌注 100～400mg/ 次。

6. 丝裂霉素 C　丝裂霉素 C（mitomycin C，MMC）具有两个烷化中心，可使细胞的 DNA 解聚，同时阻碍 DNA 的复制，从而抑制肿瘤细胞分裂。本品为细胞周期非特异性药物，其抗肿瘤谱较广，作用迅速，但毒性较大。临床适用于消化道癌，如胃癌、肠癌、肝癌及胰腺癌等，疗效较好。对肺癌、乳腺癌、宫颈癌及绒毛膜上皮癌等也有效。还可用于恶性淋巴瘤、癌性胸腹腔积液。常用剂量：介入治疗中直接动脉灌注 4～10mg/ 次。

7. 吉西他滨　吉西他滨（gemcitabine）属抗代谢药。其主要代谢物在细胞内掺入 DNA，主要作用于 G1/S 期，属细胞周期特异性药物。适用于治疗不能手术的晚期或转移性胰腺癌及治疗局部进展性或转移性非小细胞肺癌，对卵巢癌、乳腺癌、膀胱癌、子宫颈癌、肝癌及胆道癌等也有一定疗效。介入治疗中，一般采用动脉内缓慢灌注，用药剂量为 $1.0g/m^2$。在与其他抗肿瘤药物配伍进行联合化疗或序贯化疗时，应考虑对骨髓抑制作用的蓄积。由于存在辐射敏化和发生严重肺及食管纤维样变性的风险，故忌与放射治疗联合应用。

8. 伊立替康　伊立替康（irinotecan）是细胞周期特异性药物，为半合成水溶性喜树碱类衍生物。其与代谢产物 SN38 为 DNA 拓扑异构酶 I 抑制剂，与拓扑异构酶 I 及 DNA 形成的复合物能引起 DNA 单链断裂，阻止 DNA 复制及抑制 RNA 合成，是晚期大肠癌的一线用药，也可用于术后的辅助化疗；对肺癌、乳腺癌、胰腺癌等也有一定疗效。介入诊疗中，常用于结直肠癌肝转移，一般采用联合方案，伊立替康用量 100～200mg，可行肝动脉内直接灌注或部分加入超液化碘油中或制成载药微球。

9. 羟喜树碱　羟喜树碱（hydroxycamptothecine，HCPT）为细胞周期特异性药物，主要作用于 S 期。近来发现其对 DNA 拓扑异构酶 I 有靶向选择性抑制作用。羟喜树碱与其他常用抗癌药物无明显交叉耐药性。适用于原发性肝癌、胃癌、膀胱癌、直肠癌，头颈部上皮癌、白血病等恶性肿瘤。在肝恶性肿瘤的 TACE 治疗中常用剂量为 10～30mg，加 0.9% 氯化钠注射液 20～50ml 稀释后动脉内直接灌注。

（四）常见肿瘤的介入化疗药物选择

1. 原发性肝癌　原发性肝癌对表柔比星、丝裂霉素、雷替曲塞、氟尿嘧啶、三氧化二砷、顺铂、奥沙利铂、羟喜树碱及洛铂等较为敏感，可选择其中的一种或几种药物的联合方案。

2. 转移性肝癌　根据原发肿瘤的病理学类型选用相应敏感药物。如胃肠道肿瘤肝转移可选用伊立替康、奥沙利铂、氟尿嘧啶或脱氧氟脲苷等。

3. 胰腺癌　相对敏感药物主要有白蛋白紫杉醇、顺铂、奥沙利铂、吉西他滨、表柔比星和氟尿嘧啶等。一般采用联合方案，如吉西他滨＋白蛋白紫杉醇（AG 方案）和奥沙利铂、氟尿嘧啶、伊立替康和亚叶酸钙联合方案（FOLFIRINOX 方案）。

4. 结直肠癌　可选用伊立替康、奥沙利铂、氟尿嘧啶及羟喜树碱等化疗药物，常常采用 FOLFOX 或 FOLFIRI 联合化疗方案。

5. 非小细胞肺癌 可选用吉西他滨、顺铂、奥沙利铂、卡铂、丝裂霉素、依托泊苷或长春瑞滨等化疗药物。一般参照系统化疗方案,采用顺铂或卡铂联合吉西他滨等联合方案。

第三节 介入治疗常用器材

介入放射学器材的种类繁多,且随着新技术的发明和医疗器械工业的发展,不断有新的器材被开发应用到临床。本节介绍的是介入放射学最基本的器材,详细内容将在后文各章中叙述。

(一) 穿刺针

80% 的介入手术均需要穿刺操作。广义上的穿刺针包括穿刺活检针、血管穿刺针等。经过穿刺针建立通道,才能进行下一步操作,如血管穿刺、胆管穿刺、组织活检等。穿刺针的主要目的在于建立通道后,通过导丝导入各种导管进行下一步操作,或直接经建立的通道获取病理组织、抽吸内容物、注入药物等。穿刺针在完成通道建立的前提下,要尽量减少正常组织的损伤。狭义上的穿刺针主要指血管穿刺针,是用于穿刺血管的基本器械之一,可通过穿刺针向血管内引入导引导丝、置入血管鞘进行后续的手术操作。根据有无套管可分为:套管针及前壁穿刺针。套管针由外套管及锐利的穿刺针芯组成,穿刺入血管后拔出针芯,可通过外套管送入导丝;而前壁穿刺针无外套管,穿刺入血管前壁见血流流出后即可引入导丝,无需穿透血管后壁。一般用 G(Gauge)表示穿刺针的管径大小,数字越大管径越小。成人一般用 16~19G 穿刺针,而儿童一般选择 18~19G 穿刺针。

(二) 导管

在介入放射学范畴,导管是经过导丝引导进入血管后,可选择性或超选择性插管,术中可通过导管注入对比剂行血管造影,也可以灌注药物或注入栓塞剂行栓塞治疗。导管的材质是影响性能的主要因素之一,目前临床应用的导管材质主要为聚乙烯、聚氯乙烯、聚氨基甲酸酯及聚四氟乙烯。根据用途不同,可将导管分为灌注用导管、造影导管、指引导管、引流导管及特殊类型导管。灌注用导管头端有较多侧孔,常用于较大直径、需要高压造影的血管,如临床常用的猪尾巴导管用于主动脉及腔静脉造影,多侧孔导管主要用于血栓的接触性溶栓治疗;造影导管主要配合导丝选择性或超选择性插管,根据血管形态和走行,造影导管头端会被塑形成各种形状,如RH 肝动脉导管、Cobra 导管、SIM1/2 导管、猎人头导管等。指引导管又称导引导管,主要配合造影导管为迂曲血管的选择性插管提供支撑及指引,如 MPA 导管、MPD 导管及 RDC 导管等。特殊类型导管包括取栓导管、球囊扩张导管、支持导管、微导管等。根据导管直径的不同,又有微导管或同轴导管的区别。一般导管内径用 F(Franch,1Franch=0.335mm)来表示,球囊长度和直径用毫米或厘米来表示,其换算单位如表 2-1。

表 2-1 长度对照表

单位	厘米(cm)	英寸(in)	F(Franch)
1 厘米(cm)	1.000	0.39	30.00
1 英寸(in)	2.540	1.000	76.2
1F(Franch)	0.033	0.013	1.00

(三) 血管鞘

血管鞘(vascular sheath)也叫导管鞘,是为了避免导管反复出入组织或血管壁对局部造成损伤,尤其在血管操作时避免损伤血管壁而使用的一种器材。它由带反流阀的外鞘和能够通过导丝的中空内芯组成。用硅胶制成的反流阀在防止血液外溢的同时，可以反复通过相应口径的导管，而血管壁不会受损伤；内芯较硬，前端呈锥状，以保证导管鞘可以顺利沿导丝送入，同时锥形结构进入血管时也相对顺滑。导管鞘外套管的直径用 F（Franch）表示，而内芯的内径为了与能通过的导丝相对应，用英寸（in）表示；但是外套管的内径则为了与通过的导管一致，用 F 表示。进行高龄病人血管介入治疗时，导管鞘的长度需尽量达到拟操作目标血管的位置，以防止动脉迂曲、钙化造成导管操作的困难。在非血管介入操作方法时，利用直径较大导管鞘有助于同时送入1 根以上的导丝，完成多导丝技术。一般临床简易换算公式为 3F＝1mm。临床上血管鞘分类较简单，一般分为短鞘及长鞘。短鞘长度一般为 10～20cm，常用于普通血管的穿刺及造影；长鞘也称为导引鞘，长度可达到 45～90cm，常用于目标血管与穿刺血管路径较远的手术，如穿刺股动脉行脑血管造影、取栓或脑动脉瘤栓塞，穿刺肱动脉行下肢动脉成形、髂内动脉栓塞或内脏动脉成形，均需要用到长鞘。值得注意的是临床上血管鞘及导管用 F 表示的是内径，而指引导管用 F 表示的是外径，因此 6F 的指引导管可以顺利地进入 6F 血管鞘。

（四）导丝

导丝是介入手术过程中建立通道的重要器械之一，其在很大程度上决定了手术的成败。习惯上将导丝分为导引导丝及交换导丝。导引导丝的长度以 150cm、180cm 为多见，而交换导丝长度有 260cm、300cm 及 400cm 等。导丝的外径以英寸（inch, in）计量，常用的导丝外径有 0.014in（0.36mm）、0.018in（0.46mm）、0.021in（0.53mm）、0.025in（0.64mm）、0.028in（0.71mm）、0.032in（0.81mm）、0.035in（0.89mm）及 0.038in（0.97mm）8 种，其中以 0.035in 最常用，而 0.014in 及 0.018in 常用于心、脑血管、下肢动脉等小直径血管的超选择治疗。根据导丝表面是否有涂层分为亲水导丝及疏水导丝。亲水性导丝较顺滑，通过性更强，但头端在血管内更容易贴壁，对于狭窄或闭塞性病变，比较容易进入内膜下。影响导丝的主要性能包括：①柔顺性：导丝通过血管尤其是迂曲血管的能力；②可操控性：旋转导丝近端，导丝头端旋转能力；③推送性：术者在体外推送导丝，其通过病变（狭窄、迂曲或闭塞）血管的能力。值得注意的是导丝必须配合相应内径的导管使用，如 0.035in 导丝无法插入微导管使用，而目前临床上使用的微导管均标配有微导丝，通常为 0.014in 及 0.018in。

（五）支架

支架（stent）用于支撑狭窄管腔以达到恢复管腔流通、减少血管弹性回缩及促进血管再塑形的目的。广义的支架可以分为内涵管和金属支架；狭义的支架仅指金属支架。介入手术常用的支架为金属支架。内涵管仅用于非血管系统，如胆道、消化道及泌尿道等。内涵管的内腔直径远小于金属支架所能达到的内径，其管腔内易发生沉积物附着，早期容易出现再狭窄，但优点是通过介入技术或内镜可将其取出再重新放置。金属支架根据其扩张的特性可分为自膨式和球囊扩张式。自膨式支架是通过记忆金属的自体膨胀能力达到扩张及支撑的效果，此类支架贴附性及柔顺性均较好，不易变形，扩张力持久，是临床最常用的支架类型；球囊扩张式支架通过球囊扩张达到支架的支撑效果，优点是定位准确，无短缩，但此类支架本身弹性较弱，受压后容易形变。根据用途不同又可分为裸支架、覆膜支架及血流调节装置。覆膜支架是在支架的表面覆盖一层聚四氟乙烯（PTFE）或涤纶等材料，主要起到一种隔绝的作用，常用于主动脉瘤、动脉夹层、动静脉瘘、外伤性动脉出血等介入治疗；裸支架是仅有金属骨架的支架类型，其输送系统较覆膜支架细，常用于需保留分支的血管腔内治疗。根据其工艺不同又分为激光雕刻支架和编织型金属支架等。激光雕刻支架最常用，是镍钛合金管或钴铬合金管经激光雕刻而成，释放定位准确，有良好的支撑性及贴壁性。编织型支架多由钴铬合金丝编织而成，其优点是可回收释放及显影性好，但支架易短缩，定位的准确性较激光雕刻支架差。血流调节装置目前用于脑动脉瘤栓塞。目前临床应用的还有一些特殊类型支架，如药物涂层支架、放射性支架及可降解支架等。血管支架既可用于血管系统，也可用于非血管系统。

（六）球囊

球囊（balloon）又称球囊导管，是用于扩张病变管腔或输送支架的载体（球囊扩张式支架），也可以作为支撑导管通过血管腔闭塞段。球囊的顺应性是评价球囊性能的重要指标之一，其定义为球囊达到标准额定压后继续加压至爆破压，根据最终的球囊直径/额定压下球囊直径的比值将球囊分为：①非顺应性球囊：又称高压球囊，比值为100%～110%，扩张力强且均匀，主要用于扩张较硬的斑块；②半顺应性球囊：比值为110%～130%，为临床应用最多的球囊类型；③顺应性球囊：比值通常大于130%，扩张力较弱，主要用于大血管的扩张及瘘口封堵。评估一款球囊的性能参数还包括能通过的外径、柔顺性、可视性、跟踪性，其中：可通过外径是指球囊在未扩张的情况下球囊的外径；柔顺性是指球囊通过迂曲血管的能力；可视性是透视下球囊的显影性；跟踪性是球囊到达病变的能力。

除常用球囊外，还有一些特殊球囊，包括切割球囊、双导丝球囊、药物涂层球囊及巧克力球囊等。切割球囊是一款非顺应性球囊，其工艺设计为球囊表面纵向安装3～4片外科显微刀片，当球囊扩张膨胀时，外科显微刀片可切割硬化斑块，提高扩张的效率。双导丝球囊是在球囊表面附有一条钢丝，钢丝的目的与切割球囊的刀片类似，可起到切割内膜的目的。药物涂层球囊是在普通球囊表面涂上一层药物，由药物涂层（多为紫杉醇）、涂层基质和球囊三部分组成。其作用原理为球囊扩张同时将抗血管内膜增生的药物渗透入血管内膜，有抗血管内膜增生的功能，可有效提高通畅率。单纯药物涂层球囊扩张的远期通畅率与支架植入类似，其优势在于未在血管内留有异物，为远期再狭窄的临床处理多了一种选择。但药物涂层球囊在扩张时可导致局限性限流性夹层，多需要行补救性支架植入。巧克力球囊是在半顺应性球囊基础上，表面加了一层金属约束体系，因其扩张时类似一块巧克力而得名。扩张时整个球囊受力更加均匀，减少了"狗骨头"现象及限流性夹层的发生。

（七）栓塞材料

理想的栓塞材料应具备以下条件：无毒性、良好的生物相容性、易消毒、容易获得、容易经导管输送及栓塞血管后短期内形成血栓等。根据材料是否可吸收分为可吸收及不可吸收栓塞物。临床最常用的分类是根据栓塞时间的长短分为：①短期栓塞物质：栓塞血管时间一般为1～2d，临床应用最早的自体血凝块就属于此种类型，一般用于消化道小动脉出血，目前临床已较少使用；②中期栓塞物质：栓塞血管为2d至1个月，常用的为吸收性明胶海绵、碘化油等，用于咯血、鼻出血等重要脏器出血的栓塞治疗，也可用于肿瘤的化疗栓塞；③长期栓塞物质：栓塞血管1个月以上，包括弹簧圈、聚乙烯醇颗粒（polyvinyl alcohol, PVA）、无水乙醇、生物组织胶、可脱球囊等，用于脏器出血、动脉瘤等血管内栓塞治疗。

弹簧圈（spring coil）是带或不带纤毛的记忆金属丝，通过一定的方式置入血管后促进血栓形成，到达栓塞的目的。常用于动脉瘤、动静脉瘘、动静脉畸形及主动脉腔内修复术后内漏的栓塞治疗。根据解脱方式不同可分为游离弹簧圈、机械解脱弹簧圈、电解脱弹簧圈及水解脱弹簧圈，后三种统称为可解脱弹簧圈。游离弹簧圈是将弹簧圈先送入相应尺寸的导管，再通过导丝或高压推注的方式释放，其优点是价格便宜，缺点是不可回收后重新释放；可解脱弹簧圈可反复调整弹簧圈的位置及形态，直到满意后通过机械解脱、电解脱或水解脱的方式释放。要注意弹簧圈要配合相应尺寸的导管使用，特别要注意0.018in系统的弹簧圈在0.035in的导管内会盘圈，因此不可用大内径的导管输送小尺寸的弹簧圈。

（八）硬化剂

又称泡沫硬化剂（foam sclerosing agent），通常是将硬化剂和空气按照1:2～1:4的比例配成泡沫剂，注入血管内，破坏血管内皮细胞及血管内膜，促使血管粘连、血栓形成及纤维化，常用于食管-胃底静脉曲张、下肢静脉曲张的硬化治疗（sclerotherapy）。目前临床上常用的为聚桂醇及聚多卡醇。但应警惕注射过多硬化剂导致肺动脉栓塞的风险，建议一次硬化剂注入量不超过

20ml。另外组织间硬化剂渗漏也可引起局部组织坏死,因此注入硬化剂之前应确保穿刺针头位于血管内。

（九）其他

上述几种是在介入放射学中应用最基本、最广泛的器材。根据介入放射学治疗的要求还有很多特殊器材,如用于防止下肢静脉血栓脱落造成肺梗死的下腔静脉过滤器,用于取异物或结石的网篮,用于肿瘤穿刺治疗用的激光、射频、微波和冷冻器材,用于治疗血栓的旋切导管等,有关内容将会在专门章节中介绍。

第四节 介入治疗围手术期的处理

尽管介入治疗有微创和手术风险较低等优点,但有时术后不良反应和并发症也很严重,围手术期的处理依然十分重要。由于介入手术种类繁杂,术前准备和围手术期的处理也不尽相同。有关肿瘤综合介入、外周血管疾病和脑血管疾病的围手术期处理,在以后的各个章节会做详细介绍,本节仅做概述。

（一）术前检验和检查

介入术前各项检验检查,包括三大常规、血型、传染病八项、肝脏、肾脏以及凝血功能、心电图、胸部 X 线片或胸部 CT 等,有时还需要完善心脏彩超及头部 CT/MR 检查,对各脏器功能进行详细评估。根据不同疾病的特点,还有相关专项检查:如肿瘤病人常需要完善相应部位 CT 或 MR 平扫和增强检查,进一步评估疾病性质以及血供情况,指导制订适宜的治疗方案;下肢动脉疾病要进行下肢动脉彩超或 CT 血管成像（CT angiography,CTA）检查以了解下肢动脉狭窄或闭塞的情况;下肢静脉疾病要完善静脉彩超检查以了解深静脉瓣膜功能和静脉血流情况;胸腹主动脉夹层或动脉瘤病人术前进行胸腹主动脉 CTA 检查,为制订手术方案以及选取支架提供准确信息;拟行 TIPS 手术的病人,术前需完善肝静脉和门静脉 CT 血管重建,详细了解肝静脉与门静脉空间位置关系,食管 - 胃底静脉曲张严重程度和腹腔积液情况,从而制订科学合理的手术方案,缩短手术时间,提高手术成功率,减少术后并发症;脑血管疾病需完善颅脑 CTA 或 MR 血管成像（MR angiography,MRA）检查等。

（二）积极处理基础性疾病

介入手术的病人常合并冠心病、高血压、糖尿病以及脑动脉硬化等基础性疾病,术中紧张、疼痛、导管导丝刺激及有创操作等易诱发心律失常和血压改变。糖尿病病人介入手术前要需将空腹血糖降至正常或接近正常水平,否则术中易引起糖尿病酮症酸中毒甚至高血糖危象等,因而糖尿病病人围手术期需控制好血糖,对于提高手术成功率及减少术后并发症有着极其重要的意义。脑动脉硬化病人易发生脑梗死和脑出血等脑血管意外。上述病人围手术期积极控制原发基础性疾病非常重要,常见措施包括抗凝、控制血压和血糖、服用他汀类降脂药物等。对于动脉狭窄及闭塞性疾病拟行血管内成形治疗的病人,术前 2~3 日开始给予阿司匹林或氯吡格雷等抗血小板聚集药物,以保证围手术期血流动力学的稳定;对于肾功能不全的病人,术前适当补充血容量,尽量减少术中对比剂的使用以及缩短手术时间,术后可给予适当水化,必要时给予利尿剂。为了预防对比剂及药物过敏,术前半小时可给予地塞米松等药物。有些脑血管病及冠心病病人,评估后可能要优先处理相关心、脑血管疾病,然后再行介入治疗。

（三）病人准备

病人准备包括心理和生理准备。术前几日开始,病人就需要进行必要的适应性训练,如在床上大小便、肺功能训练等,最好禁食、禁水 4~6h。对穿刺点进行评估。进行术前讨论,交代手术风险及病情,对病人进行术前宣教,解答各种疑问,让病人充分了解介入手术的必要性、术式、手术风险及术后注意事项,缓解病人术前的恐惧和焦虑心理,保证介入治疗顺利进行。

（四）术后处理及监护

根据病人实施的介入手术种类、身体状况以及麻醉方式,术后病人选择舒适的体位是非常必要的。通常股动脉穿刺的穿刺点术后需要压迫15～20min再进行加压包扎,返回病房后可采用沙袋进行压迫,动脉压迫6h,静脉压迫2～4h。股动脉穿刺侧下肢伸直并制动6～12h,静脉穿刺侧伸直并制动6～8h。如果使用股动脉压迫装置进行压迫止血,术后即刻可以止血,穿刺侧下肢制动6h,无血肿以及出血者8h可下床活动,缩短卧床时间可有效提高病人生活质量。使用桡动脉压迫装置的病人,上肢避免剧烈活动,一般4h解除压迫装置。告知病人排便或排尿时轻压穿刺点,以减少局部压力,防止出血和形成血肿。术后病人应及时翻身变换体位,按摩腰背部,适当活动健侧肢体,加强踝泵运动,以避免出现压疮或下肢静脉血栓。翻身时用手压迫穿刺处向健侧转动体位,避免屈髋屈膝、下蹲以及增加腹压的动作。

术后注意监测病人的各项生命体征,包括病人的体温、心率、血压、呼吸以及血氧饱和度等。因为肿瘤病人行介入栓塞治疗后往往有不同程度的发热、疼痛、呕吐等,必要时给予镇痛、止吐或护胃药物等对症治疗。对于脑血管疾病行介入治疗的病人,还要注意观察病人的意识、瞳孔、语言以及肢体活动等的变化。

（五）抗生素的使用

一般状况良好的病人行择期介入手术,常规情况下不需预防性应用抗生素。但是对于胸腹主动脉夹层、动脉瘤、TIPS以及下肢动脉腔内成形术等手术较为复杂、耗时较长或患有感染性疾病的病人,往往需要术前预防性应用抗生素。通常术前2h以内给药或者麻醉开始时给药,使手术切口暴露时局部组织中已达到足以杀灭手术过程中侵入切口细菌的药物浓度。介入术中操作是术后伤口感染与否的关键,手术时间长和术中坏死组织多等均可增加术后感染的机会。术后应用抗生素,一般不超过36h,主要是将术中残留的细菌杀灭,防止其繁殖和扩散。有些病人经过麻醉和手术创伤,术后数日常出现白细胞升高,而栓塞的病人术后坏死组织吸收而引起的吸收热也可使病人体温升高,因此术后病人的白细胞增多及体温升高,不能作为是否继续使用抗生素的指标,仅作为参考。

总之,介入医师不仅要掌握各项介入手术操作,还要熟练处理各种术中和术后可能出现的并发症,认真学习介入手术围手术期的处理,不断积累经验,以期达到良好的临床治疗效果,促使介入放射学不断完善发展。

（陆骊工）

第三章　介入放射学基本技术

介入放射学与外科学在治疗方法上非常相似，手术操作是其重要特色。但是与传统的给药途径和手术方法相比较，介入放射治疗具有更直接有效、简便微创的特点。介入手术操作不论多复杂，都是建立在一些基本的操作基础上的组合，就像无论多复杂的外科手术，都是建立在"切割""分离""止血""结扎""缝合"等基本外科技术的基础上一样。本章主要讨论介入放射学的基本技术，而针对每一种具体疾病的介入手术操作将在相应的章节中描述。

第一节　定位穿刺技术

穿刺技术是介入放射学的基本操作技术之一，包括身体浅表部位和深部病变的穿刺。前者可触摸定位指导穿刺；后者需要影像设备辅助导向定位，包括超声、CT 或 MR 等设备导向定位。

一、器　材

穿刺针是穿刺技术的基本器械，理想的穿刺针应该具备针尖锋利、表面光滑、易被影像设备探测位置等特性。根据临床穿刺目的的差异，穿刺针的设计各有不同：以实体肿瘤内细胞抽吸为目的的穿刺针比较细，安全性高；以抽取组织学样本为目的的穿刺针可附带具有组织切割效果的特殊针芯（图 3-1）；用于导入导丝等器械的穿刺针一般都需要比较大的空心内腔。

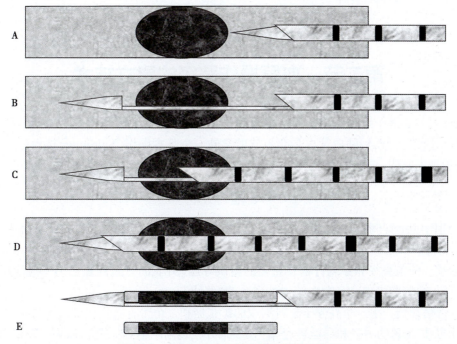

图 3-1　组织活检穿刺针和切割针芯示意图
A. 穿刺针贴近靶病灶。B. 内芯穿刺槽穿透病灶。C. 外套管切割病灶。D. 完成靶病灶切割取样。E. 穿刺槽内标本。

二、操作方法与注意事项

一般来说需要在穿刺以前对穿刺靶点病灶或目标器官的组织区域进行识别标记,在成像设备显示的二维图像上确定体表穿刺点和穿刺路线。其基本原则是避免经过血管结构和空腔管道器官;如果是对实体肿瘤样病灶进行活检诊断,需要避免针尖进入瘤体内坏死液化部分(图3-2);如果是对囊性病灶内液体引流,则需要将穿刺目标定在囊腔的下部,以便后续的引流。

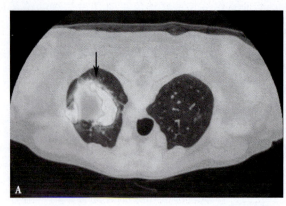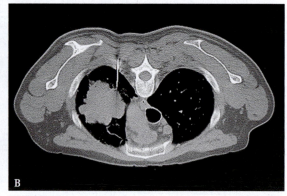

图 3-2　CT 图横断面定位,针尖避免进入坏死液化部分
A. 病灶周边存在高代谢活性组织,内部为坏死无代谢组织。B. 穿刺针穿刺活检外周活性组织。

三、临 床 应 用

穿刺技术在临床应用十分广泛,最常见的有实体病灶的穿刺活检,其他的技术如血管内介入操作方法的血管通道建立、管道器官阻塞后的穿刺引流(例如胆道引流)等特殊诊疗操作,有时也需要影像引导下的定位穿刺。

(杨建勇)

第二节　血管操作路径的建立技术

介入放射学起源于经动脉的血管造影和有关的血管内介入诊疗技术。用微创的技术导入介入操作方法所使用的器械到血管内是介入放射学的一个基本操作,Seldinger 技术是一个具有里程碑意义的技术发明,该技术的推广运用直接加速了介入放射学治疗方法的普及。

一、器　　材

1. Seldinger 穿刺针　早期的穿刺针是金属的空心穿刺针,后来被改进为针体外增加了塑料的套管,以适应对血管单壁穿刺的技术改进。

2. 导丝　一条直径和穿刺针内径相当的金属导丝,外表面有聚四氟乙烯光滑涂层,用于沿着穿刺针送入血管腔内建立一个血管内外联系的"路线"。

3. 血管鞘套装　由一个高分子材料制成的扩张器和一个带有防止血液反流的空心管状结构的"鞘"构成,扩张器的内径和导丝外径相当,尖端外径逐渐增粗到完全和鞘的内径相当,当扩张器与鞘合装在一起的时候,推送血管鞘前方扩张器可以平滑地将鞘推进到血管腔里面(图3-3)。

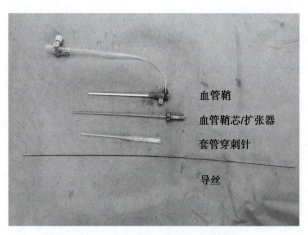

图 3-3　动脉穿刺血管鞘套装图示

二、操作方法与注意事项

（一）操作方法

以使用动脉穿刺套装器械对股动脉穿刺为例。

1. 触摸穿刺动脉侧腹股沟区皮肤皱褶中点下方股动脉搏动，确定穿刺点位置。

2. 对穿刺点皮肤进行局部浸润麻醉。

3. 穿刺搏动的股动脉，见到穿刺针尾端血流反流后，继续进针至出血停止。

4. 固定针套后拔出穿刺针，然后将针套缓缓回拔，至针套内有搏动性出血。

5. 再沿着针套送入导丝进入股动脉（推送过程中没有明显阻力说明导丝在血管腔内位置正常）。

6. 导丝推送一定长度以后，按压穿刺点并保持导丝位置不变的情况下退出穿刺针外套（此时已经建立了一个联系血管内外的导丝路线）。

7. 沿着导丝建立的路线推进血管鞘（包含配套的血管扩张器）。

8. 估计血管鞘到达适当位置以后一手固定血管鞘，向后一同拔出血管鞘内的扩张器和导丝，此时便完成了血管路通的建立（图 3-4）。

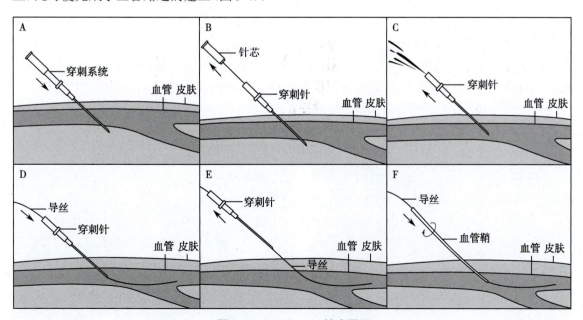

图 3-4　Seldinger 技术图示

A. 套管穿刺针穿破动脉血管。B. 退出针芯。C. 缓慢回退外套管，直至针尾喷血。D. 置入导丝至动脉血管内。E. 退出外套管。F. 沿导丝置入血管鞘。

（二）注意事项

建立血管入路的操作涉及穿刺针、导丝、血管鞘以及后续血管内置入导管等器械，所有器械的有关尺寸型号要相互适合配套。

（杨建勇）

第三节　血管造影技术

血管造影（angiography）技术是血管内介入操作方法的一项基本技术，其主要目的是获取血管相关的解剖或病理影像信息，或评价介入治疗后的效果以判断介入治疗操作的终点。血管造影在介入放射学临床应用中是非常重要的一项技术，它提供的影像信息是血管内介入操作方法的指导依据。分析血管造影的影像信息需要结合其他影像技术提供的信息做出临床综合判断。

一、器　　材

血管造影术需要导管、导丝、建立血管入路的血管穿刺套装器械、对比剂和注射对比剂的高压注射器。

二、操作方法与注意事项

（一）操作方法

透视导向下将导管插至诊疗相关的靶血管，对内脏的造影需要将导管尖端置入内脏动脉的血管开口处。用手推注少许对比剂并在透视下确定导管尖端的位置，再根据靶血管血流量设定造影所需的对比剂用量，对流量较大的靶血管造影需要使用高压自动注射器推注对比剂并采集注射对比剂全程的连续影像（每秒数帧到数十帧图像）。根据血管造影的不同目的要注意选择不同的成像投照角度，有针对性地显示血管的重要影像，避免投照角度不当造成重叠影像或干扰影像。能够显示病变的最佳投照角度要作为后续介入操作方法的导向透视角度。（图 3-5）

（二）注意事项

1. 单孔血管造影导管的对比剂注射速度不要超过 7ml/s。

2. 如果导管置入靶血管不够深，高压注射器的设置要将速率上升时间参数（从 0ml/s 到达预设速率所需要的时间）适当调高，以免导管被高速率对比剂射出时的反作用力弹出。

3. 导管连接高压注射器的时候注意排除导管内残留的气体。

4. 采集造影图像的时候嘱病人屏住呼吸，控制活动，以保证造影图像的质量。

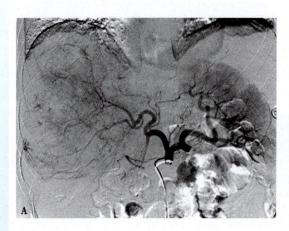
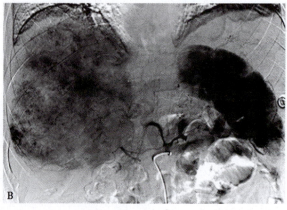

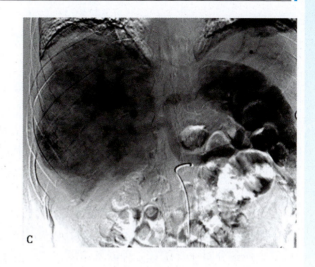

图 3-5　血管造影图示（显示不同期相）
A. 肝动脉造影早期，可见肝动脉、脾动脉显影。
B. 肝动脉造影实质期，可见肝内肿瘤明显染色。
C. 肝动脉造影门静脉期，可见门静脉、脾静脉显影。

5. 做诊断的血管造影一定要在采集图像的时候包含靶血管相关脏器的全景，包含血流供应的全过程（动脉期、实质期和静脉期）。

6. 高流量血供的靶血管要注射与之匹配的高流量对比剂以及采集高频影像。

7. 注射对比剂结束以后立刻对病人的临床反应（生命指征、症状和体征）做出判断，对比剂毒副反应一旦发生，要第一时间做出判断和处理。

（杨建勇）

第四节　经皮腔内血管成形术

一、概　述

1964 年，美国放射学家 Charles Theodore Dotter 和 Melvin P. Judkins 经皮穿刺血管后用较粗的血管造影导管挤压通过粥样硬化所致的动脉狭窄，使其管腔扩张。Dotter 等将这种采用导管技术挤压扩张或再通血管狭窄的方法命名为经皮腔内血管成形（percutaneous transluminal angioplasty，PTA），在血管成形术之前冠以"经皮""腔内"的限定语是为了与外科血管成形术相鉴别。随后，Dotter 等又将 PTA 技术进行了改进，采用在细导管外套入较粗的导管，通过逐级增加导管直径的同轴导管技术（coaxial catheter technology）进行 PTA，称为同轴导管经皮腔内血管成形术（Dotter 技术）。由于 Dotter 等使用的同轴导管质地较硬，仅适用于下肢动脉等走行较直的血管，无法治疗冠状动脉和肾动脉病变，且操作过程中对局部血管损伤较大，因而并未在临床上广泛使用。

1974 年，PTA 技术获得突破性进展，瑞士医生 Andreas Roland Grüntzig 发明了由聚氯乙烯制成的双腔球囊导管。该球囊导管充盈前剖面很小，易于送入血管狭窄部位，到位后充盈球囊，可以对不同直径的血管进行扩张。这种方法较同轴导管法更加安全、有效，被称为球囊血管成形术。1977 年，Grüntzig 首次将球囊血管成形术用于治疗冠状动脉狭窄。

近年来，随着材料学和工艺技术的进步，血管成形球囊在原有基本结构基础上又有了很多改进，球囊血管成形术已成为血管狭窄最重要的治疗方法之一。

随着 PTA 技术应用的增加，其术后再狭窄的问题也逐步引起人们的重视。PTA 术后再狭窄的主要原因是血管壁的弹性回缩、内膜及管壁纤维组织的增生或血栓形成等。为解决这一问题，20 世纪 80 年代后期陆续出现了经皮激光血管成形术、经皮机械性动脉内膜切除术和经皮血管内支架成形术等几种新技术。尤其是经皮血管内支架成形术，有效解决了 PTA 术后再狭窄率高的问题。

二、治 疗 机 制

（一）球囊血管成形术机制

球囊血管成形术的作用机制是控制性损伤理论，即球囊充盈后扩张病变段动脉管壁，动脉内膜和中膜部分断裂、分离，动脉外膜伸展，从而使动脉管腔扩大，达到治疗目的。另外，对于动脉粥样硬化病灶，部分粥样硬化斑块在球囊充盈过程中受到挤压而在动脉壁上重新分布也是球囊血管成形术的治疗机制之一。球囊血管成形术后，断裂的动脉内膜、中膜发生纤维化，血管平滑肌细胞增生、游走并可能分化成为内皮细胞，覆盖内膜表面完成对局部损伤的修复。

（二）支架血管成形术机制

血管支架的作用在于维持 PTA 后局部血管的管腔持续开放。1969 年，Dotter 描述了动物实验中金属裸支架植入动脉数周后被动脉内壁生长的组织所包埋这一现象。研究表明，支架植入后其金属部分对血管壁有一种嵌入作用，血栓将覆盖嵌入形成的凹陷并在血管内壁上蔓延开来。支架网眼部分保留的血管内皮将以多中心形式在血栓基础上很快地再形成内皮组织，直至完全覆盖支架表面，这一过程被称为"内皮化"。支架表面覆盖的血管内皮使血液和金属支架隔离，从而减少了局部血栓形成的可能以及支架对血流的影响。

三、介 入 器 材

（一）球囊血管成形术器材

1. Grüntzig 球囊导管 即常用的双腔球囊导管。整体结构由一个位于导管顶端的端孔、一个邻近导管顶端的球囊、一条具有两个完全独立腔道的导管和两个位于导管尾端的注射孔组成。整条球囊导管内有两个完全独立的腔道，尾端分别开口于导管尾端的两个注射孔。其中一个腔道位于导管中心，顶端开口于导管顶端的端孔，与普通造影导管内腔的作用相同，可容纳通过导丝或用于注入对比剂进行造影。另一腔道位于导管外围，其前端与邻近导管顶端的球囊相通，经此腔道注入稀释对比剂，可使球囊充盈膨胀。

球囊按其物理特性可分为顺应性、半顺应性及非顺应性三种，其中，非顺应性球囊应用最为广泛。非顺应性球囊充分膨胀后呈类圆柱形，其长度和直径有多种规格，适用于不同的病变长度以及血管内径。球囊有效部位两端带有金属标记，方便透视下精确定位。顺应性和半顺应性球囊在标称的安全压力范围内，随着注入对比剂量的增加，球囊直径会逐渐增大。此两种球囊径向扩张力较弱，但对血管内皮损伤小，主要用于神经介入领域，如球囊闭塞试验、颅内动脉成形及辅助宽颈动脉瘤栓塞等（图 3-6）。

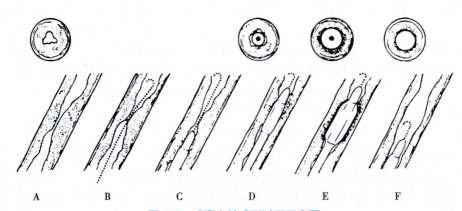

图 3-6 球囊血管成形过程示意图
A. 血管狭窄段。B. 导丝通过狭窄段。C. 球囊跟进。D、E. 球囊扩张成形。F. 撤出球囊。

2. 快速交换球囊导管（monorail 技术）　该球囊导管为一种顶端双腔、一球囊、一端孔，尾端单腔、一端孔（注射孔），双腔单腔连接部位一侧孔的球囊导管结构。顶端双腔之一与尾端的单腔相通，用于注入对比剂充盈球囊。导丝自顶端的端孔送入后，自单、双腔连接处的侧孔穿出。与 Grüntzig 球囊导管相比，快速交换球囊导管时不需要 260～300cm 长度的交换导丝，且球囊导管的剖面更小，使用过程中对病变血管的损伤更小，也更易于操作。

3. 其他类型球囊　近年来，随着材料和工艺水平的进步，多种新型球囊正逐步应用于临床，如药物涂层球囊、切割球囊、激光球囊、热球囊及冷冻球囊等。

4. 导丝及导引导管　由于需要跨越形态结构复杂的血管狭窄或闭塞段，同时满足支撑及输送球囊或支架的需要，对血管成形术中使用的导丝有较高的性能要求，如显影性、扭控性、跟踪性、灵活性和可塑形性等。球囊血管成形术中还常用导引导管，在器械输送过程中，导引导管可以起到支撑作用，同时有助于避免球囊等对沿途血管的损伤。

（二）支架血管成形术器材

支架一词源于英文 stent，也可译为支撑器，最早用于指代牙科用的固定物。现在通常所说的支架多指金属支架，临床上另有一种塑料支架，为了与金属支架区分被称为内涵管。

血管支架出现于 20 世纪 70 年代末期，为了解决 PTA 术后再狭窄发生率高的问题，美国放射学家 Dotter 尝试将不锈钢丝缠绕成弹簧状管状物，并在动物实验研究中证实了其维持动脉管腔通畅的有效性。1983 年，Dotter 和 Cragg 分别制成了镍钛记忆合金支架。1985 年，Palmaz 发明了球囊扩张式支架。20 世纪 90 年代，支架开始大规模应用于临床。

1. 支架的材料　目前用于制作支架的材料主要有金属钽、医用不锈钢和镍钛合金等。

金属钽原子序数高，透视下显影清晰。钽丝具有良好的柔顺性和生物相容性，也是最好的生物学惰性材料。钽丝表面带负电荷的薄层五氧化二钽可以阻止血小板黏附和纤维蛋白沉积，有助于防止支架内血栓形成。

医用不锈钢理化性质稳定，具有良好的生物相容性。常用的是 304 和 316L 不锈钢，与其他材料相比，不锈钢支架的径向支撑力较强。

镍钛合金属于记忆合金，也具有很好的生物相容性。当温度升高到某一特定温度（如人的体温 37℃）时，镍钛合金可以很快恢复成原塑成的形状。

2. 支架的种类

（1）支架按其在血管内的展开方式可分为自膨式支架和球囊扩张式支架：自膨式支架本身具有弹性，释放后可在血管内自行扩张（图 3-7）。球囊扩张式支架本身不具备弹性，支架预装于球囊之上，通过充盈球囊释放支架（图 3-8）。两种支架相比，球囊扩张式支架释放后几乎不发生短缩，定位精准，但受压后易变形。自膨式支架受压后不易变形，具有较强的径向支撑力和纵向柔顺性，但释放后有一定的短缩率。

（2）按支架表面是否覆膜可分为裸支架和覆膜支架：裸支架为金属网格状结构，支架网眼对血管分支影响小，价格便宜，操作简单，是最常用的血管成形支架。覆膜支架指在金属裸支架的表面覆盖聚乙烯膜或各种人工血管，主要用于动脉瘤、动静脉瘘和出血等情况下的血管管腔隔绝，也用于 TIPS 术中分流通道的支撑。

（3）其他支架：除上述两类支架外，近年来在支架材料、结构及制作工艺等方面又有很多创新和改进。可回收支架、可解脱支架、生物可降解支架、药物涂层支架、取栓支架及放射性支架等均已进入临床治疗领域。

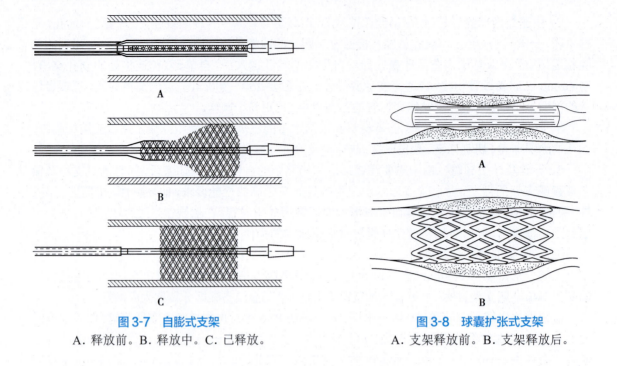

图 3-7　自膨式支架
A. 释放前。B. 释放中。C. 已释放。

图 3-8　球囊扩张式支架
A. 支架释放前。B. 支架释放后。

四、技术要点和注意事项

（一）适应证和禁忌证

1. 球囊血管成形术的适应证

（1）动脉粥样硬化、大动脉炎和肌纤维发育不良等原因引起的有血流动力学意义的血管狭窄、闭塞。

（2）血管旁路移植术后吻合口狭窄、移植血管吻合口狭窄。

（3）巴德 - 基亚里综合征或上腔静脉综合征。

（4）血液透析通道狭窄。

（5）放射治疗引起的血管狭窄。

（6）缺血造成截肢，术前挽救部分肢体，降低截肢平面。

2. 球囊血管成形术的禁忌证

（1）严重的心、肺、肝、肾功能不全及凝血功能异常。

（2）病变部位有动脉瘤形成。

（3）大动脉炎活动期。

（4）部分有严重手术风险，且预后不良的慢性、长段血管闭塞。

3. 支架血管成形术的适应证

（1）球囊血管成形术后出现明显的血管夹层，术后残存狭窄≥30%，跨狭窄段压差＞10mmHg或球囊血管成形术后再狭窄。

（2）动脉狭窄病变累及主动脉壁或局部粥样硬化明显者，如冠状动脉狭窄、肾动脉开口狭窄等，此类情况单纯球囊成形效果欠佳。

（3）有血流动力学意义的颈动脉狭窄。

（4）腔静脉或较大静脉分支的狭窄或闭塞，如巴德 - 基亚里综合征、上腔静脉综合征、胡桃夹综合征及髂静脉压迫综合征等。

（5）TIPS 术中分流道的支撑。

（6）动脉瘤或动脉夹层的腔内隔绝。

（7）用于辅助动脉瘤的弹簧圈栓塞。

4．支架血管成形术的禁忌证

（1）严重的心、肺、肝、肾功能不全及凝血功能异常。

（2）大动脉炎活动期。

（3）严重末梢血流障碍。

（4）生长发育未成熟者大部分情况禁用，部分情况慎用（如儿童肝移植后门静脉吻合口狭窄）。

（5）病变血管流出道欠通畅者慎用。

（6）关节处血管病变慎用。

（7）病变部位动脉壁广泛致密钙化时慎用。

（二）球囊血管成形术的操作技术

1．术前准备　病人术前常规行血、尿常规，肝、肾功能，凝血功能，心电图及胸部 X 线检查。部分病人还需检查血沉和各项血液免疫学指标，明确病人是否处于大动脉炎活动期。针对病变血管，术前应完善一些非创伤性检查，如踝肱指数、彩色多普勒超声、CT 血管造影及 MR 血管造影等，明确病变段血管壁、血管腔及邻近侧支血管的情况。

2．介入操作方法

（1）穿刺路径选择：冠状动脉和肾动脉病变常选择桡动脉或股动脉入路，主动脉、弓上动脉及颅内动脉病变选择股动脉或肱动脉入路，髂动脉及下肢动脉病变选择股动脉、肱动脉及胫前动脉、足背动脉等入路。静脉病变除股静脉、颈内静脉和锁骨下静脉入路外，经皮经肝穿刺门静脉、肝静脉或经皮经脾穿刺脾静脉也是常用的入路。

（2）血管造影：球囊成形前的诊断性血管造影必不可少，除观察病变血管的形态学改变以外，还应关注病变局部的血流动力学状况。尽管随着彩色多普勒超声、CT 及 MR 技术的进步，绝大多数血管病变已可在术前得到全面评估，但术中血管造影仍是显示血管管腔及评估血流动力学状况的金标准。

（3）球囊的选择：单纯球囊成形术中所用的球囊直径一般应较邻近正常血管直径大 1mm。但在治疗血管条件较差，斑块钙化明显的重度狭窄时，应选择直径略小的球囊来减少 PTA 后血管夹层的发生率。为方便支架推送器通过重度狭窄乃至闭塞病变而进行球囊预扩张时，亦应选择直径较小的球囊。

（4）球囊扩张：先以 3 000～5 000U 肝素行全身肝素化，根据血管造影显示的血管病变形态及位置送入球囊，以稀释对比剂充盈球囊。根据病变情况及扩张目的的不同，每次球囊扩张时间数秒至数分钟不等。球囊充盈前应按要求排气，在充盈过程中不得超过球囊的额定爆破压。

（5）术后处理：术后常规行肝素化 72h，口服抗凝或双联抗血小板药物 3～6 个月。

（三）支架血管成形术的操作技术

与球囊血管成形术的操作类似，选择支架的直径应比病变血管邻近的正常血管直径大 10%～15%。支架类型的选择主要依据病变类型而定。大静脉病变常选择 Z 形自膨式支架；血管迂曲或病变段较长者选择自膨式支架；病变段较短、较直、不易受压且要求支架定位精确时选择球囊膨胀式支架。此外，支架的贴壁性能、网眼密集程度以及支架推送器的剖面大小等也是支架选择时需要考虑的问题。

（四）不良反应和并发症及处理

1．血管成形术的主要不良反应和并发症　包括病变局部血管损伤（血管痉挛、血管穿通、血管夹层、血管破裂等）、穿刺点并发症（出血、血肿、假性动脉瘤形成等）、远端栓塞、过度灌注损伤、支架移位、支架断裂、支架内急性血栓形成、支架感染及支架再狭窄等。严格掌握适应证、规范围手术期用药及手术过程中细心操作是降低不良反应和并发症发生率的关键。

2．球囊血管成形术后再狭窄　可以分为急性血管闭塞（PTA 术后 1 个月以内）、早期再狭窄

（术后1年以内）以及晚期再狭窄（术后1年以后）。急性血管闭塞的主要原因是血管痉挛、血管损伤基础上的血栓形成以及血管壁的弹性回缩。早期再狭窄的发生机制包括球囊扩张部位继发于损伤的内膜纤维过度增生，过度伸展的血管壁的紧张度恢复或回缩以及血管壁重塑导致的血管壁弹力层内血管面积减少。晚期再狭窄的原因除内膜纤维增生外，原有病变如动脉粥样硬化或大动脉炎病情进展也是其主要原因。

3.支架血管成形术后再狭窄 支架植入后再狭窄的原因主要是球囊扩张后所致的血管壁修复反应以及血管壁对植入支架的反应。支架植入后，支架表面逐渐发生内皮化，内皮覆盖支架金属丝后有助于避免局部血栓形成和管腔狭窄。但由于支架金属丝对血管壁的慢性刺激，局部胶原纤维增生，平滑肌细胞由收缩型向合成型转变，可以出现严重的内膜过度增生，进而导致支架再狭窄。

4.血管成形术后再狭窄的处理 球囊血管成形术后再狭窄的处理方法包括植入支架和使用药物涂层球囊。对于支架植入术后再狭窄目前尚缺乏理想的治疗方案，可能的解决方法包括支架局部的血管内放射治疗、使用药物涂层支架、支架局部应用反义寡核苷酸、支架局部应用基因治疗以及研发生物可降解支架等。基础研究已经证实了上述方法在预防支架植入后再狭窄方面的可行性，但其有效性还需要进一步临床应用加以验证。

五、临 床 应 用

球囊血管成形术在动脉和静脉系统均可应用。动脉系统包括外周动脉和内脏动脉，如股腘动脉、髂股动脉、肾动脉、肠系膜动脉、冠状动脉、头臂动脉、颈内动脉及大脑前、中动脉等。静脉系统包括腔静脉、门静脉、透析通道、头臂静脉、锁骨下静脉和颅内静脉窦等。球囊血管成形术的最佳适应证为大、中血管的局限性短段狭窄或闭塞。如病变处已有溃疡形成、有严重钙化或为长段狭窄、闭塞，则单纯球囊成形效果较差。

支架被广泛应用于动脉、静脉以及非血管管腔狭窄。除个别情况（如大动脉炎）外，凡能行球囊成形术的部位均可植入支架。从治疗疾病的性质看，除了和球囊成形术一样治疗血管狭窄、闭塞性疾病外，支架在治疗胸主动脉瘤或腹主动脉瘤、内脏动脉瘤以及假性动脉瘤等血管扩张性疾病中也可以发挥重要作用。支架成形术具有急性闭塞率低、血管开放率高和并发症少的特点，其疗效明显优于单纯的球囊血管成形术，也优于激光血管成形术和机械性动脉内膜切除术等其他血管成形技术。当然，针对不同的血管病变类型，支架的选择以及植入还有很多技术要点和细节，本教材将在相应章节内加以详述。

六、疗 效 评 价

PTA术后通过再次造影和监测血管内压力来评估疗效。可将局部血流通畅、侧支血管显影消失、跨狭窄段压差小于10mmHg或残存狭窄小于30%（主要针对动脉病变）作为治疗成功的标准。在PTA术后进行血管造影评估时建议将导丝保留在通过病变段的位置，防止PTA过程中出现夹层或急性血栓形成后失去建立修复通道的机会。

（金 龙）

第五节 经导管血管栓塞术

一、概 述

经导管血管栓塞术（transcatherter vascular embolization）是介入放射学最重要的基本技术之一，是指在影像引导下经导管等向靶血管内注入或送入栓塞物质，使之闭塞从而达到预期治疗目的的技术。栓塞治疗的主要作用机制包括：①阻塞血管使其远端压力下降或直接封堵血管破裂处，以达到止血的目的；②阻塞靶血管使肿瘤或靶器官缺血坏死，以达到治疗肿瘤或抑制靶器官功能的目的；③阻塞或破坏异常血管床、血管瘤或血管通道，以达到使局部血流动力学状态恢复正常的目的。

二、栓塞器材及栓塞材料

（一）栓塞器材

1. 穿刺针　常用 20～22G 细针，经穿刺针直接将栓塞材料注入或送入靶血管内。

2. 导管　除使用常规的 4F 或 5F 造影导管外，现常用微导管行栓塞治疗。微导管前端外径 1.5～2.8F，匹配 0.010in、0.014in 或 0.018in 的微导丝，由内径大于 0.035in 的同轴导管送入，用于细小靶血管的超选择性插管。

3. 导丝　目前临床上有多种不同外径、软硬程度及头端形状的导丝可供使用，用于支撑或引导导管等进入靶血管，部分情况下也可用于栓塞材料的推送。导丝头端根据血管走行情况可重复塑形，也有可以通过手柄改变头端形状的扭控导丝。

（二）栓塞材料

为适应不同部位以及不同性质病变的栓塞需要，栓塞材料种类繁多。理想的栓塞材料应符合以下要求：无毒、无抗原性、异物反应小、易于经导管注入或送入、栓塞过程相对可控、经济性好。常用的栓塞材料可以分为固态栓塞剂和液态栓塞剂，按栓塞后靶血管闭塞时间长短又可分为短期栓塞剂（如自体血凝块等）、中期栓塞剂（如吸收性明胶海绵等）和长期栓塞剂（如弹簧圈、聚乙烯醇微球等）。下面简要介绍几种常用栓塞材料的一般性状、性能和使用方法。

1. 吸收性明胶海绵　非水溶性止血材料，由提纯的皮明胶制成，是可生物降解、可吸收的栓塞材料。吸收性明胶海绵（absorbable gelatin sponge）无毒，无抗原性，来源充沛，价格低廉，制备简单，栓塞作用可靠，目前在临床上被广泛用于各类出血、良恶性肿瘤以及血管疾病的栓塞治疗。吸收性明胶海绵可在手术过程中由医生根据需要自行加工成吸收性明胶海绵粉末、颗粒或吸收性明胶海绵条，也有预加工成不同直径的吸收性明胶海绵颗粒在售。吸收性明胶海绵注入靶血管后形成机械性阻塞，其海绵状框架内由红细胞充填，并引起血小板和纤维蛋白原沉积，促进其周围血栓形成，从而实现靶血管栓塞。早期实验研究显示吸收性明胶海绵在血管内 7～21d 可被吸收，血管可再通，因而吸收性明胶海绵被认为是中期栓塞剂。但在临床上影响血管栓塞后再通的因素很多，如大量吸收性明胶海绵栓塞长段靶血管后，其难以被吸收，靶血管可永久闭塞。在消化道出血、产后出血、异位妊娠以及富血供肿瘤的术前栓塞等方面，吸收性明胶海绵常作为首选的栓塞材料。

2. 碘化油　最初是作为一种对比剂用于支气管及子宫输卵管造影。自 20 世纪 80 年代发现碘化油（lipidol）能够选择性长期滞留于肝癌等恶性肿瘤的血管床以后，碘化油开始被大量应用于恶性肿瘤，尤其是原发性肝癌的介入治疗。碘化油可与化疗药物混合成为碘油 - 化疗药物乳剂，除栓塞肿瘤血管外，还可以明显延长化疗药物在肿瘤局部的作用时间（缓释作用）。由于碘化油选择性滞留于恶性肿瘤的栓塞特性，临床上亦经常将其用于寻找微小的恶性肿瘤病灶或良恶性肿瘤的鉴别诊断，如在肝脏的特定区域内或肝脏肿瘤内注入碘化油，随访中，正常肝组织或良性肿瘤内的碘化油在短期内廓清，据此与恶性肿瘤相鉴别。此外，随着早期肝癌的检出率逐年提高以及 CT 引导下消融治疗在肝癌的应用日益广泛，碘化油也常在消融治疗前被注入病灶区域，以达到在消融治疗过程中精确指示肝内病灶位置的作用。

3. 弹簧圈　由医用不锈钢、钽、镍、钛等金属丝缠绕而成，部分弹簧圈表面还附有凝胶或绕以羊毛及涤纶纤维。弹簧圈常具备各种预制的形状，在靶血管内释放后自动卷曲复原，对靶血管起到机械性栓塞的作用。弹簧圈表面附着的纤维毛可以通过其造成的继发血栓形成加强栓塞效果(图3-9)。弹簧圈从释放方式上可以分为推送式和解脱式两种。推送式弹簧圈通常用盐水或导丝经导管等推送至靶血管内,其优点是价格低廉、操作简单。解脱式弹簧圈尾端通过焊接或榫卯结构与推送导丝前端固定,部分释放甚至完全释放后如弹簧圈位置不满意还可以回撤推送导丝将弹簧圈收回,调整后重新送入靶血管,弹簧圈位置满意后可通过电解、水解或机械解脱等方式将弹簧圈释放。

弹簧圈主要用于栓塞较大血管的主干,不易造成栓塞远端的缺血性梗死,常用于动静脉瘘、动脉瘤、血流再分布、大血管出血和静脉曲张等的治疗。

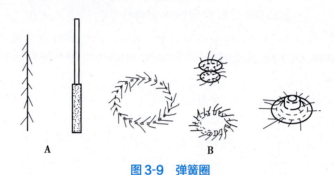

图3-9 弹簧圈
A. 弹簧圈拉直注入释放器。B. 弹簧圈释放后恢复成不同形状。

4. 可脱球囊 由乳胶或硅胶材料制成,注入稀释对比剂后可膨胀,其尾端为弹性良好的小胶圈,与微导管相连。当球囊到达预期栓塞部位时,先经微导管注入稀释对比剂使球囊膨胀,确定球囊位置正确后回撤微导管,弹性胶圈自动封闭,防止对比剂溢出。可脱球囊常用于直径较大的血管和动静脉瘘的栓塞。

5. 聚乙烯醇 聚乙烯醇(PVA)早期曾被用作外科填充材料及烧伤病人的皮肤替代品,属于不可吸收的永久性栓塞材料,可制成不规则的颗粒状或光滑的球形,有不同大小规格的剂型可供选择。与聚乙烯醇微球相比,形状不规则的聚乙烯醇颗粒由于表面存在静电电荷,栓塞后容易聚集,其实际栓塞平面常较预估的栓塞平面更加靠近血管近端。应用聚乙烯醇颗粒栓塞后,局部血流缓慢,并可导致炎性反应,引起血小板聚集和血栓形成,进而填充了聚乙烯醇颗粒之间的空隙。当炎症消退后血栓再通,部分应用聚乙烯醇颗粒行非致密栓塞的血管也可能再通。与聚乙烯醇颗粒相比,聚乙烯醇微球栓塞后引起的炎症反应轻微。

6. 无水乙醇 也被称为血管硬化剂,依靠强烈的蛋白凝固作用造成注入部位血管内皮细胞和中层肌的坏死,血液有形成分蛋白凝固和细胞崩解成泥样淤塞毛细血管,并继发局部广泛血管内血栓形成,造成靶器官的缺血坏死。其栓塞能力与到达靶血管内的瞬间浓度有关。无水乙醇作为栓塞剂的缺点是对栓塞技术要求较高,且注射时局部疼痛较为明显。鱼肝油酸钠和十四烷基硫酸钠等药物与无水乙醇同属血管硬化剂,其作用机制和使用方法类似。临床上,此类血管硬化剂常与显影剂混合使用,方便监测栓塞过程,同时减少硬化剂用量。

7. 氰基丙烯酸酯 二氰基丙烯酸异丁酯(IBCA)是一种液态高分子聚合物,与离子性液体如血液、盐水等接触后发生快速聚合反应形成固体,同时释放热量。固化后的IBCA降解十分缓慢,属长期栓塞剂。由于动物实验研究显示大量接触IBCA后有诱发肉瘤的风险,目前其在临床上已被氰基丙烯酸正丁酯(NBCA)所取代。NBCA与碘化油以不同配比混合使用,配比不同,其聚合的速度也不同。NBCA在临床上常用于动静脉畸形、动静脉瘘、精索静脉曲张、盆腔淤血综合征、阴茎异常勃起以及支架内漏和门静脉分支栓塞。

8. ONYX 由次乙烯醇异分子聚合物(EVOH)、二甲基亚砜(DMSO)及钽粉微粒按一定比例组成的混悬液,是一种血管内非黏附性液体栓塞剂。其工作原理为:EVOH为非水溶性,但可溶于DMSO中,当与水性溶液(如血液)接触时DMSO快速弥散到水性溶液中,EVOH则沉淀为固体而起到栓塞作用。与 NBCA 相比，ONYX 的非黏附性可避免栓塞过程中微导管与血管的粘连。此外，ONYX 具有良好的弥散性能，能够渗透到微导管无法到达的分支血管中，从而实现病灶的完全栓塞。ONYX 的缺点是价格偏高，且溶剂 DMSO 有一定的潜在血管毒性和腐蚀性，对手术操作者的要求也较高，使其适用范围受到一定限制。目前，ONYX 主要用于脑动静脉畸形和硬脑膜动静脉瘘的栓塞治疗。

9. 微球　包括空白微球、载药微球和放射性微球等。空白微球有三丙烯、聚乙烯醇及海藻酸钠等多种材质。载药微球可以选择性地吸附化疗药物，栓塞后药物在病灶局部长期缓慢释放。放射性微球包括玻璃微球和树脂微球，其带有的放射性核素钇 -90 可以实现对病灶的内照射放疗。

10. 其他栓塞材料　除上述栓塞材料外，临床上应用的栓塞材料还有很多，如真丝线段、硬脑膜、金属血管塞、白及粉末及温度敏感性液态栓塞剂等，需根据实际情况灵活运用。

三、技术要点和注意事项

（一）介入操作方法技术

血管栓塞术对术者的综合要求很高，正确合理的操作技术有赖于对血管影像和局部血流动力学状况的正确理解和判断。栓塞剂的合理选择、靶血管的超选择性插管以及对栓塞过程和栓塞终点的精准把控都是确保栓塞安全性和有效性的关键。

1. 血管造影诊断　栓塞术前的血管造影检查非常必要，其目的有以下两方面。

（1）明确疾病的诊断：即使术前已有其他影像及病理学资料，亦应对病变从血管造影诊断方面加以研究，包括病变的部位、性质以及相关血管的解剖和变异情况。

（2）明确靶血管的血流动力学改变：主要包括血管的走行、管径、动静脉显影时间和顺序、血流速度、侧支循环以及病灶的显影程度和对比剂的排空时间等。

2. 靶血管插管　选择性或超选择性插管的成功与否直接影响栓塞的疗效和操作相关并发症的发生率。原则上，导管的位置应能确保栓塞材料选择性地进入靶血管，避免对非靶血管的栓塞。对走行迂曲、复杂的靶血管行超选择性插管时，可灵活选择各种不同外径、不同软硬程度及头端形状的导管、微导管和导丝，必要时改变插管和穿刺入路，以提高成功率。

3. 栓塞剂的选择　栓塞剂的正确选择对于确保栓塞治疗的安全性和有效性至关重要。选择的原则包括以下几方面。

（1）根据靶血管的管径选择适当大小的栓塞剂。

（2）根据治疗目的不同选择作用不同的栓塞剂。肿瘤的栓塞治疗可选碘化油、吸收性明胶海绵颗粒、空白微球、载药微球和放射性微球等。动静脉畸形、动静脉瘘、动脉瘤及医源性出血选择弹簧圈和组织胶等进行栓塞。鼻出血、咯血、消化道出血、产后出血及膀胱出血则可以选择微球和吸收性明胶海绵等颗粒栓塞剂。

4. 栓塞剂的注入或释放　将栓塞剂送入靶血管的过程是完成栓塞术的关键步骤，在这一过程中术者应密切关注动态影像，控制栓塞剂的准确注入或释放。通常可采用下列方法。

（1）低压流控法：即导管插入靶血管但不阻断其血流，以低压注入栓塞剂，由血流将栓塞剂带到血管远端形成栓塞的方法。常用于颗粒性和液态栓塞剂的注入。其技术关键是在影像监视下低压注入栓塞剂，边注射边观察对比剂的流速和流向。当流速减慢则提示靶动脉前端大部分栓塞，对比剂停滞或反流时提示前方血管已近全部堵塞。这一操作过程中切忌高压快速注入栓塞剂，否则极易造成栓塞剂由靶血管反流而造成异位栓塞。

（2）阻控法：即以导管头端嵌入靶血管或以球囊导管阻断其血流，然后注入栓塞剂的方法。多用于液态栓塞剂的注入，该方法有助于减少血流对液态栓塞剂的稀释，亦可防止栓塞剂反流。

（3）定位法：即将导管准确插入拟栓塞的靶血管内，经导管送入栓塞剂完成栓塞。常用于弹簧圈或血管塞等栓塞材料的释放。技术关键是定位准确，栓塞材料的规格依照拟栓塞血管腔的大小确定。

5. 栓塞程度的监测和控制　目前，对栓塞程度和范围的监测主要依靠术者的经验，缺乏术中实时量化监测的有效手段。栓塞不足效果欠佳，栓塞过度则可能造成并发症。不同的疾病类型对栓塞终点的要求也不尽相同。如颅内动脉瘤栓塞时要求应用弹簧圈行致密填塞，而栓塞腹腔动脉瘤时采用带有纤毛的弹簧圈，多数情况下疏松填塞即可达到治疗目的。在针对肝细胞癌等恶性肿瘤进行栓塞时，常把肿瘤供血动脉内对比剂在3～5个心动周期内廓清作为栓塞终点。在针对脾功能亢进及前列腺增生等进行栓塞时，则除考虑栓塞疗效外，还要重点关注栓塞的安全性。

（二）适应证

1. 异常血流动力学状况的纠正或恢复

（1）动静脉畸形：脑、脊髓、颌面部、肺、肝、肾、盆腔和四肢等部位的动静脉畸形均可通过栓塞闭塞异常血管床，起到根治性、姑息性或术前辅助性治疗的目的。

（2）动静脉瘘：先天性或由外伤、肿瘤、手术引起的动静脉瘘可发生在全身各部位，常见的有颈内动脉海绵窦瘘、硬脑膜动静脉瘘、支气管动脉-肺动脉瘘和肝动脉-门静脉瘘等，可通过栓塞瘘口及瘘的动脉端达到治疗目的。

（3）静脉曲张：食管-胃底静脉曲张、卵巢静脉曲张和精索静脉曲张等。

（4）动脉瘤：用弹簧圈等栓塞材料填塞动脉瘤腔可以达到根治的目的。

2. 出血的治疗

（1）动脉性出血：血管内栓塞是很多动脉性出血的首选治疗手段，包括鼻出血、大咯血、消化道溃疡出血、产后出血、外科术后出血及外伤性盆腔和内脏出血等。

（2）静脉性出血：主要是门静脉高压引起的食管-胃底静脉曲张及异位静脉曲张出血，通过经皮穿刺门静脉或经股静脉和异常门腔分流通道行曲张静脉的栓塞治疗。

3. 血流再分布　在无法行靶血管超选择性插管的情况下，可以应用弹簧圈或吸收性明胶海绵等保护性栓塞相邻的重要正常血管分支，以避免栓塞或动脉灌注化疗过程中栓塞剂和化疗药物进入正常组织器官。

4. 肿瘤的治疗　适合栓塞治疗的恶性肿瘤主要为各种实体瘤，如头颈部恶性肿瘤、肺癌、原发性或转移性肝癌、肾癌、盆腔各种富血供恶性肿瘤以及四肢、脊柱和骨盆恶性骨肿瘤等。对恶性肿瘤的栓塞常与化疗药物的局部灌注合并进行，特别是使用碘化油化疗药物乳剂，称之为化疗栓塞（chemoembolization）。

5. 介入性器官切除　对某些器官的栓塞可达到消除或抑制其亢进的功能、减少其体积或使之彻底消除的目的。临床上常用于脾脏增大导致的脾功能亢进、肾病引起的顽固性高血压和大量蛋白尿以及前列腺增生造成的尿道狭窄等。

（三）禁忌证

由于栓塞术包含多种栓塞方法，使用的栓塞剂和栓塞程度亦不同，因而其禁忌证有所不同。在此仅列出一般原则。

1. 难以恢复的肝、肾功能衰竭和恶病质病人。

2. 导管无法插入并固定于靶动脉处，在栓塞过程中导管头端位置不稳定者。

3. 导管无法避开重要的非靶血管行超选择性插管，亦无法对非靶血管行保护性栓塞，导致栓塞可能产生严重并发症者。

（四）栓塞反应及并发症处理

1. 栓塞反应　栓塞反应是指栓塞后出现的、预料中的症状和体征，是机体对栓塞的正常反应，对症处理后即可康复。栓塞反应的临床表现及程度与使用栓塞剂的种类、栓塞水平和程度以及栓塞的靶器官不同有关，轻者可无明显症状和体征，重者可出现下列反应，称之为栓塞后综合征。

（1）疼痛：栓塞后由于靶器官缺血、损伤，释放致痛物质或局部肿胀引起。栓塞程度越重，越接近毛细血管水平，疼痛越重。疼痛剧烈者可使用镇痛剂，同时注意排除发生并发症的可能。

（2）发热：与栓塞后坏死物质释放致热原和坏死物质的吸收有关，多为低热，栓塞范围大、栓塞后组织大量坏死者也可出现中度热或高热。对高热者可予退热处理并排除合并感染引起的发热。

（3）消化道反应：主要有恶心、呕吐、食欲下降和腹胀等。多发生于腹部脏器的栓塞治疗后，常持续1～3d，严重者需对症处理。

2. 并发症及处理

（1）过度栓塞引起的并发症：过度栓塞是指栓塞程度和范围过大，尤其是在使用液态栓塞剂和过量使用小粒径颗粒栓塞剂时。其后果是造成大范围组织坏死，引起相应的肝、肾功能衰竭，胃肠、胆道穿孔，胆汁瘤，皮肤坏死，脾液化等。所以术中掌握栓塞程度十分重要。

（2）异位栓塞：指非靶血管或器官的意外栓塞。其后果与被误栓器官的重要性和误栓的程度有关。异位栓塞包括反流性误栓和顺流性误栓。前者指栓塞剂由靶血管反流后随血流栓塞至其他动脉。后者是指栓塞过程中栓塞剂通过开放的侧支血管或动静脉瘘等进入非靶动脉或静脉系统造成的非靶器官栓塞。

（3）感染：手术场所消毒不严格、介入器械或栓塞材料污染以及某些特殊情况，如对接受过胆肠吻合的病人行肝脏肿瘤栓塞时可发生，常见于实质性器官，如肝和脾。

四、临床应用

血管栓塞术的临床应用范围甚广，既可以用于血管性病变如血管破裂、血管畸形和动脉瘤等的治疗，也可用于富血供肿瘤、肿瘤样病变及器官功能亢进的治疗。简言之，无论何种病变，只要能够通过栓塞靶血管达到临床治疗目的，同时不引起重要组织、器官功能损害，且病人能够承受术后反应者，均可考虑实施血管栓塞术治疗。

（一）出血

动脉、静脉破裂引起的出血是血管栓塞治疗最常见的临床应用之一。动脉出血根据出血部位分为以下几种情况。

1. 颌面部出血 主要包括口腔和鼻出血，常由血管畸形和富血供肿瘤如鼻咽纤维血管瘤等引起。

2. 呼吸道出血 包括由支气管扩张、肺结核、肺癌及肺血管畸形所致的咯血。

3. 消化道出血 出血原因包括消化性溃疡、出血性胃炎、肿瘤、憩室、息肉、动脉瘤、血管畸形、炎性肠病及内脏破裂等。

4. 泌尿生殖系统出血 常见原因包括结核、肿瘤、结石、动静脉畸形、膀胱癌、产后出血、异位妊娠及妇科肿瘤等。

5. 创伤性出血 包含由外伤引起的全身各部位出血。

（二）血管性病变

血管病变种类繁多，栓塞主要适用于动脉瘤、静脉曲张以及血管畸形的治疗。治疗目的是隔绝血管性病变、消除异常动静脉分流以及纠正静脉内血液逆流等。

（三）富血供肿瘤

血管栓塞术被广泛应用于人体各部位富血供肿瘤的治疗，根据治疗目的不同可分为外科切除术前辅助性栓塞、介入根治性栓塞和介入姑息性栓塞三类。

1. 外科切除术前辅助性栓塞 主要用于良性肿瘤、肿瘤样病变以及有手术指征的恶性肿瘤，如脑膜瘤、鼻咽纤维血管瘤、颈静脉球瘤、颈动脉体瘤、肾癌及脊柱肿瘤等。术前栓塞可明显减少术中出血，缩短手术时间，降低手术难度，提高手术成功率。栓塞后肿瘤体积缩小，部分无

37

法接受一期手术切除的病人可降期获得二次手术的机会。

2. 介入根治性栓塞　部分良性肿瘤如肾血管平滑肌脂肪瘤和子宫肌瘤等,通过栓塞治疗可使肿瘤完全坏死,达到和外科切除同样的效果,同时避免了外科手术对病人的损伤。

3. 介入姑息性栓塞　常用于不能手术切除的中晚期恶性肿瘤,如肺癌、肝癌、肝转移癌、肾癌、膀胱癌、前列腺癌、宫颈癌、卵巢癌和骨肉瘤等。目前,化疗栓塞已成为中晚期肝癌的首选治疗手段,在部分病人可以达到根治的效果。

(四)介入性器官切除

介入性器官切除是指通过栓塞某些器官的终末动脉或毛细血管,使之出现不同程度的梗死、机化,从而达到临床治疗目的的方法。可用于由脾大引起的脾功能亢进、由肾病引起的顽固性高血压和蛋白尿以及异位妊娠等。近年来,通过栓塞供血动脉及相关的异常血管,栓塞技术在甲状腺功能亢进(甲亢)、前列腺增生以及肥胖、骨关节病等的治疗中也取得了令人满意的疗效。

(金　龙)

第六节　经导管动脉灌注术

经导管动脉灌注术(transcatheter arterial infusion,TAI)是指通过介入放射学方法,建立由体表到达靶动脉的通道(导管),经该通道注入药物进行局部治疗的一种方法。

一、概　述

药物的疗效除了与其自身的药理作用和病变对药物的敏感性有关外,病变区的药物浓度以及药物与病变的接触时间等也是影响疗效的重要因素。TAI 的基本方法是经皮穿刺行靶动脉插管,经导管灌注各种药物,使靶器官或病灶内药物浓度提高和通过各种方法延长药物与病变的接触时间,同时不增加外周血药浓度,从而达到提高疗效和降低药物全身不良反应的目的。此外,药物经静脉注射后历经漫长的途径到达靶器官时,已有相当数量的药物与血浆蛋白或脂质结合,具有生物活性的游离药物量减少,药效相应降低。TAI 时药物被直接注入肿瘤供血动脉内,到达肿瘤的药物蛋白结合率较静脉给药低得多,药物效价可以提高 2～22 倍,疗效提高 4～10 倍。

首过效应(first pass effect)主要指药物第一次通过靶器官时被提取和代谢的现象,也包括一些其他效应。由于多数药物在肝脏代谢,首过效应在肝动脉内药物灌注时表现十分明显,药物的肝首过提取率最高可达 0.9,而血浆药物浓度 - 时间曲线下面积较静脉给药减少 50%。肝动脉给药时肝外其他组织的药物接受量明显减少,相应药物毒副作用明显减低。对于一些其他器官,如盆腔器官和脑等,因为不是药物代谢的主要场所,药物首过提取和代谢能力不如肝脏,但仍较非靶器官药物浓度高得多。

由于首过效应的存在,药物通过 TAI 途径给药能明显提高疗效并降低全身毒副反应。某些药物全身给药时毒副反应较大,使用受限,采用动脉给药方式则可以安全使用。

层流现象是由于药液的比重通常较血液比重小,当药液进入血管后并不能很快与血液混合,仰卧位给药时,药液常在血液的上层流动,优先进入向人体腹侧开口的血管或优先分布于靶器官的腹侧部分。TAI 时,由于导管头端邻近病灶,药物流程短,药物与血液难以充分混合,层流现象较静脉给药更为明显。为克服层流现象,建议 TAI 时采用脉冲方式注药。

二、器　材

(一)常规器材

与选择性血管造影所用器材相同。主要有穿刺针、导管鞘、造影导管和导丝等。

（二）特殊器材

1. 同轴导管系统　目前 TAI 的技术操作日趋精细化，要求进行病灶供血动脉的超选择性插管。在应用造影导管完成选择性血管造影后，常用微导管行进一步超选择性插管。目前临床应用的微导管前端外径为 1.5～2.7F，可以满足不同靶血管插管的要求。

2. 球囊阻塞导管　球囊阻塞导管（occlusive balloon catheter）的头端带有球囊，导管到位后充盈球囊可以阻断局部血流，以此控制药物流向。

3. 灌注导丝　灌注导丝（infusion guidewire）专为 TAI 技术设计，外观类似常用的活芯导丝，但导丝头端为开放状态。当应用导管插管困难时，可用其代替导管灌注药物。目前，随着微导管材料和工艺的进步，灌注导丝正逐步退出临床应用。

4. 灌注导管　灌注导管（infusion catheter）也称溶栓导管，主要用于治疗血栓，是一种直头多侧孔导管。导管前端侧孔段两端各有金属标记，可在透视下确定其位置。使用时将导管前端侧孔段插入血栓内，溶栓药物经侧孔喷出后同时起到溶栓和机械碎栓的作用，明显提升溶栓效率。

5. 全植入式导管药盒系统　全植入式导管药盒系统（implantable reservoir，port-catheter system，PCS）又称埋入式药物泵，包括药盒及与其连接的导管。药盒外壳由钛合金或聚砜等材料制成，其上面为一厚硅胶耐穿刺膜，可满足数千次穿刺注药的要求。以导管行靶血管超选择性插管后，可将导管尾端与药盒外壳上的金属连接管连接并固定，最后将药盒埋置于皮下。使用时经皮穿刺药盒的硅胶膜，即可进行药物灌注治疗（图 3-10）。

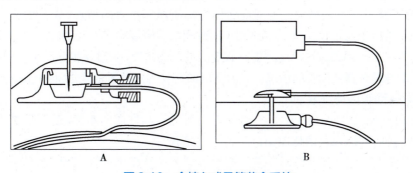

图 3-10　全植入式导管药盒系统
A. 注射针刺入药盒。B. 连接注射泵。

6. 药物注射泵　为满足动脉内缓慢灌注药物的要求，目前临床上有多种动脉药物注射泵可供使用，可实现不同流率的持续或脉冲注药。

三、介入操作技术

常规应用 Seldinger 技术插管，导管选择性插入靶动脉后行血管造影，明确病变的性质、大小、血供是否丰富及侧支供血的情况等。造影后以导管或微导管行超选择性插管，即可进行 TAI 治疗。穿刺入路常用股动脉、锁骨下动脉和桡动脉。

（一）冲击性 TAI

冲击性 TAI 是指在较短时间（15～120min）内将药物注入靶动脉，然后拔除导管结束治疗的方法。适用于恶性肿瘤化疗以及溶栓治疗等。其优点为操作时间短，病人无需长期带管，术后护理简单，并发症少。缺点是药物与病变接触时间短，对药物的疗效有一定影响，部分化疗药物由于其药代动力学特点（如不是以原型起作用的药物），不适合冲击性 TAI。在灌注药物的载体方面，为延长冲击性 TAI 时药物在病灶局部的作用时间，目前在药物载体方面有很多改进。

1. 多糖溶液　采用低分子右旋糖酐、14% 乙基纤维素钠和 0.9% 生理盐水配制成多糖溶液并溶解化疗药物，如丝裂霉素。研究显示，多糖溶液可在一定时间内携带药物，并因其黏度高而降低了血流速度，从而延长药物在肿瘤内的滞留时间。

2. 脂质载体 多数富血供恶性肿瘤，尤其是肝细胞癌等对脂质微粒有特殊的亲和性，脂类可在肿瘤内长期滞留。携带化疗药物的脂质可以起到所谓的化疗导向作用。脂质载体在肿瘤内选择性滞留的机制可能为：①脂质载体黏度高、流动性差、表面张力大且不易与血液混合；②肿瘤血管常发育不全，缺乏神经支配和平滑肌，致使肿瘤血管的管壁不能像正常血管一样收缩以排出滞留的油珠；③肿瘤毛细血管常缺乏血管内皮，形成无内皮的血窦，表面毛糙易使油珠滞留。肿瘤引流静脉发育不全亦可造成油珠排出困难；④肿瘤区缺乏正常的淋巴系统和网状内皮系统，不利于油珠的清除。肿瘤细胞对微小油珠有吞饮现象，既有助于杀伤肿瘤，又可造成脂质滞留。

3. 碘化油 是目前最常用的化疗药物载体。X线下显影清晰，有血管栓塞作用。应用碘化油-化疗药物乳剂进行的TAI也被称为化疗栓塞（TACE）。根据不同的油水配比以及化疗药物的溶剂不同，碘化油-化疗药物乳剂的配制方法有多种。研究显示，应用对比剂溶解化疗药物后再与碘化油混合乳化形成的乳化剂较为稳定，不易发生油水分离。

（二）动脉阻滞化疗

包括一系列使靶血管血流减少或停滞后再行TAI的方法，目的是进一步提高病变区域的药物浓度，延长药物作用时间，同时减少全身正常组织的药物接受量。

1. 球囊导管阻塞法 先以球囊导管阻塞靶动脉，再经球囊导管行化疗药物灌注的方法。也可以同时阻塞靶动脉和病灶区域的引流静脉，再行灌注化疗。此方法可提高靶器官药物浓度数倍至十倍，且能延长药物滞留时间，主要用于肝、肾、盆腔及四肢恶性肿瘤的治疗。

2. 动脉升压化疗 利用肿瘤动脉对血管活性物质反应不良的特点，先在病变区域灌注小剂量升压药物使正常组织血管收缩，血流量减少，而肿瘤血管床被动性扩张，血流量相对增加，再行化疗药物灌注的方法。应用该方法可达到提高病变区域药物浓度，同时保护正常组织的目的，尤其适用于无法行靶动脉超选择性插管的情况。目前常用的药物为血管紧张素Ⅱ（angiotension Ⅱ，AT Ⅱ）。

（三）经导管动脉内持续灌注

导管在靶血管内长时间（24h以上）留置，灌注可为持续性或间断性，适用于对药物较敏感的肿瘤、相对乏血供的肿瘤以及消化道出血和溶栓治疗等。

1. 导管留置法 应用常规造影导管或微导管行靶动脉超选择性插管，造影明确导管位置正确后在体外固定导管，再经导管行灌注治疗。本方法的优点是操作简单、费用低；缺点是导管留置时间有限（一般不超过一周），且导管留置期间病人活动不便，穿刺部位有发生出血、感染的可能。

2. 经皮导管药盒系统植入术 经皮穿刺锁骨下动脉或股动脉，将导管超选择性插入靶血管。在左锁骨下窝区、上胸部、下腹部或股内侧做切口及皮囊，自皮囊经皮下向穿刺部位做一皮下隧道，将留置导管经皮下隧道引出，切割至合适长度后与药盒牢固连接，最后固定药盒并缝合皮肤。此系统可长期留置，经药盒行靶动脉持续或间断性药物注射。由于全埋入的置管方式，病人行动方便，治疗可在门诊进行。缺点是靶动脉内导管周围易形成血栓，影响后续治疗（图3-11）。

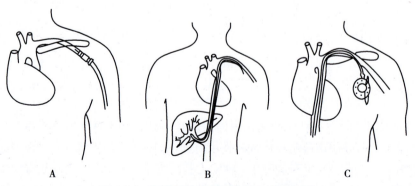

A   B   C

图 3-11 经皮导管药盒系统植入术示意图

A. 经皮穿刺左锁骨下动脉。B. 插入导管至肝动脉。C. 将药盒与导管连接并埋于皮下。

（四）血流再分布

当导管无法实现靶动脉的超选择性插管，或病变区域有多重供血时，可先将邻近的非靶血管或部分肿瘤供血动脉栓塞，使病灶转化为单一血管供血，以提高灌注效率和减少由于药物进入非靶血管导致的不良反应和并发症。行此类栓塞时，常使用弹簧圈栓塞动脉主干。

除以上几种 TAI 的方式以外，近年来可载药微球在临床上也得到了广泛应用。可载药微球是由聚乙烯醇等材质制成的微小球形栓塞剂，依靠电荷吸附等原理吸附化疗药物，经导管将装载了化疗药物的微球注入肿瘤血管内，可实现化疗药物在肿瘤内的缓慢持续释放，其药物作用时间较碘化油 - 化疗药物乳剂更长。

四、临 床 应 用

与其他给药途径相比，经动脉药物灌注术直接将药物注入病变区域，显著提升了病变局部的药物浓度，提高疗效的同时降低了药物的全身毒性反应。临床上常用于治疗恶性实体肿瘤，动脉狭窄或闭塞引起的缺血性病变以及动脉内血栓形成，亦可用于治疗难治性局灶性炎症（如化脓性骨髓炎）、急性坏死性胰腺炎以及消化道出血等。本节主要介绍其在恶性实体肿瘤、血栓病和缺血性病变中的应用。

（一）恶性实体肿瘤中的应用

头颈部、胸部、腹部、盆腔和四肢等各部位的恶性肿瘤均可行 TAI 治疗。

1. 适应证

（1）不愿接受手术治疗或存在手术禁忌的中晚期恶性肿瘤病人。

（2）恶性肿瘤手术切除术前的转化治疗。

（3）恶性肿瘤切除术前的新辅助治疗。

（4）恶性肿瘤切除术后的预防性化疗。

（5）恶性肿瘤切除术后出现复发或转移者。

（6）全身化疗过程中出现局部进展者。

2. 禁忌证

（1）恶病质或有严重心、肝、肾功能障碍者。

（2）存在严重感染及白细胞计数低于 $3 \times 10^9/L$ 者。

（3）存在严重的脑和全身转移者。

（4）存在无法纠正的严重凝血功能障碍者。

3. 术前准备　介入治疗前应明确肿瘤的部位、大小、范围和组织学类型。完善常规实验室检查及特殊检查，包括肿瘤标志物、心电图、血常规、电解质、肝肾功能及凝血功能等。术前 4h 禁食、禁水，根据肿瘤的组织学和生物学特征，肿瘤对药物的敏感性和耐药性等情况确定化疗方案。

4. 介入操作方法

（1）靶血管造影：行靶动脉插管后先行动脉造影，完整评估病变性质、大小及血供情况。以造影导管或微导管进一步行超选择性插管。

（2）采用手推或注射泵泵入的方式经导管注入稀释的化疗药物溶液，冲击性 TAI 时，药物推注时间不得少于 20min。若肿瘤存在多支供血，可将化疗药物按参与供血的比例注入每一支供血动脉。如使用导管药盒系统，则可在药盒植入后，经药盒长期给药。

5. 术后处理　术后对有严重恶心、呕吐或发热等症状者可行对症治疗。

6. 并发症及处理　除插管造影相关的并发症和化疗药物引起的不良反应外，尚有一些与肿瘤所在脏器血供相关的特殊并发症。如做支气管动脉及肋间动脉灌注化疗可能发生脊髓损伤，表现为术中或术后数小时内出现的胸髓平面以下的感觉和运动功能障碍，如尿潴留和截瘫等。损伤较轻者经改善微循环及营养神经治疗，可在数日内逐渐恢复，严重者可发生脊髓不可逆损伤。此并发症的发生主要与高浓度化疗药物进入脊髓动脉有关。胰腺癌灌注化疗可引起急性胰腺炎，可能的原因是导管嵌入胰腺供血动脉分支，过量或高压注入对比剂和化疗药物所致。

（二）动脉血栓的灌注溶栓治疗

动脉内血栓形成多继发于动脉粥样硬化、血管炎症性疾病（如血栓闭塞性脉管炎、结节性动脉炎）和系统性红斑狼疮等，也可继发于血管创伤（如介入插管和血管外科术后）或由静脉和心房的血栓脱落而来。血栓形成和栓子脱落是引起血管闭塞及其相关组织、器官缺血的重要原因，并可导致严重后果。动脉血栓的传统治疗方法包括全身抗凝和静脉溶栓治疗，手术切除或人工、自体血管旁路移植等。介入放射学技术的进步为动脉血栓提供了新的微创治疗选择，如经皮导管血栓抽吸术、动脉内溶栓药物灌注术及动脉内支架成形术等。

1. 适应证　血栓形成或栓子脱落引起的冠状动脉、脑动脉、腹主动脉、肾动脉、肠系膜动脉及四肢动脉栓塞。

2. 禁忌证　近期内发生的各种活动性出血，如脑出血、消化道出血、外伤性出血、妊娠或产后 10d 以内等。进行临床决策时应综合考虑病人的情况，选择使病人获益最大的方案。

3. 介入操作方法

（1）行血管造影显示血栓的部位、范围以及侧支循环的情况，将溶栓导管或微导管头端置于血栓内或血栓两侧，即可开始溶栓治疗。

（2）动脉溶栓药物常用尿激酶。先按每毫升生理盐水溶解 1 万 U 尿激酶的比例溶解尿激酶 30 万～50 万 U，以团注方式（每次 1 万 U）于血栓局部给药。给药过程中观察血栓溶解情况，随时调整导管位置。然后，以每分钟 4kU 的速率于血栓局部持续灌注尿激酶，如造影显示血栓大部溶解，则回撤导管至栓塞段血管上方，以每分钟 1～2kU 的速率持续滴注尿激酶 4～8h，直至血栓完全或大部分溶解。

4. 注意事项　溶栓术中监测病人的凝血功能，如凝血酶原时间延长至正常的 2 倍以上或纤维蛋白原少于 150mg 时，应适当降低溶栓药物的给药速度。如纤维蛋白原少于 100mg 或出现较严重的出血并发症时，应暂停溶栓。溶栓过程中应维持全身肝素化，在没有溶栓禁忌的情况下，24h 内病人的尿激酶最大用量一般不超过 100 万～150 万 U。如溶栓术后发现动脉局部存在有临床意义的管腔狭窄，可同期行动脉内支架成形治疗。术后维持全身肝素化 24～72h，口服抗血小板药物 3～6 个月。

5. 疗效评价　影响溶栓成功率的因素很多，包括溶栓药物的剂量、给药方式以及血栓的新鲜程度等。对形成不超过一周的新鲜血栓而言，动脉溶栓的成功率接近 100%。随着血栓形成时间的延长，局部侧支建立，溶栓及血管再通的成功率逐渐下降。但临床实践中发现，某些超过 10cm 的慢性长段动脉闭塞，其闭塞段管腔内血栓的成分并不均一，溶栓治疗后多数病人的血栓可大部分溶解。溶栓后，对显示出的动脉硬化斑块及管腔狭窄行支架成形治疗，可以实现病变段动脉的长期通畅。对于血栓负荷较大的病人，动脉灌注溶栓药物常与血栓抽吸、粉碎等治疗配合使用。应当注意的是，局部血栓清除成功并不等于治疗成功，在某些特殊情况下，如脑动脉血栓，溶栓及开通血管必须在特定的时间窗内进行。

（三）缺血性病变的灌注治疗

缺血性病变是指由于动脉痉挛、狭窄或慢性闭塞而使受累器官处于低灌注状态，从而造成器官的功能障碍，甚至萎缩坏死。应用血管扩张药物行 TAI 治疗，对于脑缺血、肠缺血及肢体缺血等有很好的疗效。

1. 适应证

（1）由蛛网膜下腔出血所引起的脑血管痉挛，经静脉或其他途径给药效果不佳者。

（2）急性非闭塞性肠系膜血管缺血。

（3）由动脉粥样硬化、糖尿病和雷诺病等引起的肢体缺血性病变。

（4）由药物、损伤和冻伤等引起的周围血管痉挛。

（5）由血管介入操作方法引起的动脉痉挛。

2．禁忌证 同动脉造影。

3．术前准备 常用的血管扩张药物有罂粟碱、妥拉唑林和前列腺素等。

4．介入操作方法

（1）血管造影诊断：常规经股动脉插管，对脑血管痉挛者可选用顺应性小球囊先行痉挛血管近端扩张，然后用微导管进一步插管至球囊难以到达的靶血管行选择性造影，显示末端痉挛血管。肠缺血者行肠系膜动脉造影可见肠系膜动脉主干或分支呈向心性或节段性狭窄，分支稀少，结合临床可做出肠系膜动脉缺血的诊断。对肢体缺血的病人亦应先行血管造影，明确动脉狭窄或闭塞的部位、范围以及侧支循环的状况。

（2）药物灌注：对脑血管痉挛者，先经导管灌注尼莫地平 0.5mg、尿激酶 6 000～12 000U，然后用 0.2% 的罂粟碱以 1ml/s 的速度重复多次灌注，直至血管口径接近正常。对肠缺血者，先一次性灌注妥拉唑林 25mg 行试验性治疗，如有效，改用罂粟碱以 60mg/h 持续灌注至疗效满意，最长给药时间不超过 48h。对雷诺现象和急、慢性冻伤引起的肢体缺血者，可用利舍平经动脉灌注。妥拉唑林用于创伤或寒冷引起的血管痉挛及早期雷诺现象，可与罂粟碱配合使用。PGE1 用于继发性动脉硬化性闭塞的足部缺血病变。

（金　龙）

第七节　经皮穿刺引流术

一、概　　述

经皮穿刺引流术（percutaneous puncture drainage）指在医学影像设备导向下，利用穿刺针、导丝和引流导管等器材，将人体腔道、组织器官内的生理性体液及病理性积液抽吸、引流到体外，以达到诊断和治疗的方法。经皮穿刺引流术常用于全身多部位的脓肿、囊肿、浆膜腔积液、胆管或泌尿道梗阻及颅内血肿的穿刺引流等。该介入技术在引流的同时，还可以对引流液进行细胞学、细菌学和生化检测，用于鉴别诊断和指导用药，以及经引流导管注入抗生素、硬化剂等，达到脓肿消炎及囊肿灭能等作用。目前，影像导向下的经皮穿刺引流术凭借其适应证广、疗效确切、创伤小等优点，已广泛应用于临床。

二、影像导向设备

经皮穿刺引流术常在 X 线 /DSA、超声或 CT 等导向设备下开展，有时还需要联合导向，如常采用超声与 X 线联合，先利用超声导向的优点完成经皮穿刺靶标，再在 X 线透视导向下完成后继的引流管置入。

三、器　　材

（一）穿刺针

经皮穿刺引流术常用的穿刺针规格为 18G、21～23G，由针芯和套针组成。21G 以上的微穿刺针尖端多呈吻合的斜面（图 3-12），创伤轻微，可以反复穿刺，尤其适用于胆道、肾盂等的腔道。由于微穿刺针适配的 0.018in 微导丝过于柔软，无法直接引入引流管，所以需要经微导丝引入交换套管后交换成 0.035in 导丝。交换套管由三部分组成（图 3-13），从外向内包括 6F 平头的外套管、4F 缩细的内管以及可通过微导丝的钝头金属支撑管，近端三者通过螺旋套合，远端的内管冒出,支撑管顶住内管缩细的近端。微穿刺针、微导丝与交换套管构成微穿刺系统。

对于位置表浅、较大的病灶(如脓胸、肝脓肿等),可采用 18G 穿刺针直接穿刺,或者采用引流管组合套管针(图 3-14)一次性穿入到位。

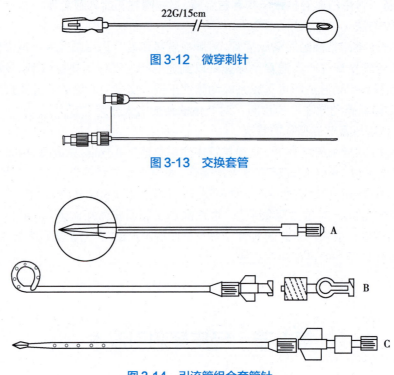

图 3-12　微穿刺针

图 3-13　交换套管

图 3-14　引流管组合套管针
A. 穿刺针。B. 猪尾巴引流管。C. 套合后用于穿刺状态。

(二)引流导管

引流管根据治疗目的不同有所差别。稀薄的引流液(如单纯囊液、尿液等)通常采用 6～8F 引流管进行引流;稠厚的引流液(如脓液或血肿血凝块等)多采用 10～14F 引流管;而复合病灶(如胰腺积液)可能需要粗达 20～30F 的引流管。引流管头端通常为多侧孔设计。为防止游走滑脱,引流管的头端可制成猪尾状卷曲、蘑菇头或单弯状。特殊的引流管还可制成双腔,如用于恶性胆道梗阻的双腔引流管,一个腔引流胆汁,另一个腔可置入放射性粒子进行内照射治疗。引流管通常配合导管导入套管(图 3-15)或套管针使用。

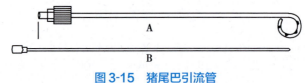

图 3-15　猪尾巴引流管
A. 猪尾巴引流管。B. 导管导入套管。

(三)导丝

导丝通常采用直径 0.018in 和 0.035in,前者适配于 21G 微穿刺针用于引入交换套管,后者适配于 18G 普通穿刺针用于引入引流管。

(四)扩张管

引流管引入前通常需要采用扩张管预扩张穿刺通道。扩张管为头端渐细的锥形结构,质地较硬,通过导丝为支撑作轴心扩张。扩张管的作用是对从皮肤穿刺点到病变区的软组织通道进行预扩张,使引流管容易进入引流区域。扩张管外径应与引流管外径相同或略大。

四、技术要点和注意事项

（一）Seldinger 穿刺技术

Seldinger 穿刺技术最初应用于血管穿刺，但同样适用于非血管穿刺置管。对于较细管腔或较小病灶，可先采用 21G 微穿刺针穿刺目标管腔或病灶，经 0.018in 微导丝引入交换套管，再通过交换套管引入 0.035in 导丝，最后经导丝引入引流管。较大或浅表病灶可采用 18G 穿刺针直接穿刺，然后引入 0.035in 导丝，退针后经导丝引入扩张管预扩张穿刺道，最后引入引流管。

（二）Trocar 穿刺技术

Trocar 穿刺技术即套管技术，指套管针与引流管套合在一起，在超声或 CT 的精确导向下，整体穿入腔道或靶病灶，当证实穿刺针到位后，推进外层的导管，拔出内层的套管针，留下导管，直接用以引流（图 3-16）。

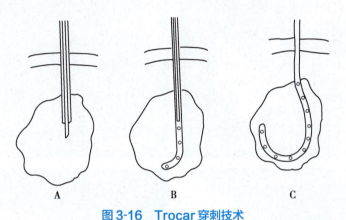

图 3-16　Trocar 穿刺技术

A. 穿刺到位。B. 引流管顺套针送入。C. 留下引流管。

（三）引流管拔除技术

引流管拔除前，先需将导管近端的丝线固定段解开，再经引流管引入导丝将远端的猪尾盘曲段解袢，然后才能连同导丝一起拔出引流管。

五、临 床 应 用

（一）脓肿或病理性积液经皮引流术

脓肿或病理性积液的经皮引流术指在影像设备导向下，采用经皮穿刺方式将引流管置入到脓腔或病理性积液体腔内，将脓液或病理性积液引流出体外的介入治疗技术。与内科药物、外科手术治疗相比，经皮引流术具有创伤小、起效快、疗效好等诸多优点，已成为大多数脓肿和病理性积液的首选治疗方法。

1. 适应证

（1）胸腔、腹腔、盆腔的脓肿或积液。

（2）腹腔实质性脏器脓肿，如肝、胰、肾、脾等脓肿。

（3）其他，如胆汁瘤、胰腺假性囊肿、消化管周围脓肿等。

2. 禁忌证

（1）无法纠正的凝血功能障碍。

（2）严重心肺功能不良或血流动力学不稳定。

（3）缺乏安全的经皮穿刺引流途径。

（4）病人无法配合。

3. 介入操作方法

（1）穿刺道的选择：穿刺引流前需要影像学检查如超声或CT检查，明确液体聚集的范围和程度，并估计经皮穿刺的安全路径。穿刺通路应避开血管、神经、肠管等重要组织，在影像导向下穿刺进入脓腔，保留引流管。

（2）置管引流的方法：置管引流可以采用套管法或细针穿刺引流法。大多数导管包装内都包含了上述两种方法的器械，采用哪一种方法更好，取决于路径的难度与风险、脓腔的大小以及术者的使用习惯和经验（图3-17）。

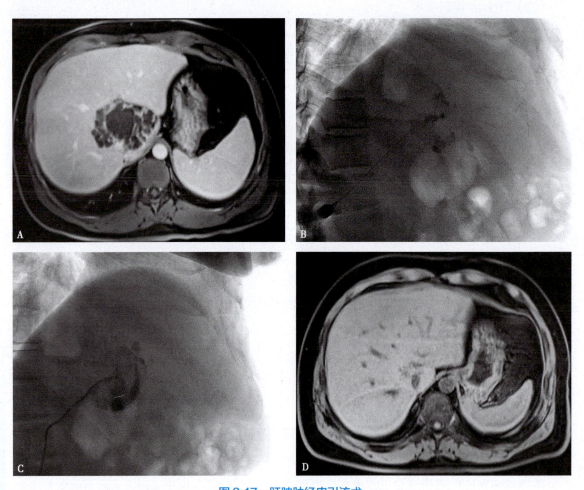

图 3-17　肝脓肿经皮引流术
A. 术前CT示肝尾叶脓肿。B. 经皮穿刺肝脓肿。C. 引入外引流管。D. 术后CT复查示肝脓肿消失。

4. 注意事项

（1）如采用套管法穿刺，确定病灶位置和选择最佳引流途径后，要求穿刺一次成功。

（2）对于脓液黏稠的脓腔应该放置管径较大的引流管，如14F或更大者。

（3）多发性或分隔多房性脓肿有时需要插入2～3根引流管。对单个残留脓腔较大者，有时可以追加1根引流管。

（4）引流管置入后，如脓液过于黏稠可用抗生素等渗盐水适当冲洗。记录每日排脓量，定期检查血常规。当临床症状（发热、疼痛）、血常规（白细胞计数、中性粒细胞比值）和影像学表现明显改善（脓腔明显缩小或消失），则可拔除引流管。

（5）蜂窝织炎是不能被引流的感染，需要和脓肿进行鉴别，增强CT或MR检查，有助于两者的鉴别。

5. 并发症及处理 文献报道总体并发症发生率小于15%。常见并发症有败血症、出血、肠道侵犯、胸膜相关并发症（气胸、血胸或脓胸）及导管相关并发症（堵塞、扭结、移位或导管部位感染）等。术前经皮穿刺路径的设计、术中准确的靶病灶穿刺和引流管置入可有效减少或避免出血、肠道与胸膜等相关并发症，轻度出血通常采用止血药物可纠正，严重出血需血管造影及进一步栓塞或外科处理。轻度肠道或胸膜损伤在引流管拔出后可自愈，严重损伤需外科处理。引流管置入后应避免过度操作或注射生理盐水或对比剂引起的过度膨胀，以减少因脓腔压力过高细菌大量进入血液循环导致的败血症，如出现败血症需根据引流液细菌培养结果使用敏感抗生素。加强引流管护理宣教，如妥善固定及清洁引流管体外段、及时冲洗黏稠引流液、定期更换引流管等，以防止引流管相关并发症。

6. 疗效评价 治愈性引流指无需进一步手术干预的脓腔完全消退，超过90%的病人可达到治愈性引流。部分成功指脓肿充分引流后需要进行手术以修复潜在病变，或在手术前进行临时引流以稳定病人的病情，5%～10%的病人达到部分成功。

（二）囊肿经皮抽吸硬化术

囊肿经皮抽吸硬化术（percutaneous drainage and sclerosis，PDS）指在影像设备导向下，采用经皮穿刺方式将穿刺针或引流管置入到囊肿囊腔内，先抽吸或引流囊液，然后向囊腔内注入无水乙醇等硬化剂杀灭囊肿壁细胞，留置一定时间后将硬化剂抽出，达到囊肿灭能的介入治疗技术。单纯性肝囊肿或肾囊肿临床较为常见，病灶常为单发。经皮抽吸硬化术是治疗单纯性肝、肾囊肿的有效方法，由于该介入治疗技术创伤性小、疗效确切，已基本取代外科手术治疗。

1. 适应证

（1）较大或快速增长的单纯性囊肿。

（2）引起症状囊肿，如肾囊肿引起肾积水或周围肾实质萎缩，肝囊肿引起疼痛或胆道梗阻等。

（3）合并感染或出血的囊肿。

（4）存在破裂风险的囊肿。

（5）极少情况下用于囊肿的诊断性穿刺抽吸。

2. 禁忌证

（1）无法纠正的凝血功能障碍。

（2）没有安全可行的穿刺道，如左肾上极前部囊肿位置较深且周围被重要器官结构所包绕。

3. 介入操作方法

（1）病人取俯卧位，在超声或CT导向下，确定穿刺通路。

（2）消毒、铺巾，局部麻醉后用21G针穿刺，按计划穿刺角度与深度进针，抽吸得囊液后，用超声或CT扫描观察证实针尖位于囊腔内，充分将囊液抽出。

（3）注入抽出液体量的30%～50%的无水乙醇，并改变体位，留置10～20min后完全抽出注入的乙醇，重复2～3次后拔管。

（4）乙醇注入量每次100ml以内为安全量。如有剧烈疼痛应停止乙醇注入，改用其他药物。

（5）对于较大囊肿（直径＞5cm），可采用Seldinger或Trocar技术置入6～8F引流管，经引流管抽吸并注入无水乙醇，可单次治疗后拔除引流管，或者重复每日进行硬化治疗直至引流液停止。

4. 注意事项

（1）必须无菌操作，避免将无菌性囊肿变成感染性囊肿。

（2）在影像导向下令病人吸气后屏气，穿刺直达囊肿。

（3）针入囊腔后，将针尖推进达囊肿最低处，这样可避免抽液后囊壁塌陷而使针尖脱离囊腔。

（4）良性囊液为淡黄色清澈透明，恶性或感染性囊液可能染血或混浊。应将全部囊液做离心沉淀后检验，以减少假阴性的机会。

（5）多囊肝或多囊肾一般仅做单纯抽吸治疗；抽吸时应选较大的囊腔；尽量争取一针能同时通过几个囊腔，先抽吸离皮肤穿刺点最远的，最后抽吸距皮肤最近的囊液。

5．并发症及处理 总体并发症发生率低于10%。常见并发症包括疼痛、出血、囊肿感染、胸腔积液等。硬化治疗过程中引起的局部疼痛可通过术中镇痛缓解。囊肿感染分为外源性感染和内源性感染，术中需注意无菌操作、避免误穿肠道等有菌器官，如出现囊肿感染可根据囊液菌检结果使用敏感抗生素。出血、胸腔积液多与穿刺损伤血管或累及胸膜腔有关，预防及处理方法同脓肿或病理性积液经皮引流术。

6．疗效评价 未经硬化剂治疗的单纯经皮穿刺抽吸复发率较高，为78%～100%。单次抽吸硬化治疗后囊肿体积减小率可达90%以上，复发率约为20%，复发病灶可行再次介入治疗。对于较大的囊肿，推荐多次经皮抽吸硬化治疗，可进一步提高囊肿治愈率。

（三）经皮肾造瘘术

经皮肾造瘘术（percutaneous nephrostomy，PN）指在影像设备导向下采用经皮穿刺方式将引流管通过肾盏置入肾集合系统，实现尿液体外引流的介入治疗技术。PN主要针对各种原因引起的梗阻性肾积水，其操作较为简单、创伤小，是一种高位尿流改道的方法。

1．适应证

（1）尿路梗阻，适用于结石、肿瘤和创伤等原因引起的内源性或外源性尿路梗阻。

（2）尿流改道，适用于尿漏、尿瘘和出血性膀胱炎等。

（3）为后续的经皮或内镜治疗提供肾集合系统入路，如引流后经原通道进行活检、取石、输尿管扩张或支架植入等。

2．禁忌证

（1）无法纠正的凝血功能障碍。

（2）不可控制的高血压。

（3）穿刺道局部感染者，如活动性肾结核经皮肾造瘘术会引起结核播散，应在做短期抗结核治疗后再做肾造瘘。肾结核合并有梗阻性肾衰竭倾向时仍应作急诊造瘘术，以引流尿液，抢救病人生命，同时应用足量抗结核药物。

3．相关解剖

（1）肾脏冠状面与身体冠状面有30°～50°旋转；肾上极比下极更靠正中线。

（2）肾脏有三层被膜，其中Gerota筋膜的纤维膜是针刺阻力区。肾包膜有丰富的神经支配，如果麻醉不充分可能会出现剧烈疼痛。

（3）肾集合系统通常由14个肾小盏（范围4～28）组成。肾上极和下极的肾小盏斜行走向，其余的肾小盏近水平走向。前部肾小盏与肾冠状面成70°角，后部肾小盏成20°角。这种模式在正位透视下，当与肾脏的正常旋转相结合时，前部肾盏侧向突出（形成杯口状结构），而后部肾盏则端向突出（形成圆形结构）。

（4）肾动脉分为前支和后支，在两支血管终末之间形成一个无血管区，位于肾脏侧后方包膜下肾实质区域，对应后部肾小盏杯口。通过该区域穿刺置管发生出血风险最小。

4．介入操作方法

（1）结合术前CT或术中超声选择体表穿刺点及安全穿刺通路，避免穿过结肠与肿大的肝或脾。

（2）通常取俯卧位，先在12肋下脊柱旁肾盂方向垂直穿刺进入肾盂做造影，注入对比剂使下肾盏显影。

（3）在腋后线取穿刺点，透视下用22G穿刺针穿刺下肾盏，进入肾盏并抽得尿液后，引入0.018in导丝，退针后引入交换套管，将内管、支撑管与细导丝一起退出，从外套管引入0.035in的导丝，然后置入引流管（图3-18）。

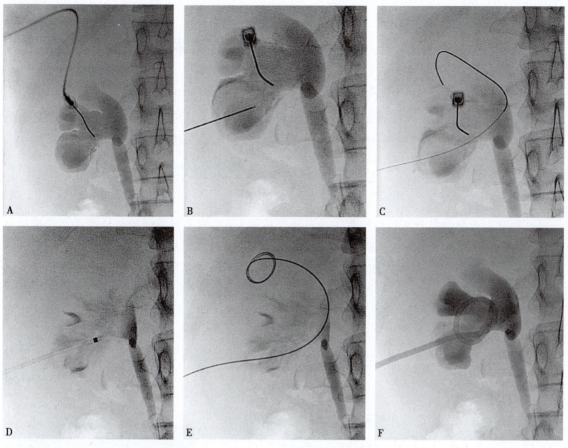

图 3-18　经皮肾造瘘术

A. 22G 穿刺针垂直穿刺肾盂,抽吸到尿液后,注入对比剂显示肾盂。B. 第 2 根穿刺针经腋后线穿刺肾下盏。C. 穿刺成功后置入 0.018in 导丝于肾盂内。D. 沿导丝引入交换导管,并保留 6F 外套管。E. 经外套管引入 0.035in 超滑导丝,盘曲在肾盂内。F. 引入 8F 猪尾引流管,并固定。

5. 并发症及处理　总体并发症发生率约为 10%。常见并发症包括败血症、疼痛、出血、尿瘘、尿囊肿、损伤邻近脏器(脾、肝或结肠)及胸膜相关并发症等。肾造瘘术围手术期预防性使用抗生素和注意无菌操作有助于减少或避免败血症,如出现败血症需根据尿检结果使用敏感抗生素。尿瘘、尿囊肿与介入操作方法损伤集合系统尿液外瘘有关,术中操作时需轻柔小心,轻度尿瘘、尿囊肿在充分肾造瘘引流的基础上可自愈,严重的尿瘘、尿囊肿需行输尿管支架置入或外科处理。出血、邻近脏器损伤及胸腔积液多与穿刺损伤血管或累及邻近脏器、胸膜腔有关,预防及处理方法同脓肿或病理性积液经皮引流术。

6. 疗效评价　经皮肾造瘘术后可有效纠正因肾积水导致的电解质紊乱,缓解肾积水相关的腹痛、恶心、呕吐等临床症状,挽救肾功能。1 周以内的完全性梗阻解除后肾功能可完全恢复;2 周以上的梗阻解除后肾功能仅能恢复 70%;4 周以上者仅能恢复 30%;8 周以上者肾功能不可逆性丧失。

(四)经皮经肝胆道引流术

经皮经肝胆道引流术(percutaneous transhepatic biliary drainage,PTBD)是经皮引流术的重要技术之一,包括影像导向下经皮穿刺、导丝与导管操作和最终的引流管置入,实现胆汁向体外和 / 或梗阻段以远的管腔引流,达到解除梗阻性黄疸的目的。PTBD 主要针对胆道梗阻性病变,可作为晚期肿瘤(如晚期胰腺癌引起的梗阻性黄疸)的姑息性胆道引流,也可作为某些疾病(如胆总管结石或胆道肿瘤并发梗阻性黄疸)术前减黄的有效手段。对于某些疾病(如无法手术的晚期胆道肿瘤)还可能是唯一治疗方法。

(梁　斌)

第八节　经皮异物取除术

经皮异物取除术是指在影像设备监视下，利用经皮穿刺引入导管、导丝及特殊取异物装置，将心血管腔内、软组织等体内异物取出体外的介入治疗技术。这一技术自 20 世纪 60 年代开始应用，随着技术方法和器械的不断改进，成功率不断提高，使病人避免了创伤大的外科手术。

一、经皮心血管腔内异物取除术

（一）概述

心血管腔内异物是介入诊疗操作中的一种严重并发症，若不及时处理可导致心血管机械性损伤、穿孔、破裂，血栓形成和栓塞，心律失常及感染等，严重者可导致死亡。介入操作残留的异物可分为两大类：一类是各种断裂或滑脱的导管、导丝；另一类是各种移位或脱落的其他介入器材，如先天性心脏病封堵器、腔静脉滤器、球囊、支架及弹簧圈等。心血管腔内异物多于血管内介入手术过程中发生，术中即刻可明确诊断。根据异物的类型、大小、部位不同，临床症状也有较大的差异。既往通过外科手术取除异物，由于外科手术需开胸、切开心脏或血管，创伤大、并发症多、恢复慢，给病人造成生理和心理的双重创伤，故利用创伤小的介入放射学技术具有其独特的优势。

（二）器械

除常规心血管造影设备和器械外，还需要一些取异物用的特殊装置，临床常用的有以下几种。

1. 圈套导管系统　临床常用的有鹅颈圈套系统，该系统由与导丝成 90°角的温度记忆镍钛合金抓捕环和输送导管组成（图 3-19）。抓捕环直径共 10 种（2mm、4mm、5mm、7mm、10mm、15mm、20mm、25mm、30mm 和 35mm），能全面满足外周介入及心脏介入医生的需求。该系统可视性及操控性好，牵引力强，可用于封堵器、支架、导丝、导管、球囊、下腔静脉滤器以及弹簧圈等异物的取除。

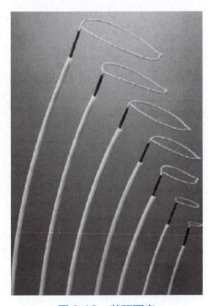

图 3-19　鹅颈圈套

2. 网篮取异物导管系统　网篮根据网丝的多少可分为 3 丝、4 丝至 8 丝；根据网丝的形态可分为直丝和螺旋丝等（图 3-20）。网篮导管可用于取除导丝、导管、球囊等异物，在其他腔内如消化道、胆道和泌尿系统等多有应用。

3. 钳取装置　可有直径 5～7F 的钳夹装置，包括心肌活检钳、支气管活检钳、胃镜活检钳等。根据钳嘴的形态可分为鳄鱼钳、鼠齿钳等（图 3-21）。另外还有三爪、四爪的取异物钳（图 3-22）。

4. 钩形导管和转向导丝　钩形导管即导管头端弯曲成 180°的钩。转向导丝可经手柄操纵，使导丝弯曲成钩形，该类器械应用相对较少。

5. 球囊导管　异物取除使用的球囊同常规非顺应性球囊，主要用于支架的取除，球囊的长度和直径应略大于支架的长度和直径。

（三）适应证与禁忌证

1. 适应证　经证实的心血管腔内各种异物并可能引起相应并发症者。

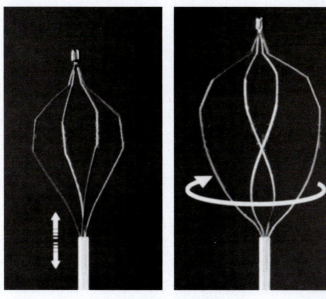

图 3-20　网篮导管

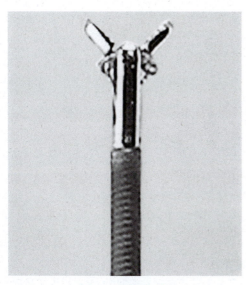

图 3-21　鳄鱼钳

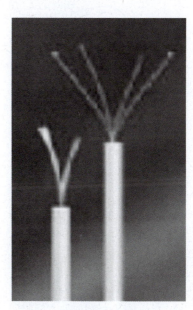

图 3-22　爪状钳

  2. 禁忌证　已与心血管壁牢固粘连的异物或已发生心血管穿孔的异物,以采用外科手术取除为妥。

(四)术前准备

  1. 病人准备　摄片或透视以确定异物所在的位置、形态、大小,以决定选择取除方法、器械及入路。其他准备同常规的血管造影。如病人焦虑、烦躁,予以镇静安定;疼痛、呼吸困难者予以镇痛、吸氧及对症处理。

  2. 药品准备　常规局部麻醉药、肝素注射液、生理盐水、对比剂、尿激酶等溶栓药物和抢救药品。

  3. 器械准备　根据异物的大小、形态、位置等不同,选择相应的异物取除器械。取心腔内异物时需必备心电监护仪、心脏除颤仪、麻醉机等抢救器械。

（五）操作方法

经皮心血管内取除异物关键是根据异物的部位、形态、游离端的位置，选择合适的入路、恰当的输送系统和异物抓捕器，防止异物漂移，抓捕过程中避免心血管壁的进一步损伤而造成更严重的并发症。

1. 圈套导管法　鹅颈圈套器是目前临床最常用、最简单的器械，适合抓取导丝、导管、弹簧圈等有一定长度的异物或腔静脉滤器、先心封堵器等。其特点是简便、快速，抓取范围大，可随血管直径调节套圈大小，尤其适合心腔内、腔静脉、大动脉、肺动脉主干及大分支腔内异物的抓取。

可根据异物的大小选择输送鞘的直径，根据异物的具体部位选择经皮穿刺入路，根据异物的形态选择圈套环的直径。对于有游离端的心血管内异物，经外鞘将输送导管抵近异物，伸出圈套环从游离端套住异物后，向外拉导丝，使圈套勒紧异物，然后连同导管一起拉入外鞘管，拉出体外（图3-23）。在抓取断裂导管时，如抓取过紧容易造成导管再次断裂，故抓取时用力要适度，圈套器导管的长径与异物的长径要平行，成角时容易造成再次断裂，且抓取部位以导丝、导管头端为佳。如抓取可回收腔静脉滤器，需套住滤器回收钩，然后将导管前推，使滤器肢端完全回收入导管内再拉出导管，不能在滤器肢端未进入导管前硬拉圈套，可能造成滤器肢端的倒刺钩破血管壁。如为永久性滤器，可选用一至多个圈套器完全套住滤器肢端，使其完全收拢而取除。

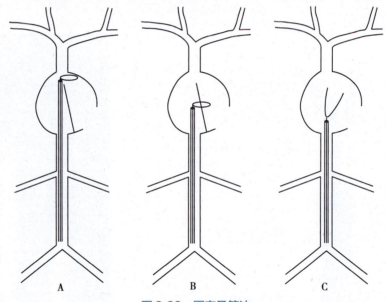

图3-23　圈套导管法

A. 右心房内导丝异物，一端附壁、一端游离，将鹅颈圈套从外鞘管及导管中伸出，置于导丝游离端附近。B. 用圈套套住导丝中段。C. 使圈套勒紧导丝，然后连同导管一起拉入外鞘，拉出体外。

2. 网篮导管法　网篮导管直径较大、较硬，宜经导管鞘导入，抵达异物附近后推出网篮。所选择的网篮要足够大，能撑住血管腔，然后轻轻顺一个方向旋转，使异物进入网篮框架内，再拉住网篮钢丝推送导管或固定好导管向外抽紧网篮导丝，使网篮将异物紧紧抓住，然后连同导管一起轻轻拉出。网篮导管是抓取成功率较高的一种方法，适合抓取体积小、不易圈套的异物。其特点是抓取平面宽、不易滑脱、适于在较大的心血管腔内操作。但其尖端较硬，容易损伤血管壁。

3. 钳取法　经血管送入纤维内镜钳如心肌活检钳、支气管镜钳、胃镜钳等也是一种有效的取除异物方法，适合抓取体积较大、形状不规则的异物。其特点是抓取效率高、抓取牢靠；不足之处是常需要较大直径的输送鞘管，不易到达迂曲血管及分支。一般用于取除右心房和腔静脉内异物，也可用于末梢血管腔内异物的取除。爪状钳适用于取泡沫样异物和分支血管内条索状异物，爪状钳输送导管抵达异物后，推出爪状钳；固定爪状钢丝推送导管，使爪状钳合拢钳住异物的游离端，然后连同导管一起缓缓拉出。鳄鱼钳适用于取心腔内异物，操作时需轻柔小心。

4. 钩状导管法 适合于抓取无游离端的有一定长度的心血管内异物，如两端均附壁的导管断段。先经血管鞘输送钩状导管或其他反曲导管，使钩状导管及其内导丝绕过异物，再采用鹅颈圈套从另一侧套住导丝，形成一个闭环，然后外拉导丝勒紧异物，连同鞘管一起拉出体外（图3-24）。

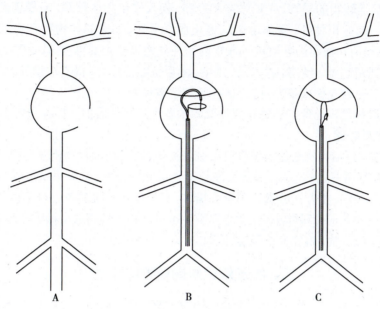

图 3-24 钩状导管法

A. 右心房内导丝异物，两端均附壁。B. 先经血管鞘输送钩状导管，使钩状导管及其内导丝绕过异物，再采用鹅颈圈套从另一侧套住导丝。C. 导丝与圈套形成一个闭环，勒紧异物，连同鞘管一起拉出体外。

5. 球囊导管法 心血管腔内异位的支架可采取球囊导管法进行抓取。先采用导丝从支架内穿过，再沿导丝引入一枚长度和直径略大于支架的球囊，当球囊置于支架内中央时，扩张球囊使球囊两端呈哑铃状时，表明球囊从内部贴紧支架，然后将其拉至安全部位进行后继处理，如拉至腹主动脉配合圈套进行抓取后经血管鞘拉出体外，或拉至相应直径的髂外动脉释放支架，或拉至股动脉处行血管切开取出（图3-25）。

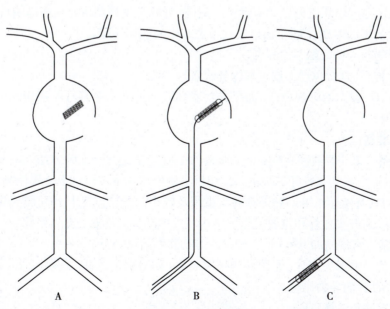

图 3-25 球囊导管法

A. 右心房内支架异物。B. 采用导丝从支架内穿过，再沿导丝引入一枚球囊，扩张球囊，使球囊从内部贴紧支架。C. 将球囊及支架拉至相应直径的髂外动脉释放支架。

（六）注意事项

在心血管腔内抓住异物后如何将异物完整地退出血管腔是异物取除的另一个关键，处理不好会导致异物重新脱落、断裂。对于体积较小、较细的异物如导丝等，可直接拉入血管鞘内进而拉出体外；而导管等较粗的异物，先扩张穿刺径路，换入较粗大血管鞘，将导管圈套后对折拉至管鞘口，连同鞘一起拉出体外，局部迅速压迫止血。另外，如大的异物拉至穿刺点下无法取出时，可拔除血管鞘，用止血钳沿导丝进入血管内钳住异物以防止其再脱落，必要时可考虑外科血管切开。对异物遗留超过 24h 者，除术前、术中、术后抗凝治疗外，尚需注意异物上血栓形成，在异物离开血管入口时避免使用暴力，防止血栓脱落造成栓塞。

术后按血管造影常规处理。心脏内异物取除术者常规心电监护。推荐预防性使用抗生素。

（七）并发症及处理

并发症较少见，包括异物取除操作时引起血管损伤、心脏内取异物诱发心律不齐甚至心脏穿孔、异物长时间存留诱发血栓形成、静脉系统取异物引起肺栓塞、动脉系统取异物引起末梢血管栓塞。预防上述并发症，推荐在肝素化下进行操作，以及操作轻柔避免心血管损伤。如出现严重血管损伤需要采用介入或外科方法止血；心律不齐可予以相关药物或机械除颤处理；残留的血栓可根据血栓负荷予以取栓、溶栓或抗凝等处理。

二、经皮软组织内异物取除术

（一）概述

软组织内异物多为外伤所致，是临床常见急症。异物种类可分为金属性和非金属性两大类。金属性异物多见为缝衣针、铁钉、铁屑、枪弹及医用针头等；非金属性异物多见于玻璃、瓷片、竹木、牙签及砂石等。浅表软组织异物常较易取除。深部软组织异物处理较困难，因定位不准或肌肉活动后异物移动，导致异物取除困难，手术难度大，甚至较大的创伤仍不能取除异物，给病人带来很大的痛苦。通过介入放射治疗技术，利用影像学精确的定位，微小的创伤，可较准确地取除异物。

（二）适应证与禁忌证

1. 适应证 原则上经证实的软组织内各种异物均应取除，特别是在下列情况下宜早手术。

（1）异物位于重要组织脏器者如血管神经周围，异物尖锐移动可能损伤周围重要组织。

（2）异物存留引起疼痛、感染，伤口迁延不愈或影响肢体功能。

（3）毒性异物与人体组织不相容者。

（4）病人精神、心理负担大要求取除异物者。

2. 禁忌证 一般无绝对禁忌证，如果异物紧邻大血管或术中有可能损伤大血管时，为相对禁忌证。

（三）术前准备

1. 病人准备 确定异物所在的位置、形态、大小，以决定选择取除方法、器械及入路。超声定位对于非金属性异物具有较好的价值。X 线机正侧位透视下定位对于金属性异物和不透 X 线的非金属性异物具有指导作用。对于深部软组织及较小的异物，CT 扫描可精确定位，有助于选择最短穿刺途径，避开大血管和重要的组织结构。其他准备同常规的介入治疗。

2. 药品准备 常规局部麻醉药、生理盐水等药物和抢救药品。

3. 器械准备 手术尖刀片；无菌异物钳取装置，如穿刺定位针、系列扩张管、外套管、异物钳或钳头内含磁性片的异物钳等。

（四）操作方法与注意事项

病人仰卧或俯卧位，根据影像学表现确定穿刺点，局部消毒铺巾，局部麻醉后在皮肤穿刺点切一约 0.5cm 长小口，正侧位透视下或超声引导下将定位针刺向异物处，证实针尖触及异物时，沿定位针逐级套入扩张管和外套管。引入外套管后,再次证实外套管头端触及异物后,旋转推进外套管使异物进入外套管内,如果是长条状异物则使其一端进入。经外套管送入异物钳,夹紧异物缓慢拔出体外。异物较大时,可稍后退外套管,钳夹异物后缓慢反复旋转钳,基本游离异物后,与外套管一起缓慢退出体外。切口局部消毒后敷料覆盖。如果异物为金属性,可采用钳头含磁性内片的异物钳。手术途径同上法,将异物钳直接沿切口向异物推进,钳头触及异物后张开钳口,铁质异物可吸入钳头内,夹住异物后缓慢退出,局部消毒无菌敷料覆盖。

(五)术后处理

该技术对于软组织深部的异物取除具有相对简单、创伤小、适应证广、痛苦小及成功率高等优点,尤其对于散在、多个异物的摘除方面具有优势。术后应再进行影像学检查,确定异物已经取除。伤口局部保持清洁,创伤严重者针对外伤进行相应处理。经该技术取除异物者均无并发症报道。

(梁　斌)

第九节　经导管溶栓术

一、概　　述

自 20 世纪 30 年代发现第一代纤溶酶原激活物以来,药物溶栓(thrombolysis)已经成为常规临床实践的重要组成部分,在心血管疾病的治疗中广泛应用。1974 年,Dotter 等首次经导管向动脉内注射链激酶治疗 1 例急性下肢缺血病人。此后,MacNamara 和 Fischer 等人进一步使这项技术发扬光大。随着纤溶酶提纯技术和导管定向药物输送技术的发展,纤溶酶不断更新换代,成为溶栓治疗的研究热点。本节主要介绍经导管溶栓治疗技术的适应证、基本技术和并发症情况。

二、常见溶栓药物及分类

(一)根据发现的先后和药物的特点分类

1. **第一代溶栓剂**　包括尿激酶(urokinase,UK)、链激酶(streptokinase,SK)。

2. **第二代溶栓剂**　包括组织型纤溶酶原激活剂(t-PA)如阿替普酶(rt-PA)、乙酰化纤溶酶原 - 链激酶激活剂复合物(APSAC)、单链尿激酶型纤溶酶原激活剂(scu-PA)等。

3. **第三代溶栓剂**　包括替奈普酶(TNK-tPA)、瑞替普酶(r-PA)等。

(二)按对纤溶酶激活的方式分类

1. **非特异性纤溶酶原激活剂**　包括尿激酶(UK)、链激酶(SK)。

2. **特异性纤溶酶原激活剂**　包括阿替普酶(rt-PA)、尿激酶原(pro-UK)、瑞替普酶(r-PA)、替奈普酶(TNK-tPA)等。

三、适　应　证

(一)动脉溶栓

1. 肢体急性缺血性疾病。

2. 急性心肌梗死。

3. 导致循环异常的严重肺栓塞。

4. 部分缺血性脑卒中。

(二)静脉溶栓

1. 静脉血栓形成急性期。

2. 静脉血栓形成亚急性期。

3. 慢性静脉血栓形成急性发作。

4. 疼痛性股青肿。

四、禁 忌 证

（一）绝对禁忌证

1. 近 2 个月内发生过脑血管意外。

2. 活动性出血倾向。

3. 近期胃肠道出血（10d 内）。

4. 最近 3 个月内的神经外科手术 / 颅脑外伤。

5. 已存在或正在发生骨筋膜隔室综合征。

（二）相对禁忌证

1. 外科大手术 / 外伤 / 心肺复苏史（10d 内）。

2. 未控制的高血压（收缩压＞180mmHg，舒张压＞110mmHg）。

3. 穿刺无法压迫的血管。

4. 近期眼科手术。

5. 肝功能衰竭。

6. 糖尿病视网膜病变。

7. 怀孕 / 产后状态。

8. 细菌性心内膜炎。

9. 严重的对比剂过敏史或超敏状态。

10. 心房纤维性颤动（除非经食管心脏超声显示左心房内没有血栓）。

五、手 术 准 备

（一）病人准备

术前做血常规、凝血常规、肝肾功能测定。根据病史、各种检查资料，拟出介入手术方案，列出各种可能发生的并发症，告知病人并请其签署知情同意书。

（二）介入器材及药物准备

介入器材包括穿刺针、导管鞘、Cobra 导管、单弯导管、猎人头导管（H1）、多侧孔溶栓导管、超微导管、泥鳅导丝、三通开关等。药物包括对比剂、地塞米松、肝素、尿激酶等。

六、介入操作技术

（一）脑动脉溶栓

1. 经股动脉入路

（1）经右侧股动脉插入 6F 导管鞘，经 6F 导管鞘插入 6F 导引管，在电视监视下选择插入左、右颈内或椎动脉行选择性脑血管造影，了解血栓形成部位及栓塞程度，明确诊断后把导引管插入病变侧颈内或椎动脉。

（2）6F 导引管尾端接 Y 形带阀接头，其侧壁与加压输液袋输液管相连，排净管内空气泡后，调节加压输液速度，慢慢滴入生理盐水。病人全身肝素化。

（3）经 Y 形阀由阀壁插入 1.5～1.8F 导管，在电视监视下送到接近血栓形成部位。

（4）将尿激酶 25 万 U 溶于 20ml 生理盐水内，用手或自动加压输液泵输注 20min。如尿激酶 25 万 U 剂量不够，可再追加，最多可在 3～6h 内连续使用 75 万～100 万 U。

（5）溶栓过程中，不断经 6F 导引管造影了解血栓溶解情况，溶栓后再次经 6F 导引管造影了解溶栓效果和血管再通情况。

（6）溶栓结束，拔出导引管与导管鞘，穿刺部位压迫15～20min，待无出血时，盖无菌纱布，局部加压包扎。

2. 经颈动脉入路

（1）病人仰卧位，背部垫高，颈部常规消毒、铺巾并做好局部浸润麻醉。

（2）用16G脑血管造影穿刺针穿刺患侧颈总动脉，固定穿刺针芯，针尾接18cm长连接管，连接管尾端接Y形带阀接头，其侧壁与加压输液袋输液管相连，排净管内空气泡后，调节加压输液速度，慢慢滴入生理盐水。并给病人全身肝素化。

（3）经Y形阀由阀壁插入1.5～1.8F微导管，在电视监视下送至颈内动脉，接近血栓形成处。

（4）溶栓方法与操作同上述经股动脉溶栓手术步骤。

（二）外周动脉溶栓

1. 穿刺健侧股动脉并插管（也可肱动脉穿刺），先行腹主动脉造影，然后盆腔及下肢分段摄片，除患侧动脉造影外，还应根据病因不同，对不同血管行造影检查，以免遗漏病变。

2. 明确病变的部位及程度后，静脉推注3 000～5 000U肝素。在导丝引导下将导管置于血栓近心端，最好能插入到血栓内部，以扩大溶栓药物与血栓的接触面积。溶栓过程中注意观察病人有无出血倾向，如牙龈出血、鼻出血以及皮下出血等。具体方法有大剂量快速滴注冲击疗法和小剂量持续缓慢灌注法。大剂量快速冲击疗法：首次用尿激酶10万U溶于50ml生理盐水中，采用脉冲式手推注射，10～15min内注完，然后继续用该方法，并实时造影监测溶栓的进展，随时调整导管头端的位置，保证其位于血栓内。一般尿激酶的用量为50万～100万U/1～2h，一次用量一般不超过120万～150万U。小剂量持续缓慢灌注法：常用剂量为1万～1.5万U/h，微量泵输入，24h内用量不超过120万U。

3. 术后以肝素抗凝2～3d，监测PT和APTT，维持APTT为正常值的2～2.5倍或纤维蛋白原1.5g/L的水平。推荐肝素使用方法为6 000～8 000U静脉推注，每8h一次。

（三）下肢深静脉溶栓

1. 经腘静脉入路直接溶栓　以头皮针、导管针或留置针穿刺患侧肢足背静脉，于踝上和膝上各扎一止血带。然后病人取俯卧位，患肢腘窝部消毒、铺单，在超声导引下行腘静脉穿刺，或经足背静脉手推注入60%对比剂10～15ml，待腘静脉显影后在电视监视下做局部麻醉和腘静脉穿刺，置入导管鞘，松解止血带，插入溶栓导管至股静脉中、上段血栓内，先注入肝素3 000U，再以脉冲法缓慢注入尿激酶25万～50万U，注入肝素1 000～2 000U，造影复查。如股静脉血流恢复，腔内充盈缺损消失，管壁较光滑，则拔去溶栓导管，回病房后继续经患侧足背静脉抗凝、溶栓7～10d；如股静脉血流不畅，腔内仍有充盈缺损，管壁不光滑，则留置溶栓导管，回病房后继续经留置导管抗凝、溶栓2～3d，拔去留置管后经患侧足背静脉继续抗凝7～10d。

2. 经股动脉入路间接溶栓　局部麻醉下自健侧股动脉穿刺，置入导管鞘，将Cobra导管插入患侧髂动脉，插入泥鳅导丝，置换猎人头导管或溶栓导管至患侧髂-股动脉内，以脉冲法缓慢注入肝素3 000U，尿激酶25万U，固定导管和导管鞘。回病房后以压力注射泵继续经导管注入抗凝和溶栓剂，肝素每日用量3 000～5 000U，尿激酶每日用量25万～75万U，保留导管5～7d，待症状和体征好转后改从患肢足背静脉顺流溶栓。

（四）门静脉溶栓

1. 经皮经肝入路直接溶栓　B超引导下穿刺肝内门静脉分支，导丝探查进入门静脉主干后交换5F鞘，导丝在导管配合下探查进入肠系膜上静脉、脾静脉，交换入猪尾巴导管分别行脾静脉、肠系膜上静脉造影，了解血栓范围。然后引入多侧孔导管，侧孔段置于血栓内，予尿激酶首剂25万U于15min内灌注，固定导管后返回病房，继续予尿激酶3万～5万U/h经导管注入，低分子量肝素4 100U间隔12h皮下注射一次，每8～24h经导管行数字减影血管造影术了解溶栓情况，并适当调整导管位置。治疗期间密切随访病人凝血功能状态，严密观察病人症状体征，适时调整药物剂量。当门静脉恢复血液灌流，或出现与溶栓治疗相关的活动性出血，或尿激酶累积剂量达到 500 万 U 时终止溶栓治疗，封闭穿刺道，继续予低分子量肝素或华法林抗凝治疗。

2. 经股动脉入路间接溶栓 局部麻醉下穿刺右侧股动脉导入动脉鞘，然后送入造影导管做腹腔动脉、肠系膜上动脉造影和间接门静脉造影。完成造影后，经导管给予冲击量尿激酶 20 万 U，然后将导管留置在肠系膜上动脉内，固定导管和导管鞘。回病房后持续溶栓，使用尿激酶 75 万～100 万 U/24h，留置导管时间 3～7d。期间给予抗凝治疗，监测 PT 和 APTT，维持 APTT 为正常值的 2～2.5 倍。撤除留置导管后继续用肝素抗凝 2 周，然后改用持续口服抗凝剂。出院后间隔 1～3 个月复查腹部超声、血常规和凝血功能。

（五）注意事项

1. 如股静脉下段及腘静脉内存在血栓，一般不宜选择经腘静脉穿刺插管溶栓，以避免腘静脉因穿刺插管损伤而导致血栓加重，此时宜选择做经足背静脉顺流溶栓或动脉插管静脉溶栓。

2. 在全下肢深静脉血栓形成做动脉插管静脉溶栓时，导管头位置宜根据血栓累及的平面而定。在髂股静脉及下肢深静脉内均有血栓时，导管头置入患侧髂总动脉即可，药物通过髂内动脉和股深动脉可作用于髂内静脉和股深静脉及其属支内的血栓，取得较好的疗效。

3. 抗凝剂和溶栓剂的用量不宜过大，以避免或减少出血并发症。每日或隔日检测凝血功能，对调整药物用量可有帮助。少数情况下，病人凝血功能检测结果并不与临床表现一致，如病人已经出现镜下血尿或大便隐血阳性但凝血功能检测仍可在正常范围内，应根据临床具体情况及时调整抗凝、溶栓药物的用量。

4. 自静脉或动脉内保留导管溶栓后的第 2～3d 开始，病人可出现轻度发热，其原因可能为血栓溶解所致，也可能为保留的导管本身带有致热原，或者两者兼而有之。常不需要特殊处理，必要时可在严格消毒后更换导管。

5. 如为脑动脉溶栓，术后立即行头颅 CT 扫描，排除颅内血肿和了解脑水肿情况，维持肝素化 24h，并保留股动脉导管鞘，病情加重时可迅速复查造影。

6. 溶栓过程中，常会发现血栓溶解后存在血管狭窄，这些狭窄可能是血栓形成的原因，并可诱导血栓再次形成导致溶栓失败，因此，对严重的狭窄可一期行支架成形术，以改善疗效。

（六）并发症及处理

1. 局部出血 发生在腘静脉或股动脉穿刺点处，以后者居多，主要与肢体活动、使用抗凝、溶栓剂等有关。更换敷料、重新加压包扎后出血即可停止。

2. 脏器出血 与抗凝和溶栓有关。最严重的并发症为脑出血。一旦发生脏器出血应立即停止抗凝、溶栓，必要时可适当使用止血剂。

3. 感染 穿刺点局部感染在保留导管的病例中较为常见。定期换药，尽早拔出导管可使感染较易控制。留置导管期间常规使用抗生素，可有效地防止全身感染的发生。

4. 过敏反应 可出现发热、皮疹，可不中止治疗；偶可发生严重过敏反应，甚至过敏休克，则应停药并给予积极抢救。

七、随访和疗效评价

经导管溶栓治疗结束后，一般需口服抗凝剂和 / 或抗血小板药数月。门诊定期随访，复查凝血功能，可帮助调整用药。经导管溶栓治疗血栓对大多数急性期病人有效。处于亚急性期和慢性期的病例，经导管溶栓可作为多种介入治疗中的一个基本方法，但其对血管管腔机化再通不全导致的狭窄、闭塞常无明显效果。用导丝轻轻进行探查能明确地证实急性栓塞的存在，导丝容易通过整个血栓是初次溶栓治疗获得成功的良好指征。如果能通过置入在血栓内的导管给予溶栓药物时，有希望获得最好的治疗效果。

（孙军辉）

第四章　介入诊断学

介入诊断学为介入放射学的重要组成部分。经皮穿刺活检（biopsy）以取得细胞学或组织学病理与血管造影、非血管造影是介入诊断学的重要内容。以诊断为目的的经皮穿刺活检包括经皮穿刺组织切割、细胞抽吸和液体抽吸。以诊断为目的的造影主要指将对比剂引入血管或血管以外的靶器官、组织或病灶，使其显影从而达到影像学诊断目的。血管造影包括动脉造影、静脉造影和血液生化材料的采集，非血管造影包括消化道造影术、胆道造影术及淋巴管造影等。

第一节　经皮穿刺活检技术

经皮穿刺活检包括浅部和深部穿刺，凡是在体表能够触及的肿块，直视下即可进行穿刺；而深部组织与脏器的病变需要取得细胞学或组织学明确诊断时，需要在影像设备的引导下使用不同类型的穿刺器械进行活检。

一、器　　材

（一）经皮穿刺针

穿刺针用于通过皮肤与血管、胆道、泌尿道、胃肠道及胸、腹腔等空腔器官建立通道，然后引入导丝、导管或引流管等进行治疗的一种器械。经皮穿刺针也可直接穿入肿瘤或囊腔做抽吸、活检或灭能等诊断与治疗。

1. 结构　穿刺针种类很多，最基本的结构为带有针芯和外套的穿刺针。套针为一薄壁的金属管或软管，它的作用是构成通道，可插入导丝或连接注射器，针芯的作用为加强穿刺针的强度、便于穿刺。

2. 形状　如图4-1。

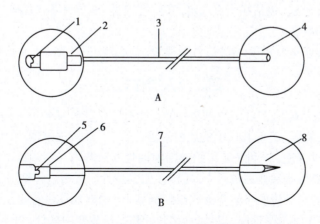

1. 针座上的缺凹　2. 针座　3. 针管　4. 针　5. 针座上的凸起
6. 针座　7. 针干　8. 针头

图4-1　穿刺针
A. 套针。B. 针芯。

59

穿刺活检针的类型很多,其针座与外套管部分基本相同,针芯头端具有多种形态,应根据穿刺的部位和组织器官进行选用。

3.规格 穿刺针、切割针与活检枪的粗细以 G(Gauge)标,如 18G 或 20G。号码数越大,管径越细。

(二)切割针

许多病人需要获得组织学以进行病理诊断、免疫组织化学染色及基因检测,多采用切割针取材。切割针的结构为内芯前端有一凹槽,可以在穿刺时将陷入凹槽内的组织切割下来。

(三)自动活检枪

自动活检枪的取材原理与切割针完全相同,是在切割针的原件上增加了机械性弹射功能,此弹射功能的优点在于能够瞬间进行快速切割,从而保证了取材的成功率和体积。

二、引导与监视设备

穿刺活检成功与否与导向技术有着密切的关系。常用的影像监视设备包括电视透视、超声、CT 和 MR 等。

1.电视透视 具有简便、经济、体位灵活和定位快等优点。在透视下穿刺可直接观察进针方向与深度等,可适用于胸部和四肢骨骼的穿刺活检。

2.超声 具有简便灵活、不受体位限制、无放射性损害、实时引导的优点。尤其适用于胸壁、胸膜病变以及缺乏自然对比的腹部脏器。

3.CT 具有良好的密度分辨率和层面空间分辨率。缺点为操作时间长,费用较高,反复多次扫描增加病人接触的辐射剂量。

4.MR MR 显像具有其独特的优点,如 MR 实时透视、无 X 线损伤并能多轴面成像等。由于常规的不锈钢穿刺针严重影响磁场,需使用镍铬合金或钛合金制成的穿刺针,以减少干扰。

三、术 前 准 备

穿刺活检属于创伤性检查,存在着一定的风险,严重的并发症甚至危及生命,因此必须做好充分的术前准备工作。

1. 了解病人病史及基本情况,熟悉影像学资料,与病人及其家属进行穿刺前谈话和交流,签订知情同意书。

2. 凝血功能障碍为经皮活检的禁忌证。

3. 制订穿刺活检计划,包括穿刺点选定、穿刺针选择、引导设备选择等。

4. 穿刺活检包的准备。

5. 操作间应配备心电监护仪,氧气,气管插管,强心剂、升压药、止血药等抢救药品和器械。

四、介入操作方法

1.抽吸活检 通常使用 21G 或更细穿刺针。将抽吸活检针穿刺进入病灶中,并进一步经影像监视设备核实针头位置,确保其位于病灶内。退出针芯,连接注射器,在负压状态下将穿刺针小幅度推进和退出 2～3 次,以利病变组织或细胞抽吸入针芯内。穿刺针退出后,轻轻推注注射器,将针内腔的标本物质推注在载玻片上,可涂多张载玻片。最后进行细胞学检查。

2.切割活检 切割活检的目的是获取组织标本,以能对病变进行组织学检查,其诊断敏感性与特异性均明显高于细胞学诊断。将切割穿刺针整体经皮穿向病灶,针头进入病灶边缘即可,向前推进切割针针芯,将针芯旋转 30°～90°,有利于获得病变组织,再向前推进切割针针套。套管前进中,即将针芯沟槽内的组织切下,封存于套管与针芯槽口内后将切割针整体退出。

3.旋切活检 主要用于骨骼病变的活检及组织学标本的获取,基本方法与切割术类似。

4. 同轴活检　在影像设备引导下先将穿刺外套管针穿刺至病灶部位建立通道，再使用相匹配的活检枪通过通道抵达病灶进行多次多角度取材，标本进行固定并送病理检查。此种方法可以提高检查的阳性率。

五、并发症及处理

穿刺活检常见并发症有疼痛、出血、气胸，偶见感染，罕见肿瘤针道转移、空气栓塞及死亡。

穿刺活检后疼痛多为轻度，一般无需特殊处理，若出现剧烈疼痛，应考虑损伤血管或神经，还应酌情给予镇痛药或止血药。出血常见于使用粗针或切割针时，少量出血可自行停止。若有活动性出血而使用止血药无效时，可以采用血管造影检查明确出血部位后给予栓塞治疗或外科协助处理。穿刺活检后感染多与穿刺器械或皮肤消毒不严有关，一旦出现感染症状或体征应及时使用抗生素治疗。气胸多在肺部穿刺后即刻发生，肺被压缩在 30% 或以下的气胸可自行吸收，肺被压缩大于 30% 的气胸应及时干预。部分病人可发生迟发性气胸，故 24～48h 内应避免剧烈咳嗽及运动，必要时行 X 线或 CT 复查。

六、临 床 应 用

（一）胸部活检术
胸部穿刺活检包括经皮穿刺肺活检、胸膜活检和纵隔活检。肺部活检是胸部活检的主要内容。

1. 适应证与禁忌证

（1）适应证：①肺结节或肿块性病变；②肺部慢性浸润性病变；③肺门实质性肿块；④来源于胸膜的肿块；⑤纵隔内肿块及肿大淋巴结。

（2）禁忌证：①不能合作，剧烈咳嗽和躁动不安者；②凝血功能障碍；③重度呼吸功能障碍；④肺大疱、重度肺气肿；⑤肺动脉高压、肺心病；⑥肺动静脉畸形。

2. 引导方式

（1）CT：作为先进的影像手段，尤其适用于纵隔、胸膜病变、肺内小病灶以及其他透视下显示不满意的病变或部位，应作为胸部穿刺首选。

（2）超声：可用于能被超声显示的胸壁及胸膜病变。

3. 并发症　胸部穿刺活检的主要并发症有气胸、咯血、空气栓塞、肋神经损伤和局部肺出血。

（二）腹部脏器活检术
腹部实质性脏器包括肝脏、脾脏、胰腺、肾脏、卵巢、后腹膜肿块和腹腔内肿大淋巴结均可进行经皮穿刺活检，其操作方法相似，本节重点介绍肝脏穿刺活检术。

1. 适应证与禁忌证

（1）适应证：①超声、CT、MR 发现肝内单发或多发实质性或囊性肿块；②不明原因的肝脏肿大；③需要鉴别黄疸原因者；④慢性肝病的病理学诊断；⑤原因不明的发热，临床高度怀疑肝脏所致者。

（2）禁忌证：①不可纠正的凝血功能异常；②没有安全的活检穿刺通道，如膈顶部附近的肿块、前面有胃或肠重叠者；③不合作病人；④大量腹腔积液；⑤超声、CT、MR 高度怀疑为血管瘤或棘球蚴病。

2. 引导方式　肝穿刺的导向手段主要是超声或CT。

3. 并发症　经皮肝穿刺活检的安全性较好，并发症发生率很小，严重并发症发生率更小。出血是最常见的并发症；胆汁渗漏可引起胆汁性腹膜炎；穿刺通道在近肝门处通过肝动脉和门静脉可引起动静脉瘘；迷走神经反射可引起低血压与心动过缓；偶见有穿刺通道的肿瘤种植转移。

（三）骨活检术
骨骼病变穿刺的基本方法与腹部脏器类似，只是由于骨组织较坚硬，所使用的穿刺针有所不同。常用于骨骼系统活检的穿刺针有：Ackermann针、Craig针和Jamshidi针。

1. 适应证与禁忌证

（1）适应证：①临床与影像学诊断有困难而临床治疗又需要组织病理学结论的各种骨骼病变。②转移性骨肿瘤。③原发性骨肿瘤是一个有争议的适应证，因为病理医师很难仅凭少量的标本做诊断和分级，尤其是软骨类肿瘤。此外，大多数原发肿瘤需外科治疗，因而可在切除前做外科活检和快速切片。④急性或慢性化脓性骨髓炎、骨结核等。⑤需要鉴别椎体压缩性骨折的原因。

（2）禁忌证：无绝对禁忌证。相对禁忌证有血供丰富的骨转移瘤；有严重出血倾向者；晚期极度衰竭者；脊柱严重畸形者。

2. 导向手段　由于骨骼系统的良好对比度，X线透视及CT引导均可，但CT引导下穿刺定位准确性更高，应用越来越普遍。

3. 并发症　骨活检的并发症发生率相对较低。引起并发症的原因为穿刺活检过程中损伤血管、神经及邻近组织所致。

（卢再鸣）

第二节　血管造影诊断

介入放射学的发展建立在血管造影的基础上，血管造影诊断不仅对血管性病变、肿瘤性病变具有定位和定性诊断的价值，而且是进行介入治疗的依据。

一、经皮血管穿刺与插管

（一）穿刺器材

目前临床上广泛使用的经皮血管穿刺针为改良的前壁穿刺针，进入血管后，拔除穿刺针，留下套管，以便后续接注射器或引入导丝等。

（二）穿刺技术

Seldinger技术是临床常用的血管穿刺技术，此项技术强有力地推动了介入放射学的发展，并成为介入放射学的最基本方法。Driscoll于1974年提出改良Seldinger技术，他用不带针芯的穿刺针直接经皮穿刺，当穿刺针穿过血管前壁（避免损伤后壁），即可见血液从针尾喷出，再引入导丝、导管。

（三）插管技术

主要步骤包括：局部麻醉，穿刺，插入导丝，退穿刺针，引入导管鞘。穿刺时穿刺针头的斜面应始终向上，这可从针座上的缺凹来认定。斜面向上有利于导丝推进。穿刺针以30°～40°夹角向血管穿刺时，动作轻巧，可平稳缓慢地推进，方向要始终一致，使穿刺针与血管间角度减小，有助于导丝插入。不能左右上下扭曲，以免以后导丝及导管在皮下扭曲，使操作困难。

二、对　比　剂

（一）碘剂对比剂

含碘对比剂一直是血管造影理想的对比剂。目前使用的对比剂按其分子结构和理化特性可分为两大类，即离子型对比剂（ionic contrast medium）和非离子型对比剂（nonionic contrast medium）。依据其所含碘原子数与其在溶液中的离子或粒子数比值，离子与非离子对比剂又可分为单体和二聚体两类对比剂。如从对比剂浓度分类，对比剂可分为高渗（血液渗透压的5～8倍）、低渗（血液渗透压的1～2倍）和等渗对比剂。

（二）二氧化碳（CO_2）

医用纯 CO_2（99.99%）是一种安全的阴性血管对比剂。当适量 CO_2 被快速注入血管后，并不立即溶解于血液，而是与血液形成界面，充盈靶血管，这种血管内外的密度差可在 DSA 比较好地显示出来，二氧化碳数字减影血管造影适用于碘剂过敏、甲亢、肾功能不全、多发性骨髓瘤、心力衰竭和严重高血压病人。不能用于脑血管造影。

三、良性病变血管造影表现

血管造影至今仍是显示血管解剖和相关病变血管改变的金标准。根据血管造影可以对多种病变的良恶性进行诊断和鉴别诊断。常见的良性病变有狭窄或闭塞、扩张、血栓或栓塞、破裂或出血、发育畸形、痉挛和良性肿瘤等。

（一）动静脉狭窄或闭塞

动脉造影为动脉狭窄或闭塞性疾病诊断的金标准。动脉造影可清楚地显示狭窄或闭塞动脉的部位、范围和程度、狭窄后扩张及其周围侧支循环等共有的征象（图 4-2A）。

静脉狭窄或闭塞病变常见病因包括血栓形成、瘤栓、管腔内隔膜形成、炎症和外来压迫等（图 4-2B），其临床症状和体征与阻塞的部位有关。主要表现为引起引流区域和器官的淤血、水肿、腹腔积液等。

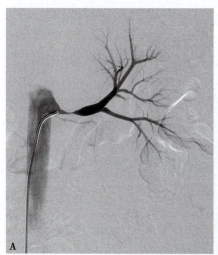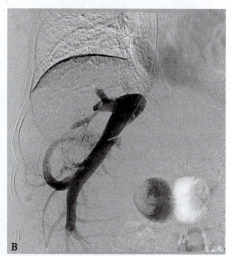

图 4-2　动静脉狭窄及闭塞的血管造影表现
A. 左肾动脉重度狭窄。B. 肝右静脉开口处膜性闭塞。

（二）动脉扩张性病变

动脉扩张性病变包括真性动脉瘤、假性动脉瘤及动脉夹层三种病变。

1. 真性动脉瘤　真性动脉瘤（aneurysm）多起因于动脉粥样硬化和高血压，尤其是青年病人，其他尚有先天性、外伤、炎症等因素。如发生于腹主动脉者，称腹主动脉瘤。真性动脉瘤由三部分组成，即瘤壁、瘤腔和瘤颈（图 4-3A）。

2. 假性动脉瘤　假性动脉瘤（pseudoaneurysm）形成原因多与外伤和手术创伤有关，少数可在外伤后即时发生。多数在外伤后数日至 1 个月内发生。迟发的原因可能是外伤后动脉壁受损、动脉压力持续作用于受伤的动脉壁，使其难以修复，并不断变得薄弱，导致最终破裂而形成假性动脉瘤。动脉造影可见与动脉相通的囊腔，其瘤壁常不规则，切线位造影时常可见瘤颈瘤腔内对比剂排空缓慢（图 4-3B）。

3. 动脉夹层　动脉夹层（arterial dissection）多以动脉硬化合并高血压和 Marfan 综合征的动脉中膜坏死为诱因，发生部位主要在主动脉，内膜破裂部以升主动脉起始部和主动脉弓降部为多。临床症状主要有突发性胸背部剧烈疼痛、高血压，以及多脏器如神经系统、肾脏、小肠和四肢等缺血的相关症状、破裂至动脉外膜者可造成大出血，积血出现在纵隔及腹膜后，严重者可导致猝死（图4-4）。

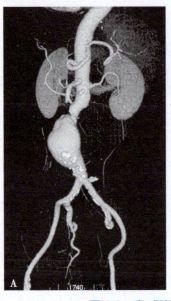
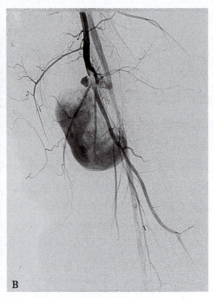

图4-3　真、假性动脉瘤的血管造影表现

A. CTA显示腹主动脉瘤。B. 左侧股动脉刺伤后假性动脉瘤形成。

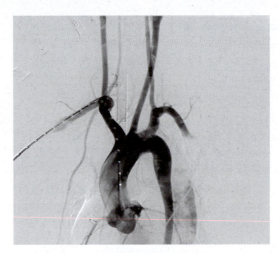

图4-4　主动脉造影显示夹层真假腔

（三）深静脉血栓形成

深静脉血栓（deep venous thrombosis，DVT）形成常见于下肢，特别常见于左下肢。下肢深静脉血栓可以蔓延到下腔静脉。深静脉血栓形成后早期阶段容易发生脱落而发生肺动脉栓塞，甚至危及生命。经足背静脉顺行静脉造影是诊断下肢深静脉血栓形成的常用方法。

近年来在临床上推广的是经颈静脉或健侧静脉插管行下肢静脉造影，可以获得血栓形成的全部信息，包括明确血栓是否蔓延到下腔静脉内（图4-5）。新鲜血栓可见血管腔内中央性充盈缺损、血管腔直径增粗、变细或闭塞、对比剂可滞留于血栓、侧支循环少，导丝导管通过血栓容易；陈旧血栓可见血管腔内偏心性充盈缺损、血管内壁光滑不规则，呈锯齿状、无对比剂滞留、侧支循环多，导丝导管通过血栓困难。

（四）静脉曲张

静脉曲张（varicosity）常见于大或小隐静脉、左侧精索静脉、卵巢静脉和食管静脉等。静脉曲张血管造影表现为静脉血管管腔增粗、迂曲，血流相对缓慢（图4-6）。

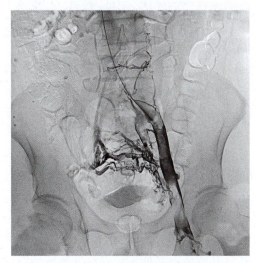

图4-5　左侧髂静脉急性血栓形成

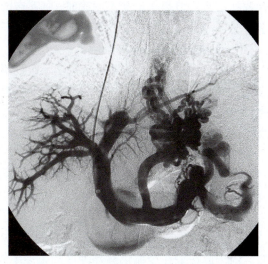

图4-6　经门静脉造影示食管-胃底静脉曲张

（五）血管畸形

血管畸形（vascular malformation）亦统称为动静脉畸形，为一组先天性血管发育异常而引起的疾病。临床上多以加定语的血管瘤命名该组疾病。以颅内、颜面部和四肢多见。动脉造影对动静脉畸形的诊断为最终诊断。动脉造影时可见供血动脉代偿性增粗、畸形血管团管腔粗细不均、排列紊乱、血管团内对比剂排空迅速、染色时间较短。引流静脉扩张，显影时间提早，应注意由注入对比剂至静脉显影的时间。

（六）动静脉瘘

动静脉瘘（arteriovenous fistula）是指动静脉之间存在异常沟通，动脉血流不通过毛细血管而直接注入相邻静脉。与之不同的是，通过扩张的毛细血管注入静脉者称为动静脉短路。

动脉造影表现为组成瘘的动静脉常异常增粗、扩张和扭曲，部分扩张为瘤状，供血动脉通过瘘口直接注入扩张的静脉，静脉和动脉几乎同时显影（图4-7），病变区无毛细血管床和畸形血管团，瘘口远端动脉变细或不显影。

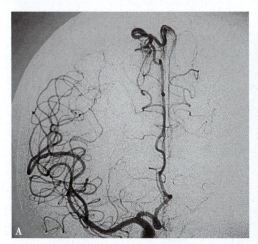

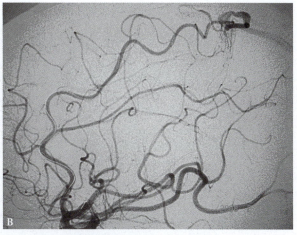

图4-7　脑血管造影示右侧大脑前动脉静脉瘘
A. 正位造影。B. 侧位造影。

四、恶性病变血管造影表现

多普勒超声、CT 和 MR 均具有很高的诊断恶性病变的价值，通常不需作 DSA 检查即可得到有效的诊断。但是在诊断不明确时，血管造影可进一步明确病变的性质、部位、数目、血流动力学情况等，并以此指导介入治疗。

（一）肿瘤血管和肿瘤染色

多数恶性肿瘤于动脉期可清楚显示粗细不均、形态不一和排列紊乱的肿瘤血管，并可见肿瘤染色（tumor staining）（图 4-8A），其浓度一般也与肿瘤富血程度成比例；较大的肿瘤，由于瘤体中央部肿瘤血管分布较少或伴有坏死，肿瘤中心染色浓度可较低（淡）或无肿瘤染色。肿瘤血管在少血供恶性肿瘤的出现率较低。

（二）动脉弧形推移

见于较大的瘤体，邻近瘤体的载瘤器官供血动脉和其分支显示为弧形推移，有时呈握球状包绕于瘤体周围（图 4-8B）。

（三）动脉不规则僵直或中断

由于肿瘤将动脉支包埋或浸润所致。常见于富含纤维组织（硬化型）多血供性巨块型恶性肿瘤。由于此征象在少血供恶性肿瘤的出现率较高，因此有学者认为此征象可以是少血供恶性肿瘤唯一的造影表现。

（四）血管湖或血管池

对比剂呈湖样或池样聚积，开始出现于动脉期，消失较慢，在动脉内对比剂排空后仍可见到（图 4-8C）。但血管湖的分布无规律性且常不能持续显影达静脉期，有别于海绵状血管瘤。一般而言，少血供性恶性肿瘤血管造影中很少出现血管湖。

（五）动静脉分流

动静脉分流（arteriovenous shunt）在恶性肿瘤的血管造影中的出现率可高达 63.2%。在原发性肝细胞癌的血管造影中更多地表现为肝动脉 - 门静脉分流（图 4-8D）。肝动脉 - 门静脉分流可分为周围型和中央型两种。周围型的主要造影表现为在动脉期出现与动脉平行的门静脉分支，或称双轨征。中央型除在动脉期见门静脉主干或主支早期显影外，还可见到肝门附近不规则排列、迂曲扩张的网络状影，以及肿瘤染色出现在门静脉显影后等造影表现。

（六）静脉癌栓的造影表现

静脉内可见充盈缺损，多为不规则形，亦可在缺损边缘形成明显的弧状影，称之为杯口征；在动脉期见数条充盈对比剂的线样血管行走于静脉主干（支）内，提示静脉主干（支）癌栓（tumor

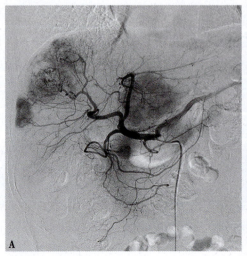
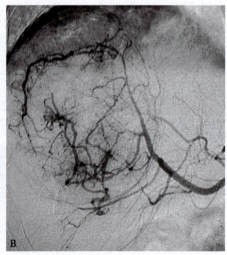

A

B

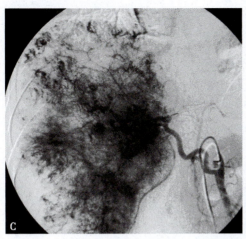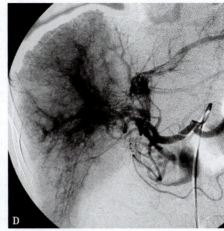

图4-8 恶性肿瘤的血管造影表现

A．肝癌（肿瘤染色）。B．动脉弧形推移。C．巨大肝癌，肿块内可见多处血管湖、血管池。
D．肝癌动脉造影示门静脉早期显影，为肝动脉与门静脉分流表现。

thrombus）形成。有学者认为是由于对比剂进入癌栓的供血动脉或对比剂逆流到癌栓和静脉壁间腔隙所致，即线样征。静脉增粗；回流静脉不显影，但此征无特异性；癌性静脉高压所伴发的侧支循环表现，主要见于原发性肝癌中的癌性门静脉高压。其表现为与门静脉主干伴行、扩张蛇行的静脉网，称之为门静脉海绵变性。当门静脉主干严重闭塞，向肝性侧支循环不足代偿时，则形成离肝性循环，引向压力较低的体循环，常见的是胃冠状静脉、食管静脉、脾静脉和肠系膜静脉。

（七）侧支供血

侧支血供形成的部位与肿瘤部位有关，如膈下动脉对右后叶和左外侧叶原发性肝癌的供血以及网膜动脉对右前叶原发性肝癌的供血等，称之为寄生性供血。

（卢再鸣）

第三节 非血管造影诊断

非血管造影诊断主要指将对比剂引入除血管以外的靶器官、组织或病灶，使其显影从而达到影像学诊断目的。目前介入非血管造影诊断较为常用的项目包括胆道造影、消化道造影、子宫输卵管造影、淋巴管造影以及关节腔造影等。本节主要介绍常见的胆道造影和消化道造影，子宫输卵管造影及淋巴管造影将在相关章节中介绍。

一、经皮肝穿刺胆道造影

胆道造影包括经皮肝穿刺胆管造影、静脉胆管造影、经T形引流管造影和经纤维十二指肠镜逆行胰胆管造影等，主要目的是判断胆道内有无结石、肿瘤等病变或胆道周围病灶对胆道的影响，了解胆管梗阻的原因、部位、程度等。

（一）适应证

1．鉴别黄疸性质，了解胆管梗阻的原因、部位和范围。

2．急性梗阻性化脓性胆管炎的急诊胆道减压术前准备。

3．不能手术治疗的晚期肿瘤引起的胆道梗阻姑息性减压术前造影。

4．为胆道镜的检查提供了经皮经肝的通道。

5．经皮肝穿刺胆管治疗胆道结石术前观察。

（二）禁忌证

1. 严重的凝血功能障碍。

2. 化脓性梗阻性胆管炎急性期。

3. 严重肝功能不全病人。

4. 大量顽固性腹腔积液，年龄过大、全身条件差、恶病质病人应慎重。

（三）介入操作方法

1. 经腋路肋间穿刺法

（1）一般采用穿刺路径为右侧腋中线 8～9 肋或 9～10 肋间隙。在 X 线监视下，直接观察肝脏的形态，嘱病人深呼吸、观察侧肋膈角位置，调整穿刺点的高低、方向及进针深度，尽量避免通过肋膈角穿刺。

（2）消毒、铺巾、穿刺点局部麻醉，麻醉深度可至肝包膜下。

（3）选择 22G 穿刺针，按上述选定的穿刺点进针，水平方向，针尖指向剑突尖（或第 12 胸椎上缘水平）。

（4）一般进针 8～13cm，穿及的胆管较粗。当穿刺针进入胆管瞬间，术者手上会有明显的突破感。此时，拔出针芯后再接上注射器，一边缓慢退针，一边抽吸形成负压，当有胆汁抽出时停止退针，表明此时针尖刚好位于胆管内。如未能有胆汁抽出，而退针又已至 1/2 的针道时，即为穿刺失败，应重新将穿刺针退至肝包膜下，稍改变方向再次行穿刺。重复 4～5 次操作，如仍未能抽得胆汁，应停止操作，以免损伤过多肝组织。

（5）亦可采用下法：进针至一定的深度时，先注入适量经稀释的对比剂，在透视下显示判断针头的位置。如针头误入门静脉分支血管内，对比剂将迅速流向肝门远端血管，因门静脉与胆管伴行，可适当微调穿刺针方向穿刺伴行的胆管；如穿刺针头在肝实质内，则对比剂将停滞于局部；如对比剂位于胆管内，则能看见对比剂缓慢向肝门方向流动。

（6）穿刺成功后，须固定针头，用注射器抽出部分胆汁，进行细菌培养；再徐徐注入适量对比剂。如病人感觉肝区有微胀感时，应立即停止注射并进行摄片观察。如胆道处于高度扩张状态，则可少量追加对比剂剂量。

（7）当肝内胆管可见显影后，通过穿刺针送入导丝至左肝内胆管或肝外胆管，再通过交换置入鞘管，必要时引入造影导管，通过鞘管或造影导管进行胆管造影（图 4-9）。

（8）造影后，应尽量将混有对比剂的胆汁回抽，以免胆汁外漏。如造影满意，即可结束检查。

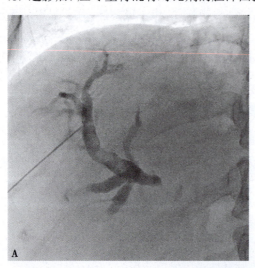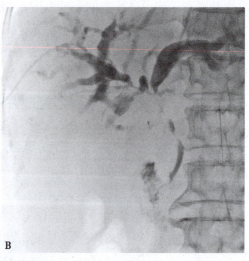

A   B

图 4-9 胆道造影

A. 穿刺胆管回抽有胆汁，推注对比剂证实穿刺针位于胆管。B. 通过穿刺针交换引入鞘管至肝
  内胆管，通过鞘管注入对比剂造影，左、右肝内胆管均显影。

2．经腹部穿刺法 穿刺部位一般选择在右侧肋缘下，穿刺点定位于剑突下2cm、腹中线向右2cm处，穿刺点应与病人平面成40°角，刺向左肝内胆管。应用的穿刺针以12cm长为宜。本法适用于不适合经右侧腋中线穿刺，或左肝需要另行胆管引流的病人。

（四）注意事项

1．避免胆管高压 注入对比剂胆管造影时尽量避免胆管高压，胆管高压很可能致使胆汁沿针道或穿刺针周围漏入腹腔内，造成局限性的腹膜炎，因此在完成胆管造影后应尽早尽快地回抽胆汁，从而达到为胆管减压的目的。

2．对比剂的浓度 若对比剂过浓，可掩盖小的胆管内病变导致漏诊；对比剂过淡，胆道显影不清晰容易误诊。一般非离子型水溶性对比剂稀释1～1.5倍较为理想。

3．胆管-门静脉瘘的防治 穿刺过程中若确认穿刺针通过门静脉分支刺入胆管，避免通过此路径进行胆管造影及下一步PTBD操作，应另行穿刺。

4．避免黏稠胆汁影响 部分肿瘤病人胆汁黏稠呈果冻样，注入对比剂造影导致胆管显影不理想、易误诊，可适当采用生理盐水少量、多次反复冲洗回抽丢弃，必要时置入引流管待胆汁颜色变清亮、胆汁内无块状悬浮物后再行胆管造影。

5．胆心反射 胆管与心脏之间存在迷走神经反射弧，穿刺或牵拉胆道时引起心率减慢、血压下降、血氧饱和度下降，严重者可出现心律失常、心肌缺血甚至心搏骤停等现象。应立即停止手术，给氧，必要时气管插管，注射阿托品提高心率，血压下降病人给予升压药物，待病人完全恢复正常后，才能继续手术。

二、消化道造影

包括食管造影、小肠造影、结肠逆行造影。可以通过口服对比剂、经口插入导管注入对比剂、经肛门插入导管注入对比剂造影，通过造影明确消化道病变的范围与程度，为消化道介入球囊扩张或支架植入提供参考依据。

（一）食管、小肠造影

1．适应证 消化道球囊扩张或者植入支架前判断病变的范围及程度。

（1）食管或小肠恶性肿瘤所导致的管腔狭窄。

（2）手术后吻合口狭窄。

（3）化学烧伤后狭窄。

（4）食管外伤或异物损伤后狭窄。

（5）先天性狭窄。

（6）纵隔内肿瘤侵犯或压迫食管导致食管狭窄。

（7）食管恶性肿瘤引起的食管-气管瘘、纵隔瘘、胸腔瘘。

2．禁忌证

（1）严重心脏功能不全不能耐受者。

（2）消化道完全性梗阻。

（3）消化道急性出血。

（4）严重急性胃肠炎。

3．操作方法

（1）病人取卧位或立位，行胸部、腹部透视，观察肺部及纵隔是否有病变，横隔的位置、形态及活动度，胃泡的形态。注意小肠内是否有积气扩张及液气平面。

（2）嘱病人做吞咽动作，口服对比剂，或导丝配合导管经鼻孔、咽部送入食管或目标小肠内，一般将导管置于病变节段的前端。

（3）通过导管注入对比剂，观察病变节段的长度、管腔狭窄程度，必要时可以调整造影导管位置、对比剂总量、观察的角度；可以嘱病人适当翻转身体，以利于更清楚地观察病变节段范围与程度，包括病变肠管长度、轮廓、蠕动及张力、黏膜皱襞形态、管腔狭窄程度等，为下一步介入治疗提供可靠的参考信息。

4. 注意事项

（1）造影前三日禁食含金属的食物。

（2）造影前6～12h禁食、禁水。

（3）必要时造影前一日晚间服用缓泻剂，或检查前1～2h清洁灌肠。

（4）肠梗阻或消化道穿孔病人禁用钡剂，可采用水溶性对比剂造影。

（5）造影时应动态观察靶目标，以免将收缩状态消化道误认为病变。

（二）结肠造影

结肠造影是指将对比剂从肛门逆行注入结肠内，通过观察结肠的形态、轮廓、蠕动及张力，判断结肠病变的范围，临床上主要应用于结肠肿瘤、息肉、炎性病变及先天异常等疾病，本节主要介绍介入治疗相关的造影检查，应用于支架植入前的定位参考。

1. 适应证　主要包括良恶性结肠狭窄、梗阻，行球囊扩张或支架植入术前定位。

2. 禁忌证

（1）结肠坏死、穿孔。

（2）结肠大出血。

（3）结肠镜活检后一周内。

（4）溃疡性结肠炎急性期。

（5）肛裂疼痛不能插入导管病人。

3. 操作方法

（1）病人仰卧，先做腹部透视，注意结肠有否积气、扩张及气液平，腹部有无游离气体。

（2）透视监控下导丝配合造影导管送入直肠内，必要时送至目标结肠段（图4-10）。

（3）通过导管注入适量对比剂，如对比剂至结肠脾曲停止，令病人向左旋转成俯卧位，使对比剂自行流入横结肠，使降结肠位于高处，然后注入空气，使空气由下位的直肠、乙状结肠向上升至降结肠，将空气前方的对比剂推送到升结肠、盲肠。

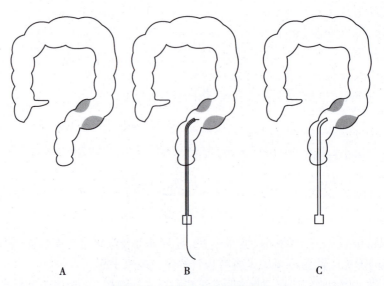

A B C

图4-10　结肠介入造影示意图

A. 乙状结肠占位病变，肠腔狭窄。B. 经肛门导管在导丝引导送至占位病灶下方。C. 退出导丝，保留导管，推注对比剂造影。

（4）拔除导管，嘱病人翻滚数次，使对比剂均匀涂布在结肠黏膜面上，利用体位使空气上升，对比剂下降，分段摄取结肠双重造影片，观察对比剂通过结、直肠是否顺利，有无狭窄梗阻、龛影，狭窄程度及位置，对比剂有无外漏。

4. 注意事项

（1）检查当日禁食、禁水。

（2）检查前做清洁灌肠。

（3）活动性肠出血病人禁用钡剂，酌情使用水溶性对比剂造影。

（容鹏飞）

第四节　其他介入诊断

一、肝静脉压力梯度测定

门静脉测压通过检测门静脉的血流动力学，诊断门静脉血管性疾病，也可以协助诊断肝脏疾病，监测肝硬化、门静脉高压治疗的疗效。临床检测门静脉压力的方法分为有创和无创两类，无创门静脉测压主要通过影像学（超声、CT 或 MR）测量门静脉的宽度来推测门静脉压力的情况；有创方法包括外科术中经胃网膜右静脉置管测压、经皮肝穿刺门静脉测压和肝静脉压力梯度（hepatic venous pressure gradient，HVPG）检测。HVPG 可以间接反映门静脉压力，且操作相对简便、安全性高，已成为国际公认的门静脉压力间接评估的金标准。

（一）适应证

1. 评估门静脉高压相关消化道静脉曲张出血一、二级预防的药物干预疗效。

2. 预测门静脉高压消化道静脉曲张的出血风险，为治疗方案提供决策依据。

3. 预测肝硬化失代偿事件的发生风险、进展程度及临床预后。

4. 评估相关新药的疗效。

5. 评估相关无创新技术的准确性。

6. 为诊断及鉴别诊断门静脉高压的分类、类型提供依据。

（二）禁忌证

1. 绝对禁忌证　无法平卧不能耐受手术者。

2. 相对禁忌证　严重凝血功能障碍（INR＞5）及严重心、肺、肾功能衰竭者。

（三）操作方法

1. 采用经右侧颈静脉或股静脉入路，因为肝静脉与下腔静脉角度关系，推荐经右侧颈静脉入路。

2. 穿刺右侧颈静脉或股静脉，置入血管鞘管，透视监控下通过引导导丝将测压导管（推荐 Swan-Ganz 导管）置入肝静脉。

3. 测量游离肝静脉压（FHVP）　通过测压导管注入对比剂造影，证实导管头端的位置，一般选择在肝静脉距离下腔静脉 2～4cm 处，测压导管尾部连接监护仪测压计，等待时间至少 20s，待监护仪显示的压力数值稳定后，读取的压力数值即为 FHVP。

4. 测量肝静脉楔压（WHVP）　注入对比剂充盈测压导管尖端的球囊，球囊阻断肝静脉血流，测压导管尾部连接监护仪测压传感器，等待时间＞40s，待压力数值稳定后，读取的数值即为 WHVP。再通过测压导管注入对比剂 5ml 行肝静脉造影，以证实球囊完全阻断肝静脉血流并且无静脉-静脉侧支分流；若球囊未完全阻断血流，需继续充盈球囊重新测压；若存在肝内静脉-静脉侧支分流血管，需选择其他肝静脉重新测压。

5. 重复测量 FHVP 　将球囊中的对比剂抽出，第二次测量 FHVP，两次 FHVP 测量结果间的差值≤1mmHg，否则须进行第 3 次测定，并取 3 次结果中差值在 1mmHg 内的 2 次测量结果。

6. 重复测量 WHVP 　重复测量 WHVP 的步骤，两次 WHVP 的差值≤2mmHg，否则须进行第 3 次测定，并取 3 次结果中差值在 2mmHg 内的 2 次测量结果。

7. 计算 HVPG 　根据公式 HVPG＝WHVP－FHVP 计算肝静脉压力梯度，HVPG 值应取 2 次测量的平均值（图 4-11）。

8. 测量完成后拔除测压导管及鞘管，穿刺点局部包扎。

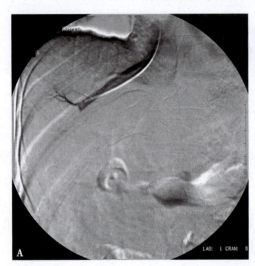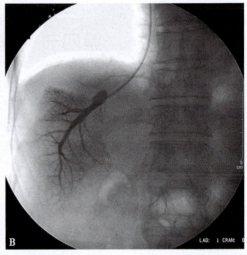

图 4-11　肝静脉压力梯度测量

A. 测压导管头端位于肝静脉内，造影证实其位置，测量 FHVP。B. 注入对比剂充盈导管头端球囊，测量 WHVP，造影证实球囊完全阻塞肝静脉血流。

（四）临床意义

正常情况下 HVPG 范围 3～5mmHg（1mmHg＝0.133kPa），若测量的 HVPG＞5mmHg 时，提示存在门静脉高压。

1. HVPG≥10mmHg，提示肝硬化代偿期病人发生失代偿事件、消化道静脉曲张和肝癌的风险升高；肝癌病人提示肿瘤切除术后失代偿事件的风险升高。

2. HVPG≥12mmHg，是发生消化道静脉曲张破裂出血的高危因素。

3. HVPG≥16mmHg，提示肝硬化门静脉高压病人的死亡风险升高。

4. HVPG≥20mmHg，提示门静脉高压病人急性静脉曲张破裂出血的治疗失败率和死亡风险升高。

5. HVPG≥22mmHg，提示急性酒精性肝病病人的死亡风险升高。

6. 门静脉高压相关静脉曲张出血的一级药物预防，HVPG 较基线水平下降＞10% 或 HVPG＜12mmHg，能有效降低首次出血的发生概率。

7. 对于门静脉高压急性消化道静脉曲张破裂出血病人，拟行经颈静脉肝内门腔分流术（TIPS）前可先行 HVPG 检测，若 HVPG≥20mmHg，推荐行早期 TIPS 术。

8. 根据 HVPG 制订治疗方案，对于门静脉高压相关消化道静脉曲张出血的二级预防，可以降低再出血概率，降低进一步失代偿事件的风险。

9. 应用于评估治疗门静脉高压新型药物的临床疗效。

10. 应用于临床无创检测门静脉压力相关新技术的参考标准。

二、中心静脉压测定

中心静脉压（central venous pressure，CVP）是上腔静脉、下腔静脉汇入右心房处的压力。中心静脉压主要反映右心房的压力，是临床评估病人血流动力学的重要指标之一。中心静脉压受循环血容量、心功能及体循环静脉系统血管张力等因素的影响。

（一）适应证

1. 急性循环衰竭病人，鉴别是否为血容量不足或心功能不全所致。

2. 病人需要大量补液或输血时，动态监测 CVP，防止循环系统超负荷。

3. 拟行大手术的病人，围手术期通过动态监测 CVP，将病人血容量维持在适当水平，以便病人更好地耐受手术。

4. 病人血压正常但少尿或无尿，通过 CVP 鉴别肾性因素（肾功能衰竭）或肾前性因素（脱水）。

（二）禁忌证

1. 严重的凝血功能异常。

2. 碘对比剂过敏为相对禁忌证。

（三）操作方法

1. 一般经右侧锁骨下静脉或右颈内静脉穿刺置管至上腔静脉，或经股静脉置管至下腔静脉，置管后需 X 线确定导管尖端的位置。若病人腹腔内压力明显增高，经上腔静脉测压更能准确反映右心房的压力。

2. 穿刺部位消毒、铺巾、局部麻醉，穿刺置入静脉导管，导管的尖端应处于上、下腔静脉汇入右心房处，注入对比剂造影证实导管尖端的位置，根据造影图像适当调整导管尖端至理想位置（图 4-12）。

3. 导管内充满液体，通过连接管将监护仪测压模块的传感器与中心静脉置管连接，直接测定中心静脉压。

（四）注意事项

评价 CVP，须综合考虑血容量、心功能及血管状态三方面的因素。CVP 正常值为 5～12cmH$_2$O，不能仅凭一次 CVP 测量值作出判断，须多次测量 CVP 并观察其动态变化。

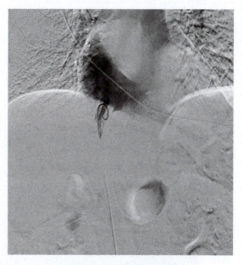

图 4-12　下腔静脉造影

右侧股静脉入路，将导管尖端送至下腔静脉汇入右心房处，注入对比剂证实导管尖端处于理想位置。

三、肺动脉压测定

肺动脉压（pulmonary artery pressure，PAP）是指肺循环的血液对肺动脉血管产生的侧压力。临床上监测肺循环血流动力学，肺动脉压、肺动脉楔压（pulmonary artery wedge pressure，PAWP）是非常重要的指标。

（一）适应证

1. 各种类型肺动脉高压病人临床干预的疗效监测。

2. 低血容量休克病人扩容治疗过程中的监测。

3. 鉴别心源性与非心源性肺水肿：心源性水肿一般 PAWP＞12mmHg，非心源性水肿一般 ≤12mmHg。

（二）禁忌证

1. 严重心律失常。

2. 细菌性心内膜炎或动脉内膜炎。

3. 心脏束支传导阻滞，尤其是完全性的左束支传导阻滞。

4. 严重的肺动脉高压。

5. 严重凝血功能障碍。

6. 测压路径的心脏房室及大血管内有附壁血栓。

7. 疑有室壁瘤且不具备手术条件者。

8. 近期植入起搏导管者。

（三）操作方法

1. 路径选择　经颈静脉或股静脉入路，推荐颈静脉入路更便于操作。

2. 穿刺　常规消毒局部麻醉后，穿刺颈静脉，沿穿刺针顺入导丝及血管鞘，保留血管鞘于静脉内。

3. 置管　沿血管鞘顺入导管（推荐 Swan-Ganz 导管或 PIG 导管），透视监控下导丝引导，将导管经右心房、右心室送至肺动脉主干，注入对比剂造影证实导管尖端位置（图4-13）。

4. 测量 PAP　导管尖端到达肺动脉干后，导管连接心电监护仪测压传感器，即可直接测得 PAP 值，包括收缩压值、舒张压值。

5. 测量 PAWP　需使用球囊导管，注入对比剂充盈导管尖端球囊，透视监控下球囊顺血流漂流、楔嵌到肺小动脉部位，阻断该处的血流。

造影证实球囊完全阻断血流，导管尾部连接监护仪测压传感器，此时导管所测得的压力值即为 PAWP。

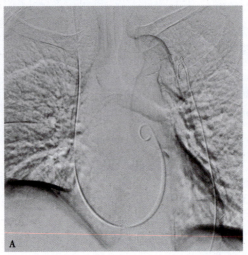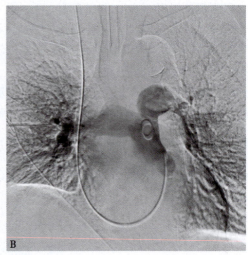

图4-13　肺动脉造影、测压

A. 颈静脉入路，将导管通过右心房、右心室送至肺动脉主干。B. 注入对比剂造影证实导管头端的位置，测量 PAP 值。

（四）临床意义

PAP 与 PAWP 主要反映右心室功能、肺血管阻力和左房充盈压。正常情况下 PAP 收缩压为 15～30mmHg，舒张压为 5～15mmHg，平均压力 10～25mmHg，若平均肺动脉压＞25mmHg，提示肺动脉压升高。正常情况下 PAWP 为 6～12mmHg，＞12mmHg 提示 PAWP 升高，＜6mmHg 提示 PAWP 降低。

1. PAP

（1）PAP 收缩压升高：提示肺部病变肺内血管阻力升高、心脏二尖瓣狭窄或反流、左心功能不全、循环血流量增加、心脏左向右分流等。

(2) PAP 收缩压降低：提示循环容量不足，或肺动脉瓣、三尖瓣狭窄等。

2. PAWP

(1) PAWP 平均压降低：提示循环容量不足，或换能器零点过高。

(2) PAWP 平均压增高：提示循环负荷过重、左心功能不全、心脏二尖瓣狭窄或反流、主动脉瓣狭窄或反流。

四、肾上腺静脉取血

肾上腺静脉取血（adrenal vein sampling，AVS）是指运用介入手术方法，将导管选择性插入肾上腺静脉后采集血样，检测血液学相关指标。主要用于鉴别单侧肾上腺醛固酮瘤与双侧肾上腺皮质增生，为临床治疗决策提供依据。

（一）适应证

1. 确诊原发性醛固酮增多症（primary aldosteronism，PA）病人。

2. CT 显示为"正常"肾上腺、单侧腺体增厚、单侧小腺瘤（<1cm）或双侧腺瘤。

（二）禁忌证

1. 年龄 >70 岁。

2. 术日晨血压≥180/110mmHg。

3. 心功能不全Ⅲ～Ⅳ级。

4. 慢性肾功能不全，肌酐≥200μmol/L。

5. 血糖控制不佳的糖尿病或糖尿病肾病病人。

6. 6个月内有不稳定型心绞痛史或急性心肌梗死史。

7. 6个月内有脑血管意外史。

（三）操作方法

1. 导管的选择　超选择右肾上腺静脉时，可选择 5F 的 C2 导管，距导管头端 3mm 处设计一侧孔，当端孔嵌顿时，可经侧孔采样。左肾上腺静脉亦可用 C2 导管或专门设计的 MK1B 导管。

2. 穿刺　一般行右侧股静脉穿刺，如需双侧肾上腺静脉同时采样，可再行对侧股静脉穿刺，也可在透视监控下，在已置入的第 1 支导管旁 5mm 以内再次穿刺，置入第 2 支导管。拟插入右侧肾上腺静脉的导管需置于鞘内，以防移动另一导管时该导管移位。

3. 插管技术　右肾上腺静脉插管时，右侧股静脉置鞘，插入 5F 带侧孔的 C2 导管。当导管头在 T_{11} 椎体水平到达下腔静脉右后侧时，即可超选择性至右侧肾上腺静脉。导管容易进入其他血管，如副肝静脉、腹膜后静脉、膈静脉，造影可鉴别。进入 RAV 后缓慢注射对比剂 1～3ml，确定导管头的位置。

左肾上腺静脉插管时，用 C2 导管超选择性至左肾静脉，缓慢推送导管入左肾静脉 3～4cm 后，旋转导管，使导管头方向指向头侧，约半数会进入膈肾上腺静脉干。如 C2 导管不能进入左肾静脉，可借助导丝直接深入肾静脉。C2 导管无效时，则需反弧导管，其中专门设计的 MK1B 导管比较理想，置导管头于左肾静脉开口上方的下腔静脉内，使导管尖贴着下腔静脉的左侧壁，回拉导管常会进入左肾静脉，然后在导丝导引下将导管深入左肾静脉，导管再缓慢后退进入左肾上腺静脉。通常左肾上腺静脉距左肾静脉和下腔静脉交界约 3cm 处。一旦进入膈肾上腺静脉干即可采样，导管头指向中央静脉时采样更佳（图 4-14）。

（四）注意事项

抽吸采血时应注意以下 3 点：①间歇温和抽吸；②抽吸时注射器内保留一定量气体，以降低抽吸负压；③必要时自行回流（即让静脉血从导管尾端自行滴入采样瓶）。

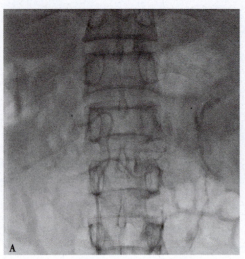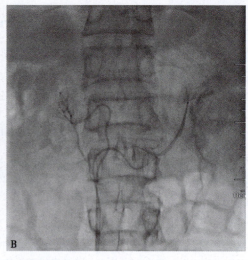

图 4-14　肾上腺静脉取血

A. 将双导管分别送入双侧肾上腺静脉。B. 通过导管造影，证实导管位置，后续按照要求序贯采血。

（容鹏飞）

第五章　脉管系统疾病的介入治疗

由动脉、静脉、毛细血管和淋巴管组成的脉管系统遍布全身。无论是动脉狭窄性疾病还是扩张性疾病，无论是静脉阻塞性疾病还是静脉反流性疾病以及淋巴系统疾病等，介入治疗技术几乎体现在每一种脉管疾病的治疗过程中。对比外科开放式手术治疗，介入治疗技术除了具有微创的优势，还可以解决以往开放式手术解决不了的脉管疾病。不仅如此，各种手术并发症也正越来越多地通过介入的方法解决。随着药物支架与球囊、分支支架、器材微型化、低毒性对比剂、各种再通技术和支架型血管的合理化设计终将成为现实，将成为改善介入治疗效果的重要因素，这些现状与发展成果正在改变脉管疾病的治疗模式。

第一节　主动脉疾病

一、主动脉狭窄

（一）概述

主动脉狭窄（coarctation of aorta，CoA）是主动脉局限性管腔狭窄或闭塞导致主动脉血流障碍的疾病。病因尚不清楚。目前认为多数主动脉峡部的缩窄与动脉导管在闭合过程中主动脉壁的平滑肌组织增生形成有关，多为先天性；后天性的有多发性大动脉炎导致的主动脉缩窄常见于中青年女性病人，动脉粥样硬化导致的主动脉缩窄可见于中老年人。

（二）临床表现及诊断

在临床上，肾动脉开口平面以上的主动脉狭窄，表现为上肢血压升高，下肢动脉压降低；肾动脉开口平面以下的主动脉狭窄，表现为下肢血压低、跛行及男性性功能障碍等。大动脉炎者常累及胸腹主动脉，主要为狭窄性改变。在胸主动脉多为长段、弥漫性狭窄。在腹主动脉常合并肾动脉和其他分支动脉病变。动脉粥样硬化性病变可累及主动脉全程，腹主动脉下段的病变可延及髂动脉。CTA是诊断CoA的主要影像学方法，可准确测量CoA的各项解剖学数据。

（三）治疗

主动脉缩窄的治疗目的是改善血压，保证脏器血供，进而保证病人的心脏功能维持久远。目前腔内成形术（包括球囊扩张、支架植入术等）已逐渐取代传统外科手术置换血管及旁路手术，成为CoA治疗的首选治疗方式。

1. 适应证　①单纯型先天性主动脉缩窄（压差 > 30mmHg）；②大动脉炎和动脉粥样硬化性狭窄，病变局限、短段狭窄；③主动脉手术后再狭窄；④完全闭塞后再通病例。

2. 禁忌证　①复杂型先天性主动脉缩窄；②主动脉长段狭窄；③弥漫性狭窄；④大动脉炎活动期；⑤主动脉峡部发育不良。

3. 介入手术操作

（1）病人准备：全面了解病史及体检，测量四肢血压。实验室检查包括出凝血功能参数、肝肾功能和心肺功能。术前72h开始服用抗血小板功能药物。

（2）球囊扩张术：一般经股动脉入路。将猪尾导管置于升主动脉行全程主动脉造影。对于

77

疑为先天性主动脉缩窄的病例，还应先做左、右心导管检查，了解心脏有无畸形。通过诊断性造影了解病变部位、程度及范围，并测量跨狭窄段压差及狭窄近、远端主动脉直径。球囊直径应等于或略小于狭窄近端正常主动脉直径。扩张球囊持续 30～60s，可重复 2～3 次。

（3）支架植入术：主动脉狭窄球囊扩张后，部分病例还要植入支架。支架一般选用自膨式，也可选用球囊扩张式。若支架推送器直径超过 8F，则需使用缝合器或股动脉切开技术（图 5-1）。狭窄解除后再次测定跨狭窄段压差，并做造影复查。

（4）术后处理：术后仍需肝素化，建议使用低分子量肝素 24～72h。然后阿司匹林（100mg/d）和氯吡格雷（75mg/d）持续口服，至少服用 6 个月，有条件者使用 12 个月。

4．并发症及处理　除常见的穿刺部位出血、血肿、血管内膜损伤等外，主要为动脉夹层、动脉破裂、假性动脉瘤以及远端动脉栓塞，发生率为 6%～7%。支架植入后早期狭窄率约 6%，晚期狭窄率 8%～18%。

5．疗效评价　先天性主动脉缩窄临床成功的标准为扩张后血压差小于 20mmHg 和无动脉瘤等并发症。球囊扩张的技术成功率超过 90%，60%～70% 病例扩张后可获得良好远期疗效。腹主动脉下段狭窄或闭塞病变（Leriche 综合征），支架植入技术成功率为 95%～99%，长期开通率 75% 以上。

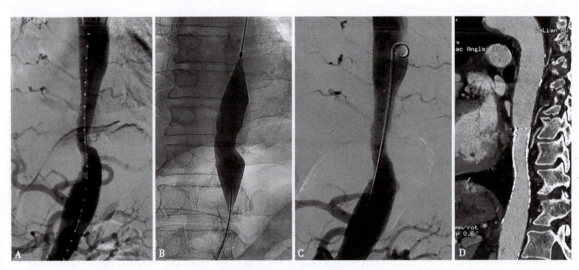

图 5-1　腹主动脉支架

A～C．腹主动脉上段重度狭窄，血压升高，行球囊扩张及支架植入术。D．术后复查 CTA 提示主动脉支架位置形态好，管腔通畅，术后血压降至正常。

二、胸主动脉瘤

（一）概述

胸主动脉瘤（thoracic aortic aneurysm，TAA）是各种原因引起的胸主动脉的永久性扩张，直径是正常胸主动脉直径的 1.5 倍以上。按发病部位分为升主动脉瘤、主动脉弓动脉瘤、降主动脉瘤；按瘤壁结构分为真性动脉瘤、假性动脉瘤、夹层动脉瘤。发病原因主要是由于动脉硬化的管壁退行性改变所致，其他较少见的病因有创伤、感染、结缔组织病变、梅毒等。

（二）临床表现及诊断

本病男女比例为 2：1 到 4：1。TAA 的临床表现多数是无症状，病人约 40% 是在无临床症状的情况下做胸片或其他影像学检查时被发现。胸背部疼痛是 TAA 最常见的主诉，多为持续性钝痛。随着 TAA 的增大，可逐渐出现对周围组织的压迫症状，如压迫气管致呼吸困难、挤压食管致吞咽困难等。动脉瘤一旦发生破裂，临床上会迅速出现剧烈的胸痛、低血压甚至休克（图 5-2）。

目前我国指南认为无症状的 TAA 瘤体直径≥5cm，或瘤体每 6 个月直径增长≥5mm，或有确定临床症状，是应当积极进行治疗的指征。遗传性结缔组织病、高血压、慢性阻塞性肺疾病及阳性家族史等，都会增加 TAA 破裂的风险。CTA 是目前诊断 TAA 的主要影像学方法，可准确反映 TAA 的各项解剖学数据。

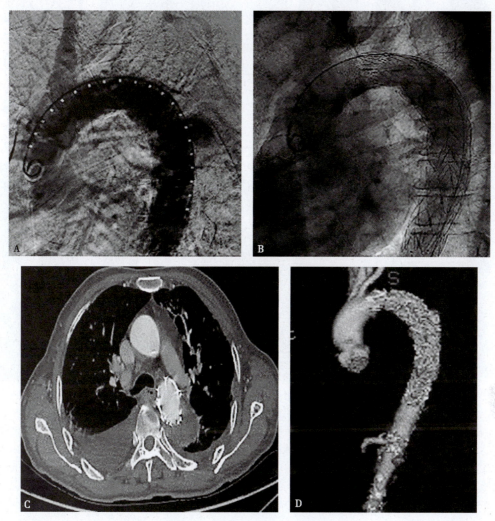

图 5-2　胸主动脉瘤腔内修复术

男性，89 岁，突发胸背部疼痛伴咯血 2 日。A. DSA 提示降主动脉局部假性动脉瘤破裂。B. 行胸主动脉瘤腔内修复术。C、D. 术后复查 CTA 提示胸主动脉瘤隔绝满意，无明显内漏，弓上各分支动脉血流通畅。

（三）治疗

目前胸主动脉瘤治疗的首选方式为胸主动脉瘤腔内修复术（thoracic endovascular aneurysm repair，TEVAR），由于其具有创伤小、并发症少、死亡率低和病人恢复快等优势，已逐渐取代传统的外科手术。针对近端锚定区不符合常规腔内治疗病例，可结合 3D 打印技术行主动脉支架开窗、弓上分支动脉平行支架等技术，以保证弓上分支动脉血供（图 5-3）。

1. 适应证　①动脉瘤已有渗漏或即将发生破裂、CT 扫描显示进行性增大者；②无症状的 TAA 瘤体直径≥5cm，或瘤体每 6 个月直径增长≥5mm，或有确定临床症状。

2. 禁忌证　败血症、凝血功能不全、感染性动脉瘤、肺功能差及碘过敏。

3. 介入手术操作

（1）TEVAR 手术通常在全身麻醉下进行。

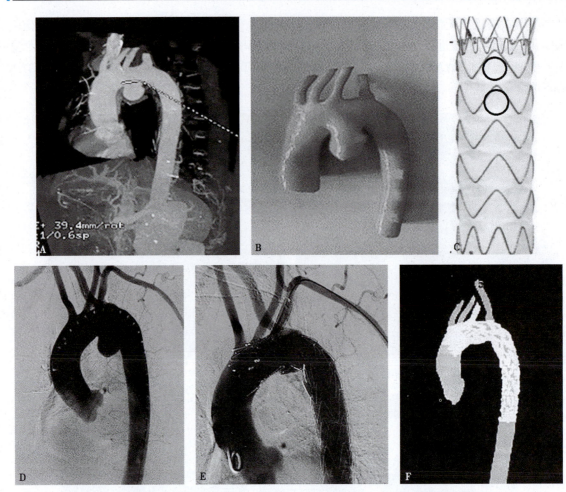

图 5-3　胸主动脉瘤腔内修复术（3D 打印结合支架体外开窗）

男性，70 岁，间断胸部不适感 1 个月。A. CTA 检查提示主动脉弓部小弯侧瘤样扩张，最大径约 5cm。B、C. 1∶1 的 3D 打印模型准确反映瘤体与主动脉弓上分支的解剖关系；行主动脉覆膜支架体外开窗，设计保留弓上各分支动脉。D、E. 胸主动脉瘤腔内修复术，术后造影示支架位置形态良好，弓上各分支血流通畅，动脉瘤隔绝满意，无明显内漏。F. 术后复查 CTA 提示主动脉弓部动脉瘤隔绝满意，无明显内漏，弓上各分支动脉血流通畅。

（2）通过 CTA 或血管造影充分了解 TAA 的大小、部位、范围及瘤体与大分支的关系，确定所用支架的大小、长短、类型等。

（3）术中在透视下将支架血管的前端置于动脉瘤颈部的最佳点释放，然后行主动脉造影了解支架位置情况和有无渗漏。如果有内漏，大多是由支架与主动脉贴合不佳所致，可采用球囊对局部进行扩张，一般可达到满意的效果。

4．并发症及处理　术后最常见的并发症为内漏、脑缺血、截瘫等。

（1）内漏：TEVAR 术后从各种途径继续有血液反流入瘤腔。术后瘤腔内血流可来源于移植物与主动脉壁间缝隙、肋间动脉、左锁骨下动脉等分支动脉、移植物破损或微孔渗出等。来自肋间动脉的反流在多数情况下不需要处理，而应积极处理近端内漏。防治近端内漏有以下几个要点：①合理选择锚定区和移植物，如果术前影像学评估锚定区条件不佳，则应考虑通过封闭左锁骨下动脉甚至左颈总动脉扩展锚定区，术前提前做好这些动脉颅外转流重建手术，甚至左锁骨下动脉开口栓塞术等；②移植物释放后术中造影如果存在近端内漏，可通过球囊扩张、加袖套状移植物（cuff）等方法改善移植物或锚定区的构型，使两者紧密贴合。

（2）脑缺血：移植物覆盖优势左椎动脉病人的左锁骨下动脉；主动脉弓斑块或附壁血栓脱落；

术中控制性降压或术中低血压时间过长；空气栓塞等。针对这些原因进行预防可降低术后卒中发生率。

（3）截瘫：主动脉夹层腔内修复术后发生截瘫的原因是术中根大动脉闭塞和术中长时间低血压。故在行腔内修复术治疗胸主动脉瘤时，移植物应尽量避免覆盖粗大的肋间动脉，必要时还应行脊髓液测压和减压处理，以降低截瘫发生率。

5.疗效评价　手术成功的标准：支架内血流通畅，动脉瘤腔被完全隔离；无严重并发症发生。

三、腹主动脉瘤

（一）概述

腹主动脉瘤（abdominal aortic aneurysm，AAA）主要是因动脉硬化和高血压引起的腹主动脉的永久性扩张，一般把直径超过正常腹主动脉直径的50%称AAA。其余如感染性动脉瘤、炎性动脉瘤等属于特殊类型动脉瘤。AAA按病理可分为真性AAA、假性AAA和夹层AAA三型，本文主要叙述真性AAA。

（二）临床表现及诊断

AAA的临床表现多数是无症状的腹部搏动性包块，若瘤体较大时可存在邻近脏器压迫症状。腰腹部疼痛是AAA最常见的主诉，若疼痛突然加重或持续不缓解，往往提示动脉瘤存在破裂倾向或已经破裂，也是AAA致死的主要原因。CTA是目前诊断AAA的首选方法，同时还便于测量AAA的相关解剖数据。

（三）治疗

1991年，动脉瘤腔内修复术（endovascular aneurysm repair，EVAR）开始应用于AAA的治疗，并取得了可喜的临床效果。治疗方法是利用带膜支架隔绝动脉瘤，使循环血液不能进入瘤腔，从而达到旷置动脉瘤的目的。其特点是创伤小、并发症少、死亡率低、病人恢复快等优势，已逐渐取代传统的外科手术。

1.适应证　肾动脉平面以下的无症状AAA，瘤体直径≥5cm（女性≥4.5cm）；髂总动脉瘤直径≥3cm；任何直径的AAA有破裂趋向者（伴高血压、瘤壁厚薄不等或有子瘤）以及有疼痛症状，动脉瘤压迫邻近组织或形成夹层者；瘤体直径每6个月增长≥5mm者。

2.禁忌证　受技术或器材限制，动脉瘤没有足够锚定部位（近端瘤颈长度<10mm），或腔内支架血管隔绝动脉瘤后引起肾脏或肠道等重要脏器缺血等情况，属于EVAR的禁忌证。临床状况较差或动脉异常迂曲为EVAR治疗的相对禁忌证。

3.介入手术操作

（1）手术可在局部麻醉或全身麻醉下进行。

（2）利用CTA和血管造影充分了解AAA的大小、部位、范围及瘤体与肾动脉和髂动脉的关系，确定所用支架的大小、长短、类型等。

（3）选择的支架直径应较邻近正常动脉管径大15%，以减少支架移位的发生。支架的覆膜部分不能覆盖肾动脉开口，若近端锚定区长度<10mm，可考虑肾动脉平行支架（烟囱）技术，以延长锚定区并保留肾动脉血流（图5-4）。支架释放后应立即行全面的血管造影，排除内漏的存在，并确定内脏动脉和髂动脉保持通畅（图5-5）。

（4）术后常规抗凝、抗血小板等治疗。

4.并发症及处理

（1）支架血管植入后综合征：表现为低热、白细胞增高、支架两端炎性反应等，常无需特殊处理。

（2）支架移位：可引起一侧或双侧髂动脉狭窄或闭塞，造成下肢缺血，需干预治疗。

（3）内漏：术前充分了解并栓塞所有参与AAA腔内血液循环的动脉及可能反流入瘤腔的所有血管分支，能有效防止内漏的发生。

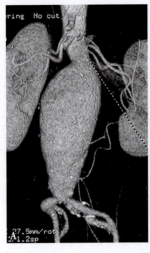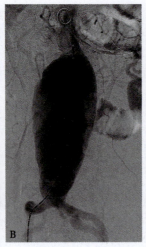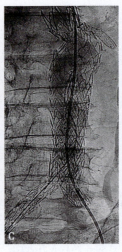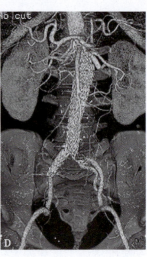

图 5-4　腹主动脉瘤的血管腔内修复术（含左肾动脉重建）

男性，80岁，体检发现腹部搏动性包块2周。A. CTA检查提示腹主动脉瘤扩张，最大径约70mm，近端瘤颈长度不足10mm。B、C. 行腹主动脉瘤腔内修复术及左肾动脉"烟囱"支架植入术，术后造影示支架位置形态良好，无明显内漏，左肾动脉血流通畅。D. 术后复查CTA提示腹主动脉瘤隔绝满意，无明显内漏，左肾动脉支架通畅。

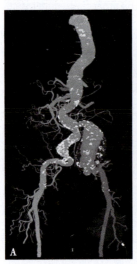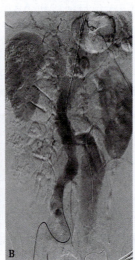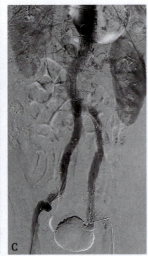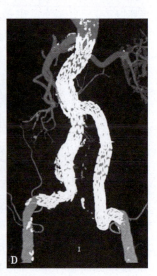

图 5-5　腹主动脉瘤合并双侧髂总动脉瘤的血管腔内修复术

男性，80岁，体检发现左侧腹部搏动性包块1周。A. CTA检查提示双侧髂总动脉瘤样扩张，最大径约69.5mm。B、C. 行腹主动脉瘤腔内修复术，术后造影示支架位置形态良好，无明显内漏。D. 术后复查CTA提示腹主动脉及双侧髂动脉支架位置形态好，管腔通畅，动脉瘤隔绝满意，无明显内漏。

（4）急性肾脏及乙状结肠缺血：常因支架覆盖肾动脉或髂内动脉开口所致，临床出现相应症状后，应及早采用血液透析或坏死肠袢切除术。

5. 疗效评价　技术成功的标准同TEVAR术。目前，血管腔内修复术治疗AAA的手术死亡率已降至4%以下。

四、主动脉夹层

（一）概述

主动脉夹层（aortic dissection，AD）是各种原因引起的主动脉壁分离。分离的层面多数在主动脉弹力层中外1/3处。典型的主动脉夹层表现为主动脉内侧壁存在破口，血液通过主动脉破口进入主动脉壁之间，从而形成真假两腔。其确切病因目前仍尚不清楚，一般认为与主动脉中层退变、高血压、动脉粥样硬化及主动脉炎性疾病等有关，其余也有外伤及医源性创伤导致。目前将主动脉夹层、主动脉壁间血肿、主动脉穿透性溃疡、胸主动脉瘤破裂等疾病引发的临床症候群统称为"急性主动脉综合征"。

AD常见临床分型有Stanford分型和DeBakey分型。

1．DeBakey分型　Ⅰ型：内膜瓣破口位于升主动脉，扩展累及腹主动脉。Ⅱ型：内膜瓣破口位于升主动脉，而扩展仅累及升主动脉。Ⅲ型：内膜瓣破口位于胸主动脉峡部及以远，而扩展可累及降主动脉或达腹主动脉。

2．Stanford分型　Stanford A型相当于DeBakey Ⅰ型和Ⅱ型，Stanford B型相当于DeBakeyⅢ型。

（二）临床表现及诊断

AD临床上主要表现为急（慢）性胸痛、脏器及肢体缺血、夹层破裂出血、慢性夹层动脉瘤压迫症状等。CTA可显示主动脉夹层真假腔、内膜片、钙化内膜移位以及主动脉穿透性溃疡及壁间血肿，是目前诊断主动脉夹层的快速、准确、安全、经济的方法。

（三）治疗

针对主动脉夹层，治疗的主要目的是封堵主动脉裂口，重塑主动脉真腔，促进假腔血栓化。腔内修复术是目前针对Stanford B型夹层的首选治疗方法。对于急性Stanford B型主动脉夹层病人，若发病即出现胸腔大量渗出、脏器灌注不良、肢体缺血等症状，多为复杂性夹层，应考虑尽早甚至急诊行介入手术（图5-6）。

1．适应证　急性期：①夹层破裂出血；②主动脉周围或纵隔血肿进行性增大；③夹层主动脉直径快速增大；④主动脉重要分支的严重缺血；⑤无法控制的疼痛。慢性期：①夹层破裂出血；②夹层主动脉直径快速增大（>10mm/年）；③形成动脉瘤（>50～60mm）；④主动脉重要分支严重缺血。

2．禁忌证　败血症、凝血功能不全、严重的心肺功能不全及碘过敏等。

3．介入手术操作

（1）麻醉：因为术中需要大幅度调控血压，建议首选气管插管全身麻醉。

（2）导入动脉：导入动脉的原则是口径足够大以避免导入动脉损伤致下肢并发症、易于进入夹层真腔而避免误入夹层假腔、易于控制以便于输送器的交换。

（3）造影及支架置入方法：主动脉弓部造影是采取左前斜位，必要时增加假腔造影。建议移植物直径超过锚定区主动脉的10%左右，这样既有足够的径向支撑力以保证移植物与主动脉之间紧密贴合避免内漏，又可避免移植物过大损伤主动脉内膜继发A型夹层。术中在透视下将支架血管的前端置于夹层近心端锚定区最佳点释放，然后行主动脉造影了解支架位置情况及有无渗漏。

（4）近端锚定区的拓展：近端锚定区的拓展方法有两种，一种是杂交技术，即以外科手术重建弓上血管以保护大脑血供；另一种是以开窗或分支型移植物来保留大脑血供。

4．并发症及处理

（1）内漏：主动脉夹层腔内修复术后从各种途径继续有血液反流入夹层假腔。防治近端内漏有以下几个要点：①合理选择锚定区和移植物：如果术前影像学评估锚定区条件不佳，则应考虑通过封闭左锁骨下动脉甚至左颈总动脉扩展锚定区，术前提前做好这些动脉颅外转流重建手术；②移植物释放后术中造影如果存在近端内漏，可通过球囊扩张、加袖套状移植物（cuff支架）等方法改善移植物或锚定区的构型，使两者紧密贴合。

（2）B型主动脉夹层腔内修复术后继发A型夹层，急诊升主动脉置换术是主要处理方法。

（3）脑缺血：移植物覆盖左椎动脉优势病人的左锁骨下动脉；主动脉弓斑块或附壁血栓脱落；术中控制性降压或术中低血压时间过长；空气栓塞等。针对这些原因进行预防可降低术后卒中发生率。

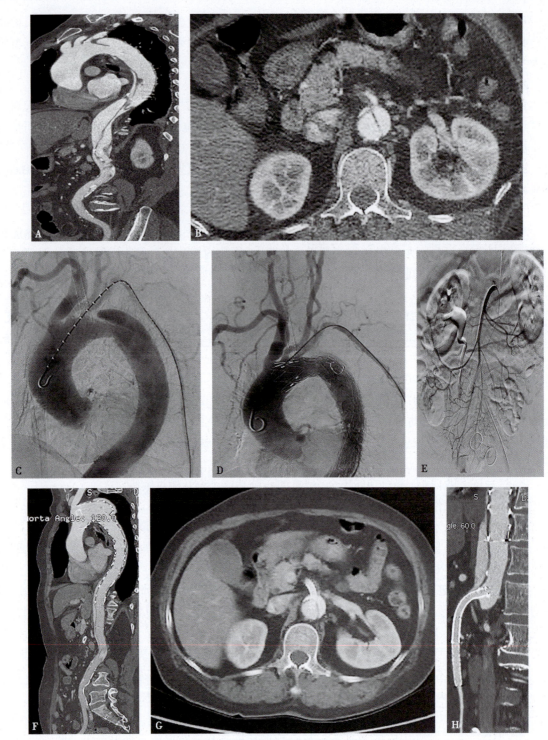

图 5-6　主动脉夹层腔内修复术

女性，65 岁，突发胸背部、腹部疼痛 1 日。A、B. CTA 检查提示主动脉夹层（Stanford B 型），肠系膜上动脉受累狭窄。C～E. 行主动脉夹层腔内修复术 + 左锁骨下动脉"烟囱"支架置入术及肠系膜上动脉支架成形术。术后造影显示支架位置形态良好，左锁骨下及肠系膜上动脉血流通畅。F～H. 术后复查 CTA 显示主动脉夹层隔绝满意，无明显内漏，左侧锁骨下动脉、肠系膜上动脉支架管腔通畅。

（4）截瘫：原因是术中根大动脉闭塞和术中长时间低血压。

5. 术后随访　对所有接受腔内修复术的主动脉夹层病人术后都应进行随访，随访时间可定在术后 3 个月、6 个月，以后每年间隔随访。随访的影像学手段主要是 CTA，需观察假腔血栓化程度、残留假腔有无扩大、有无近端内漏以及支架位置形态等。

6. 疗效评价　手术成功的标准是支架内血流通畅，夹层被完全隔离；无明显内漏及严重并发症发生。

（王　峰）

第二节　四肢动脉疾病

一、概　　述

四肢动脉疾病主要指各种原因引起的四肢动脉狭窄或闭塞，导致肢体供血不足，从而产生肢体冰冷、疼痛、坏死等临床症状。动脉粥样硬化是外周动脉疾病的最主要病因，其他病因包括血管炎、外伤、肿瘤、血栓栓塞及医源性操作等。动脉粥样硬化可累及全身大小动脉，其中，上肢动脉粥样硬化狭窄或闭塞疾病常见于头臂干、锁骨下动脉和腋动脉；下肢动脉粥样硬化狭窄或闭塞病变可累及主髂动脉、股腘动脉及膝下动脉各个水平，以下肢最为常见。

下肢动脉疾病（lower extremity artery disease，LEAD）与脑血管疾病和心血管疾病一起被称为三大"血管性"疾病。LEAD 根据发病的时间可分为急性下肢动脉疾病与慢性下肢动脉疾病。慢性下肢动脉疾病是由于动脉粥样硬化斑块形成，引起的下肢动脉血流减缓、中断，从而导致下肢动脉缺血性症状发生，表现为间歇性跛行至肢体坏疽程度不等，严重影响生活质量，致残、致死率高。急性下肢动脉疾病是由动脉血栓形成或动脉栓子栓塞引起下肢动脉急性血流减少、中断，产生下肢缺血、缺氧症状，严重者肢体坏死，是临床急症，需紧急处理。

二、临床表现及诊断

（一）临床表现

慢性下肢动脉疾病轻者表现为间歇性跛行（intermittent claudication，IC），病人行走一定距离后出现小腿、大腿、臀部肌肉疼痛或烧灼感，休息后缓解，症状与体位改变无关，体检可见肢体颜色苍白，肢温低，腘动脉、足背动脉或/和胫后动脉搏动弱甚至消失；重者表现为严重肢体缺血（critical limb ischemia，CLI）。CLI 是指慢性（≥2 周）的肢体静息性疼痛、溃疡、伤口难以愈合甚至坏疽。髂股动脉病变中，少部分病例起自腹主动脉下段，造成腹主动脉末段闭塞，即 Leriche 综合征。目前国际上常用的慢性下肢缺血严重程度分期有 Fontaine 及 Rutherford 分期，对于临床具有参考意义（表5-1）。

表 5-1　慢性下肢缺血严重程度分期

Fontaine 分期		Rutherford 分期		
分期	临床表现	分期	类别	临床表现
Ⅰ	无症状	0	0	无症状
Ⅱa	轻度跛行	Ⅰ	1	轻度跛行
Ⅱb	中度 - 重度跛行		2	中度跛行
			3	重度跛行
Ⅲ	缺血性静息痛	Ⅱ	4	缺血性静息痛
Ⅳ	溃疡或坏疽	Ⅲ	5	轻度组织丧失
		Ⅳ	6	溃疡或坏疽

急性肢体缺血（acute limb ischemia，ALI）是指在 2 周内出现严重的下肢低灌注表现，包括疼痛（pain）、苍白（pallor）、无脉（pulselessness）、感觉异常（paresthesia）和麻痹（paralysis），即"5P"征。急性下肢缺血的分级与预后密切相关，及时发现急性下肢缺血，准确评估临床分期，并采取相应的治疗措施至关重要（表 5-2）。

表 5-2　急性下肢缺血的分级

临床分级		预后	症状		超声	
			感觉消失	肌力降低	动脉	静脉
可存活		暂时没有危险	没有	没有	可听到	可听到
危险的	边缘的	立即治疗可以挽救	轻度或没有	没有	听不到	可听到
	即刻的	立即血运重建可以挽救	有并伴有静息痛	轻度 - 中度	听不到	可听到
不可逆的		组织缺损和不可逆的神经损伤	重度感觉消失	重度肌力降低，麻木	听不到	听不到

（二）诊断

根据临床表现结合客观的影像学检查，慢性下肢动脉闭塞性疾病的诊断并不困难。踝肱指数（ankle brachial index，ABI）是下肢动脉闭塞疾病最常用的无创性检查，可作为高危人群筛查、术前及术后监测随访的重要指标。正常成人 ABI≥1.0，ABI≤0.9 即可诊断下肢动脉缺血。彩色多普勒超声是常用的无创性检查，可作为筛查、随访的重要辅助检查手段。CTA 是常用的辅助检查，对大血管具有良好的成像，对于小血管及严重钙化病变有一定的局限性。CTA 检查要注意对比剂对肾功能的影响。DSA 检查是下肢动脉闭塞性疾病诊断的"金标准"，目前 DSA 仍作为下肢动脉血管疾病介入治疗的首选影像成像技术。

三、治 疗 方 案

（一）常规治疗

下肢动脉闭塞疾病需要多学科治疗团队配合。不论在有症状还是无症状外周血管疾病中，他汀类药物治疗均可使病人获益。对于有症状的下肢动脉闭塞性疾病，应长期接受阿司匹林（100mg/d）或氯吡格雷（75mg/d）单药治疗。此外还应积极控制血压、血糖。急性下肢缺血，若无禁忌，应立即予抗凝治疗。

（二）介入治疗

1. 慢性下肢动脉疾病　2007 年泛大西洋外周动脉诊疗的多学会专家共识（TASC Ⅱ）提出了慢性下肢动脉疾病的治疗建议。2016 年美国心脏病学院 / 美国心脏协会（AHA/ACC）、2017 年欧洲心脏病学会（ESC）更新了治疗指南。AHA/ACC 下肢外周动脉疾病管理指南提出对于手术风险高、无足够的自体静脉用于旁路治疗的慢性下肢动脉疾病，优先选择介入治疗。存在介入腔内治疗失败或疗效持久性差的因素或影响后续手术治疗的病变（如病变累及股动脉、包括股深动脉开口；长段病变累及膝下动脉；多病变节段的治疗；单根流出道等）优先选择手术治疗。ESC 指南提出，对于主 - 髂动脉闭塞、短段病变（<5cm），有严重合并症的长段和 / 或双侧病变，具有经验丰富的治疗团队同时不影响后续手术治疗的情况下，都可以优先考虑介入腔内治疗。对于股 - 腘动脉病变，指南建议短段病变（<25cm）优先考虑介入腔内治疗；而对于无手术高风险，有自体静脉，预计生存期 >2 年，长段股浅动脉闭塞（≥25cm），建议优先行旁路手术治疗（表 5-3）。

慢性下肢动脉疾病介入治疗的适应证和禁忌证如下。

（1）适应证：经生活方式改变及药物治疗后，仍影响正常生活的间歇性跛行病人；严重肢体缺血病变；不能耐受外科手术或没有合适的自体大隐静脉用于旁路治疗者。

（2）禁忌证：无症状的下肢动脉病变病人；严重心肝肾功能不全、不能耐受介入治疗的病人。

表 5-3　2017 年 ESC 外周动脉疾病诊断与治疗指南

病变	建议
主 - 髂动脉	对于短段病变（<5cm）建议采用腔内介入治疗优先策略
	对于可行手术治疗的病人，需考虑主 - 股动脉旁路手术治疗主 - 髂动脉闭塞
	对于有严重合并症的长段和 / 或双侧病变病人，建议腔内介入治疗优先策略
	对于具有经验丰富的治疗团队，同时不影响后续手术治疗的情况下，主 - 髂动脉闭塞疾病可考虑腔内介入优先策略
	主动脉闭塞疾病累及肾动脉需考虑手术治疗
	对于主 - 髂动脉闭塞疾病，可考虑髂动脉支架和股动脉内膜剥脱杂交手术或旁路手术
	对于没有其他血管再通治疗替代治疗手段时，可考虑行正常解剖外旁路
股 - 腘动脉	短段病变（<25cm）建议腔内介入治疗优先策略
	短段病变（<25cm）首选支架植入
	短段病变（<25cm）可考虑药物涂层球囊
	短段病变（<25cm）可考虑药物洗脱支架
	药物涂层球囊可用于支架内再狭窄
	无手术高风险，有自体静脉，预计生存期 >2 年，长段股浅动脉闭塞（≥25cm），建议行旁路手术治疗
	股 - 腘动脉旁路首选自体静脉
	膝上旁路无足够的自体静脉时，可考虑使用人造血管
	不适合手术的长段闭塞（≥25cm）的股 - 腘动脉疾病，可考虑腔内介入治疗
腘下动脉	对于腘下动脉，有行大隐静脉旁路手术的指征
	也可考虑腔内介入治疗

2. 急性下肢动脉疾病　主要的介入治疗手段包括导管接触溶栓、经皮机械取栓、经皮机械吸栓。治疗手段的选择应根据临床严重程度、病变部位、合并症选择。一般而言，对于没有肢体神经缺损症状的急性下肢缺血，可采用导管接触溶栓治疗。对于出现肢体神经缺损症状的严重缺血，应尽可能快速开通血流，可采用经皮机械取栓、经皮机械吸栓治疗。

急性下肢动脉疾病介入治疗的适应证和禁忌证如下。

（1）适应证：可逆性的下肢缺血；不能耐受外科手术的急性下肢缺血。

（2）禁忌证：不可逆性的下肢缺血，需进行截肢治疗。

3. 慢性下肢动脉疾病介入操作方法

（1）穿刺入路：穿刺入路可根据病变的解剖位置、范围、病变的性质及开通难易程度综合考虑。一般来说，主要选择股动脉穿刺入路。当一个方向开通存在困难时，可另从相反方向的动脉穿刺相向配合。

（2）造影：进一步明确狭窄闭塞病变的部位、程度、范围。

（3）开通闭塞段：通过导管与导丝配合，逐段通过狭窄闭塞段。

（4）血运重建：血管成形的目标是为了恢复闭塞血管的血流，球囊扩张成形术是传统的开通方式。球囊扩张成形后夹层形成、扩张成形后血流缓慢、血管弹性回缩等可通过放置支架方式来保持血流通畅。动脉粥样硬化斑块切除器械可以减少血管腔内斑块、钙化负荷。药物涂层球囊、药物涂层支架等，能够抑制血管内膜增生，提高成形术后远期通畅率，是目前下肢动脉疾病介入治疗的热点。主 - 髂动脉病变经球囊扩张后，置入支架可以维持较好的通畅率，常用金属裸支架（图 5-7）。但对于有破裂风险或血栓栓塞风险的病人，亦可选择覆膜支架。对于累及双侧髂动脉或单侧髂动脉并延伸至腹主动脉的主 - 髂动脉病变病人，可采用平行支架技术。股 - 腘动脉病变治疗手段较多，包括球囊、支架成形、药物涂层器械、动脉粥样硬化斑块切除器械，可以根据实际情况选择（图5-8）。膝下病变血管管径小，目前缺乏专用支架，主要采用小径长球囊成形。对于跨关节部位血运重建，应尽量避免使用支架成形，可以选用药物涂层球囊、动脉粥样硬化斑块切除器械进行血运重建。

（5）评估：术后再次造影评估，血流通畅。症状缓解，肢体温度升高。

（6）术后处理：阿司匹林联合氯吡格雷双联抗血小板聚集药物治疗至少3个月。介入成形术前已有局部坏死的组织可采取清创手术，出现坏疽肢体的应进行截肢处理。

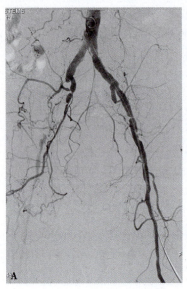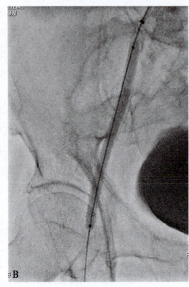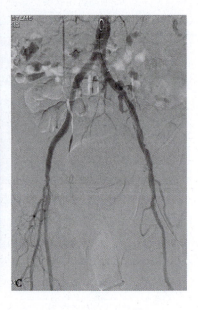

图5-7 右侧髂动脉闭塞介入治疗

A. 造影示右侧髂外动脉闭塞。B. 球囊成形＋支架置入。C. 再次造影示右侧髂外动脉血流通畅。

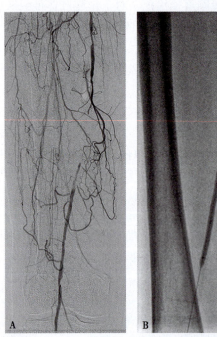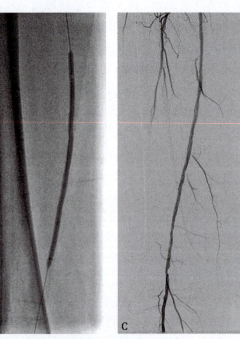

图5-8 股浅动脉病变介入治疗

A. 造影示右侧股浅动脉中段闭塞伴多发阶段性狭窄。B. 球囊成形＋支架置入。C. 再次造影示右侧股浅动脉血流通畅。

4. 急性下肢动脉疾病介入操作方法

（1）常规消毒铺巾、造影，通过导管与导丝配合，逐段通过闭塞段。

（2）血运重建：交换送入溶栓导管置于闭塞部位，经导管内给予溶栓药物治疗。也可机械取栓，包括导管吸栓、专用的取栓机械进行取栓，吸栓或取栓后需联合导管溶栓（图5-9）。

（3）术后处理：术后继续予溶栓治疗。密切观察下肢皮肤温度、动脉搏动、肌力和感觉情况。若出现不可逆性缺血，要尽快外科手术干预。

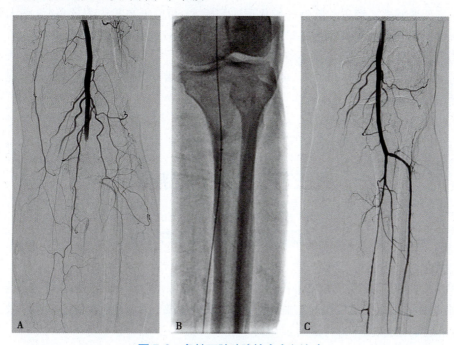

图5-9　急性下肢动脉栓塞介入治疗

A. 造影示血栓栓塞引起左下肢腘动脉及膝下血流中断。B. 机械吸栓。C. 再次造影显示腘动脉及膝下动脉血流复通。

5. 并发症预防及处理

（1）动脉破裂出血：成形过程中，可能出现血管破裂出血，大量的动脉出血有可能引起骨筋膜隔室综合征。大部分出血可通过加压包扎止血，对于难以控制的出血，大多可采用支架植入、出血动脉栓塞等处理。

（2）动脉栓塞：血管成形、粥样硬化斑块切除术过程中，斑块、碎裂组织以及血栓等随血流引起远端血管栓塞。除了给予栓塞保护装置预防远端栓塞外，已经出现远端动脉栓塞的病人，可给予动脉溶栓、机械取栓治疗。

（3）支架相关并发症：包括支架内血栓形成、支架再狭窄、支架断裂、移位等。支架内血栓形成与抗血小板治疗、支架类型等因素有关。支架成形术前、术中、术后应规律抗血小板治疗。支架再狭窄与血管内膜增生、动脉粥样硬化斑块形成等因素有关，药物涂层器械能减少再狭窄的发生率。对于发生支架再狭窄的病人，需再次行介入治疗或转外科手术治疗。支架断裂与支架的质量、支架植入部位有关，支架植入应尽可能避免跨关节支架植入。准确测量血管直径可避免支架移位。

（4）抗血小板聚集、抗凝、溶栓相关出血：对于存在出血高危的病人可予适当地减量或更换治疗方案。在治疗过程中密切观察出血表现，必要时及时停药。

（5）多器官功能衰竭：存在下肢坏疽感染或急性下肢缺血坏死，特别在介入开通血管后，细菌毒素、组织坏死产物、炎症介质大量进入循环，可引起全身多器官功能衰竭。对于急性下肢缺血，早诊断，早治疗，可以减少肢体坏死产物的产生。已经发生的肢体坏死，尽早外科手术。

四、预　　后

单纯使用普通球囊扩张成形术再狭窄发生率高，1年再狭窄率高达60%。金属裸支架的再狭窄发生率低于普通球囊扩张成形术。目前支架成形术后再狭窄发生率仍较高，1年通畅率60%~80%，通畅率还与病变的长度、严重程度有关。近年来，药物涂层器械，包括药物涂层球囊、药物洗脱支架等广泛用于下肢动脉粥样硬化闭塞症的治疗。药物涂层抑制了血管内膜的增生，提高了支架通畅率。经皮动脉粥样硬化斑块切除术，可降低血管内容量负荷，增大管腔。然而，单独动脉硬化斑块切除术后通畅率偏低，常需联合球囊/支架治疗，提高通畅率。

介入导管溶栓与机械取栓治疗急性下肢动脉缺血的6个月截肢率<10%。相关随机对照研究表明，局部溶栓治疗的30d死亡率与保肢率与开放手术治疗无明显差异，介入治疗在急性下肢缺血中具有重要作用。

（杨维竹）

第三节　内脏动脉疾病

一、腹腔内脏动脉出血性疾病

（一）概述

腹腔内脏动脉出血性疾病是指非门静脉系统的动脉源性腹腔内脏的出血，可以是动脉出血或动脉供血病变的出血。常以腹腔出血、消化道出血为主要表现，如不及时治疗会危及生命。介入治疗在此类疾病的救治中发挥着重要作用。

（二）病因

1. 创伤或医源性损伤　腹部开放性损伤包括锐性刺伤、贯通伤等，闭合性损伤常见于撞击、挤压和坠落等，是腹腔内出血的最常见原因。医源性损伤见于腹部手术、穿刺等有创操作。

2. 其他　腹腔内脏器或血管有潜在疾病或是未发现明显原因的出血：①自发性脏器、组织或肿瘤破裂；②动脉病理性破裂：如动脉瘤、假性动脉瘤、血管畸形及末梢恒径动脉等破裂；③女性生殖系统疾病：是女性腹腔内出血的常见原因，如异位妊娠等；④腹腔内炎症性疾病：如出血性坏死性胰腺炎等；⑤消化道疾病的动脉源性出血：溃疡、憩室、痔疮等。

（三）诊断

1. 内镜　是消化道出血检查的首选方法，早期诊断阳性率达80%~90%，特别是对上、下消化道出血，大都可明确出血的部位和性质。

2. 影像学　超声可以床旁操作，对危重病人尤其有利。CT平扫、增强及CTA有助于出血的诊断，血管内对比剂外溢及局部存留可明确出血部位，为介入和外科治疗指明方向。ECT经静脉注射^{99m}锝，当出血速度超过0.05ml/min时即可发现核素血管外溢出并聚集，对确定出血很敏感，但定位较差。选择性血管造影是疑诊内脏动脉出血的必要检查。常规行选择性腹腔动脉及肠系膜上、下动脉造影，对怀疑出血部位的动脉超选择性造影能明显提高诊断的阳性率和准确率。出血速度>0.5ml/min时可发现对比剂外溢的出血直接征象。

3. 实验室检查　红细胞、血红蛋白与红细胞比容下降，表示有大量失血。

（四）常规治疗

腹腔内脏动脉出血多为急诊，需尽快予以输血扩容、抗休克、维持电解质酸碱及能量平衡、应用药物止血等基础治疗，并进行对因治疗和对症处理。内镜检查的同时可对病灶进行硬化、套扎、消融等治疗。在明确出血部位后可行出血病灶的外科切除、出血血管结扎等，但外科手术的创伤性较大，需要麻醉，部分病人不能耐受。对出血部位不明的剖腹探查术现已很少应用。

（五）介入治疗

对确诊腹腔内脏动脉出血的病变，应在稳定血流动力学处理的同时行介入止血治疗。

1. 适应证　①腹腔脏器有明确出血；②腹腔富血供病变考虑有出血；③发现腹腔内脏动脉瘤或假性动脉瘤等血管病；④胃肠道活动性溃疡等出血内科处理无效；⑤胰腺炎致腹腔或胃肠道大出血，暂无外科手术指征者。

2. 禁忌证　①严重凝血功能障碍；②严重心肝肾等器官功能衰竭；③严重感染；④无介入治疗路径或导管不能到达靶血管；⑤拟栓塞血管供血区有重要的非靶血管不能避开，又无可靠的侧支循环，可能发生严重缺血并发症者，不应行栓塞治疗，可选择药物灌注治疗。

3. 介入手术操作

（1）经导管栓塞术：真性动脉瘤可行动脉瘤腔直接栓塞或支架辅助栓塞，巨大真性动脉瘤可行覆膜支架隔绝或载瘤动脉栓塞。假性动脉瘤应行载瘤动脉的瘤口封闭栓塞或瘤口远近端的载瘤动脉栓塞而旷置瘤腔（图 5-10）。对载瘤动脉不能闭塞时，可行载瘤动脉覆膜支架置入隔绝瘤腔或载瘤动脉球囊保护的瘤腔液体栓塞剂栓塞。胃十二指肠溃疡、胃恒径动脉综合征（Dieulafoy 病）等出血，侧支循环丰富，可用弹簧圈及吸收性明胶海绵条等进行栓塞止血。空回肠及结肠出血，慎重应用动脉栓塞，禁用微粒栓塞剂进行末梢血管栓塞，以避免肠坏死及穿孔。特别是由肠系膜动脉的最后一级动脉弓向肠管壁发出的终末直动脉，在肠壁内缺乏侧支循环，对靠近肠管的最末级动脉弓不应进行栓塞。对不能行完全栓塞的出血血管，可考虑血流再分布栓塞，即栓塞动脉供血区有肯定的侧支循环，而栓塞能降低出血区的血压及血流，有利于止血而不至于造成缺血坏死。

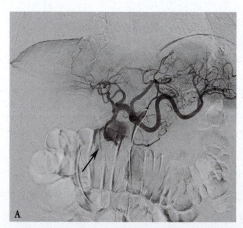
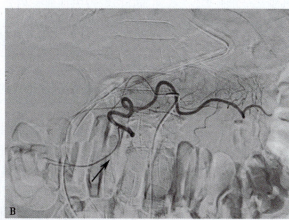
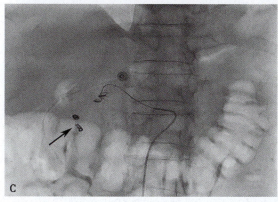
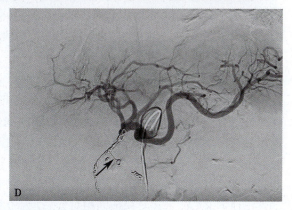

图 5-10　胃十二指肠动脉假性动脉瘤介入治疗

男性，49 岁，急性重症胰腺炎半月，伴反复消化道出血 4 日。A. 急诊腹腔动脉造影示胃十二指肠动脉巨大假性动脉瘤（↑）。B. 假性动脉瘤载瘤动脉远端栓塞（↑）。C. 假性动脉瘤载瘤动脉近端栓塞（↑）。D. 腹腔动脉再造影，假性动脉瘤载瘤动脉远近端栓塞完全，瘤腔旷置不再显影（↑）。消化道出血停止。

对于已明确的活动性大出血但又不能栓塞者，如已决定即行外科手术止血时，为保证外科术前病人循环稳定，可行出血肠管动脉的远端栓塞止血以稳定循环，为抢救生命赢得机会，在开腹术中再对栓塞缺血的局部肠管进行外科处理，也可将导管留置于出血动脉内为外科手术提供定位标志。

（2）经导管动脉药物灌注术：对不能栓塞治疗的出血，可行经导管动脉药物灌注。灌注药物主要有两类：一类是血管收缩药物，常用血管升压素，对内脏血管平滑肌有强烈收缩作用，区域性灌注可明显增强局部缩血管止血作用而减轻对全身的影响；另一类是止血药物，有利于出血血管或创面的凝血止血。两类药可以单独或联合使用。

4. 并发症及处理

（1）栓塞后综合征

1）发热：体温38℃左右，对症处理，应注意排除合并感染引起的发热。

2）胃肠道反应：腹胀、腹痛、恶心、呕吐、腹泻，主要是由于血管栓塞引起一过性胃肠道血管神经调节功能障碍，常持续3d左右，对症处理多能缓解。

（2）空腔脏器坏死穿孔：重在预防，栓塞前认真评估栓塞可能带来的缺血风险，慎重选择及应用合适的栓塞治疗。栓塞后严密观察病情，及时发现超出栓塞后综合征的肠坏死、肠穿孔征象，如腹痛加重出现腹膜刺激征，恶心、呕吐加重，出现肠梗阻表现，呕血、便血等再发消化道出血症状，出现脉速、血压下降等循环不稳定表现时，应立即请外科干预。

（六）疗效评价

腹腔内脏动脉出血性疾病是临床常见而难以治疗的一类疾病，介入治疗已成为首选治疗方法，止血总有效率达90%以上，对血管性病变多可在止血的同时治愈出血的病因。介入治疗不能治愈或完全止血者，选择性血管造影及先期血管内介入治疗可为进一步外科手术创造有利条件。

二、肾动脉瘤

（一）概述

肾动脉瘤（renal artery aneurysm，RAA）最常见的病因是动脉粥样硬化，其他病因有创伤、动脉炎、肌纤维发育不良、感染等。随着肾脏外科手术、经皮肾穿刺等医源性损伤以及交通事故等钝性、锐性创伤增多，假性RAA的发病明显增加。Rundback将RAA分为三型，Ⅰ型为肾动脉主干及其大分支囊状动脉瘤，Ⅱ型为肾动脉主干梭形动脉瘤，Ⅲ型为肾实质内动脉瘤。广义的RAA还包括假性RAA及肾动脉夹层。RAA特别是假性RAA容易破裂出血。而肾动脉夹层、大的RAA和/或合并肾动静脉瘘等还可导致肾灌注量不足，引起继发性高血压、肾功能减退等。RAA的诊断主要依靠B超、CT和血管造影检查。血管造影可以显示RAA详细解剖及血流动力学改变。治疗的主要目的是防止RAA破裂，主要治疗方法有开放手术、腹腔镜手术、血管介入。介入治疗微创、疗效肯定、并发症少，可最大程度保留肾组织和肾功能，减少肾切除，已成为RAA的首选治疗。

（二）适应证与禁忌证

1. 适应证 ①瘤体直径≥2cm或瘤体较前增大；②瘤体直径>1cm的儿童、育龄期女性，或伴顽固性高血压、肾功能减退者；③出现腰腹痛、血尿、血压骤升等；④合并肾血管狭窄、畸形、动静脉瘘、胡桃夹综合征等；⑤假性RAA，不论瘤体大小。

2. 禁忌证 ①碘对比剂严重过敏；②合并肾脏及肾周感染；③严重凝血功能障碍；④严重心、肺、肝、肾功能衰竭；⑤循环衰竭，严重休克者；⑥免疫性血管疾病活动期；⑦对破裂或有活动性出血的RAA，上述禁忌证为相对禁忌，为抢救生命，经综合评估也可选择介入治疗。

（三）介入治疗方法

猪尾导管腹主动脉造影，确认双肾动脉的位置、数目、开口后换入5F Cobra导管行选择性肾动脉造影，明确RAA的位置、数目、大小和形态，有无合并其他肾血管疾病，制订治疗方案。明确 RAA 诊断及分型，Ⅰ型者如为窄颈 RAA（瘤颈横径≤4mm 且瘤颈横径 / 瘤体横径≤0.4）可直接行 RAA 瘤腔栓塞术；宽颈 RAA（瘤颈横径＞4mm 或瘤颈横径 / 瘤体横径＞0.4）行瘤腔"成篮"栓塞术，或行内支架辅助弹簧圈栓塞术。Ⅱ型者行血管腔内支架成形＋RAA 弹簧圈栓塞术，或行覆膜支架腔内隔绝术。对动脉夹层可行血管内支架真腔成形内膜贴附，或真腔支架辅助成形＋假腔弹簧圈栓塞术。Ⅲ型者行 RAA 瘤腔栓塞术或载瘤动脉栓塞术。对合并动静脉瘘、血管畸形等血管病可一并进行介入治疗（图 5-11）。

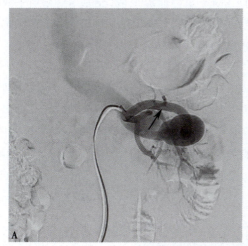
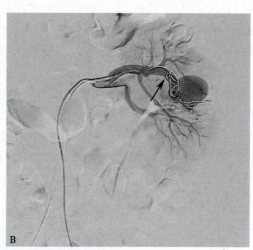
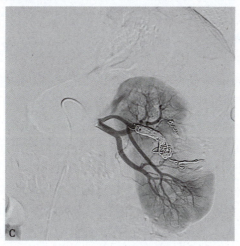

图 5-11　左肾假性动脉瘤并动静脉瘘的介入治疗

男性，34 岁，10 年前被刀捅伤左侧腰部，近一周来腰痛、血尿及血压升高。A. 选择性左肾动脉造影显示左肾前干上段动脉（↑）远端假性 RAA，合并动静脉瘘。B. 经 Cobra 导管超选择性插入微导管，弹簧圈致密栓塞上段载瘤动脉，见尖段动脉分支参与 RAA 供血（↑）。C. 致密栓塞尖段分支供血动脉，瘤腔未再显影，动静脉瘘消失，大部肾脏保留。

（四）并发症及处理

1. RAA 破裂　为严重并发症。如术中发生 RAA 破裂，应尽快致密栓塞 RAA，必要时可栓塞载瘤动脉止血，不能栓塞止血者应在抗休克同时急诊行外科手术止血甚至行患肾切除。

2. 肾动脉狭窄或肾梗死　行扩张成形及选择性动脉溶栓。

3. 肾功能减退　重在预防，介入治疗应尽可能保护肾动脉和保留肾组织。

（五）疗效评价

RAA 介入治疗成功率 70%～100%，仅有少数需外科手术。介入治疗避免了外科手术进入腹膜后和面对肾动脉周围复杂的解剖关系、部分还需切开肾实质等问题。

三、缺血性肠病

（一）概述

随着人口老龄化,动脉硬化等相关疾病发病增加,缺血性肠病(ischemic bowel disease,IBD)发病率逐年增多。主要为肠系膜上动脉(superior mesenteric artery,SMA)血栓栓塞、血栓形成等造成肠管缺血,包括急性 SMA 缺血(ASMAI)和慢性 SMA 缺血(CSMAI)。ASMAI 主要由急性 SMA 栓塞(ASMAE)引起,是心血管的栓子脱落或 SMA 急性血栓形成,造成 SMA 主干或分支急性阻塞所致急性 IBD;CSMAI 主要指 SMA 慢性狭窄引起的慢性 IBD,大多是由于动脉粥样硬化狭窄所致。在 CSMAI 基础上 SMA 血栓形成(SMAT)则发展转化为 ASMAI。

（二）临床表现

ASMAI 一般急性起病,早期常表现为 ASMAE 三联征:突发剧烈上腹痛或脐周痛而腹软、压痛不明显、肠鸣音存在等症状与体征不相称,频繁呕吐和腹泻等胃肠道排空症状;有房颤等器质性心脏病史。6～12h 后肠麻痹、肠梗阻及肠黏膜坏死溃疡,70% 以上病人大便隐血阳性,15% 以上病人有血便。严重者肠穿孔、肠坏死。腹腔穿刺有血性腹腔积液提示肠坏死已不可逆;CSMAI 主要症状为饱餐后腹痛,使病人不敢进食,体重减轻。在 CSMAI 基础上发生 SMAT 时,表现与 ASMAE 相同。

（三）诊断

诊断依靠病史、临床及影像表现。超声检查简单、迅速、有效,无创,能显示 SMA 的狭窄和闭塞,多普勒超声能测定血流速度。CT 增强扫描和 CTA 可观察 SMA 二级以上分支,对诊断 SMAT 有很高的敏感性和特异性,是评估 IBD 和为治疗提供依据的重要方法。MR 一般不作为急诊检查,可显示 SMA 解剖,对鉴别血栓的新旧、肠缺血的可逆性与否有很高价值。选择性血管造影是诊断 IBD 的金标准,可明确血管病变的部位、范围、程度、性质和侧支循环代偿情况,显示血管腔狭窄和血栓栓塞,同时可行介入治疗。

（四）治疗

强调早发现、早诊断、早治疗。原则是尽快恢复 SMA 血液灌注,挽救缺血肠管,避免肠坏死。根据病情的不同阶段及临床判断,采取综合性的个性化治疗,包括内科、外科及介入治疗。

1. 内科治疗 为基础治疗。对怀疑是急性 IBD 的病人应立即禁饮、禁食,必要时胃肠减压,肠外营养支持。密切监测生命体征。纠正水、电解质、酸碱平衡和循环功能紊乱。早期应用抗生素预防感染。积极治疗原发病。全身抗凝溶栓疗效有限,且易发生出血并发症。

2. 外科治疗 当出现肠坏死征象时,即应行外科手术探查,切除坏死肠管,取栓及开通栓塞血管,或行血管旁路移植吻合,重建 SMA 血运。

3. 介入治疗 具有微创、快速、有效的优点。

(1)ASMAI 的介入治疗

1)适应证:①确诊时无明显肠坏死征象;②影像检查能看见 SMA 开口;③外科治疗后再发急性血栓,无法再次外科手术,预计介入治疗能获益。

2)禁忌证:①确诊时已有肠坏死表现;② SMA 开口找不到;③严重血管迂曲、腹主动脉瘤等,为相对禁忌证;④严重肾功能异常、严重凝血功能障碍,预后较差,在明显纠正功能异常后可酌情考虑介入治疗;⑤有潜在内出血风险,如近期内大手术史、内出血病史等溶栓禁忌证。

3)治疗方法:①置管溶栓治疗(catheter directed thrombolysis,CDT):选择性和超选择性 SMA 插管注入尿激酶 20 万～60 万 U、罂粟碱 30～120mg,必要时留置导管于 SMA 内持续灌注溶栓治疗(图 5-12);②取栓治疗:SMA 超选择性插管直接抽吸血栓栓子或机械取栓复通血管;③腔内血管成形术(PTA):对并发狭窄的急性血栓或栓塞,溶栓或取栓困难时行 PTA 开通血管。

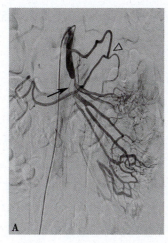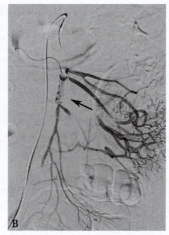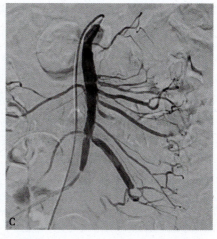

图5-12　肠系膜上动脉血栓的介入治疗

男性，55岁，上腹疼痛、黑便5日。A. SMA造影示主干血栓栓塞（↑），左结肠动脉向空肠动脉形成侧支血供（△）。B. 溶栓微导管插入血栓行CDT（↑）。C. 3d后再造影示SMA血栓大部消失，血流基本恢复。

（2）CSMAI的介入治疗：治疗目的是解除腹痛，改善消化功能和营养不良，预防突发肠梗死。

1）适应证：①SMA主干或大分支狭窄＞70%，且有临床症状；②SMA两支及以上大分支病变，狭窄程度＞50%；③外科术后再狭窄；④SMA主干夹层致管腔狭窄；⑤主动脉夹层累及SMA开口，有肠缺血临床症状。

2）禁忌证：①有肠管坏死或腹腔感染；②大动脉炎活动期；③严重肝肾功能障碍，严重凝血功能异常，严重碘对比剂过敏等；④SMA主干狭窄合并多发分支病变，为相对禁忌证。

3）治疗方法：①单纯球囊扩张PTA：疗效有限，术后易复发，常与支架置入PTA同时使用，可作为支架置入前的预扩张。②内支架置入：支架直径应＞狭窄血管正常段直径1mm。治疗SMA开口处狭窄宜首选球囊扩张式支架容易定位准确，支架近端应进入腹主动脉腔内1mm。

（3）并发症及处理

1）出血：溶栓治疗时较易并发。应严密监测凝血功能，指导抗凝和溶栓。发生出血时及时中和肝素，进行止血处理。如为导管导丝等介入操作方法损伤血管出血，可予临时或永久栓塞，必要时外科处理。

2）缺血：血管痉挛、夹层、血栓等可引起缺血。可行痉挛血管内经导管灌注罂粟碱等解痉药物、内支架植入贴附撕裂内膜、溶栓取栓等处理。

（五）疗效评价

介入治疗SMA狭窄的技术成功率可达95%以上，临床有效率90%左右，3年随访支架通畅率80%～90%，提高了IBD治疗的疗效。与外科手术相比，介入治疗可使病人避免开腹手术，降低并发症的发生，预后也常优于开腹手术。

四、肾动脉狭窄

（一）概述

肾动脉狭窄（renal artery stenosis，RAS）是指肾动脉主干及/或其分支直径减少≥50%，狭窄两端收缩压差≥20mmHg或平均动脉压压差≥10mmHg。RAS病因一般分为两类：动脉粥样硬化性肾动脉狭窄（atherosclerotic renal artery stenosis，ARAS）和非ARAS。大多数成人RAS由动脉粥样硬化所致；非ARAS包括大动脉炎、纤维肌性发育不良（fibromuscular dysplasia，FMD）、血栓、栓塞、外伤及手术、先天性肾动脉发育异常、结节性多动脉炎、白塞病、放射治疗后瘢痕、肿瘤压迫等；青少年RAS以大动脉炎和FMD最为常见。随着人口老龄化加剧，ARAS患病率有升高趋势，高龄、高血压、高脂血症、糖尿病、肾功能不全和外周血管疾病是 ARAS 的高危因素，65 岁以上 ARAS 患病率 >7%，双侧病变 >20%。

（二）临床表现

1. 肾血管性高血压 多为 35 岁以下（非 ARAS）和 55 岁以上（ARAS）发病的重度高血压，或高血压近期加剧以及难治性和恶性高血压等。

2. 肾功能不全 受累肾脏低血流灌注，同时高血压引起肾脏结构改变。

3. 心脏紊乱综合征 出现难以解释的突发肺水肿、不稳定型心绞痛等。

（三）治疗原则

RAS 的治疗应基于完善的诊断，就其病因、解剖和病理生理进行针对性治疗。目标是中断病因的作用，显著缓解高血压及其并发症，防止或延缓进入缺血性肾病，避免演变为终末期肾病。方法包括药物、手术、介入治疗。药物治疗虽可以控制部分病人血压，但无法改变 RAS 导致的肾缺血，单纯降压治疗可能延误最佳治疗时机，导致肾损害加重。外科手术创伤大，危险性高，病死率可达 4%～6%。介入治疗以经皮腔内肾动脉成形术（percutaneous transluminal renal angioplasty，PTRA）及经皮腔内肾动脉支架植入术（percutaneous transluminal renal arterial stenting，PTRAS）为主，已取代外科成为 RAS 的首选治疗。

（四）介入治疗

1. 适应证 RAS>70%，以及满足血流动力学标准的临界狭窄（50%～70%）。非 ARAS 及肾动脉正常段直径 ≤4mm 的 RAS 首先考虑行 PTRA；对于 ARAS、正常段肾动脉直径 ≥5mm 的 RAS 及 PTRA 无法获得满意结果的可行 PTRAS 治疗。

2. 禁忌证 ①狭窄病变 <50% 及血流动力学改变不显著者；②大动脉炎活动期；③有脓毒血症；④如果发生再狭窄，支架会妨碍外科手术；⑤ RAS 位于肾内分支，不应植入支架；⑥患肾严重萎缩，肾功能丧失；⑦常规心血管造影的相关禁忌证。

3. 介入操作方法 分别行腹主动脉和双肾动脉选择性造影，明确 RAS 及其部位、程度、范围，狭窄两端的正常肾动脉管腔直径。PTRA 时先在肾动脉开口向其内注入肝素 5 000IU、硝酸甘油 200μg，再使交换导丝越过狭窄段至肾动脉远端分支。球囊导管和支架输送系统能否通过狭窄或闭塞段是技术成功的关键。肾动脉闭塞者，应先将造影导管插至其近端，然后用超滑导丝缓慢开通闭塞段。对于腹主动脉明显迂曲者，应采用 8F 导引导管或超长金属鞘，以利于球囊导管和支架的顺利通过。选择直径与狭窄两端正常肾动脉直径相同或大 1mm 的球囊，对狭窄段进行 3～4 次扩张，当球囊"腰征"消失时为扩张成功。PTRAS 时选择比正常段肾动脉小 1～2mm 的球囊做预扩张，然后植入支架，常选用球囊扩张式支架，支架直径应比正常肾动脉直径大 10%～15%（图 5-13）。肾动脉开口部 RAS，支架近端应进入主动脉腔内 1～2mm，有利于预防再狭窄，但进入主动脉太长又容易引起血栓形成等并发症。肾动脉成形术后行腹主动脉造影观察效果，不应行选择性肾动脉造影复查，以免造成刚植入的支架移位。

4. 并发症及处理 并发症发生率一般低于 3%。

（1）肾动脉穿孔或破裂：主要与操作相关。应立即予鱼精蛋白中和肝素，用球囊反复堵塞穿孔肾动脉或压迫肾动脉破裂处几次。如无效，可行穿孔肾动脉的超选择性栓塞，或破裂肾动脉覆膜支架封堵。仍不能止血者应行外科手术。

（2）肾动脉栓塞：表现为介入术后肾内血流明显减少，肾功能受损。给予解痉溶栓，严重者发生急性肾功能衰竭则需透析治疗。

（3）肾动脉夹层：常由于操作中球囊或支架直径过大或扩张加压过快、过高所致。如发现有撕裂的内膜片，并明显限制血流，应予支架置入恢复血流。

（4）对比剂后肾损伤：重视预防；术前术后重视合理水化。

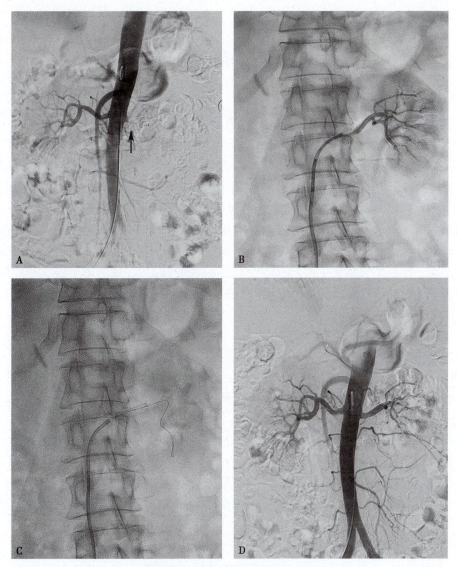

图 5-13　左肾动脉狭窄的介入治疗

男性，51 岁，顽固性高血压 2 年余。A. 腹主动脉造影示左肾动脉闭塞（↑）。B. 在 8F 导引导管引导下，超滑导丝通过闭塞段至远端，导入球囊至闭塞肾动脉预扩张。C. 经导丝引入支架，在选定位置释放支架。D. 腹主动脉造影提示左侧肾动脉支架位置、扩张良好，肾动脉管腔恢复正常，血流通畅。

（五）疗效评价

PTRA 与 PTRAS 是目前最常用的肾动脉血运重建方法，技术成功率达 90%～100%。临床上降压有效率以 FMD 疗效最佳（90%～100%），ARAS 次之（60%～80%），大动脉炎最差（40%～73%）。术后 1 年再狭窄率单纯 PTRA 为 20%～30%，PTRAS 为 10% 左右，PTRAS 有效降低了再狭窄的发生率。对支架内再狭窄，可再行 PTRA，如效果不佳，可考虑采用药物涂层球囊 PTRA、药物涂层支架 PTRAS 和经皮短距离放射治疗等，但这些新材料、新技术的临床应用仍需进一步研究。

（赵　卫）

第四节　静脉系统疾病

一、下肢深静脉血栓

（一）概述

深静脉血栓（deep venous thrombosis，DVT）是指在深静脉系统内血液异常凝结，堵塞静脉管腔，导致静脉回流障碍，是静脉梗阻的最常见原因。DVT 多发生于下肢，血栓脱落可引起肺栓塞（pulmonary embolism，PE），合称为静脉血栓栓塞症（venous thromboembolism，VTE）。下肢 DVT 如在早期未得到有效治疗，血栓机化，常遗留静脉功能不全，称为血栓后综合征（post thrombotic syndrome，PTS）。下肢 DVT 根据急性期血栓形成的解剖部位可分为中央型、周围型和混合型三种。如果出现一侧肢体突然发生的肿胀，伴有胀痛、浅静脉扩张，应考虑下肢深静脉血栓形成。根据不同部位深静脉血栓形成的临床表现，一般不难作出临床诊断。彩色多普勒超声有助于确诊和了解病变的范围。

（二）临床表现

下肢 DVT 的临床表现根据血栓所在部位、病程和病理分类而有不同。

1. 临床分期　①急性期，指发病后 7d 以内；②亚急性期，指发病第 8～30d（1 个月）；③慢性期，发病 30d 以后。早期 DVT 包括急性期和亚急性期。

2. 分型　根据栓塞血管部位分为 3 种类型（图 5-14）。

（1）中央型：也称髂 - 股静脉血栓形成，左侧多见。髂 - 股静脉是下肢静脉回流的主要通道，一旦形成血栓，临床表现十分明显。主要表现为起病急骤，臀部以下肿胀明显，髂窝、股三角区有疼痛和压痛（深静脉走向压痛），患侧下肢、腹股沟及腹壁浅静脉怒张，皮肤温度升高。血栓可向上延伸至下腔静脉，向下可累及整个下肢深静脉，成为混合型。血栓脱落可导致肺动脉栓塞，威胁病人生命。

（2）周围型：也称小腿（肌肉）静脉丛血栓形成。血栓形成后，因血栓局限，一般不影响主干静脉回流，起病隐匿，多数症状较轻，临床上常被忽视，约 50% 的病人可无异常表现，因而容易误诊。经治疗多数可消融或机化，也可自溶。少数未治疗或治疗不当，可向大腿扩展而成为混合

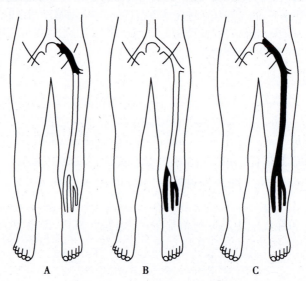

图 5-14　下肢深静脉血栓的分型
A. 中央型。B. 周围型。C. 混合型。

型。小栓子脱落可引起轻度肺动脉栓塞。临床上主要表现为小腿疼痛和轻度肿胀，活动受限。

（3）混合型：即全下肢深静脉及肌肉静脉丛内均有血栓形成。可以由周围型扩展而来，开始症状较轻未引起注意，以后肿胀平面逐渐上升，直至全下肢水肿时被发现。因此，出现临床表现与血栓形成的时间不一致。也可以由中央型向下扩展所致，其临床表现不易与中央型鉴别。主要临床表现为：全下肢肿胀明显、疼痛，股三角、腘窝、小腿肌层都可有压痛，常伴有体温升高和脉率加速；病情继续发展，肢体极度肿胀，可压迫下肢动脉，影响下肢血供，表现为足背及胫后动脉搏动消失，小腿和足背有水疱出现，皮温显著降低，呈现青紫色，这一阶段称股青肿，如不及时处理可发生静脉性坏疽。

3. 症状和体征

（1）患肢肿胀：这是下肢静脉血栓形成后最常见的症状，皮色泛红，皮温较健侧高。肿胀的发展程度，须依据每日用卷带尺精确测量，并与健侧下肢对照粗细才可靠，单纯依靠肉眼观察是不可靠的。

（2）疼痛和压痛：约51%的下肢DVT病人有肢体疼痛症状，常见于发生静脉血栓的部位。疼痛的原因主要有两方面：①血栓在静脉内引起炎症反应，使患肢局部产生持续性疼痛；②血栓堵塞静脉，使下肢静脉回流受阻，患侧肢体胀痛，直立时疼痛加重。压痛主要局限在静脉血栓产生炎症反应的部位。

（3）浅静脉曲张：下肢DVT发病1～2周后可出现浅静脉曲张。浅静脉曲张属于代偿性反应，当主干静脉堵塞后，下肢静脉血通过浅静脉回流，浅静脉代偿性扩张。因此，在急性期一般不明显，是下肢静脉血栓后遗症的一个表现。

（4）股青肿（phlegmasia cerulea dolens）：下肢DVT广泛累及肌肉内静脉丛时，由于髂-股静脉及其侧支全部被血栓阻塞、组织张力极度增高，致使下肢动脉痉挛，肢体缺血甚至坏死。临床上表现为疼痛剧烈，患肢皮肤发亮，伴有水疱或血疱，皮色呈青紫色，称为疼痛性股青肿，提示患肢深浅静脉广泛性血栓形成，出现在约6%的DVT病人中。

（5）股白肿（phlegmasia alba dolens）：当下肢深静脉急性栓塞时，下肢水肿在数小时内达到最高程度，肿胀呈可凹性及高张力，阻塞主要发生在股静脉系统内。当合并感染时，刺激动脉持续痉挛，可见全肢体的肿胀、皮肤苍白及皮下网状的小静脉扩张，称为疼痛性股白肿。

股青肿和股白肿较少见，是一种紧急状况，需紧急手术方能挽救患肢。

（6）血栓脱落可引起肺动脉栓塞的表现。后期血栓机化，常遗留静脉功能不全，出现浅静脉曲张、色素沉着、溃疡、肿胀等血栓后综合征（PTS）症状。

（三）预防和内科治疗

下肢深静脉血栓形成与静脉血管损伤、长期卧床、血液高凝状态关系最为密切，因此，给予抗凝药物、鼓励病人做下肢的主动运动和早期下床活动，是主要的预防措施。

1. 一般处理　卧床休息，抬高患肢。急性期过后起床活动时，应穿弹力袜。

2. 抗凝治疗　普通肝素或低分子量肝素抗凝治疗，随着新型口服抗凝药如利伐沙班等的推广使用，抗凝治疗的安全性及有效性得到了大幅提升。

3. 药物溶栓　溶栓治疗可减轻症状，但血栓很少能完全溶解，而且出血风险较大，所以下肢DVT病人溶栓应综合考虑效益与风险。疼痛性股青肿是静脉溶栓治疗的明确适应证，如不立即治疗，广泛的静脉血栓可危及动脉和丧失肢体。

（四）介入治疗

下肢DVT实施介入治疗应从安全性、时效性、综合性和长期性等四方面考虑。①安全性：在对可能引发肺栓塞的下肢DVT作介入治疗前置入腔静脉滤器（滤器内容见相关章节），可有效预防肺动脉栓塞。采用机械性血栓清除、介入性药物溶栓，可明显降低抗凝剂和溶栓剂的用量，减少内脏出血并发症。②时效性：下肢DVT一旦明确诊断，应尽快做介入处理，以缩短病程，提高管腔完全再通率,避免或减少静脉瓣膜粘连,降低瓣膜功能不全、血栓复发的发生率,尽量阻止病程进入慢性期。③综合性:常采用几种介入方法综合治疗下肢 DVT。如在介入性药物溶栓的基础上,可采用导管抽吸、机械消融等机械性血栓清除;对伴有髂静脉受压综合征或伴有髂静脉闭塞的下肢深静脉血栓形成者,可结合球囊扩张和支架植入术,以迅速恢复血流。④长期性:在综合性介入治疗后,应继续抗凝或抗血小板治疗 6 个月以上,定期随访、复查,以减少 DVT 的复发。

1. 介入性溶栓取栓术

(1)适应证与禁忌证

1)适应证:包括急性期下肢 DVT、亚急性期下肢 DVT 和下肢 DVT 慢性期或后遗症期急性发作。

2)禁忌证:包括伴有脑出血、消化道及其他内脏出血者;患肢伴有较严重感染;急性期髂 - 股静脉或全下肢深静脉血栓形成,血管腔内有大量游离血栓而未行下腔静脉滤器植入术者。

(2)方法

1)选择入路:对局限于股静脉中、上段的急性血栓,可经腘静脉穿刺,顺行插管至血栓处行介入溶栓取栓;也可经颈静脉穿刺入路逆行下肢静脉溶栓取栓。对全下肢深静脉急性血栓形成,也可经健侧股动脉插管至患侧髂 - 股动脉内行动脉途径溶栓。

2)操作步骤:以腘静脉入路为例。超声引导下穿刺患肢腘静脉,置入导管鞘,插入溶栓导管至股静脉中、上段血栓内,根据血栓病变情况采取溶栓、取栓或两者结合治疗。

2. 静脉腔内成形术(PTA)与支架置入术

(1)静脉腔内成形术(PTA)的适应证与禁忌证

1)适应证:不伴有血栓的髂 - 股静脉重度受压;经介入性溶栓取栓后遗留的髂静脉重度狭窄、闭塞;股静脉形态、血流正常时的股总静脉重度狭窄;DVT 慢性期短段股静脉重度狭窄。

2)禁忌证:股静脉长段狭窄、闭塞;不准备植入支架的髂静脉狭窄、闭塞。

(2)支架植入术的适应证与禁忌证

1)适应证:髂静脉中等程度以上受压、髂静脉重度狭窄、闭塞,单纯 PTA 不成功;股总静脉重度狭窄行 PTA 失败(需选择可跨关节使用的支架)。

2)禁忌证:目前下肢静脉支架植入没有绝对禁忌证,通常认为股浅静脉远端不适合支架植入。

3. 介入操作注意事项 下肢 DVT 经介入溶栓、取栓或球囊扩张术后管腔通畅、管壁光滑、腔内对比剂密度均匀及无明显残留狭窄时,无需行支架植入。支架通常植于髂静脉和股总静脉内,股浅静脉以远瓣膜较多,不宜植入支架,以减少 PTS 的发生。跨髂关节支架需谨慎选用。植入支架的直径应大于邻近正常静脉管径 2~3mm,长度应足以完全覆盖狭窄段。当病变累及髂总静脉汇合处时,支架近心端应伸入下腔静脉内 3mm 左右。长段病变应尽可能使用长支架,减少重叠。支架植入术中应维持足量的肝素化,支架植入后口服抗凝或抗血小板治疗至少 6 个月。术后 1、3、6、12 个月造影或多普勒超声复查支架通畅情况,以后每年复查一次。

4. 并发症及处理

(1)局部出血:发生在腘静脉或股动脉穿刺点处,以后者居多,主要与肢体活动、使用抗凝药物、溶栓剂有关。更换敷料、重新加压包扎后出血即可停止。

(2)感染:穿刺点局部感染在保留导管的病例中较为常见。定期换药,尽早拔除导管可使感染较易控制。留置导管期间常规使用抗生素,可有效地防止全身感染的发生。

(3)内脏出血与脑出血:溶栓及抗凝治疗最常见的副作用是出血,发生率达 12%~45%,出血与用药剂量、用药方式和用药时间有关。当有出血表现时应停用抗凝或溶栓治疗,必要时输注新鲜血浆以补充凝血因子。

(4)肺栓塞:多为下肢深静脉血栓脱落,置入下腔静脉滤器及充分抗凝治疗是关键。

（5）下腔静脉阻塞：多因为滤器内血栓、滤器移位等导致，可采取局部溶栓、外科手术滤器取出等方法，若无法耐受手术治疗，可采取积极抗凝治疗。

（6）下肢深静脉血栓及肺栓塞复发：术后抗凝方案及疗程管理不到位，充分及有效地抗凝治疗是防止 VTE 复发的关键。

二、肺动脉栓塞

（一）概述

肺动脉栓塞（pulmonary embolism，PE）是指内源性栓子阻塞肺动脉或其分支引起的肺循环障碍的临床病理生理综合征。PE 并发肺内出血或坏死者称为肺梗死。PE 的栓子种类包括血栓、脂肪、羊水、空气、瘤栓和感染性栓子等，其中 99% 是血栓性质的，也称为肺血栓栓塞症（pulmonary thromboembolism，PTE）。PTE 是 PE 最常见类型，深静脉血栓形成（DVT）和 PTE 在发病机制上存在相互关联，是同一种疾病病程中两个不同阶段的不同临床表现，因此把它们作为整体理解，通称为静脉血栓栓塞症（venous thromboembolism，VTE）。

肺动脉 CTA 是诊断 PTE 的常用手段。肺动脉造影虽然有创但仍是金标准，同时还能进行碎栓、取栓治疗。

（二）临床表现与诊断

1. 临床表现 急性 PTE 是 VTE 最严重的表现，其症状多种多样，无特异性。病人症状多不典型，可从 1~2 段肺动脉栓塞引起的呼吸急促和憋气（近 7% 病人可无症状）到十几个段肺动脉栓塞引起的急性肺源性心脏病、右心功能衰竭和休克，甚至猝死。诊断肺栓塞的"三联征"（呼吸困难、胸痛和咯血）同时存在者仅占 20% 左右，故单纯依靠"三联征"作为 PTE 的鉴别诊断标准将会造成很大一部分病人漏诊。但如果病人同时存在呼吸困难和胸痛，PTE 临床诊断的可能性明显增加。

按照急性 PTE 的临床表现可分为以下四种类型。

（1）肺梗死（肺出血）型：突发胸膜炎性胸痛、咯血和呼吸困难，有胸膜摩擦音或胸腔积液，多见于周围段肺动脉栓塞者。

（2）"不能解释"的呼吸困难型：呼吸困难和气促，活动后加重，由较小面积肺动脉和血栓栓塞引起，可能是肺泡无效腔增加的唯一临床表现，此型较常见。

（3）急性肺源性心脏病：突然呼吸困难，发绀，有颈静脉怒张、肝脏肿痛、下肢水肿等右心衰竭表现，多见于 2 个以上肺叶动脉栓塞或肺动脉广泛栓塞者。

（4）休克型：晕厥、低血压或休克和心绞痛样胸痛，严重者可猝死，多见于大面积肺栓塞病人。

另外因肺动脉高压使卵圆孔开放，静脉血栓可经卵圆孔进入体循环发生矛盾性（动脉）栓塞（对年轻或不明原因发生脑卒中病人应想到发生矛盾性栓塞可能），但此种类型临床少见。

2. 诊断 诊断 PTE 的常用辅助检查如下。

（1）血浆 D- 二聚体（D-Dimer，DD）测定：如血浆 DD 没有增高，可除外急性 PTE-DVT 的存在，无需再做进一步影像学检查。

（2）动脉血气分析（arterial blood gas，ABG）和肺功能检查：由于呼吸功能不全和代偿性过度通气，约 80% 急性 PTE 病人表现为肺泡 - 动脉血氧分压差增大，动脉血氧分压和血二氧化碳分压降低。如果动脉血氧分压和血二氧化碳分压都正常有助于排除较大面积的急性 PTE。

（3）心电图（ECG）：ECG 有右心室负荷增加的征象对 PTE 诊断有提示作用，可与急性心肌梗死相鉴别。

（4）特异性检查：① CT 肺动脉造影（CTPA），CTPA 属解剖显像，敏感性和特异性高，成为最常用的急性 PTE 确诊手段和非大面积急性 PTE 首选检查。②核素肺通气 / 灌注显像（V/Q），肺 V/Q 显像属无创检查，病人易接受，放射剂量小，对段或亚段肺动脉栓塞的诊断有独到价值。

③磁共振肺动脉造影（MRPA），肺动脉内较高信号强度，可直接显示肺动脉内栓子；Gd-DTPA 增强 MRPA 有利于观察外周肺动脉栓子。④肺动脉造影（PAA），PAA 属有创性检查，诊断 PTE 的敏感性 94%，特异性 96%，是诊断 PTE 的"金标准"。直接征象有肺动脉内对比剂充盈缺损，伴或不伴往复轨道征的血流阻断；间接征象有肺动脉对比剂流动缓慢，局部低灌注，静脉回流延迟。

（三）治疗

肺动脉栓塞治疗手段有四种：内科抗凝、溶栓治疗、外科手术切除和介入经导管血栓清除。在肺动脉血栓治疗所有手段中，肝素化治疗十分重要，因为有助于血栓的稳定，防止血栓的再发展和扩大。由于介入手术创伤小，治疗效果稳定，而且可以反复治疗，同时加上内科药物辅助治疗，肺动脉血栓导管清除术是治疗急性大面积肺动脉栓塞的发展趋势之一。

1. 抗凝治疗　如无抗凝治疗禁忌证，对于不伴肺动脉高压及血流动力学障碍的急性 PTE 和非近端肢体 DVT，临床或实验室检查高度疑诊 PTE 而尚未确诊者，或已经确诊 DVT 但尚未治疗者，均应立即开始抗凝治疗，同时行进一步的确诊检查。临床常用的抗凝药物主要包括普通肝素、低分子量肝素和香豆素衍生物以及新型口服抗凝药。

2. 溶栓治疗　对于大面积和具有血流动力学改变的次大面积肺栓塞病人，溶栓治疗是最佳选择。溶栓治疗可迅速溶解部分或全部血栓，恢复肺组织再灌注，减少肺动脉阻力，降低肺动脉压，改善右室功能，改善机体氧合，降低肺栓塞病人的病死率和复发率。

3. 介入治疗

（1）适应证与禁忌证

1）适应证：不能接受系统溶栓或系统溶栓失败的具有肺动脉再通指征的肺栓塞病人，尤其是血流动力学不稳定的高危肺栓塞病人；有全身抗凝禁忌的病人。

2）禁忌证：同系统性溶栓禁忌证；血流动力学不稳定的高危肺栓塞病人在急救时无绝对禁忌证。

（2）手术操作

1）肺动脉造影及测压：肺动脉造影可以明确肺动脉血栓的大小、位置和形态，从而确定采用何种血栓清除方法。分别经上或下腔静脉进入右心房，再经右心室流入道将导管置入右心室流出道或肺动脉主干造影，肺动脉血栓的直接征象为肺动脉血栓阻塞部位的对比剂充盈缺损；间接征象为肺动脉不规则截断、栓塞部相应肺组织供血不足、肺动脉血流缓慢，肺动脉血管呈枯树枝状。

2）肺动脉血栓的导管内清除：肺动脉血栓物理性清除因器材的不同而异，大致分为以下三个阶段：将肺动脉血栓清除导管置于血栓处；实施肺动脉血栓清除；血栓切除后的留管溶栓。

3）术后处理：肺动脉血栓清除后除常规介入治疗的术后处理外，还必须密切注意观察呼吸、心率和氧分压、中心静脉压的改变。

4. 疗效评价　肺动脉血栓清除的疗效评价标准应包括临床标准和影像学标准。临床标准包括临床症状、体征和生化、血气实验室检查结果，影像学标准包括血管超声、CTA 和 MRA 的结果。应将二者有机结合起来以正确评价疗效。

三、下腔静脉滤器的置放与回收

（一）概述

下腔静脉滤器（inferior vena cava filter）置放术是近三十年来不断成熟和完善起来的一种预防肺动脉栓塞的介入放射学技术。它是利用介入放射学的经皮静脉穿刺、引入导丝、导管等一系列技术，将一种能够滤住血栓的特殊装置放置于下腔静脉内，使血栓不能随静脉回流至右心造成肺动脉栓塞。肺动脉栓塞大多数是由于下肢及盆腔的深部静脉血栓脱落造成的，是常见的致死原因之一，因此预防尤为重要。及时、准确地放置下腔静脉滤器，可起到有效预防作用。随着介入放射学技术的进步,尤其是下腔静脉滤器装置的不断改进和完善,该技术被越来越广泛地用于临床。

(二)腔静脉滤器的选择

良好的滤器应具备以下特点:滤器的综合投影面积小(对血流阻力低);容易释放;生物相容性好;弹性好,抗腐蚀性好;无促凝血作用;无铁磁性;可回收(放置后一段时间经微创方法取出体外);维持腔静脉完全开放;放置后不再发肺动脉栓塞;不损伤下腔静脉;不会移位。

关于下腔静脉滤器的临床应用结果已有很多报告。不同类型的滤器没有很大的疗效差别,一般而言,腔静脉维持通畅率为90%左右,肺动脉栓塞复发率低于10%。至今尚未见多中心的、随机的前瞻性研究。各种滤器的应用中都存在移位等并发症,但发生率较低,临床上可以接受。

基于以上理由,滤器的选择很大程度上取决于个人经验,但也有必须遵守的原则:不同的滤器有不同的放置途径,应按不同滤器规定的途径操作,确定下腔静脉直径。目前为止,除个别滤器外,普通滤器只适合直径28mm以下的腔静脉。因永久性下腔静脉滤器存在大量短期和长期的并发症,包括感染、损伤的动静脉瘘、肠瘘、腔静脉闭塞等,因此可回收滤器既可以在PE风险高发时给病人以保护,又可以在PE风险可控时及时回收以减少远期并发症。但可回收滤器在体内放置的时间窗较短,时间过长则会因倒钩引发内皮化问题使滤器与血管壁黏为一体而不易取出。

(三)临床应用

腔静脉滤器放置的应用历来争议较多。临床上不推荐常规应用滤器,滤器的放置应该严格遵循相应的适应证与应用指南。

1. 适应证

(1)对于下腔静脉、髂静脉及下肢静脉有游离血栓,血栓可能脱落造成肺栓塞的病人,尤其是抗凝治疗无效或无法接受抗凝治疗者。

(2)无论是否抗凝治疗,仍反复发作肺栓塞。

(3)外科手术前,疑有深静脉血栓形成者,可放置临时或可回收滤器。

2. 禁忌证

(1)心、肝、肾等脏器功能严重障碍者。

(2)腔静脉解剖异常无滤器置入位置。

(3)腔静脉内充满血栓。

(4)腔静脉慢性闭塞。

(5)腔静脉无入路。

(6)无法纠正的严重凝血异常、菌血症或未经治疗的感染。

(四)介入操作方法与注意事项

1. 术前准备

(1)病人准备:血常规、出凝血时间测定等常规检查。

(2)药品及器械准备:①多侧孔造影导管;②0.035～0.038in的各型导丝;③适合的下腔静脉滤器及输送装置;④心电监护装置;⑤肝素12 500U;⑥离子型或非离子型对比剂。

2. 下腔静脉造影　经皮右颈内静脉或股静脉穿刺,导入导管鞘。经导管鞘送入带侧孔造影导管。放置滤器前必须做一次完整的腔静脉造影,这不仅可以了解下腔静脉直径等信息,还可能获得一些造影前未了解的重要信息。

3. 置入下腔静脉滤器

(1)入路:根据具体情况选择股静脉、右颈静脉或肘前静脉。如果髂静脉、股静脉有栓子(充盈缺损),应改用健侧股静脉或经颈静脉途径。

(2)引入输送装置:因各种下腔静脉滤器的输送装置、形状大小及结构均不相同,需根据不同的操作程序，经导管鞘将滤器送入预定位置。

（3）释放滤器：腔静脉滤器准确到位后予以释放，撤出输送装置及导管鞘，立即摄取腹部平片，以观察滤器的位置等情况。滤器放置完成后，还应重复腔静脉造影作为资料保留，以利于今后比较，判定有无移位等发生。

4. 滤器回收 目前可回收滤器的取出途径有经股静脉及颈静脉两种。无论何种方式，均需行下腔静脉造影，以明确滤器内有无血栓、滤器位置及形态，再通过专用的滤器回收装置或鹅颈抓捕器套取滤器顶部的小钩，直至完整取出滤器。术后应再次行腔静脉造影，明确有无腔静脉损伤，如破裂穿孔、血管夹层、局部狭窄等，同时也应注意病人有无腰腹痛等症状。

5. 术后处理及并发症处理

（1）术后一般处理：①病人卧床12h，注意静脉穿刺部位有无渗血；②颈内静脉穿刺入路者，应注意观察有无气胸并及时处理；③术后1周摄取腹部平片，了解滤过器位置。如永久滤器，则6个月复查一次，以后每年复查一次。如使用可回收滤器，则尽可能在规定时间内取出滤器。

（2）并发症：①再发肺动脉栓塞：大多数由于滤过器功能失常或侧支血管中有大的栓子所致；②滤器移位是最常见的并发症之一。③滤器未打开或非对称性打开；④腔静脉阻塞；⑤大静脉穿孔或动静脉瘘。针对滤器移位、张开不良等，可考虑介入取出或外科手术取出；针对腔静脉阻塞，多为血栓闭塞为主，若导致下肢及腹部静脉回流障碍，可局部溶栓取栓，或外科转流。若临床症状体征不明显，可予充分抗凝治疗；针对腔静脉穿孔、动静脉瘘，可予外科手术修补。

（王　峰）

第五节　淋　巴　漏

一、概　　述

淋巴管是静脉之外组织间液回流至中心静脉的另一管道系统。收集右上半身淋巴的右淋巴导管注入右静脉角。收集下肢、腹盆部成对脏器淋巴的左、右腰干与收集腹部不成对脏器淋巴的肠干和肝淋巴管汇合成梭形膨大的乳糜池，是胸导管的起始部，注入左静脉角，注入静脉角前还接纳了左上半身的淋巴干。胸导管是全身最粗大的淋巴管道，收集了全身3/4以上的淋巴，特别是消化系统的淋巴流量较大，富含脂肪、蛋白质等营养物质，为乳糜液（chylous）。由于淋巴管道的损伤，致淋巴液漏出于淋巴系统之外称为淋巴漏（lymphorrhea），其将严重影响病人生存质量甚至威胁生命。介入治疗已发展成为淋巴漏的重要诊治方法。

二、病因及临床表现

淋巴漏多并发于医源性损伤。由于电刀、超声刀等的广泛使用和淋巴结清扫术、肿瘤根治术等大面积创伤性手术的开展，淋巴漏的发生率有所增加。肠干、乳糜池、胸导管等损伤的漏出液为乳糜液；肝淋巴管的漏出液蛋白含量高容易凝固；其他淋巴管道漏出液为清亮的淋巴液。淋巴漏的量常较大，每日数百至数千甚至上万毫升，可引起电解质紊乱、脱水、营养耗竭、免疫低下等，胸腹腔积液增多还会导致呼吸困难，乳糜胸死亡率达10%～50%。

三、诊　　断

淋巴造影（lymphangiography）是明确淋巴管道系统解剖及对淋巴漏进行诊断的"金标准"，也是淋巴漏介入治疗的基础。淋巴回流缓慢，对比剂选用碘化油，更易发现渗漏点。以往的足背淋巴造影成功率低已很少使用。淋巴造影的方法有多种（图5-15）。

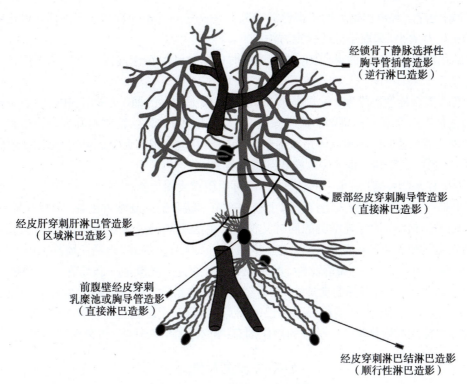

经锁骨下静脉选择性
胸导管插管造影
（逆行淋巴造影）

腰部经皮穿刺胸导管造影
（直接淋巴造影）

经皮肝穿刺肝淋巴管造影
（区域淋巴造影）

前腹壁经皮穿刺
乳糜池或胸导管造影
（直接淋巴造影）

经皮穿刺淋巴结淋巴造影
（顺行性淋巴造影）

图 5-15　淋巴造影方法示意图

1. 经皮穿刺淋巴结淋巴造影　为顺行淋巴造影。是在超声的引导下穿刺腹股沟淋巴结注入碘化油，可很快观察到碘化油汇入到盆腔淋巴干，经腰干向乳糜池汇聚并向上显示胸导管。顺行淋巴造影简单、微创、耗时短、成功率高达 90% 以上、并发症很少，有很好的临床价值。

2. 经皮穿刺乳糜池或胸导管造影　为直接淋巴造影。在顺行淋巴造影的基础上，明确了乳糜池和胸导管的位置及解剖类型后，立即在碘化油显示的影像指引下，对乳糜池或胸导管进行穿刺，引入微导丝、微导管进行造影。有两种入路：由前腹壁穿刺乳糜池或腹段胸导管，为常用方法；不能经腹入路时，可经腰脊柱旁穿刺胸导管，注意避免损伤主动脉。

3. 经锁骨下静脉选择性胸导管插管造影　为逆行淋巴造影。对不能直接和顺行造影或观察不清者，经选择性锁骨下静脉插管引入微导管超选择性插入胸导管造影。由于胸导管的静脉角开口有瓣膜封闭，行锁骨下静脉造影不能显示胸导管，胸导管插管是有难度的操作。可在 MR 水成像淋巴造影等基础上，判断胸导管在静脉角的开口位置及走行方向，提高胸导管插管的成功率。

4. 经皮肝穿刺肝淋巴管造影　属区域淋巴造影，是观察肝淋巴漏仅有的诊断方法。肝脏产生胸导管淋巴液的 25%～50%，深层肝淋巴管为门静脉周围淋巴管丛，占肝淋巴引流的 80%，是肝淋巴管造影的穿刺目标。经皮肝穿刺门静脉右支后边缓慢退针边注射少量碘化油，直至纤细串珠样肝淋巴管显影。

四、介 入 治 疗

淋巴漏保守治疗难以生效。以往用外科手术结扎渗漏淋巴管，但漏点常难以寻找，填塞压迫缝合效果也很差。介入治疗取得了很好的效果。

1. 基础治疗　下游加强引流：对胸、腹腔及渗漏点淋巴积液充分引流，有利于缓解症状，促进创面及小淋巴漏愈合。上游减少乳糜液：禁食或低脂低蛋白饮食，减少肠道乳糜液的产生，可使用生长抑素等抑制胃肠道功能。支持治疗：加强静脉营养，纠正水电解质紊乱及低蛋白血症。

2. 栓塞治疗 经淋巴造影明确淋巴漏诊断并在其导向下微导管超选择性插入淋巴管，根据淋巴漏的部位及大小，采取不同的栓塞方法。

（1）碘化油栓塞：对小的淋巴漏，淋巴造影时的碘化油可在渗漏区小淋巴管内滞留，起到栓塞治疗作用。

（2）液体聚合栓塞剂栓塞：对乳糜池、胸导管等较大的淋巴漏，常采用 NBCA、Onyx 等进行栓塞。须透视下严密观察栓塞剂的流动弥散，控制好栓塞的部位、范围和程度，栓塞漏口和引流向漏口的淋巴管，避免误栓和反流造成滞管。当微导管进入困难而穿刺针可到达注射液体栓塞剂的位置时，也可经穿刺针直接注入栓塞剂进行栓塞。

（3）固体栓塞物栓塞：对单一的较大漏口，可用微弹簧圈栓塞。

3. 胸导管内覆膜支架置入治疗 对于较大或范围较长的胸导管淋巴漏，可行胸导管内覆膜支架植入隔绝漏口，在治疗乳糜胸的同时又保留了淋巴引流的正常生理途径。可通过经腹入路经皮穿刺乳糜池插入微导丝至胸导管，进一步顺行插入锁骨下静脉，再经左臂静脉插入长鞘送入圈套器，捕获微导丝，引出左臂静脉外，形成微导丝经腹部—乳糜池—胸导管—左锁骨下静脉—左上臂的贯通通路，具有很强的支撑性，然后经左上臂静脉导入覆膜支架植入胸导管内。

4. 硬化治疗 对于无法明确显示淋巴渗漏点、微导管无法到达栓塞靶区等情况时，可对渗漏区域进行直接注射硬化治疗。使用的硬化剂有：无水乙醇、聚桂醇、溶链菌制剂等。

五、并发症及处理

1. 淋巴回流障碍 下肢及生殖器淋巴水肿：随着经足背淋巴造影被取代，此类并发症明显减少减轻。慢性腹泻：可能与蛋白质及脂肪在消化道吸收障碍而从肠道大量丢失，引起倾倒综合征和蛋白质丢失性肠病有关。应加强静脉营养，促进淋巴侧支回流，调整胃肠功能等治疗。

2. 误栓 主要是肺栓塞，栓塞剂通过胸导管进入静脉系统，回流入肺动脉引起。肺动脉主干及大分支的栓塞应及时处理。肺栓塞重在预防，要点是配制恰当的栓塞剂浓度，控制注入速度和栓塞范围，严格避免栓塞剂流入静脉系统。

3. 感染、出血和器官损伤等 重视预防，及时发现，积极处理。

六、疗 效 评 价

淋巴漏的临床后果严重，以往治疗困难，如标准的胸导管外科结扎术并发症发生率和死亡率分别约为 38% 和 2.1%。介入治疗微创、安全、有效，已成为淋巴漏治疗的首选方法，胸导管栓塞的临床成功率可达 50%~100%，并发症发生率约 2.4%。随着经验的积累以及 MR 水成像淋巴造影、核素成像淋巴造影以及超声、CT 等无创淋巴造影的应用，可以为淋巴管道造影及介入治疗提供可靠的导向依据，进一步提高介入治疗淋巴漏的成功率及安全性。

（赵 卫）

第六章　神经系统疾病的介入治疗

神经血管系统疾病的介入治疗学称为神经介入治疗学，它是在数字减影血管造影（DSA）系统的支持下，采用血管内导管操作技术，通过选择性造影、栓塞、扩张成形、机械清除及药物递送等具体方法，对人体神经血管系统的病变进行诊断和治疗的一门学科。它运用新兴的微创临床技术，为许多脑与脊髓血管疾病的治疗开辟了新的思路和途径，既可以独立解决许多脑血管疾病，又可以和传统的开放手术、放射治疗等巧妙结合，使原来无法或难以治疗的疾病得到满意疗效。随着对许多疾病认识的深入和理念的更新，神经介入治疗学在脑血管病治疗中的地位越来越高，目前已经成为一个热门学科，并且得到了快速的发展和普及。

第一节　缺血性脑血管病

一、脑缺血的基础与临床表现

脑卒中（stroke）是指急性脑循环障碍所致的局部或全脑性功能缺损综合征。脑卒中分为缺血性卒中（ischemic stroke）和出血性卒中（hemorrhagic stroke）。缺血性卒中的发生与多种因素有关。动脉粥样硬化（atherosclerosis）是脑动脉狭窄的常见病因。动脉硬化的过程是隐匿的，其危险因素包括年龄、性别、种族、高血压、高血脂、糖尿病、吸烟及高同型半胱氨酸血症等。

（一）病因

脑缺血与许多因素有关，其病因可以是单一的，也可以由多种因素联合所致。常见的病因包括以下几类。

1. 脑动脉狭窄或闭塞　动脉粥样硬化是引起脑动脉狭窄或闭塞的主要原因。一般认为管腔面积减少超过80%可以使血流量减少。

2. 脑动脉栓塞　动脉粥样硬化斑块除了可以造成动脉狭窄外，斑块表面的血栓及胆固醇碎片可以随着血流栓塞远端动脉，造成脑动脉栓塞（动脉-动脉性栓塞）。心源性栓子也可以造成脑栓塞。

3. 血流动力学变化　低血压可以导致脑灌注压降低，导致脑缺血。如果存在严重的脑动脉狭窄或闭塞，轻度的血压降低也可以引发脑缺血。

4. 血液性因素　如高凝状态、红细胞增多症等引起血液黏稠度增高的疾病均可以发生脑缺血。

（二）病理生理

脑组织只占全身体重的2%，血流量却占心输出量的15%，耗氧量占全身耗氧量的20%～30%。在静息状态下脑血流（CBF）为50～55ml/（100g·min）。当CBF降到20ml/（100g·min）以下时脑组织就会发生缺氧。在缺血的中心区域，血流量很少，如果不迅速恢复供血，则很快就会发生脑梗死。在梗死灶的边缘，由于邻近侧支循环的灌注，因此存在一个无神经功能但神经细胞仍然存活的缺血区，称为缺血半暗带（ischemic penumbra）。如果在一定时间内提高缺血区域的CBF，就有可能使神经功能恢复。

（三）临床表现

1. 短暂性脑缺血发作　短暂性脑缺血发作（transient ischemic attack，TIA）为缺血引起的短暂性神经功能缺失，在 24h 内完全恢复。一般是突然发作，持续时间不到 10～15min，有的可持续数小时，主要原因为动脉狭窄或微栓塞。

颈动脉系统 TIA 表现为一侧肢体无力，感觉障碍，可伴有失语及偏盲，持续 3～5min。椎 - 基动脉系统 TIA 的最常见症状是眩晕，还可出现复视、同向偏盲、皮质性失语、构音困难、共济失调、偏瘫及感觉障碍等症状。

2. 可逆性缺血性神经功能缺失　是一种局限性神经功能缺失，持续时间超过 24h，3 周内完全恢复，脑内可发现小的梗死病灶。神经系统检查可发现阳性局灶性神经缺失体征。

3. 进行性卒中　缺血症状逐渐加重，超过 6h 才达到高峰，有的在 1～2d 内才完成其发展过程，脑内有梗死灶存在。

4. 完全性卒中　发展迅速，发病后数分钟至 1h 内达到高峰，最迟不超过 6h。

（四）影像学诊断

影像学检查在 TIA 的诊断和评价中具有重要价值。彩色多普勒超声可以发现颈动脉或椎动脉狭窄或闭塞。CT 平扫可快速鉴别缺血性和出血性脑血管病，为紧急管理决策提供必要的信息。CT 血管成像（CT angiography，CTA）及磁共振血管成像（MR angiography，MRA）能显示颅内外动脉的形态变化，评估血管狭窄程度及范围。CT 及 MR 灌注成像可以显示脑组织灌注异常。

脑血管造影（DSA）是有创的检查方法，是了解脑血管情况的金标准，不仅可以动态、全面地了解血流情况，还可以了解侧支代偿及 Willis 环的情况，准确计算狭窄程度，同时还可以了解介入治疗的入路情况。对于有严重出血倾向、碘过敏、严重心肺功能不全、肾功能不全的病人不宜行脑血管造影。

（五）治疗方法

1. 危险因素的干预　对于大动脉性 TIA 的病人，血压应比正常血压略高，以保证足够的脑灌注压。戒烟、戒酒、控制血糖及血脂，适当体育锻炼。对于高同型半胱氨酸血症的病人口服维生素 B_6、维生素 B_{12} 和叶酸治疗。

2. 药物治疗　口服阿司匹林或氯吡格雷可以预防卒中的发生。对于腔隙性 TIA 的病人建议给予抗血小板聚集、抗高血压治疗。对于心源性栓塞的病人可以口服华法林或利伐沙班抗凝治疗。

3. 外科手术治疗　对于颅外段颈动脉狭窄可进行颈动脉内膜剥脱术（carotid endarterectomy，CEA）治疗。CEA 可以使颈动脉狭窄病人年卒中率降低。颈部手术或放疗后锁骨下动脉、无名动脉、椎动脉狭窄可进行动脉旁路移植手术，但是手术难度大，并发症发生率高，椎动脉旁路移植手术的并发症高达 34%，故临床上很少应用。

4. 血管腔内治疗　脑动脉成形术创伤小，疗效满意。对于颅外段颈动脉狭窄，颈动脉支架成形术（carotid artery stenting，CAS）取得了与 CEA 同样的疗效。对于合并对侧颈动脉闭塞，合并锁骨下动脉或椎动脉严重狭窄，合并串行狭窄病变，严重高血压、糖尿病、冠心病、肾衰竭以及外科内膜剥脱术后再狭窄的病人，更适宜选择 CAS 进行治疗。颅内动脉支架成形术可以降低脑缺血的风险。

二、器　材

1. 导管和导丝　导管包括造影导管、导引导管和微导管等。造影时应用造影导管，导引导管内可通过微导管，可以为微导管提供良好的支撑。微导管比普通导管更加纤细，直径分为 0.008in、0.010in、0.014in 及 0.018in 等不同系列。与普通导管相比，微导管更加柔软，可以到达远端血管。可以应用蒸汽将微导管头端塑成不同的形状，以利于微导管的超选择插管。导丝分为普通导丝及微导丝。普通导丝可以导引造影导管或导引导管到达目标血管。微导丝可以导引微导管到达目标血管。

2．球囊和支架　球囊的作用是扩张狭窄血管，也可以辅助栓塞宽颈动脉瘤。支架用以开通狭窄或闭塞的血管。

3．脑保护装置　脑保护装置包括保护伞（图 6-1）及球囊保护装置。颈段颈内动脉狭窄支架成形时，术中应当应用保护伞装置或球囊保护装置防止小的斑块脱落导致远端小动脉栓塞。

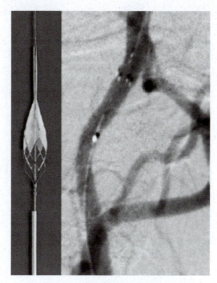

图 6-1　保护伞

三、头颈部动脉狭窄的血管成形术

（一）适应证与禁忌证

1．颈部动脉支架成形术

（1）适应证：①年龄大于 18 岁；②症状性狭窄≥50%；③非症状性狭窄≥70%。

（2）禁忌证：①合并有出血风险的颅内动脉瘤，又不能提前或同时给予治疗者；② 2 周内发生过心肌梗死或大面积脑梗死者；③严重心、肝、肾及肺部疾病；④胃肠道疾病伴有活动性出血；⑤不能控制的高血压；⑥对肝素、阿司匹林或其他抗血小板药物有禁忌者；⑦对比剂以及所用器材过敏；⑧有穿刺部位或全身未能控制的感染。

2．颅内动脉支架成形术

（1）适应证：症状性颅内动脉狭窄药物治疗无效者，可以考虑行支架置入术。非症状性颅内动脉狭窄目前不推荐支架植入治疗。

（2）禁忌证：①严重的神经功能障碍和严重的全身性疾病；②狭窄段呈锐角；③颅内动脉弥漫性狭窄；④动脉炎早期和烟雾病（moyamoya disease）。

（二）操作方法

1．造影　术前掌握病人情况，完善相关检查，复习影像学资料，签署手术知情同意书。双手及穿刺部位消毒，穿刺点处应用利多卡因局部麻醉，一侧股动脉穿刺插管。首先行主动脉弓造影，总体观察有无发育异常以及锁骨下动脉及颈总动脉开口有无狭窄、闭塞。然后进行双侧颈总动脉造影，重点了解颈内动脉起始段及颅内动脉有无狭窄。如果颈内动脉起始段无狭窄，导管可以进入颈内动脉颈段造影，了解远段情况；如果颈内动脉起始段狭窄，导管不应通过狭窄段进入颈内动脉造影，以免造成远段栓塞。再分别进入双侧锁骨下动脉造影，重点了解椎动脉开口处、椎动脉颅内段和基底动脉情况。如果椎动脉开口处无狭窄，导管可以进入椎动脉开口处进行造影，了解远端情况；如果椎动脉开口处狭窄，导管不应通过狭窄段进入椎动脉，以免造成远端栓塞。术毕拔管，加压包扎，防止穿刺点出血，同时也要注意避免包扎过紧，导致下肢缺血。

2. 颅外段颈动脉支架成形术　一般采用自膨式支架。股动脉入路，8F 导引导管到达颈总动脉，路径图下小心将保护伞通过狭窄段，保护伞到达颈内动脉岩段，撤出保护伞外鞘，打开保护伞。如果狭窄明显，支架植入前使用小球囊预扩张。沿保护伞的导丝送入支架，支架应覆盖狭窄段并覆盖狭窄远端及近端正常血管至少 5mm；释放支架，收回保护伞，拔出导管。锥形支架设计用于支架两端的血管直径之间存在明显差异时，支架近心端大小应符合颈总动脉直径，其远端大小应符合颈内动脉直径（图 6-2）。

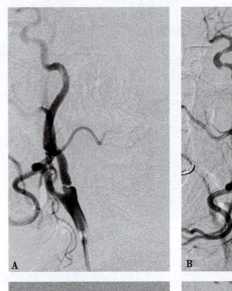
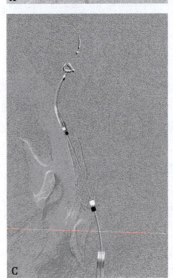
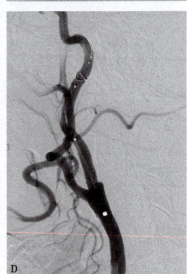

图 6-2　右颈内动脉起始部狭窄锥形支架置入

A. DSA 显示右颈内动脉起始部狭窄。B. 置入保护伞。C. 置入锥形支架。D. 血管成形术后造影显示血流通畅。

3. 颅内动脉狭窄支架成形术　支架植入过程中一般采用全身麻醉，股动脉穿刺插管，送入 6F 导引导管。准确测量狭窄的程度及长度，在路径图下微导丝小心穿过狭窄段，到达远端动脉。使用球囊扩张式支架时，沿导丝送入合适的支架，缓慢扩张球囊，释放支架。如果准备使用自膨式支架，首先要使用合适的球囊预扩张，再植入自膨式支架。支架直径应等于或略小于远端正常血管直径，以防止动脉破裂（图 6-3）。

（三）并发症及处理

CAS 的围手术期卒中及死亡率为 2.1%，1 年的卒中及死亡率为 10%，1 年的支架再狭窄率为 6.3%。颅内动脉支架成形术再狭窄率较高（1 年的再狭窄率为 15.9%），围手术期并发症国外报道发生率较高（约 10%），国内报道约 4%。

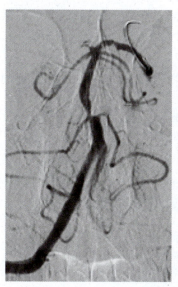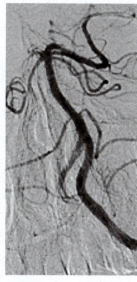

图6-3 基底动脉支架成形

1.穿刺部位损伤 因术前及术后需要抗凝、抗血小板治疗，穿刺点处易出现血肿。应当在术后2～4h，停止肝素化治疗后再拔管，以防止穿刺点血肿。

2.心动过缓及血压下降 支架或球囊压迫颈动脉压力感受器可以导致血压及心率下降。如果血压及心率降低明显，可静脉应用阿托品或多巴胺，直至病人血压及心率恢复。

3.动脉夹层 操作过程中血管损伤可引起动脉夹层。如果出现夹层，可植入支架，以保证动脉血流通畅。

4.过度灌注综合征 由于长期的低灌注，脑的微血液循环系统自动调节功能丧失。狭窄开通后，脑灌注压增加。表现为头痛、恶心、呕吐及意识改变。术中及术后应当对血压进行严格管控。

5.穿支血管闭塞 大脑中动脉及基底动脉支架成形术可能会影响穿支动脉的血流，导致脑梗死。选择直径略小的支架，术后注意抗凝、抗血小板治疗可以降低穿支动脉闭塞的风险。

6.急性血栓形成 多为支架处血栓形成。如果出现血栓形成，可局部溶栓治疗。

7.脑出血 远端小血管损伤致脑出血、脑血肿。如出现，可考虑给予弹簧圈栓塞。

（四）围手术期处理

术前口服阿司匹林及氯吡格雷至少3d。术后联合口服阿司匹林及氯吡格雷至少3个月，以防止血栓形成及支架再狭窄。术后心电监测，注意控制血压，既要防止血压偏低，又要防止血压过高，防止脑出血。

（五）疗效评价

CAS可以降低脑卒中的风险，取得了与颈动脉剥脱术同样的疗效。对于颈动脉内膜剥脱术高危的病人，CAS更具优势。由于CAS创伤较小，适应证更加广泛，疗效肯定，将来可能会成为治疗重度颈动脉狭窄的金标准。椎动脉支架成形术可以安全有效地降低后循环缺血的风险。

四、急性颅内动脉血栓形成的血管内治疗

目前，脑卒中已经成为我国第1位致死原因，每年因脑卒中死亡的人数已超过肿瘤和心血管疾病。急性颅内动脉血栓形成会导致局部脑组织血运减少而发生缺血坏死。病人的预后与血管是否再通密切相关。急性颅内动脉血栓形成血管内治疗的主要目的是要达到梗死区域的血流重建，降低脑缺血的范围，尽可能改善神经功能障碍。对于急性颅内动脉血栓形成的治疗除了静脉溶栓治疗外，还有血管内治疗。自2014年底开始，一系列相关研究相继公布了较为一致的研究结果：在经过筛选的前循环颅内大血管急性闭塞性卒中病人中，6h以内进行机械取栓为主的血

管内治疗可带来明确获益。2015年至今,机械取栓研究在多方面取得了进展,应用多功能影像技术对合适的病人进行筛选,机械取栓时间窗由原来的6h扩展到24h。

(一)适应证

1. 当病人症状发生后6h以内,且病人术前能独立生活,同时症状相对较重,且证实为颅内大血管闭塞,强烈推荐机械取栓治疗。

2. 对于症状发生超过6h但又不满24h的病人,通过影像学评估证实存在缺血半暗带且已坏死脑组织较少,仍可进行机械取栓。

(二)操作方法

1. 麻醉方式 病人能够配合时选择局部麻醉节省时间,如需要可使用清醒镇静。如估计病人若使用清醒镇静在术中配合较差,或由于病人的疾病情况使用清醒镇静剂高危或气道情况高危,应使用全身麻醉。

2. 血管内治疗方法选择

(1)动脉溶栓:对于颅内大血管闭塞,动脉内溶栓的治疗效果尚不明确,颅内远端小血管闭塞可考虑动脉溶栓。

(2)机械取栓:优先使用支架取栓装置进行机械取栓。在完成病变血管及能提供代偿血管的造影后使用球囊导引导管、6F/8F普通导引导管或90cm长鞘管通过股动脉上行至患侧颅内动脉,使用0.014in微导丝引导微导管通过病变到达闭塞远端位置,用少量对比剂超选择性造影确认微导管的位置;通过微导管送入支架取栓装置到合适位置并释放;支架原位保留5~10min后将充分张开的支架装置与微导管一起轻轻拉出体外,期间导引导管持续负压抽吸控制血流。如联合使用抽吸导管或中间导管时建议进行双重抽吸,并可以配合支架进行抽拉结合的方式取栓。也可以单纯使用抽吸导管抽吸血栓。如果一开始微导丝微导管通过困难,取栓后残留有重度狭窄或在短时间内出现血流迅速减慢或再闭塞,可能在血栓形成部位存在动脉狭窄,可考虑行球囊或者支架成形术。

如果存在颅外段颈动脉或椎动脉狭窄,而且卒中是由于血管狭窄所致血流减少或中断所致,溶栓或取栓后可以急诊行支架成形术。如果颅外段颈动脉严重狭窄妨碍导管进入颅内取栓时,需要先进行血管成形术。

(三)并发症及处理

1. 出血转化 术后出血转化是缺血性脑卒中血管内治疗的主要并发症之一。术后出血转化的原因可能与血管壁损伤、再灌注损伤、溶栓药物使用以及联合抗血小板、抗凝治疗有关。处理以外科治疗和对症处理为主,目的是控制颅内压、维持生命体征。

2. 血管损伤 血管穿孔多由于导丝头端穿透动脉壁所致。如果路径不是非常迂曲,只要提供足够支撑力即可,导丝头端不需走行太远,可以把导丝头端塑成J形,弓背前行减少出血风险。支架取栓时,如牵拉力量过大或反复取栓操作易造成血管损伤或破裂出血。合并狭窄时,球囊过大或扩张速度过快易导致血管破裂。一旦血管破裂可立即充盈球囊进行封堵止血,必要时可考虑弹簧圈闭塞,也可选择开颅血管修补术或动脉夹闭术。

3. 高灌注综合征 指闭塞脑动脉再通后,缺血脑组织重新获得血液灌注,同侧脑血流量显著增加,从而导致脑水肿甚至颅内出血发生。高灌注综合征病人需要收住神经重症监护病房进行密切监护,给予适当镇静、有效控制血压、适当脱水治疗及其他相关并发症的预防。对合并有颅内血肿伴有占位征象者,必要时需要神经外科实施去骨瓣减压等处理。

(四)围手术期处理

机械取栓过程中及治疗结束后24h内,推荐血压控制在180/105mmHg以内;取栓后血管恢复再灌注后,可以考虑将收缩压控制在140mmHg以下。明确串联病变或原位狭窄病变,需要进行血管成形术时,可术前给予口服或鼻饲负荷量双联抗血小板治疗(阿司匹林300mg+氯吡格雷

300mg），术后给予阿司匹林 100～300mg/d 及氯吡格雷 75mg/d，持续 1～3 个月。术后 24h 内应复查头颅 CT 平扫，有条件的病人一周内复查头颅 MR。对于有明确房颤病史的病人，应根据病人脑梗死严重程度选择抗凝时机。对于不明原因的颅内大血管急性栓塞病人，应进行房颤的筛查。

（五）疗效评价

临床试验表明，对于特定的人群，与静脉内溶栓相比，动脉腔内治疗近期与远期疗效满意，可以提高病人的生存质量。

（施海彬）

第二节　出血性脑血管病

一、器　　材

（一）一般器材

见本章第一节。

（二）特殊器材

1. 微弹簧圈　分为电解可脱弹簧圈、机械解脱弹簧圈、水解脱弹簧圈及热解脱弹簧圈等。通过微导管将弹簧圈送入动脉瘤内，栓塞动脉瘤，防止动脉瘤破裂出血。术中选择不同直径、长度、形状的弹簧圈进行栓塞（图6-4）。

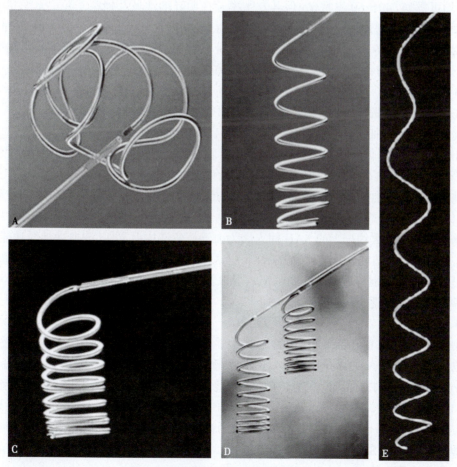

图6-4　不同的弹簧圈

A. 3D 弹簧圈。B. 2D 弹簧圈。C. 标准弹簧圈。D. 软弹簧圈。E. 超软弹簧圈。

2．支架 对于宽颈动脉瘤，为防止弹簧圈突入载瘤动脉，常采用支架辅助栓塞。

3．封堵球囊 为防止弹簧圈突入载瘤动脉，栓塞完毕后撤出体外。

4．液体栓塞剂 Onyx 胶是一种生物相容性液体栓塞剂，在 X 线下可视，当其被注入血液后，形成一种柔软的弹性栓子，不会黏附血管壁或导管，常用来栓塞血管畸形或动静脉瘘。正丁基 -2- 氰丙烯酸盐（n-butyl-2-cyanoacrylate，NBCA）是一种快速有效的栓塞剂，在接触到离子性的液体后会立即发生聚合，所以推注用的导管必须在注射完 NBCA 后迅速回撤，以防导管被胶黏住，无法拔出导管。

5．可脱球囊 目前多由乳胶制成，安装到特定的导管上，主要用于封堵颈内动脉海绵窦瘘的瘘口或闭塞载瘤动脉。可脱球囊分为不同的规格，根据瘘口的大小进行选择。应用等渗非离子对比剂缓慢充盈球囊，再撤出导管，把球囊留置在瘘口处，封堵瘘口。

6．血流导向装置 血流导向装置较普通颅内支架拥有更细密的网格以及更强的血流导向能力，所以更有利于动脉内皮细胞的移行生长及瘤颈覆盖闭合。血流导向装置的出现改变了颅内动脉瘤血管内治疗的理念，将以往的囊内栓塞转向载瘤动脉的重建。

二、颅内动脉瘤与蛛网膜下腔出血

（一）概述

颅内动脉瘤是颅内动脉由于先天异常或后天损伤等因素导致局部的血管壁损害，在血流动力学负荷和其他因素作用下，逐渐扩张形成的异常膨出，破裂后引起蛛网膜下腔出血（subarachnoid hemorrhage，SAH），是脑血管病中死亡率最高的疾病。人群中颅内动脉瘤的患病率为 2%～7%，任何年龄均可发病，40～60 岁常见，但其发生率存在明显的地域及种族差异。无症状未破裂动脉瘤的破裂风险每年增加 1%～2%，确诊为动脉瘤后 10 年累计出血率为 20%，15 年为 35%，多发性动脉瘤出血率更高。因此，对于有手术适应证的颅内动脉瘤应积极干预。颅内动脉瘤的治疗主要有外科开颅夹闭和介入血管腔内治疗两种方法。

（二）临床表现

1．先兆症状 先兆性头痛，头晕，后交通动脉瘤可引起动眼神经麻痹。

2．蛛网膜下腔出血 动脉瘤破裂可导致 SAH，病人常在体力劳动或激动时发病，表现为突然出现的剧烈头痛，可伴恶心、呕吐、癫痫和脑膜刺激征，严重者可有意识障碍甚至很快死亡。少数表现不典型且头痛不严重的病例，容易导致延误诊断。

3．蛛网膜下腔出血的全身症状及并发症 中枢性高热，尿崩症，应激性溃疡，水电解质平衡失调等。

4．脑血管痉挛 大约一半的 SAH 病人因为血管痉挛造成迟发性、缺血性神经功能缺损，是 SAH 病人最应注意预防的并发症。其临床表现与脑梗死过程类似，可出现偏瘫、感觉障碍、语言甚至意识障碍，在排除脑积水或再出血后应考虑血管痉挛。多在出血后第 3d 出现血管痉挛，7～8d 达到高峰，10～12d 逐渐缓解。

（三）辅助检查

头颅 CT 平扫是目前诊断 SAH 的首选影像学检查方法。CTA 及 MRA 可以发现颅内动脉瘤，是无创的诊断方法。DSA 是明确 SAH 病因、诊断颅内动脉瘤的"金标准"。3D DSA 在显示复杂的脑血管解剖结构方面具有优势，在血管重叠、包绕以及分支繁杂时，3D DSA 能清晰显示动脉瘤体的大小、形态、瘤颈及其与载瘤动脉、周围比邻结构的关系，为介入治疗提供重要参考（图 6-5）。若怀疑 SAH，但急性期头颅 CT 平扫阴性，可行腰椎穿刺检查，如存在均匀血性脑脊液，可协助诊断少量的 SAH。

（四）介入治疗方法

颅内动脉瘤治疗主要包括外科开颅手术夹闭及血管腔内介入栓塞两种治疗方法。尽管开颅

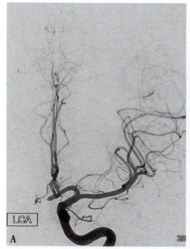
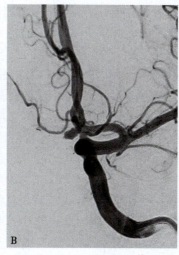
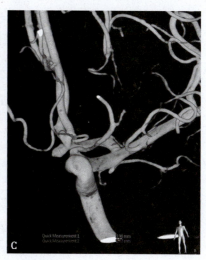

图6-5　常规2D DSA和3D DSA显示前交通动脉瘤
A. 2D DSA正位图。B. 2D DSA工作位图像。C. 3D DSA显示前交通动脉瘤。

夹闭动脉瘤颈是治疗颅内动脉瘤非常成熟的外科手术，但是其创伤大，风险高。随着器材的发展，介入技术的提高，血管内栓塞治疗颅内动脉瘤逐步得到越来越广泛的应用。血管内治疗具有创伤小，并发症发生率低，适应证广泛的特点。颅内动脉瘤血管内治疗方法包括单纯弹簧圈栓塞术、支架结合弹簧圈栓塞、球囊辅助弹簧圈栓塞、载瘤动脉闭塞术等。不管是外科手术夹闭还是介入血管内治疗，都是为了防止动脉瘤破裂出血。

1. 动脉瘤腔栓塞术　大多数颅内动脉瘤都适合行动脉瘤腔栓塞术。对于宽颈动脉瘤可以行球囊辅助弹簧圈栓塞或支架结合弹簧圈栓塞。①对于破裂动脉瘤：如全身状况可耐受麻醉，技术可以达到治疗目的，可以考虑介入治疗，其中Hunt-Hess分级Ⅰ～Ⅲ级应积极治疗，Ⅳ～Ⅴ级应酌情处理。②未破裂动脉瘤：症状性未破裂动脉瘤应积极治疗；对于无症状性未破裂动脉瘤，应综合考虑动脉瘤大小、部位、形态以及病人性别、年龄、有无家族史、蛛网膜下腔出血史等因素，评估动脉瘤出血风险。

2. 载瘤动脉栓塞术　①对于巨大颅内动脉瘤（直径大于25mm）手术夹闭及动脉瘤栓塞治疗都很困难，可行载瘤动脉栓塞术；②远端宽颈或梭形动脉瘤；③创伤后假性动脉瘤或及感染性动脉瘤通常发生于远端动脉，可行载瘤动脉栓塞。

3. 血流导向装置　血流导向装置尤其适用于颅内巨大型动脉瘤、宽颈动脉瘤、梭形和夹层动脉瘤，或同一载瘤动脉多发动脉瘤等情况。

（五）适应证

1. 所有破裂出血的颅内动脉瘤。

2. 有症状的未破裂颅内动脉瘤。

3. 对于无症状的未破裂颅内动脉瘤，应通过动脉瘤的大小、形态、部位，以及病人有无SAH病史、家族史、高血压病史、吸烟史等危险因素，综合评估其出血风险高低后，由专业医生制订进一步治疗方案。

（六）禁忌证

1. 不可纠正的出血性疾病或出血倾向为绝对禁忌证。

2. 血管迂曲严重，入路动脉管腔过于狭窄或动脉瘤过小，导管无法进入。

3. 全身状况不能耐受麻醉。

（七）操作方法

1. 脑血管造影　股动脉穿刺插管，导管分别进入4支脑供血动脉内（双侧颈内动脉及椎动脉），行脑血管造影，最好进行三维造影。需要注意动脉瘤的大小、形状、瘤颈情况，是否有动脉分支从瘤颈发出；对于破裂动脉瘤要注意是否存在血管痉挛，是否合并其他脑血管疾病（如动脉狭窄、血管畸形等）；还要注意动脉入路是否迂曲，选择最佳工作角度（可以清楚显示载瘤动脉、瘤颈、动脉瘤）。对于破裂动脉瘤，如果造影发现多个动脉瘤，要根据动脉瘤的位置、形态、大小，结合 CT 的出血部位判断哪一个为破裂动脉瘤，首先对破裂动脉瘤进行治疗。

2．动脉瘤栓塞治疗　一般采用全身麻醉，术中肝素化。通常使用导引导管，以提供足够的支撑力。根据动脉瘤的形态、大小及其与载瘤动脉的关系，将微导管及微导丝塑形。在工作角度进行栓塞治疗。根据路径图，在导丝导引下把微导管送入动脉瘤内。选择合适直径及长度的弹簧圈栓塞动脉瘤。

弹簧圈的选择要根据测量动脉瘤的大小，第 1 个弹簧圈的直径应该大于瘤颈，等于或稍大于瘤体最小径，尽可能长一些，使其在瘤内能紧贴瘤壁盘成篮状。对于新近出血的小动脉瘤，应尽可能选择柔软的弹簧圈。弹簧圈的位置放置合适后要进行造影证实，确认无正常血管闭塞再行解脱。然后再选择合适的弹簧圈继续进行栓塞（图 6-6）。造影证实动脉瘤完全栓塞或推送弹簧圈阻力较大时应当停止栓塞，拔出导管，结束手术。术中要注意防止弹簧圈突入载瘤动脉，导致脑梗死；操作要轻柔，防止导管、导丝、弹簧圈戳破动脉瘤导致蛛网膜下腔出血。撤出导管时要在透视下缓慢进行，防止导管把弹簧圈带出。

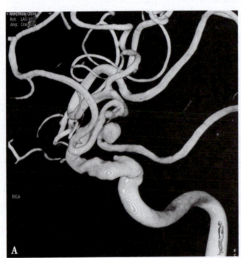
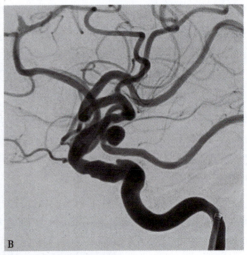
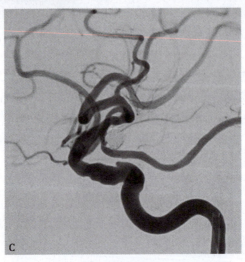

图 6-6　右后交通动脉瘤弹簧圈栓塞治疗
A. 3D DSA 显示右后交通动脉瘤。B. 2D DSA 显示右后交通动脉瘤。C. 弹簧圈栓塞治疗后。

3. 球囊辅助弹簧圈栓塞 对于宽颈动脉瘤，为避免弹簧圈突入载瘤动脉，可采用球囊辅助弹簧圈栓塞。栓塞微导管进入动脉瘤后，再于载瘤动脉瘤颈处放置柔软的球囊，充盈球囊，覆盖瘤颈；再通过导管送入弹簧圈，以防止栓塞时弹簧圈突入载瘤动脉。球囊辅助弹簧圈栓塞能够使弹簧圈致密填塞，可以保证载瘤动脉通畅。该技术需要在载瘤动脉内反复扩张球囊，操作比较复杂，容易造成血栓形成，因此术中要特别注意充分抗凝。

4. 支架辅助弹簧圈栓塞 如果动脉瘤瘤颈很宽，即使应用球囊辅助弹簧圈也会突入载瘤动脉，这时就需要采用支架结合弹簧圈进行栓塞。首先经导丝释放 1 枚柔软的支架，支架要覆盖动脉瘤的瘤颈。然后在导丝导引下，微导管通过支架的网眼进入动脉瘤内，送入弹簧圈进行栓塞，这样可以保证弹簧圈不会突入载瘤动脉，使动脉瘤能够得到完全栓塞（图 6-7），有时还需要多个支架辅助栓塞。因为血管内支架可以导致急性血栓形成及支架再狭窄，因此支架植入前及植入后需要口服抗血小板药物。对于破裂的宽颈动脉瘤，因为围手术期抗血小板不充分以及抗血小板增加动脉瘤再出血的风险，所以尽量避免行支架辅助栓塞术。

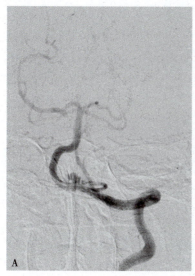
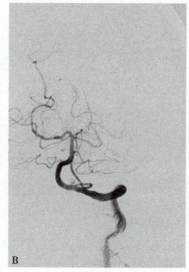
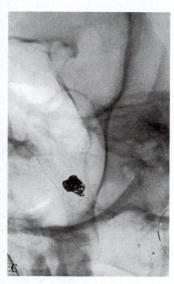

图 6-7 左小脑后下动脉瘤支架辅助弹簧圈栓塞
A. 术前造影。B. 栓塞治疗后。C. 显示支架与弹簧圈情况。

5. 多微导管技术 如果动脉瘤瘤颈较宽，球囊或支架辅助栓塞又比较困难，可以采用双微导管技术进行栓塞。治疗时 2 根微导管同时进入动脉瘤内，同时送入弹簧圈，这样弹簧圈互相交织，可以避免弹簧圈突入载瘤动脉。有时为了保护重要的功能动脉，可以再使用 1 根微导管插入功能动脉予以保护。

6. 血流导向装置 颅内动脉瘤的形成及破裂出血与血流动力学因素密切相关。近年的研究显示颅内血管支架的网孔密度对颅内动脉瘤的血流动力学分布具有重要的影响。植入具有较密金属结构分布的支架可以减缓动脉瘤体与载瘤动脉之间的血液流通，诱发动脉瘤内自身血栓形成（图 6-8）。同时，较密金属结构能加快内皮化进程，促进内膜增生，重建载瘤动脉。目前，一些学者采用血流导向装置治疗颅内复杂动脉瘤的研究显示出初步效果，其有效性尚需进一步研究。

7. 覆膜支架植入 覆膜支架是普通金属支架与人工膜或天然膜相结合的产物。制作支架的材料主要有医用不锈钢、镍钛记忆合金、铂合金等。植入覆膜支架后，人工膜将动脉瘤瘤颈覆盖，动脉瘤腔内的血流与载瘤动脉血流被隔离，实现血管重建。但是覆膜支架柔顺性较差，难以到达目标血管；另外覆膜支架植入只能用于无重要侧支或穿支发出的动脉节段。目前全世界正式应用于临床的颅内覆膜支架是我国自行研发的 Willis 覆膜支架系统。

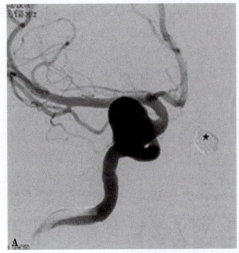
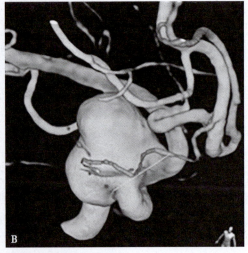
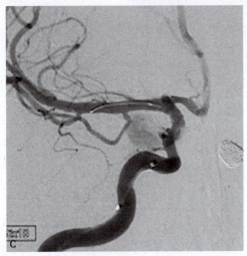

图 6-8　右侧床突段巨大动脉瘤血流导向装置置入术
A. 术前 2D 造影。B. 术前 3D 造影。C. 血流导向装置置入术后，动脉瘤腔内血流减慢。

8. 载瘤动脉闭塞术　部分动脉瘤无法行动脉瘤栓塞治疗，需要行载瘤动脉闭塞术。如果需要闭塞一侧颈内动脉，需行球囊闭塞实验。如果病人不能耐受球囊闭塞实验，需要行旁路移植后再闭塞动脉。

9. 其他治疗技术　如 Onyx 栓塞，先用微导管进入动脉瘤内，应用专用的球囊闭塞瘤颈，经导管缓慢注入 Onyx，使 Onyx 充满动脉瘤内，并防止 Onyx 流入载瘤动脉内。然后回抽球囊，撤出微导管。Onyx 栓塞动脉瘤操作比较复杂，应用的病例较少，远期疗效还有待于研究。

（八）并发症及处理

与外科手术夹闭相比，动脉瘤栓塞治疗的风险相对较小，但仍可能出现并发症，有时可致死或致残。因此尽量降低并发症发生率、正确处理并发症就显得十分重要。

1. 动脉瘤术中破裂　术中导管或导丝可刺破动脉瘤；弹簧圈栓塞时也可能因为动脉瘤壁局部张力过大导致动脉瘤破裂，引起出血。如果出现动脉瘤破裂出血，应迅速中和肝素，降低血压，继续填塞弹簧圈，完全栓塞动脉瘤。如果无法完全栓塞动脉瘤，出血未停止，应急诊行外科手术夹闭。为避免动脉瘤破裂出血，操作时应当注意：导丝及导管进入动脉瘤时应当在路径图下进行，操作时动作轻柔，防止导管或导丝戳破动脉瘤；导管要准确塑形，导管头不要接触动脉瘤壁，插入或回撤导丝时应当在透视下缓慢进行；推送弹簧圈时应注意阻力的变化。

2. 血栓栓塞　是弹簧圈栓塞动脉瘤的较常见并发症，发生率为 4.6%~10.1%。全身肝素化可降低血栓栓塞的风险,因此术中要特别注意肝素化。如果发生栓塞,可以把微导管插入血栓内进行溶栓治疗,但溶栓时要注意动脉瘤是否发生破裂出血。

3.弹簧圈移位　指弹簧圈从动脉瘤内移位,到达载瘤动脉或到达远端动脉,可导致脑缺血。栓塞时应当选择合适弹簧圈,对于宽颈动脉瘤应当采用球囊辅助弹簧圈栓塞或支架辅助弹簧圈栓塞,以防止弹簧圈移位。如果发生弹簧圈移位,可应用取栓支架等特殊装置取回移位的弹簧圈。如果无法取出移位的弹簧圈,应当避免弹簧圈堵塞主要血管,术后要注意抗栓治疗。

4.血管痉挛　蛛网膜下腔出血可以导致血管痉挛,导管及导丝也可以导致血管痉挛。静脉给予钙离子通道拮抗剂可以治疗血管痉挛。

5.支架植入相关并发症　包括支架移位、再狭窄、急性血栓形成和支架受压变形、塌陷等。如果支架直径较小,微导管通过支架网眼进行动脉瘤栓塞时可导致支架移位。术前注意抗血小板治疗,术后注意抗凝、抗血小板治疗,可以防止急性血栓形成及支架再狭窄。

（九）围手术期处理及随访

破裂动脉瘤术前按照解痉、降颅压、镇静、通便、止咳的原则处理,注意控制血压。未破裂动脉瘤若需要支架辅助栓塞技术,则应提前5～7d予以双重抗血小板治疗。术前表现为占位效应的大型动脉瘤,术后短期内给予糖皮质激素,可以在一定程度缓解症状。术中采用支架辅助栓塞技术的动脉瘤,术后双重抗血小板治疗3～6个月。动脉瘤栓塞治疗有一定的复发率,需要定期进行随访。一般要求术后半年、1年、2年进行影像学随访。第一次影像学复查建议行DSA造影,以后可行无创性影像学检查,如MRA或CTA。对于复发的动脉瘤可以再次进行栓塞治疗。

（十）疗效评价

在一项多中心合作(ISAT研究),包括大宗病例的前瞻性研究中,对手术夹闭(1 070例)和血管腔内介入治疗(1 073例)进行了比较,随诊7年,结果表明对于破裂颅内动脉瘤,二者均可有效地防止动脉瘤再出血,但血管内介入治疗的死亡率和致残率均小于手术夹闭,且再出血的风险低。

(施海彬)

第三节　脑和脊髓血管畸形

一、脑动静脉畸形

（一）概述

脑动静脉畸形(arteriovenous malformation,AVM)指局部脑血管发育障碍引起的脑血管局部数量和结构异常,影响正常脑血流。这是一种先天性局部脑血管发育异常,由扩张的、存在动静脉之间的杂乱血管积聚构成,是脑血管畸形的最常见类型。男性多于女性,约为2:1,好发年龄为20～39岁,平均年龄25岁,60岁以上者不足5%。本病可发生于脑的任何部位,90%位于小脑幕上。治疗方法包括外科手术切除、立体定向放射治疗和血管内栓塞治疗。其中,血管内栓塞治疗是治疗AVM的重要方法,有时需要联合上述其他两种方法综合治疗。

（二）临床表现

包括脑出血、癫痫、头痛、进行性神经功能障碍、智力减退、颅内杂音、眼球突出等。

（三）辅助检查

1.CT　未出血的AVM表现为不规则的低、等或高密度混杂的病灶,边界不清,一般无占位效应,周围无明显的脑水肿征象。增强扫描表现为斑点状或团块状强化,有时可见与血管团相连的迂曲供血动脉或引流静脉。

2. MR 对AVM有特殊的价值,血管团、供血动脉和引流静脉均因"流空效应"而显示为黑色。

3. 脑血管造影 是临床诊断动静脉畸形的"金标准",可见一支或多支增粗的供血动脉进入团状畸形血管内,可见紊乱的畸形血管团,同时可显示扩张扭曲的引流静脉。2D和3D DSA技术可以描绘AVM的二维和三维图像。4D DSA是基于3D DSA的高度时间分辨率技术,可以观察到动静脉畸形血管团内部的构成,能让术者更好地了解病变结构,对制订手术方案提供帮助。

(四)适应证及禁忌证

1. 适应证 ①病变广泛、位置较深、病变巨大,不适宜外科切除;②病变位于重要功能区,外科手术切除将产生严重的并发症或后遗症。

2. 禁忌证 ①病变为低血流,供血动脉纤细,微导管无法到达血管畸形团内,或不能避开供应正常脑组织的穿支动脉;②病灶为穿支供血,区域性功能闭塞实验产生相应神经功能症状缺失者;③全身衰竭状态不能耐受治疗。

(五)介入操作方法

行脑血管造影,了解病变的供血动脉、畸形团、引流静脉情况,明确是否存在动脉瘤、静脉瘤或动静脉瘘(图6-9)。造影时要注意,颈外动脉也可能参与AVM的供血,因此不要遗漏颈外动

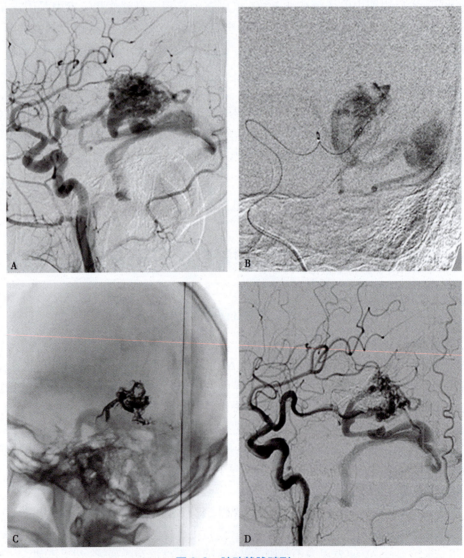

图6-9 脑动静脉畸形

A. 栓塞前可见畸形血管团显影。B. 微导管超选择行畸形血管团栓塞。C. 栓塞后可见医用胶沉积在畸形血管团内。D. 栓塞后造影畸形血管团未见显示。

脉。通过导引导管,在路径图指引下微导管进入畸形血管团的主要供血动脉,造影无正常穿支血管存在。找到最佳可视角度(可显示微导管头端、畸形血管团、供血动脉、引流静脉),缓慢注入NBCA 或 Onyx 等液体栓塞剂进行栓塞。术中注意其流动趋势和方向,如果弥散趋势和方向良好,应当继续注入;若发现明显反流或液体栓塞剂进入引流静脉,立即停止注射。如畸形血管团内有较高流量的动静脉瘘,则应先用弹簧圈封闭瘘口,以减低瘘口血流速度,以利后期液体栓塞剂的弥散。栓塞终点:①再次造影畸形血管团未显影;②栓塞过程中反流超过 1.5cm 时;③栓塞过程中出现明显的脑血管痉挛,可能影响拔管;④栓塞中如进一步反流将导致正常穿支血管被栓塞;⑤继续栓塞不能产生良好的弥散趋势和方向。

如供血动脉一次注射未能彻底栓塞畸形血管团或未达到预期栓塞比例时,可同期用微导管超选择畸形血管团的其他主要供血动脉继续栓塞。如果合并脑动脉瘤的载瘤动脉存在血管分叉、转弯等血流动力学不稳定因素,则需要处理动脉瘤,防止其破裂出血。

(六)并发症及处理

1. 误栓 栓塞正常动脉分支可能导致脑梗死。栓塞引流静脉可导致脑组织引流障碍,引起脑出血。栓塞前造影应反复多角度观察,确认被栓塞区域内无正常供血动脉,栓塞过程中控制好注射速度,防止静脉栓塞。

2. 正常灌注压突破综合征 栓塞畸形团后,原处于低灌注的脑组织供血迅速增加,由于脑血管长期处于低灌注状态,其自动调节功能失调,将导致严重的脑水肿甚至出血。为防止出现正常灌注压突破综合征,对于较大的 AVM 每次栓塞面积控制在 1/4~1/3 水平,术中严格控制病人血压,术后继续控制性降压 24~48h。

3. 留滞导管 如果栓塞过程中导管头端被粘住,强行拔管可导致血管损伤引起脑出血时,应留置微导管;解脱微导管头端 2~3cm 部分留在脑血管内,拔出剩余微导管,术后抗凝治疗。

(七)疗效

介入栓塞是治疗 AVM 的重要方法,可以使缺血引起的神经功能障碍停止发展或有所好转,减轻头痛,减少癫痫发作,降低出血风险。外科手术前栓塞治疗可以减少术中出血,并增加 AVM 的切除率。对于大的 AVM 可以栓塞治疗后再进行放射治疗。使用液体栓塞剂可以使部分脑动静脉畸形获得治愈效果。

二、硬脑膜动静脉瘘

(一)概述

硬脑膜动静脉瘘(dural arteriovenous fistulae,DAVF)指动静脉直接交通在硬脑膜组织的血管性疾病,占颅内血管畸形的 15% 左右。病因不明,部分病例可能与先天性因素有关;部分病例与外伤、炎症、手术有关。硬脑膜血栓性静脉炎可能是导致此种疾病的重要原因。血管内栓塞是治疗 DAVF 的主要方法,部分病例可以达到解剖治愈。

(二)临床表现

大部分 DAVF 没有症状,或仅有搏动性耳鸣或颅内杂音,病人常见的主诉为头痛。其他有因眼球红肿凸出、视力丧失、精神状态改变、神经功能障碍、癫痫或颅内出血而就诊。

(三)辅助检查

1. 脑血管造影 是诊断和分型的最重要手段,可以清晰地显示畸形血管从动脉期到静脉期各阶段的表现,是确定治疗方法及方案设计的主要依据。血管造影应当行双侧颈内动脉、椎动脉、颈外动脉造影;既要注意动脉期的表现,同时也不能忽略静脉期的表现。

1995 年 Cognard 提出了 DAVF 的分类方法,对于治疗的选择及预后判断具有指导意义,该分型越高,预后越差。

Ⅰ型:DAVF 位于主要静脉窦内,血流是顺行的。

Ⅱ型：DAVF位于主要静脉窦内，血流逆行入窦（Ⅱa型）；血流逆行流入皮层静脉（Ⅱb型）；或者二者均有（Ⅱa＋b型）。

Ⅲ型：血液直接由皮层静脉引流，不伴有静脉扩张。

Ⅳ型：直接由皮层静脉引流，伴有静脉扩张。

Ⅴ型：血液由脊髓静脉引流。

2. MRA及MRV　可以无创显示硬脑膜动静脉的解剖结构，但无法替代脑血管造影，可以作为筛选及随诊的手段。

3. MR及CT　可以作为筛选及鉴别诊断的方法，显示引流静脉的位置以及静脉窦内的血栓，但是不能显示DAVF中血流的动态变化。

（四）适应证

有以下情况者需积极治疗：有出血史者，难以耐受颅内杂音者，进行性神经功能缺失者，有局部压迫症状者，颅内压增高者。脑血管造影见皮层静脉引流被认为是脑出血的高危因素，建议积极治疗。

（五）介入治疗方法

包括经动脉栓塞、经静脉栓塞、动静脉联合入路栓塞三种方法。目前主要栓塞材料为Onyx胶及NBCA胶。经静脉栓塞的主要栓塞材料为弹簧圈，或弹簧圈结合Onyx胶或NBCA胶。危险吻合是颈外动脉与颈内动脉或椎-基底动脉之间的血管吻合，这些吻合通道有时是造影可见的，有时是造影不可见、潜在的，栓塞治疗中需特别注意。

1. 经动脉栓塞　行脑血管造影，了解动静脉瘘的位置、供血动脉、引流静脉。6F导引导管引入颈外动脉，微导管超选择插入供血动脉，尽可能靠近瘘口，栓塞瘘口。栓塞主要是通过微导管缓慢注入NBCA胶或Onyx胶，术中注意栓塞物质反流、栓塞物质经危险吻合进入颅内动脉系统，导致脑梗死或者脑神经损伤。

2. 经静脉栓塞　如果微导管难以接近供血动脉的瘘口，或供血动脉比较复杂，无法逐一栓塞供血动脉；瘘口处静脉窦内压力较高，完全失去正常生理功能，可以考虑经静脉途径栓塞。股静脉穿刺插管，送入导引导管，微导管到达瘘口处，以弹簧圈或胶闭塞窦壁及瘘口（图6-10）。

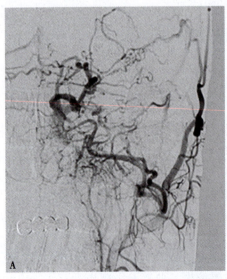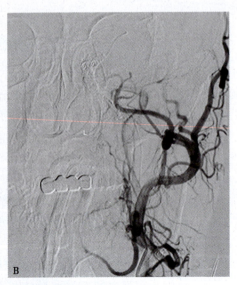

图6-10　岩下窦区DAVF，经面眼静脉入路栓塞
A. 术前。B. 术后。

3. 动静脉联合入路栓塞　DAVF是比较复杂的颅内血管性疾病，有时难以单靠动脉或静脉入路治愈，因而需要动静脉联合入路进行治疗。

（六）并发症及术后处理

1. 经危险吻合导致误栓 可引起脑缺血，导致相应的症状。眼动脉栓塞可导致失明。栓塞过程中注意造影复查，多角度造影，要注意胶的流动方向，注意防止胶进入危险吻合。如果出现误栓症状，可给予抗凝、扩血管治疗。

2. 颌面部缺血 颈外动脉栓塞可导致颌面部缺血，出现疼痛、张口困难等症状，术后给予糖皮质激素可缓解上述症状。

3. 周围性面神经麻痹 脑膜中动脉颞骨岩部后支参与面神经供血，栓塞此分支可导致周围性面神经麻痹。如果出现上述症状可给予营养神经治疗，术后给予糖皮质激素可缓解症状。

4. 异位栓塞 栓塞物质经动静脉瘘栓塞正常引流静脉可导致脑梗死或脑出血，术中应注意预防。

5. 术后抗凝 抗凝治疗 5d，防止静脉闭塞导致脑损害。

（七）疗效评价

血管内治疗往往能取得较好疗效，部分病例可以治愈。文献报道应用 Onyx 栓塞，61.3% 的病例动静脉瘘完全栓塞，症状消失，38.7% 的病例动静脉瘘部分栓塞；远期并发症发生率 6.5%。

三、颈动脉海绵窦瘘

（一）概述

颈动脉海绵窦瘘（carotid-cavernous fistula，CCF）是指颈动脉或其分支由于各种原因造成破裂，使动脉、海绵窦间形成窦道而产生的一系列病症。CCF 多由外伤所致，占 75% 以上；动脉瘤破裂、炎症、医源性损害也可以导致 CCF。可脱球囊栓塞瘘口是治疗 CCF 的首选方法。

（二）临床表现

1. 眼结膜充血及水肿，搏动性突眼 是 CCF 的典型症状，多发生于 CCF 的同侧，有时症状可发生于双侧，多由于海绵间窦参与引流，导致双侧眼上静脉及眼下静脉扩张。

2. 搏动性耳鸣或颅内杂音 通常为首发症状，与脉搏一致。夜间及安静时更加明显，让病人难以入睡。

3. 眼球运动障碍、进行性视力障碍 多为眼神经损伤或视网膜缺血所致。

4. 鼻出血及颅内出血 大量的鼻出血是由于 CCF 伴有假性动脉瘤形成突入蝶窦后破裂造成，可引起出血性休克。

（三）诊断

1. CT 扫描 可显示眼球突出、眼上静脉增粗、眶内肌群弥漫增厚、眼睑肿胀、球结膜水肿，增强 CT 可见海绵窦区明显增强。

2. 脑血管造影 是诊断 CCF 的唯一可靠方法。除了可以显示 CCF 外，还可以显示瘘口的数目、部位及大小，大量对比剂突然进入海绵窦，难以分辨出瘘口的位置，这时可以压迫患侧颈动脉同时行椎动脉造影，通过后交通动脉逆行充盈瘘口，可以清楚显示瘘口。通过造影可以了解脑供血情况，明确是否存在瘘口远侧灌注不良。

（四）适应证

CCF 很少有自愈的机会，如果任其发展，可发生颅内出血或大量鼻出血；可使脑及视网膜缺血而导致脑功能及视力障碍；颅内杂音可使病人难以耐受。因此如果确诊，就应当治疗，介入治疗是治疗 CCF 的首选方法。治疗的目的是保护视力，消除杂音，使突眼回缩，防止脑缺血及脑出血。

（五）治疗原则

闭塞瘘口、保持颈内动脉通畅、改善脑部循环、减轻眼部症状是治疗 CCF 应遵循的基本原则。

（六）治疗方法

介入治疗方法包括经动脉可脱球囊栓塞术、经动脉弹簧圈栓塞、经静脉途径栓塞。

1. 经动脉可脱球囊栓塞术　股动脉穿刺插管，行脑血管造影，了解瘘口位置、大小、供血动脉、引流静脉、侧支循环情况（图6-11）。8F导引导管到达颈内动脉，根据造影显示的瘘口大小，选择合适的球囊，将球囊安装到Magi-BD导管上。在侧位透视下经8F导引导管缓慢送入可脱球囊，如果球囊突然改变方向表明球囊到达瘘口。应用等渗非离子对比剂缓慢充盈球囊，造影证实瘘口闭塞后，再充盈0.05～0.1ml等渗非离子对比剂，轻轻持续牵拉球囊导管，使球囊与导管分离。在解脱球囊的过程中切忌暴力操作，要在透视下严密观察进行；如果牵拉导管过程中发现球囊移位，应当立即停止牵拉导管，抽空球囊，调整球囊位置，球囊到达瘘口后重新充盈球囊，然后解脱球囊。如果瘘口较大，需要多枚球囊进行栓塞。球囊解脱后应立即行正、侧位摄片，记录球囊大小、位置，作为术后复查的参照标准。

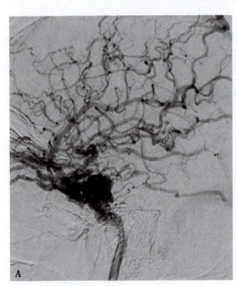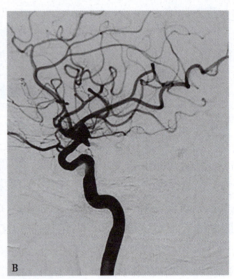

图6-11　CCF球囊栓塞术
A. 术前。B. 术后。

如果可脱球囊无法进入瘘口，可进行球囊闭塞实验，如果病人能够耐受，可考虑闭塞患侧颈内动脉，但闭塞颈内动脉要十分谨慎。

2. 经动脉弹簧圈栓塞　6F导引导管到达颈内动脉，在微导丝导引下，微导管到达瘘口，应用弹簧圈栓塞瘘口，解脱弹簧圈；再次送入弹簧圈，造影证实瘘口完全栓塞后停止栓塞，撤出导管。对于经动脉可脱球囊栓塞失败的病人可采用此方法，但是此方法费用昂贵，较少应用，常用于瘘口较小或球囊栓塞复发者，可结合胶使用。

3. 经静脉途径栓塞　如果经动脉途径栓塞困难或治疗失败，可考虑静脉入路栓塞海绵窦。患侧岩下窦入路是经静脉栓塞海绵窦最常用入路。对于血管造影病变同侧岩下窦未见显影的病人，可尝试开通岩下窦进入海绵窦。对于岩下窦入路失败的病人，通过面静脉进入眼上静脉、岩上窦入路也是可以尝试的选择。栓塞材料可采用弹簧圈结合NBCA胶或Onyx胶等。通过静脉用液态胶栓塞海绵窦时，同侧颈内动脉瘘口处需球囊进行保护。

（七）并发症及处理

1. 球囊早脱　球囊意外脱落可能导致严重并发症，安装球囊时应当按照规范进行，防止早脱。

2. 球囊破裂　由于骨折片刺破球囊导致，可考虑经动脉弹簧圈栓塞瘘口。

3. 假性动脉瘤　球囊逐渐泄漏变小时，在海绵窦内形成假性动脉瘤。假性动脉瘤一般不需要处理，但应积极治疗有症状的假性动脉瘤。

4. 脑神经麻痹 海绵窦内的栓塞材料可压迫海绵窦内走行的神经，导致神经麻痹，最常见的是动眼神经麻痹，一般都可以恢复。

5. 脑水肿 发生 CCF 时，动脉血经瘘口直接流入静脉，导致患侧脑内血流量下降。栓塞瘘口后脑血流量增加，可能会出现脑水肿甚至脑出血，如果出现相关症状应压迫患侧颈动脉或降低血压。

（八）疗效

可脱球囊栓塞术是治疗 CCF 的首选方法。治愈率约 90%，复发率为 10%，颈内动脉通畅率 40%～80%。

（周　石）

第七章　呼吸系统疾病的介入治疗

　　呼吸系统疾病的介入治疗是在 X 线、超声、CT 及内镜等监视或直视下将导管、针等器械插入呼吸系统脏器内，通过物理或化学疗法达到对疾病治疗的目的。近 30 年来，随着科学技术的突飞猛进，各种医疗和材料设备不断发展，新的治疗方法不断涌现，使呼吸系统疾病介入治疗手段不断更新和完善，对呼吸系统疾病的治疗起到了重要作用，并已形成一门新兴学科：现代介入肺脏医学（interventional pulmonology，IP）。目前在介入诊疗技术的加持下，呼吸系统疾病可以在诊治疾病的基础上，减少治疗手段对病人的伤害，减轻痛苦，最大限度地保护正常组织器官功能的完整性，提高生活质量。本章通过呼吸系统常见疾病的诊治介绍，具体展开介入技术在呼吸系统疾病中的应用。

第一节　咯　血

　　咯血（hemoptysis）是临床常见的急症，肺泡腔内积血量如果超过 400ml，会严重影响肺泡的气体交换，造成病人窒息死亡。1974 年 Remy 等首先应用支气管动脉栓塞（bronchial artery embolization，BAE）治疗大咯血获得成功，目前选择性支气管动脉栓塞已被证实对于内科治疗无效的反复咯血是一种有效的救治手段。资料显示其即刻止血率可达 75.5%～90%，复发率约为 21.4%，其优点是简便安全，对病人创伤小，效果迅速可靠。但如果操作不当，有时也会造成严重并发症。

一、支气管动脉解剖

　　支气管动脉变异较多且数量不恒定，直径一般为 1～2mm，大多在第 5～6 椎体高度发自胸主动脉前壁或右前壁，通过肺门沿支气管进入肺，逐级供应支气管、肺血管壁、脏层胸膜及肺门淋巴结。另外支气管动脉在解剖上与肺循环存在毛细血管前吻合，正常情况下，造影一般见不到肺循环分流。当有肺部病变时，支气管动脉会出现增粗、增多，对比剂外溢或进入肺循环。据肖湘生对支气管动脉解剖的描述，支气管动脉分布类型共 11 种；右支气管动脉主要来自右肋间动脉（49%）和主动脉降部（47%），左支气管动脉主要来自降主动脉（98%）；左右支气管动脉共干约占 22%。

二、临　床　表　现

　　1. 年龄　40 岁以上持续痰中带血有长期大量吸烟者，要高度警惕支气管肺癌。青壮年咯血多考虑肺结核、支气管扩张、风湿性心脏瓣膜病二尖瓣狭窄及良性支气管瘤等。

　　2. 咯血量　每日咯血在 100ml 以内为少量，100～500ml 为中等量，500ml 以上为大量（或一次咯血 >100ml 为大咯血）。大量咯血主要见于空洞型肺结核、支气管扩张症和慢性肺脓肿形成动静脉瘘或小动脉瘤破裂。支气管肺癌咯血主要表现为持续性或间断痰中带血，大咯血少见。

　　3. 颜色和性状　肺结核、支气管扩张症、肺脓肿、支气管结核和出血性疾病者，咯血为鲜红色；铁锈色痰主要见于肺炎球菌肺炎、卫氏并殖吸虫病和肺泡出血者；砖红色胶胨样痰主要见于典型克雷伯菌肺炎者；二尖瓣狭窄肺淤血者咯血一般为暗红色；左心衰竭肺水肿时为浆液性粉红色泡沫样血痰；并发肺梗死时常为黏稠暗红色血痰。

三、诊　　断

1.病史及体格检查　详细询问病史和全面体格检查是诊断大咯血病因的重要方法，可为大咯血的病因诊断提供一些关键线索。通过病史了解大咯血量，对明确诊断非常重要。同时临床评估中应注意询问既往史，尤其是感染史、呼吸系统、心脏病、自身免疫性疾病及出血性疾病史。体格检查时应认真记录提示大咯血来源于哪一侧肺的相关体征，并应当注意充血性心力衰竭或恶性肿瘤的表现。鉴别出血是源自咯血还是呕血。

2.实验室检查　初始评估应包括完整的血、尿、便常规，血型、凝血功能及肝肾功能等实验室检查。这些检查可提示大咯血的病因，如凝血功能异常、自身免疫性肺 - 肾综合征等。另外，应根据可能病因进行相应的实验室检查。

3.影像学检查　影像学检查是大咯血诊断的基础。胸部 X 线检查是一项重要的初始评估工具，但其假阴性率高达 20%～40%。胸部 CT 扫描是咯血最重要的影像学检查方法，其敏感性高于胸片。增强扫描可发现肺栓塞、动静脉畸形或动脉瘤。CT 增强显影有不同的时相，不同的目的应选用不同的时相。此外，CT 还有助于判断出血来源于哪一侧肺。但是 CT 检查对于大咯血病人存在一定局限性，一是需要时间，二是在操作时病人需要保持仰卧位，易发生窒息。因此，急性大咯血病情危及病人生命时常常不宜进行急诊胸部 CT 扫描。

4.支气管镜检查　对大咯血病因诊断不清，或经内科保守治疗止血效果不佳者，目前多主张在咯血期间及早施行支气管镜检查。

四、适应证和禁忌证

1.适应证
(1) 反复咯血或大咯血，经内科治疗无效，不适宜外科手术治疗或拒绝手术者。
(2) 经手术治疗又复发咯血者。
(3) 不明原因咯血，经纤维支气管镜检查仍不能明确诊断者。
(4) 肺癌、肺结核需做支气管动脉化疗者。
(5) 怀疑支气管动静脉畸形或动脉瘤病人。
(6) 作为肺部良恶性病变鉴别诊断的辅助手段。

2.禁忌证
(1) 穿刺部位皮肤感染，严重凝血障碍等。
(2) 碘对比剂过敏者。
(3) 严重心、肝、肾功能衰竭者，不能平卧或不能耐受插管操作者。
(4) 支气管动脉与脊髓动脉有交通，导管又不能深入以避开脊髓动脉者。
(5) 导管不能稳固楔入支气管动脉内，试注对比剂有明显反流入主动脉者。

五、介入手术操作

1.介入操作方法　采取改良 Seldinger 技术，一般穿刺右侧股动脉（特殊情况下也可选择左侧股动脉或双侧桡动脉、肱动脉）。常选用 5F 导管鞘，导管选用 MIK 导管或 Cobra 导管。一般情况下，右侧支气管使用 MIK 导管容易插管成功，左侧支气管动脉插管使用 Cobra 导管成功率较高。对比剂尽量使用非离子型对比剂，较离子型对比剂更为安全。

经导管鞘由导丝引入导管时，必须在透视下观察，以免导丝误入其他动脉造成相应脏器损伤（如误入肾动脉损伤肾脏，造成腹膜后血肿）。将导管前端送达第 5 胸椎水平（约左主支气管与胸主动脉相交处），退出导丝，导管可略向上推送进行导管成形后，即可在胸主动脉前壁、前侧壁寻找支气管动脉开口。若导管头端移动时出现挂钩现象，且不随动脉跳动，可能导管已进入支气管动脉开口处，试推少量对比剂证实后，固定导管，进行造影。

造影完毕后，评估血管情况，如发现局部血管异常扭曲、扩张，并可见点状对比剂溢出或支气管内对比剂涂抹即为出血动脉；存在体循环 - 肺循环分流时，需进行栓塞治疗。可根据血管评估结果选择栓塞材料，常用的栓塞材料包括吸收性明胶海绵颗粒、聚乙烯醇颗粒及弹簧圈等，几种栓塞材料可以联合使用。其中吸收性明胶海绵颗粒作为中期栓塞剂较为安全，在栓塞治疗中常作为首选。

术后注意病人穿刺部位有无出血和血肿，注意下肢皮肤颜色、温度的改变，有无肿胀麻木等，并告知护理人员术后注意事项。

2. 注意事项

（1）进行数字减影血管造影时，对比剂直接溢出是出血的直接征象。但在实施支气管动脉栓塞术前进行血管造影时，多数病人都进行过内科血管升压素止血治疗或处于出血间歇期，常看不到这种直接征象，所以正确判断需要栓塞的支气管动脉和非支气管动脉至关重要。当血管造影出现以下表现时，需要进行栓塞：①病变供血动脉直径增粗，走行迂曲，并且其远端末梢分支增多、紊乱，病变区域出现网状、片状新生毛细血管的；②病变区供血动脉形成动脉瘤的；③支气管动脉畸形的；④形成体循环动脉 - 肺动、静脉瘘的。

（2）在进行血管栓塞治疗时，除支气管动脉外，根据病变的位置还需要寻找相关的肋间动脉、胸廓内动脉、锁骨下动脉、腋下动脉的分支（甲状颈干和肋颈干）、胸上动脉、胸肩峰动脉、胸外侧动脉、肩胛下动脉、食管固有动脉、膈下动脉及胃左动脉等进行造影确认，以上血管均可参与咯血。此外，还需注意异位支气管动脉的存在，如支气管动脉起源于椎动脉、颈总动脉等。罕见情况下，支气管动脉甚至可以发自冠状动脉。

（3）如在造影中发现出血动脉与脊髓动脉共干时，可采用同轴微导管技术越过脊髓动脉。如不能避开脊髓动脉，应放弃栓塞，更不可使用液体栓塞剂。如果出血动脉管径较粗时可选合适的弹簧圈进行栓塞。同时要注意避免遗漏参与供血的肺外体循环动脉。术前应仔细研究病人的影像学及临床资料，了解病变范围，做好术前评估，尤其在病人咯血量与靶血管病变程度不相符时，应考虑有无肺外体循环动脉参与出血。如条件允许，可行支气管动脉CTA，能准确显示支气管动脉的起源和变异，明确其数目和走行，明显缩短插管时间，减少照射剂量。

六、并发症及处理

支气管动脉或其他相应供血支栓塞后，可出现不同程度发热、胸闷、胸骨后烧灼感、肋间痛和吞咽疼痛等症状，这是纵隔和肋间组织暂时性缺血引起的，一般经对症治疗后短期即可缓解。脊髓损伤是 BAE 最严重的并发症，预防措施包括支气管动脉造影尽可能使用毒性小的非离子型对比剂，造影过程谨慎操作，熟悉血管解剖，如造影发现脊髓动脉显影则栓塞前导管头端务必超选择以避开脊髓动脉，注入栓塞剂时更要格外仔细以避免反流。

七、疗 效 评 价

咯血支气管动脉栓塞治疗结果有以下几种情况：①即刻止血：行支气管动脉栓塞术后咯血立刻停止；②显效：支气管动脉栓塞术后咯血立即停止，随访 6 个月内无复发；③有效：支气管动脉栓塞术后咯血立即停止，随访 6 个月咯血次数减少，最大咯血量较治疗前减少 50% 以上；④无效：未达上述标准。大咯血支气管动脉栓塞治疗显效率 73%～98%。

（任伟新）

第二节　气管、支气管狭窄

气管狭窄（tracheal stenosis）是指气管、隆突、左右支气管及中间段支气管的狭窄或阻塞，即中心气管狭窄。中心性气管本身病变阻塞管腔或管外压迫可导致中心气管狭窄或阻塞，出现严重的呼吸困难，甚至窒息死亡。

气管狭窄可分为良性气管狭窄及恶性气管狭窄。良性气管狭窄是指支气管结核、外伤、手术、气管切开、气管插管、异物、良性肿瘤及淀粉样变性等引起的气管占位性或瘢痕挛缩性狭窄，以及病变对气管壁破坏或压迫导致的气管狭窄。临床上良性气管狭窄常见于气管插管、气管切开和气管内膜结核病人，其病理基础为肉芽组织增生、纤维瘢痕形成。

恶性气管狭窄是指肺癌、食管癌及纵隔肿瘤等压迫或侵犯引起的气管严重狭窄。晚期大多失去手术机会，保守治疗几乎无效。病人病情危急，呼吸困难症状较重，如遇痰液堵塞狭窄的气管，病人随时有窒息死亡的危险。紧急进行气管重建是缓解呼吸困难、挽救病人生命的唯一有效措施。恶性狭窄原因是邻近部位（如食管、纵隔、甲状腺等）原发或转移瘤侵及气管支气管，其次是支气管肺癌引起气管支气管腔外压迫或腔内阻塞。

一、临床表现和分型

（一）临床表现

气管狭窄最常见的表现有吸气性呼吸困难、咳嗽、喘息，还可见咯血、阻塞性肺炎和肺不张等。严重时，病人呼吸肌极度紧张，吸气时可见"三凹征"，临床表现为吸气时胸骨上窝、锁骨上窝和肋间隙明显凹陷。病人多伴干咳及高调吸气性喉鸣。根据这些症状并结合病史，诊断气管狭窄并不困难。

（二）分型

1. 按病变累及范围分型　中央型气管狭窄病变范围可分为八个区（表 7-1）。不同的分区，病变的性质和采取的治疗手段有所不同。根据病变侵犯范围，将其分为局限型和弥漫型。局限型指侵犯 1 个区的病变，弥漫型指侵犯 2 个区以上的病变。局限型可行气管支架或手术切除，弥漫型多无手术指征。如病变局限于 1 个区，可行气管支架，如病变超过 2 个区，手术需慎重。Ⅰ、Ⅷ段病变难以放置任何形状的支架，Ⅲ、Ⅳ、Ⅴ、Ⅶ段病变难以放置直支架，应放 Y 形分叉支架。

表 7-1　气管病变的部位及分区

分区	病变部位
Ⅰ	主气管上 1/3 段
Ⅱ	主气管中 1/3 段
Ⅲ	主气管下 1/3 段
Ⅳ	隆突
Ⅴ	右主支气管
Ⅵ	右中间段支气管
Ⅶ	左主支气管近 1/2 段
Ⅷ	左主支气管远 1/2 段

2. 按狭窄原因分型

（1）管内型：腔内良性肿瘤或肉芽肿，异物，坏死物。

（2）管壁型：扭曲或弯折，瘢痕性狭窄，瓶颈样狭窄，膜样狭窄，剑鞘样，气管塌陷，气管软骨钙化。

（3）管外型：外压性狭窄，气管外病变压迫气管所致，如为恶性病变未侵犯气管黏膜者属管外型。

（4）混合型

3. 按狭窄率分型

（1）气管狭窄率 $=(D-N)/D \times 100\%$，其中 N 为横断面最狭窄部位直径，D 为狭窄处远端正常气管直径。

（2）将狭窄率 <30%，定义为轻度狭窄；狭窄率 30%~49%，定义为中度狭窄；狭窄率 50%~69% 定义为重度狭窄；狭窄率 ≥70% 定义为极重度狭窄。

二、诊　　断

1. 胸部 X 线　胸部透视和普通胸片有时可显示气管或主支气管狭窄性改变，有助于 X 线下操作定位。

2. 胸部 CT　既可明确病变性质，也能确定病灶位置、程度及范围。CT 三维重建的气管-支气管图像，可直观地显示病变的长度、形态、狭窄的程度以及病变与周围血管的关系，同时可明确远端气管的通畅情况，为远端肺组织是否存在病变提供诊断依据。此外，CT 上可对病灶及相关气管的直径、长度作出精确测量，有利于设计个性化的治疗方案。

3. 支气管镜　是诊断中心气管狭窄最为重要的一种检查方法。支气管镜可直接观察气管病变、狭窄程度，并可进行活检定性诊断。

4. 肺功能检查　有助于评价肺脏基础状况，判断介入手术治疗的安全性，选择麻醉的方法及手术中需采取的相应的气管处理措施。

三、适应证与禁忌证

1. 适应证

（1）各种原因引起的气管狭窄，且狭窄上端距声门 5mm 以上、狭窄下端距隆凸 5mm 以上。

（2）各种原因引起的主支气管狭窄、隆凸区狭窄、叶支气管狭窄。

（3）各种原因引起气管、隆凸和主支气管复合狭窄。

（4）各种原因引起的主支气管和叶支气管复合狭窄。

（5）喉室-声门区严重狭窄的急诊抢救。

2. 禁忌证

（1）广泛性小气道狭窄。

（2）机体极度衰竭。

（3）严重出凝血功能障碍。

四、介入手术操作

1. 术前准备

（1）术前常规检查：血常规、尿常规、粪常规、血糖、电解质、正位胸片、肝功能、肾功能、凝血功能和心电图。

（2）术前特殊准备：胸部 CT 检查，详细了解狭窄的部位、范围及程度，设计支架了解肺部情况，方便与术后对比。恶性气管狭窄，最常见为隆突区的左右支气管分叉狭窄，需要特殊的倒 Y 形内支架置入治疗。

（3）螺旋 CT 及其重建技术：可作为气管支架检查和随访的常规手段。多平面重建可以从冠状位、矢状位、斜位,甚至沿气管曲面切层,能很好显示气管狭窄的位置、程度、腔内外的软组织。容积漫游技术可整体性显示气管、气管树,形成气管透明化效果,显示气管和支架狭窄处管壁的连续性中断以及充盈缺损,并可多角度旋转观察。CT仿真内镜成像能虚拟显示气管内表面结构,类似气管镜所见。

2.操作要点

(1)术前舌下含服丁卡因3～4ml进行咽喉部局部麻醉,透视下确认狭窄部位,或经导管造影确认狭窄段位置及范围。

(2)病人采用经口腔插管,导管导丝配合经喉进入气管,退出导丝。

(3)交换引入加强导丝,沿加强导丝送入气管内支架及输送器,透视监视下以狭窄段为中心释放内支架。

(4)气管恶性狭窄内支架置入后几乎都能理想扩张,不必再行扩张治疗。

(5)气管狭窄以远的气管内潴留有大量痰液,气管支架置入后要分别向两侧主支气管内引入吸痰管,反复抽吸痰液,改善呼吸困难。

(6)术后处理:内支架置入后雾化吸入1～2周,合并肺不张时深呼吸和吹气球锻炼,促使肺复张。气管通畅肺功能恢复后,及时治疗气管或纵隔肿瘤,如支气管动脉灌注化疗、穿刺行粒子植入等。

3.注意事项

(1)手术操作过程中应迅速、轻柔、熟练、准确,在尽可能短的时间内完成支架的释放。

(2)术前应依据胸部CT扫描、胸片、透视等检查明确气管狭窄段长度及直径,然后选择合适的支架。原则上支架需要长出狭窄段两端各10～20mm。

(3)根据病人的具体情况选择必要的术前用药,术前的局部麻醉要充分;必要时气管插管全身麻醉。

(4)对高位气管狭窄,支架置入应慎重。支架应低于声门或稍高于声门水平,以减少误咽;对于误咽严重者,应调整网状支架的位置,仍无改善的病人应取出支架。

五、并发症及处理

气管内支架成形术效果明显,并发症少,解决气管梗阻症状立竿见影,大多数病人主观症状如呼吸困难、喘鸣等可立即得到改善。在支架置入术后2周内,主观症状可得到持续改善。对于技术操作熟练者,支架放置过程中的并发症很少见。

常见并发症包括支架移位、再狭窄、支架断裂、出血、气管支气管穿孔、气胸和肺部感染等。

1.支架移位　主要由于支架选择不当、置入不到位或病人剧烈咳嗽引起。可发生于术中,也可发生于置入支架48h内。

2.支架再狭窄　支架置入后,一定程度肉芽组织形成是常见的,随着时间进展,气管黏膜层和肉芽组织会长入支架腔内,造成气管梗阻。恶性狭窄如不辅以后续抗肿瘤治疗,支架在3～6个月内可出现再狭窄。

3.支架断裂　较罕见,假如发生,则需取出支架。

4.支架突入血管　是最严重的并发症,可以引起气管间歇或大量出血。可选择支气管动脉栓塞术或行外科手术。

六、疗效评价

气促指数的评分根据美国胸科协会的气促评级标准:0级,正常;1级,快步走时气促;2级,平常步行时气促;3级,平常步行时因气促而停止;4级,轻微活动时出现气促。

疗效判定:①完全缓解(CR):狭窄缓解70%～100%,持续3个月;②显效(SR):狭窄缓解

40%~69%，并持续 3 个月；③微效（MR）：狭窄缓解 10%~39%，并持续 3 个月；④无效：狭窄缓解小于 10%。

（任伟新）

第三节　肺动静脉畸形

一、概　　述

肺动静脉畸形（pulmonary arteriovenous malformation，PAVM）是指肺动脉和静脉之间的毛细血管被扩张迂曲的或囊状的异常血管通道直接相连，又称为肺动静脉瘘、肺动静脉曲张、肺血管畸形或肺动静脉瘤等。PAVM 的异常血管表现为薄壁的缺乏外周结缔组织的内皮细胞管腔，可仅是显微镜水平的微小畸形，也可是大到几厘米的畸形管腔。多发病灶约占 58%，双侧病灶约占 42%，下叶多见。根据肺动脉供血来源，PAVM 分为单一肺段供血的单纯型和多肺段供血的复杂型，单纯型占 80% 以上。PAVM 大多数为先天性，获得性 PAVM 通常与肝硬化、侵蚀性感染、创伤、手术和富血供转移瘤等有关。PAVM 右向左分流量大时，可造成血氧含量下降进而出现呼吸困难、发绀、心悸以及气短等临床症状；因分流道失去毛细血管的滤过功能可使血栓、菌栓等通过分流道进入体循环造成脑梗死、脑脓肿等中枢神经系统疾病；同时 PAVM 薄壁的异常血管存在潜在破裂风险，需要积极干预。目前经血管内栓塞术可阻断肺动脉和肺静脉之间的异常交通，恢复正常的肺部血液循环，是治疗 PAVM 最主要的手段。

二、适应证与禁忌证

1. 适应证
（1）供血动脉直径≥3mm 的病灶。
（2）有症状的 PAVM 伴有低氧血症、咯血或有异位栓塞病史者。
（3）随访进行性增大的 PAVM。

2. 禁忌证
（1）血管造影禁忌者。
（2）合并严重的肺动脉高压者。
（3）合并严重肺部感染者。
（4）内科难以纠正的心律失常。
（5）弥漫性 PAVM 应慎重（图 7-1）。

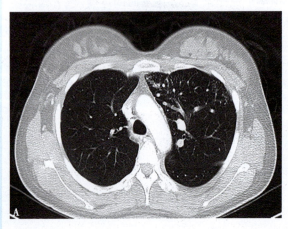
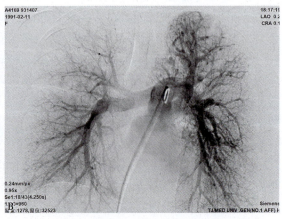

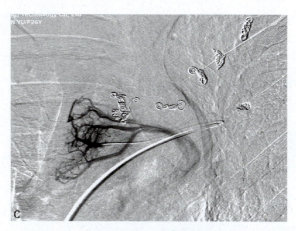

图7-1 弥漫性肺动静脉瘘

女性，26岁，既往剧烈活动后气喘，未检查。2年前顺产后气喘加重。SO_2 80%。CT示左上肺血管紊乱及粗大肺静脉引流。A. CT示左肺弥漫血管紊乱及肺动静脉畸形。B. 微弹簧圈栓塞主要肺动脉分支，术中SO_2 96%。C. 栓塞15min后原肺动脉造影"正常"部位开放成肺动静脉瘘，无法完成手术。

三、介入手术操作

1. 术前准备

（1）病人准备按血管性介入治疗常规。

（2）完善相关检查，包括血气分析、凝血功能、血生化和超声心动图等。

（3）因PAVM有较高的中枢神经系统并发症发生率，术前应行脑部MR或CT检查。

（4）术前根据临床和影像学检查，评估畸形类型、供血动脉直径和支数等，并制订相应的手术方式，准备相应器械和栓塞材料。

2. 操作方法

（1）入路选择：常经股静脉入路，也可选择肘静脉、颈静脉和锁骨下静脉入路。

（2）操作要点：肺动脉造影明确PAVM部位、大小、数目及分型，明确供血动脉直径、支数及引流静脉情况，选择合适的栓塞材料。PAVM特别是复杂型栓塞操作较复杂，对比剂用量大，应注意充分水化保护肾功能（图7-2、图7-3）。

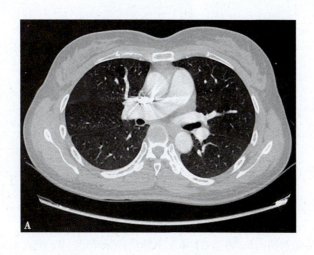

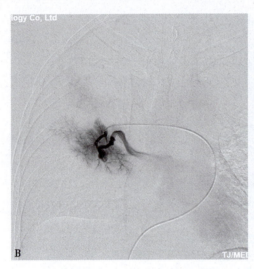
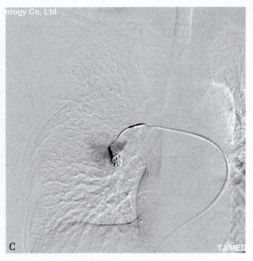

图 7-2　单纯型肺动静脉瘘

女性，45岁，体检发现。A. 增强CT示双肺可见肺动静脉瘘。B. DSA见双肺单纯型肺动静脉瘘。C. 微弹簧圈栓塞。

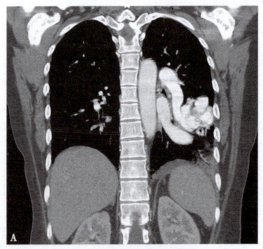

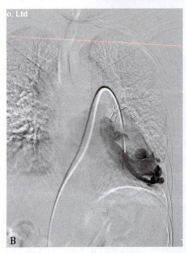
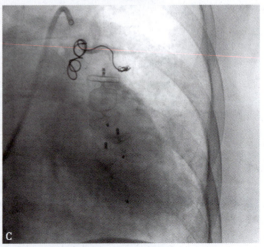

图 7-3　复杂型动静脉瘘

女性，52岁，咯血入院。A. 增强CT示左下肺动静脉畸形。B. DSA示复杂型动静脉瘘。C. 3枚血管塞及微弹簧圈栓塞。

四、并发症及处理

1.异位体动脉栓塞　由于过小的栓塞材料、误注的少量气体、血栓等栓子通过瘘口造成正常组织或器官栓塞。其严重程度与异位栓塞发生的部位和范围有关,轻者可无临床症状,重者可造成残疾甚至死亡。术中应避免气体注入,即使极少量的气体也可造成灾难性的后果。尚未完全形成的微血栓进入体循环也可造成异位栓塞,故 PAVM 栓塞术中应确保供血动脉彻底栓塞。栓塞后造影时,应用较小的压力,以防尚未完全形成的血栓被推入体循环。

2.术中瘤囊破裂　粗暴操作所致,病人可出现大咯血、大量血胸和失血性休克,可立即行栓塞术补救。

3.肺动脉高压和右心衰竭　肺动脉压力因被 PAVM 的分流和 / 或同时并存肝内动静脉畸形导致左向右分流所掩盖,可出现肺动脉高压和右心衰竭。术中应严密监视肺动脉压力并视病人情况行抗心衰治疗。

4.自限性胸膜炎、心绞痛和心律失常等　必要时需要专科处理。

五、疗 效 评 价

术后病人的低氧血症可明显改善,氧饱和度、氧分压和分流分数等指标可明显好转。增强 CT 可见血管团消失或明显缩小。长期随访,各种严重的异位栓塞特别是中枢神经系统并发症发生率可明显降低。如异常血管团在栓塞术后 1 年内无明显缩小甚至进一步增大,以及异常血管团明显强化时,提示病灶重新获得血供,可再次行栓塞术。

(范　勇)

第四节　肺动脉高压

一、概　　述

肺动脉高压(pulmonary hypertension,PH)是指海平面、静息状态下,经右心导管检查测定的肺动脉平均压≥25mmHg(1mmHg = 0.133kPa)。临床分为 5 大类:①动脉性 PH;②左心疾病所致 PH;③肺部疾病和 / 或低氧所致 PH;④慢性血栓栓塞性 PH 和 / 或其他肺动脉阻塞性病变所致 PH;⑤未明和 / 或多因素所致 PH。肺动脉高压病因复杂,常由多种异源性疾病(病因)和不同发病机制所致肺血管结构或功能改变,引起肺血管阻力和肺动脉压力升高的临床和病理生理综合征,继而发展成右心衰竭甚至死亡。近年来随着靶向药物的广泛应用,肺动脉高压的生存期得到了显著提高。介入治疗主要应用于肺动脉造影诊断和解剖结构所致的异常分流、血管狭窄等方面的治疗。

二、适应证与禁忌证

1.适应证

(1)先天性心脏结构异常导致的肺动脉高压。

(2)体 - 肺分流导致的肺动脉高压。

(3)急性肺栓塞导致的肺动脉高压。

(4)慢性血栓栓塞性肺动脉高压。

(5)血管炎性病变肺动脉狭窄性肺动脉高压。

(6)肺静脉狭窄导致的肺动脉高压。

2．禁忌证

（1）血管造影禁忌者。

（2）合并严重的肺动脉高压者。

（3）合并失代偿期心功能衰竭。

（4）内科难以纠正的心律失常。

（5）血管炎性病变活动期。

三、介入手术操作

1．先天性心脏结构异常的介入治疗　房间隔缺损（图 7-4）和室间隔缺损（图 7-5），均可用专用的封堵器进行封堵。动脉导管未闭（图 7-6）可根据动脉导管直径选择不同的栓塞材料，多用血管塞进行封堵，对较细小的分流道可用弹簧圈进行栓塞。

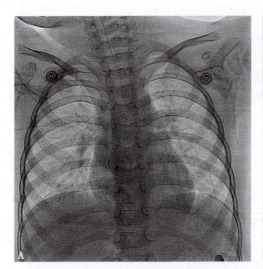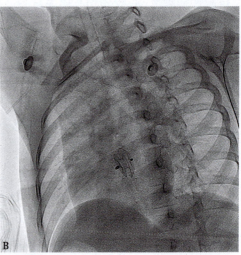

图 7-4　房间隔缺损封堵术

女性，3 岁，房间隔缺损。ASD 封堵伞封堵缺损。A．正位摄片。B．斜位摄片。

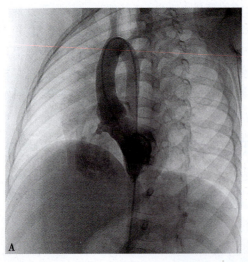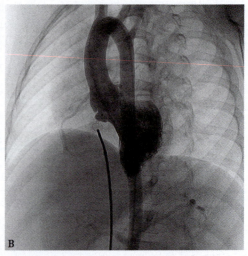

图 7-5　室间隔缺损封堵术

女性，4 岁，室间隔缺损。A．左室造影见对比剂进入右室。B．VSD 封堵伞封堵缺损。

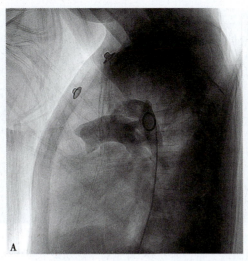
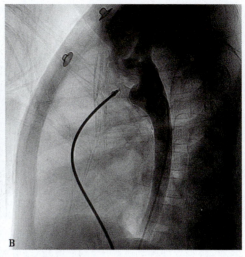

图 7-6 动脉导管未闭封堵术

女性，2 岁，动脉导管未闭。A. 主动脉造影可见对比剂经动脉导管进入肺动脉。B. PDA 血管塞封堵动脉导管。

2. 体 - 肺分流的介入治疗 体 - 肺动脉分流最常见的为支气管动脉 - 肺动脉瘘，常有肋间动脉、锁骨下动脉属支、食管固有动脉及膈动脉参与供血（图 7-7）。常继发于肿瘤及炎症等疾病，也可见于先天性遗传性疾病。可行支气管动脉栓塞术介入治疗。

3. 急性肺血栓栓塞的介入治疗 参见第五章第四节。

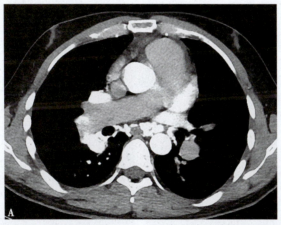

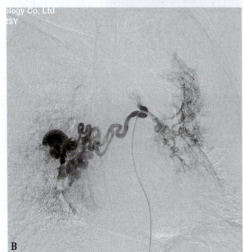
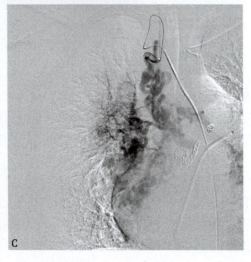

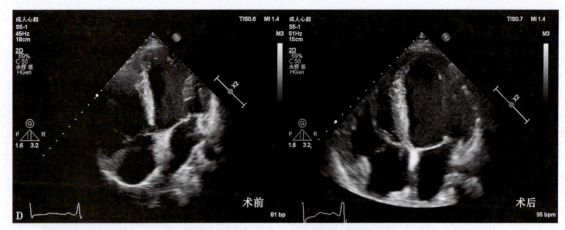

图7-7　支气管动脉-肺动脉瘘栓塞术

男性，28岁，体检发现肺动脉高压。A.增强CT示纵隔内大量迂曲动脉，并见右下肺动脉主动脉期显影。B.支气管动脉造影见支气管动脉-肺动脉瘘。C.迷走支气管动脉亦见肺动脉瘘。D.栓塞术后24h超声心动见右心明显缩小，肺动脉压下降。

4.肺动脉、肺静脉狭窄的介入治疗　肺动脉球囊成形术是治疗慢性血栓性肺动脉高压的微创治疗方法。慢性肺动脉狭窄可行球囊扩张成形术和支架成形术。肺动脉测压后行肺动脉造影了解肺动脉狭窄位置、长度、范围及直径，扩张球囊直径不超过肺动脉正常部分直径（图7-8）。肺静脉狭窄一般经股静脉入路，先行房间隔穿刺，再行肺静脉球囊扩张术及支架成形术。

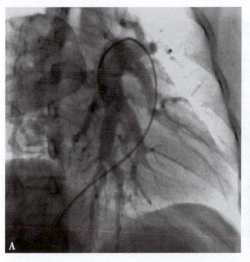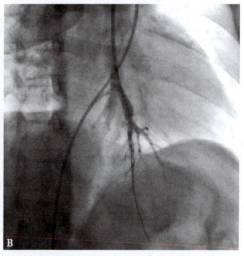

图7-8　慢性血栓性肺动脉高压球囊成形术

女性，52岁，肺动脉高压。A.左下肺动脉造影见左下肺动脉段开口及肺动脉远端分支多发狭窄。B.球囊扩张后狭窄消失。

5.球囊房间隔造口术　人工建立心房内右向左分流可以降低右心的压力，增加左心室前负荷和心输出量。常股静脉入路，行房间隔穿刺，导丝引导球囊进入左心房后先扩张尖端球囊，再后撤，遇阻力时即为房间隔位置。球囊房间隔造口术（balloon atrial septostomy，BAS）可行逐级扩张。

四、并发症及处理

1.房室传导束受损　室间隔缺损封堵术的并发症最常见的为房室传导束受损。使用电生理检测，超声心动结合DSA共同引导以及选择合适的封堵器有助于减少此类并发症。

2.支气管动脉栓塞术相关并发症　参见本章第一节。

3. 再灌注肺水肿　为肺组织严重的再灌注损伤，最常见于慢性肺血栓栓塞球囊扩张成形术。为避免严重的肺动脉再灌注肺水肿，每次手术扩张同一叶的 1～2 个狭窄部位，需要用相对小的球囊反复多次进行。出现肺水肿时，可行鼻导管吸氧、高频正压通气甚至有创呼吸支持。

4. 肺血管损伤　肺动脉血管壁较外周动脉血管壁薄，且肺动脉介入治疗要通过右心房、右心室、房间隔等部位，容易导致心律失常及瓣膜损伤。术中应轻柔操作并严密观察心电监护指标。

五、疗 效 评 价

成功的左向右分流道封堵术可即时改变血流动力学异常。慢性肺血栓栓塞的球囊扩张治疗可长期改善病人的血流动力学状况。肺动脉及肺静脉成形术可改善肺动脉血流阻力，有效降低肺动脉压力，并改善右心功能。靶向药物的联合应用，可使肺动脉高压的生存期得到进一步改善。球囊房间隔造口术尽管降低了动脉血氧饱和度，但可改善体循环氧气的转运，同时降低交感神经过度兴奋，可用于重度肺动脉高压的姑息治疗和等待肺移植的桥接手段。

（范　勇）

第五节　肺　　癌

一、概　　述

原发性肺癌（primary lung cancer，PLC）简称肺癌，是世界范围内最常见的恶性肿瘤，发病率和死亡率均为首位。病理诊断是肺癌诊断的金标准。肺癌规范有序的诊断、分期及早中期治疗方案已趋完善，特别是近年分子靶向治疗逐渐成熟，临床疗效显著提高，但约有 50% 以上病人在初诊时已经发生了远处转移。目前对晚期肺癌尚缺乏有效治疗手段。介入技术在病理活检和晚期肺癌并发症治疗中发挥着重要作用。

二、适应证与禁忌证

1. 适应证
（1）肺癌出现咯血、气管狭窄、上腔静脉综合征等严重并发症时。
（2）不能手术切除的晚期肺癌。
（3）肺癌病灶能做手术切除，但手术风险大或拒绝手术者。
（4）外科手术前的肿瘤降期治疗。
（5）手术切除后胸内复发或转移者。

2. 禁忌证
（1）肿瘤终末期，恶病质，预期生存期≤3 个月者。
（2）心、肺、肝、肾等重要器官功能衰竭者。
（3）合并严重感染者。
（4）有严重出血倾向者。
（5）有对比剂应用禁忌证。

三、介入手术操作

1. 肺癌的介入治疗　从病理学和治疗学角度，肺癌大致可以分为非小细胞肺癌（non small cell lung cancer，NSCLC）和小细胞肺癌（small cell lung cancer，SCLC）两大类，其中非小细胞肺癌占 80%～85%。介入治疗主要用于非小细胞肺癌。

（1）支气管动脉灌注化疗及化疗栓塞术：原发性支气管肺癌的血供主要来源于支气管动脉，支气管动脉灌注可使肿瘤组织内局部药物浓度较静脉给药显著提高，可使铂类等细胞毒性药物治疗效果增强。动脉直接灌注减少了化疗药物与血浆蛋白结合，增加了有活性的有利药物浓度。

支气管动脉灌注通常经股动脉入路，行支气管动脉造影，了解支气管动脉的走行、分布和肿瘤、淋巴结染色情况，有无脊髓动脉、支气管动脉-肋间动脉干分支和其他侧支交通；判断有无多支动脉供血，如邻近的肋间动脉、内乳动脉和膈动脉等，肺上沟瘤血供可来源于锁骨下动脉。确认供血动脉后，经导管缓慢注入化疗药物。有多支肿瘤供应血管时应根据每条动脉肿瘤供血的比例将化疗药分成若干份注入；灌注范围应包括纵隔内受累的淋巴结。每3～4周可重复。

支气管动脉栓塞可造成肿瘤缺血坏死，故可在灌注药物同时行支气管动脉栓塞术。当肺癌伴有支气管动脉-肺血管（肺动脉和/或肺静脉）分流时，一方面可以避免支气管壁缺血坏死，另一方面也可以达到栓塞肿瘤供血支的目的。先用较大直径的吸收性明胶海绵颗粒栓塞，这样可避免栓塞物经分流口流向外周肺动脉分支或致全身各脏器异位栓塞，药物的分流则失去了动脉灌注术的药物首过效应，疗效下降。当支气管动脉与肋间动脉等共干而又无法实现超选择时，可选用弹簧圈对肋间动脉等共干血管行保护性栓塞。支气管动脉化疗栓塞推荐使用微导管及300～500μm颗粒栓塞剂。

（2）肺癌的消融治疗：主要适用于不能耐受手术或不愿行手术治疗或其他局部治疗后复发的直径≤3cm的肿瘤，或作为肺癌综合治疗的一部分而与其他治疗联合（图7-9）。在有现场快速病理评价方法时，肺穿刺活检和消融可同期进行。对转移性周围型肺癌，可用于一侧肺病灶数目≤3个，肿瘤最大径<5cm，无其他部位转移的病人。肺癌的消融治疗根据病人具体情况可选择微波、射频、冷冻等消融方法。

（3）肺癌的放射性粒子置入术：常用放射性^{125}I粒子置入，粒子半衰期约60d，活度为$2.22 \times 10^7 \sim 3.0 \times 10^7$Bq（0.6～0.8mCi），γ射线能量27～35keV。

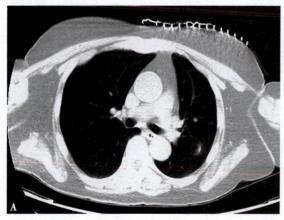
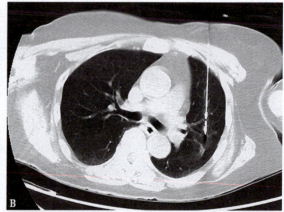
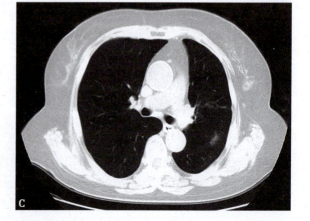

图7-9　肺转移瘤的微波消融术
女性，59岁。A. 左上肺腺癌术后两年肺内转移瘤。B. 微波治疗50W 5min。C. 术后1年复查消融区仅见索条影，考虑瘢痕。

2. 肺癌并发症的介入治疗

（1）肺癌伴咯血：肺癌可引起大咯血，危及病人生命。特别是新生肿瘤血管内皮细胞间隙较大，缺乏弹力纤维层，使内科应用缩血管药物效果不佳。支气管动脉栓塞术成为治疗肺癌伴大咯血的有效方法。

（2）肺癌伴上腔静脉综合征：肺癌是恶性上腔静脉综合征的主要原因。肺癌或纵隔转移淋巴结可压迫、包绕上腔静脉和/或头臂静脉、锁骨下静脉，使其管腔狭窄、血液回流障碍，导致上腔静脉综合征。最常放置金属内支架治疗，使上腔静脉血流复通，也可联合球囊扩张术。

（3）肺癌所致气管狭窄、气管-食管瘘：肺癌本身或转移的纵隔淋巴结所致的主气管或左右主支气管狭窄可造成呼吸困难，可放置气管或支气管支架以解除气管受压、狭窄。当肺癌侵及邻近器官、食管时，可造成气管-食管瘘，可放置覆膜内支架封堵瘘口。

四、并发症及处理

1. 脊髓损伤　参见本章第一节。

2. 化疗药物引起的不良反应　可出现恶心、呕吐、食欲不振及腹胀等症状，需充分补液、水化，加强抑酸、止吐、支持和对症治疗。骨髓抑制所致的白细胞下降和血小板减少多为可复性，对曾因化疗出现骨髓抑制的病人应调整用药种类及剂量。对某些具有特殊不良反应毒性的药物，如顺铂和甲氨蝶呤的肾毒性、多柔比星的心肌毒性、博来霉素的动脉炎及肺纤维化等，应根据病史调节药物种类，避免毒性叠加和加重原有病情。对灌注的化疗药物充分合理地稀释并增加灌注时间，有助于减轻化疗药物的不良反应。

3. 肺梗死　肺癌压迫或侵犯肺动脉可致相应的肺动脉闭塞，局部的肺组织（常包括肿瘤在内）仅由支气管动脉供应营养，支气管动脉常代偿增粗并出现咯血症状。支气管动脉栓塞术可造成肺梗死，并继发严重感染（图 7-10）。肿瘤致肺动脉闭塞时可行支气管动脉灌注化疗，避免栓塞术。合并咯血时，栓塞应慎重。

4. 消融术引起的并发症　肺癌消融除可发生经皮穿刺常见的出血、血胸、气胸等并发症外，还可引起疼痛、少量胸腔积液等并发症。应用止疼药物和镇静剂可减少术中疼痛。在穿刺出现肺内出血时，热消融（微波或射频）有即时止血效果。大量肿瘤坏死组织和炎性因子释放可引起消融术后综合征，表现为发热、乏力、恶心呕吐等，可对症处理，一般持续 3～5d 后好转。肺癌的消融治疗可造成感染，术前可预防性应用抗生素。肿瘤种植、空气栓塞、支气管-胸膜瘘、冷休克及神经损伤等并不常见，需分别处理。

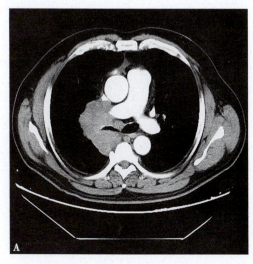
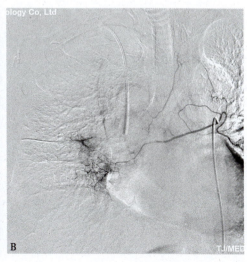

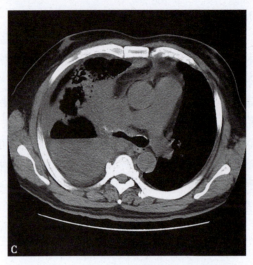

图7-10 支气管动脉栓塞术致肺梗死

男性，43岁。A. 右肺中心型肺癌，右肺动脉主干受压完全中断。B. 支气管动脉造影。C. 支气管动脉化疗栓塞术后出现肺组织坏死及感染，抗感染治疗无效。

五、疗 效 评 价

支气管动脉灌注化疗的疗效与肺癌的组织学类型、分期、抗癌药物的种类和用量、支气管动脉供血情况及其他综合治疗措施有关。鳞癌治疗效果明显优于腺癌；多血供型优于乏血供型；单支血供型优于多支血供型；多药联合优于单药灌注；反复多次给药优于单次给药。

支气管动脉栓塞术治疗肺癌咯血效果显著，但咯血复发率较良性病变高，可能与肿瘤新生血管和病变进展有关。虽然≤3cm的肺癌消融治疗可完全消融肿瘤，达到局部治愈的效果，但消融治疗仍是肺癌综合治疗的一部分。支架置入可即时解除上腔静脉梗阻、气管支气管狭窄及堵塞气管-食管瘘口，明显改善病人生活质量，延长病人生存期。

（范　勇）

第八章　消化系统疾病的介入治疗

随着医学影像技术的不断发展、介入相关材料的改进及介入治疗技术的推广应用，消化系统病变的介入治疗在理念及技术方面都得到了快速发展，以往许多需外科手术治疗的疾病已被介入治疗所替代。成熟的介入技术已应用于各类消化系统疾病，涵盖良恶性病变的诊断、治疗及预后，具有安全、简便、并发症低等优点，现已成为消化系统疾病诊治的重要手段。本章主要介绍各类消化系统疾病的病因与病理生理、临床表现、辅助检查、诊断与分期、常见介入治疗的适应证、禁忌证、操作方法、注意事项、并发症处理及疗效评价等。

第一节　消化道出血

一、概　　述

消化道出血（gastrointestinal hemorrhage，GIH）是指从食管到肛门之间消化道的出血。以十二指肠悬韧带（屈氏韧带）为界，其上的消化道出血称上消化道出血，其下的消化道出血称为下消化道出血。消化道短时间内大量出血称急性大出血，临床表现为呕血、黑粪、血便等，并伴有血容量减少引起的急性周围循环障碍。

临床上常依病因不同将上消化道出血分为以下两大类：①非静脉曲张性上消化道出血（non-variceal upper gastrointestinal bleeding，NVUGIB），指屈氏韧带以上消化道非静脉曲张性疾病引起的出血，也包括胰管或胆管的出血和胃空肠吻合术后吻合口附近疾病引起的出血；②食管-胃底静脉曲张出血（esophageal and gastric variceal bleeding，EGVB），指由于肝硬化等病变引起的门静脉高压，致使食管和/或胃壁静脉曲张，在压力升高或静脉壁发生损伤时，曲张静脉发生破裂出血，详见本章第二节。

二、病　　因

我国急性 NVUGIB 病因主要包括消化性溃疡、急性胃黏膜病变、恶性肿瘤及其他原因如内镜下治疗并发症等医源性因素。近年来服用非甾体抗炎药（NSAID），尤其是阿司匹林或其他抗血小板聚集药物也逐渐成为上消化道出血的重要病因。下消化道出血占全部消化道出血的20%～30%，其常见原因有肿瘤和息肉，炎症性病变，血管病变（血管畸形、毛细血管扩张等），肠壁结构性病变（如憩室）以及肛门病变等。

三、临　床　表　现

消化道出血的临床表现取决于出血的部位、量和速度，呕血和黑粪是上消化道出血的特征性表现。但当出血量大，血液在肠内推进快，粪便可呈暗红甚至鲜红色。消化道出血可有失血性周围循环衰竭、贫血和血常规变化、发热和氮质血症等表现。了解出血以外的其他病史对于消化道出血病因诊断很重要，如消化性溃疡常有慢性反复发作上腹痛病史；应激性溃疡病人多有明确的应激源；恶性肿瘤病人多有乏力、食欲不振、消瘦等表现；有黄疸、右上腹绞痛症状应考虑胆道出血；药物性溃疡常有服用 NSAID、抗血小板聚集药物或抗凝药物史。血管病变引起的出血多以无痛性血便及黑便为主；炎性病变多为间歇性大出血或慢性少量出血，常伴有发热、腹痛或腹泻，其中克罗恩病可同时伴有腹部包块及瘘管形成；息肉、肠套叠及憩室则常表现为腹痛及血便。而医源性因素则可以追问到病人近期的医疗活动，如内镜下诊治、外科胃肠道手术等。

四、辅 助 检 查

消化道出血的辅助检查手段包括内镜检查，CT 及 CTA，选择性胃肠道动脉数字减影血管造影（DSA），发射型计算机断层扫描（emission computed tomography，ECT）以及全消化道钡餐造影等。

1. 内镜检查 急诊上消化道内镜检查是最常用的，通常可以明确上消化道的出血部位及病因，部分可以直接予以止血治疗，应为首选。在排除上消化道出血后，或考虑下消化道出血的病人，肠镜检查是必需的。怀疑小肠出血的病人一般不做急诊胶囊内镜，但如果病情不急的病人也可以考虑。由于绝大部分消化道出血是在上消化道及结直肠，故尽可能首选内镜检查，其对出血部位及病因诊断正确率高达 80%～90%。

2. CT 现代 CT 具备快速采集、单次扫描覆盖范围大、空间分辨率高及强大的图像后处理功能，CTA 能直观显示大范围多支血管。当出血速度达到 0.1～0.5ml/min 时，采用标准扫描（平扫＋增强）其诊断的敏感性及特异性可分别达到 79%～89% 及 85%～95%。CT 及 CTA 能发现对比剂外溢、血管异常（如畸形、动脉瘤等）及肠道肿瘤等。这些对于介入诊疗会有很大帮助。为此，有条件的消化道出血病人在行选择性动脉造影前应尽可能先做 CT 检查。

3. 核素显像 无论是 ^{99m}Tc 标记胶体硫，还是 ^{99m}Tc 标记红细胞，两者发现出血的敏感性均很高，出血速度达到 0.1ml/min 便可以探测到。但由于检查有规定时间，检查所需时间较长，故只适合出血量少的急性病人及慢性间歇性出血病人，且其他检查未能发现出血部位者。

五、选择性动脉造影

虽然大多数上消化道及结直肠出血经内镜检查可以确定出血部位及病因，但仍有部分病人未能明确诊断。这种情况下，选择性动脉造影应该作为首选的诊疗方法。自 1960 年 Margulis 首次报道了动脉造影能显示胃肠钡餐检查未能发现的胃肠道出血后，选择性动脉造影在消化道出血诊治的重要性已得到广泛认可。由于其对消化道出血有定性及定位作用，现已成为继内镜检查后确定消化道出血来源的最重要和常用的临床技术。较之于内镜检查，选择性动脉造影可以应用于病情严重的病人，特殊准备少，即使在消化道大出血的情况下亦能实施。

适应证：内镜检查未能明确诊断消化道出血病人；怀疑小肠出血病人；无法接受内镜检查病人；外科术后及内镜治疗后消化道出血，尤其是怀疑动脉出血；怀疑胆道出血者。

禁忌证：除了对碘对比剂过敏者为明确禁忌证外，严重凝血功能障碍、严重高血压及心功能不全者应慎用。

上消化道的动脉血液供应多来自腹腔动脉和肠系膜上动脉，下消化道多来自肠系膜上动脉和肠系膜下动脉，因此消化道出血的动脉造影应包括选择性腹腔动脉、肠系膜上动脉及肠系膜下动脉造影。消化道出血动脉血管造影的直接特异征象是对比剂外溢至消化道管腔内，间接征象包括造影时发现假性动脉瘤、动静脉瘘、血管异常充血、新生血管形成及局部对比剂"浓染"等（图 8-1）。其阳性率受消化道出血速度影响：当出血速度达到 0.5ml/min 以上时，其对出血部位的检出率达 50%～72%；而当出血速度低于 0.5ml/min 时，检出率则下降到 25%～50%。

选择性动脉造影对于显性及隐性小肠出血均有一定的诊断价值，同时可对出血病灶进行注药和栓塞等治疗。但由于消化道出血具有间歇性，如血管造影时出血已暂时停止，对比剂外溢的出血直接征象就无法显示，造影结果就可能为阴性，这是其主要的不足之处。然而，即便在非出

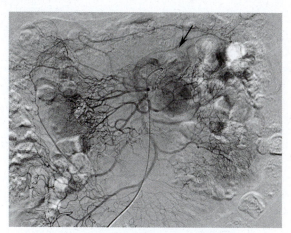

图 8-1　消化道出血肠系膜上动脉造影
男性，57 岁，反复黑便二月余。经肠系膜上动脉造影见小
肠区域团块状影（箭头）。病理：小肠间质瘤，梭形细胞型。

血期或出血减慢时，有些病变如血管发育不良、畸形及富血供的肿瘤如间质瘤在选择性动脉造影中仍然可以有血管异常、肿瘤染色等征象，因而通常不会漏诊。

由于蠕动会导致小肠的位置改变，外科手术中经常难以找到外观不甚明显的血管性病变。为此，选择性动脉造影时在确认的病变动脉分支保留导管、导丝或弹簧圈等作为术中寻找病变的标记非常有用，其中通过保留的导管可以注射亚甲蓝以显示病变的肠段，而弹簧圈则兼有止血作用。

六、介入治疗

1972 年 Rösch 首次采用选择性动脉栓塞术治疗急性胃溃疡出血。经过近五十年的发展，消化道出血的介入治疗得到了长足进步，已成为急诊止血的常用疗法。目前就非静脉曲张性消化道出血的介入治疗而言，栓塞术是最常用的。其治疗原则是：在保持足够的侧支血管以维持消化道正常血液供应的前提下，通过有效栓塞出血病灶的靶血管来达到止血目的。栓塞治疗适用于消化道活动性出血，尤其是常规内科止血治疗无效且无外科手术条件者。常用的栓塞材料有弹簧圈、吸收性明胶海绵、聚乙烯醇颗粒及微球等，也有用组织黏合剂正丁基 -2- 氰丙烯酸盐（n-butyl-2-cyanoacrylate，NBCA）栓塞胃或十二指肠动脉瘤。动脉栓塞术治疗消化道出血的严重并发症为肠坏死，需外科手术治疗。

腹腔动脉分支栓塞术是介入医生能熟练应用的治疗手段。胃及十二指肠又具有丰富的动脉供血网，可以使用永久性栓塞材料对胃、十二指肠乃至胆道出血病灶的靶动脉进行有效栓塞，而鲜有相应器官坏死等严重并发症。为此，临床上常作为首选治疗。事实上，单独栓塞胃左动脉即能有效控制 70% 胃小弯病变引起的出血。

空、回肠及结、直肠主要由肠系膜上动脉及肠系膜下动脉供血，动脉之间虽侧支循环较丰富，但动脉分支进入肠壁后侧支循环少，行栓塞治疗可能有止血不彻底以及肠管缺血坏死的风险。进行超选择性栓塞治疗，可以提高治疗成功率并减少肠坏死等不良事件的发生。一项 meta 分析表明，将动脉栓塞作为一线方法可以有效治疗憩室出血，止血成功率为 85%，而对其他原因的下消化道出血的止血成功率仅为 50%（$P<0.01$）。但是，血管造影栓塞治疗下消化道出血后的早期再出血发生率却达到了 22%。虽然如此，作为外科探查术前的辅助治疗，超选择性靶动脉栓塞可以控制病灶继续出血，为外科手术争取时间窗；栓塞弹簧圈可以作为外科术中定位标志。因此，如有条件，可考虑行超选择性动脉栓塞作为外科术前辅助治疗（图 8-2）。

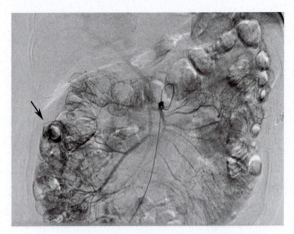

图 8-2　消化道出血肠系膜上动脉造影定位

男性，52 岁，黑便 10d。近肠系膜上动脉造影见回肠处对比剂外渗，即行外科手术。术中小肠内见暗红色血液，自回盲部逆行探查小肠，发现一小肠憩室，憩室大小约 3cm×3cm×6cm，憩室根部可见出血。病理：符合憩室组织学改变。

当因无法超选择至靶动脉或出血范围广等无法实施有效栓塞来止血时，经供应出血病灶的动脉灌注血管升压素也可以有效控制出血。血管升压素通过引起消化道及血管床的平滑肌收缩，使小动脉收缩达到止血目的。血管升压素可溶解于生理盐水或 5% 葡萄糖水中，以 0.2U/min 固定速率持续灌注。血管升压素的作用直接而迅速，灌注开始后 20min 即可重复造影确定疗效。如果未显示再出血，那么可维持 0.2U/min 灌注；如果继续出血，那就可增加到 0.4U/min 再灌注，20min 后重复造影。如以 0.4U/min 剂量灌注后仍无法控制出血，则说明血管升压素无效，可以考虑其他的治疗手段。

（颜志平）

第二节　肝硬化和门静脉高压

一、概　　述

肝硬化（cirrhosis）是由一种或多种原因长期作用于肝脏引起的，以肝组织弥漫性纤维化、假小叶形成和再生结节为组织学特征的慢性进行性肝病终末阶段。代偿期通常无明显症状，失代偿期以门静脉高压（portal hypertension）和肝功能减退为特征，临床上以上消化道出血、腹腔积液、肝肾综合征、肝性脑病及自发性细菌性腹膜炎等并发症为主要表现。全球每年超过 100 万人因肝硬化并发症而死亡。我国是全球肝纤维化及肝硬化发病率和死亡率最高的国家，存在超过 700 万的肝硬化病人，对家庭和社会造成沉重的负担，因此肝硬化门静脉高压是我国最严重的公共卫生问题之一。

（一）病因和病理

在我国，目前引起肝硬化的病因仍以乙型病毒性肝炎为主；在欧美国家，常见的病因是丙型病毒性肝炎、酒精性肝病和代谢相关性脂肪性肝病。上述一种或多种病因引起的肝脏持续损伤，使相关细胞因子分泌增加，可激活位于 Disse 间隙的肝星状细胞，分泌大量细胞外基质。细胞外基质弥漫性沉积、肝细胞广泛坏死及再生导致肝小叶正常结构破坏，增生的纤维组织将残存的肝小叶重新分隔形成假小叶。

门静脉及其属支组成门静脉系统，其回流起始端和分支末端均与毛细血管相连，且缺乏功能性瓣膜，其压力通过流入的血量和流出阻力形成并维持。肝内血管增殖、扭曲、受压，血流阻力增加，形成门静脉高压的病理基础；此外，肝脏对去甲肾上腺素类物质清除能力降低，交感神经兴奋，使心脏收缩增加，心输出量增加，外周血中内脏血管扩张物质局部释放，造成内脏小动脉扩张，形成肝脏高动力循环，进一步加重门静脉高压。

（二）临床表现和诊断

1. 临床表现

（1）食管 - 胃底静脉曲张出血：急性出血时病人表现为突发大量呕血和黑便，严重者出现失血性休克，死亡率为 15%～20%。诱因多为进食粗糙食物、剧烈呕吐、剧烈咳嗽及腹内压增高等。

（2）腹腔积液：肝硬化腹腔积液是腹腔内液体产生和吸收动态平衡紊乱的结果，约 60% 的病人在确诊肝硬化后 10 年内出现程度不等的腹腔积液。大量腹腔积液使腹部膨隆，状如蛙腹，甚至可导致脐疝等腹疝形成，抬高横膈或使其运动受限，出现呼吸困难和乏力。

（3）自发性细菌性腹膜炎：在腹腔积液病人中的发病率为 10%～30%。病情进展快者，腹痛明显、腹腔积液增长迅速、高热，严重者诱发肝性脑病，出现中毒性休克等。

（4）肝性脑病：轻者意识不清、性格改变、失眠，重者嗜睡、谵妄或昏迷。

（5）门静脉血栓：因门静脉血流淤滞，门静脉主干、肠系膜上静脉、肠系膜下静脉或脾静脉血栓形成。在肝硬化病人中发病率为 11%～20%，尤其是脾切除术后可高达 25% 以上。急性门静脉血栓可表现为突发腹痛，甚至出现急性肠坏死。

（6）肝肾综合征：病人肾脏无实质性病变，由于严重门静脉高压，内脏高动力循环使体循环血量明显减少，肾脏灌注不断下降。临床主要表现为少尿、无尿及氮质血症。

（7）肝肺综合征：临床表现主要为呼吸困难、发绀和杵状指（趾），预后较差。慢性肝病病人具有严重低氧血症（$PaO_2 < 50mmHg$）应疑诊；超声心动图造影阳性和肺泡动脉血氧梯度≥15mmHg 是诊断肝肺综合征的必备条件。

2. 诊断　临床诊断肝硬化通常依据肝功能减退和门静脉高压两方面的证据，包括症状、体征、实验室检查等。影像学所见肝硬化的征象有助于诊断。当肝功能减退和门静脉高压证据不充分、肝硬化的影像学征象不明确时，肝活检可明确诊断及病理分类。

门静脉高压的临床诊断主要根据临床表现、内镜检查和影像学表现，但金标准仍然是门静脉压力测量值高于正常范围。由于直接测量门静脉压力的操作穿刺创伤较大，临床上用肝静脉楔压和游离压的差值——肝静脉压力梯度（hepatic venous pressure gradient，HVPG）来反映门静脉与腔静脉的压力差值。HVPG 正常值为 3～5mmHg，HVPG≥6mmHg 即可诊断门静脉高压；HVPG≥12mmHg 时腹腔积液形成、食管 - 胃底静脉曲张出血的风险增加；HVPG≥20mmHg 时可出现难以控制或反复发生的门静脉高压并发症。

（三）治疗原则

1. 原发病治疗　对原发疾病的治疗是防止门体压力梯度进一步升高的必要措施（如乙型肝炎、丙型肝炎病人接受抗病毒治疗）。虽然现有的治疗方法尚不能逆转已发生的肝硬化，但病因治疗可延缓失代偿进程、改善肝功能、预防并发症以及延缓或减少对肝移植的需求。

2. 并发症治疗　肝硬化门静脉高压的管理中最重要的是并发症防治。药物治疗是基础，非选择性 β 受体阻滞剂、生长抑素及其类似物、特利加压素等通过减少内脏血流，降低门静脉压力，有助于改善门静脉高动力循环状态，增加体循环血流。内镜治疗（包括曲张静脉套扎术、组织胶注射等）是食管 - 胃底静脉曲张的首选治疗方法，但其不能缓解门静脉高压，复发率较高。外科分流术及断流术因创伤大、并发症多已未再受临床推崇。肝移植治疗效果明确，但高昂费用和肝源稀缺限制了其广泛开展。介入治疗凭借其微创、高效、可重复等技术特点，已经应用于门静脉高压症的治疗 40 余年，并取得了较好的临床疗效。经颈静脉肝内门腔分流术（transjugular intrahepatic portosystemic shunt，TIPS）和球囊阻断逆行静脉血管硬化术（balloon-occluded retrograde transvenous obliteration，BRTO）是目前治疗门静脉高压并发症的主要介入微创技术。TIPS 是经颈静脉入路，在肝内门静脉与肝静脉之间植入支架建立门体分流道，分流门静脉系统血液并直接降低门静脉系统压力。BRTO 多用于治疗以胃肾或胃腔粗大分流开放为特点并伴有胃静脉曲张出血的病人，以球囊阻断分流道血液流动，并注射硬化剂消除静脉曲张。本节将围绕这两项技术进行简要讲述。

二、经颈静脉肝内门腔分流术

（一）概述

经颈静脉肝内门腔分流术（TIPS）用于治疗门静脉高压已有三十余年。1969 年捷克放射科医生 Rösch 在做经颈静脉穿刺肝内胆管造影时误穿门静脉使其显影，从而设想到这一途径可能用于治疗门静脉高压症，但当时肝内分流道仅能维持不到两周。随着球囊扩张导管和血管内支架的成功应用，1989 年 Richter 首次报道用 Palmaz 支架在人体内完成真正意义的第一例 TIPS，奠定了 TIPS 用于临床的基础。1992 年 6 月中国医科大学附属第一医院徐克教授与日本专家高桥元一郎教授合作共同完成了我国首例 TIPS，在国内率先开展了 TIPS 的临床研究，并于同年 11 月在北京中日医学大会上首先报告了 15 例 TIPS 的临床观察；后于 1993 年 6 月发表了我国首篇 TIPS 临床应用的文章。TIPS 技术引入我国后，曾一度广泛开展，但后来由于其较易发生支架堵塞和肝性脑病，加之内镜治疗静脉曲张技术的成熟与崛起，TIPS 临床应用大为减少。20 世纪 90 年代后期，聚四氟乙烯覆膜支架的出现大大地促进了 TIPS 在临床的广泛应用。聚四氟乙烯膜将分流道血流与肝组织隔离，阻挡胆汁向分流道漏出，防止假内膜组织向分流道内生长，提高了分流道的远期通畅率。经过近 30 年的临床应用与改进，TIPS 在技术上逐渐发展成熟，专用支架也上市多年。随着临床经验及循证医学证据的积累，TIPS 已经成为国内外指南推荐治疗门静脉高压的核心技术与关键措施。

（二）适应证与禁忌证

1. 适应证

（1）优先 TIPS：存在治疗失败高危因素（Child-Pugh 评分 C 级或 Child-Pugh 评分 B 级且内镜证实有活动性出血）的急性食管静脉曲张出血病人，应在 72h 内（最好在 24h 内）行 TIPS 治疗，可有效降低出血控制失败率，提高病人 6 周和 1 年生存率。

（2）挽救性 TIPS：内镜和药物治疗难以控制的急性食管 - 胃底静脉曲张出血，TIPS 可作为挽救治疗手段，止血成功率超过 90%。

（3）预防食管 - 胃底静脉曲张再出血：对于食管 - 胃底静脉曲张出血二级预防，TIPS 作为经内镜联合药物治疗失败后的二线治疗方法。但合并门静脉血栓、顽固性腹腔积液或非选择性 β 受体阻滞剂无效的情况下可优先选择 TIPS。

（4）顽固性或复发性腹腔积液：TIPS 相较于常规治疗方法，能提高腹腔积液缓解率和病人长期生存率，尤其是在复发性腹腔积液中更为显著。

（5）顽固性肝性胸腔积液：肝性胸腔积液主要是由于腹腔积液通过腹腔 - 胸腔直接通道进入胸腔引起，经限制钠盐摄入和利尿治疗无效时，TIPS 是治疗顽固性肝性胸腔积液的重要方法。

（6）肝肾综合征：肝肾综合征是肝硬化严重并发症之一，TIPS 可有效提高肾小球滤过率，增加肾脏血流量，降低血肌酐及醛固酮水平。

（7）血管成形术治疗失败的巴德 - 基亚里综合征（详见本章第五节）。

（8）肝窦阻塞综合征：对于肝窦阻塞综合征内科治疗效果不佳者，可行 TIPS 控制门静脉高压并发症。

（9）门静脉高压性胃肠病。

2. 禁忌证　TIPS 技术无绝对禁忌证，但下述情况因很可能引起并发症而作为相对禁忌证。

（1）充血性心力衰竭或重度瓣膜性心功能不全。

（2）重度肺动脉高压。

（3）难以控制的全身感染或炎症。

（4）Child-Pugh 评分＞13 分或者终末期肝病评分＞18 分。

（5）总胆红素＞51.3μmol/L（胆汁淤积性肝硬化除外）。

（6）严重肾功能不全（肝肾综合征除外）。

（7）快速进展的肝功能衰竭。

（8）肝脏弥漫性恶性肿瘤。

（9）肝内胆管明显扩张。

（10）顽固性肝性脑病。

（11）重度凝血功能障碍。

（12）对比剂过敏。

（三）术前准备

1. 常规术前检查

（1）常规实验室检查（血常规、凝血和肝肾功能等），对重度贫血、严重血小板降低或凝血功能障碍，应尽可能予以改善。

（2）影像学检查（腹部超声及上腹部 CT 血管三维重建）了解下腔静脉、肝静脉与门静脉的血管通畅情况以及空间位置关系，了解有无自发性门体分流道，了解有无肝内穿刺道沿途占位病变。

（3）胃镜检查（对食管 - 胃底静脉曲张进行分类和必要时的治疗）。

（4）超声心动图检查排除显著收缩性或舒张性心功能不全、肺动脉高压、充血性心力衰竭等。

2. 器械准备

（1）门静脉穿刺系统：TIPS 术中采用的门静脉穿刺系统主要包括 Ring（RTPS-100）和 Rösch-Uchida（RUPS-100）两种穿刺套件。Ring 套件由 Colapinto 穿刺针和 9F（45cm 长）的 Teflon 外鞘组成。Colapinto 穿刺针长 55cm，规格 16G，其远端 7cm 处呈 33°弯曲并逐渐变细。Colapinto 穿刺针刚度佳，适合血吸虫性肝硬化等质地较硬的肝脏穿刺。Rösch-Uchida 套件将 Colapinto 穿刺针改变成为 16G 金属套管，前段呈 30°弧度，内套同轴导管穿刺针，由 0.038in 的 Trocar 穿刺针和 5F Teflon 导管组成，外加金属外套保护导管和 10F 外鞘。Trocar 穿刺针直径 0.038in，长 62.5cm，损伤较小，理论上可以减少 TIPS 穿刺相关并发症，但前端刚度略差，多次穿刺后易折弯。

（2）非顺应性球囊导管：球囊直径 8～10mm，导管外径 5F，用于扩张肝内穿刺道或血管狭窄处。

（3）TIPS 专用支架：目前国内外指南均推荐采用直径 8～10mm 的半覆膜编织钛合金自膨式支架。支架的肝实质和肝静脉段外覆聚四氟乙烯双层膜，避免胆汁渗入或血管内皮增生造成支架堵塞；支架的门静脉端 2cm 处为网眼较大的裸区，避免阻碍门静脉入肝血流。

（4）压力传感器：与监护仪或专用血管内测压仪器连接，用于测量术前和术后的下腔静脉、门静脉压力，计算门体压力梯度，评估门静脉高压严重程度和术后降压效果。

（5）常规器械：血管鞘（含穿刺针）、超滑及超硬导丝、造影导管等。

（6）栓塞材料：对于食管 - 胃底静脉曲张出血病人，TIPS 术中常需行静脉曲张栓塞术，常用栓塞材料为弹簧圈、血管封堵器和组织胶。

（四）介入操作技术

1. 麻醉　大部分病人可在局部麻醉下完成，但肝内穿刺门静脉、扩张穿刺道等步骤仍会造成剧烈疼痛感，少数病人难以坚持并配合完成手术。根据各医疗中心条件、术者经验以及病人状态决定麻醉方式。对于老年人、儿童或对疼痛耐受性差的病人可在局部麻醉下联合使用瑞芬太尼（密切监测病人血氧饱和度，警惕呼吸抑制）。对于急性出血且血流动力学不稳定的病人推荐采用全身麻醉和气管插管。

2. 血管入路 TIPS 操作入路一般选择右侧颈内静脉，可以提供较顺直的路径，有利于引入 TIPS 穿刺套件。必要时可在超声引导下穿刺颈内静脉，以避免损伤颈内动脉或造成气胸等并发症。右侧颈内静脉阻塞或穿刺不顺利时也可选择左侧颈内静脉或右侧颈外静脉入路。

病人仰卧，头偏向左侧或右侧。以右或左侧胸锁乳突肌中点的外缘即胸锁乳突肌三角区的头侧角为中心，行常规皮肤的消毒和局部麻醉。在拟穿刺点皮肤横切口 3mm 后，充分扩张皮下通道，采用静脉穿刺针呈负压状态进针，行颈内静脉穿刺术。穿刺针呈 45° 角进针，针尖指向同侧乳头方向，进针深度 3～5cm。穿刺成功后，将导丝送入下腔静脉，并用 12F 扩张鞘扩张局部穿刺通道；引入门静脉穿刺套件中的长鞘，测量第二肝门部下腔静脉压力。

3. 肝静脉插管 一般选择肝右静脉进行测压及后续的 TIPS 操作，特殊情况下选择肝中或肝左静脉具有优势。经长鞘送入导管和导丝，插管至肝右静脉并进行造影，以了解下腔静脉肝静脉开口位置及解剖特点。对于肝脏体积较小或大量腹腔积液使肝脏移位的病人尤为重要。误入副肝静脉或肾静脉可导致操作失败，甚至引起严重的并发症。对肝静脉狭窄、闭塞的病人，可以选择第二肝门附近的下腔静脉肝后段进行门静脉穿刺。

4. 肝静脉压力梯度测量 建议在穿刺门静脉前测量 HVPG 以明确门静脉高压的诊断。交换 Fogarty 球囊导管插入肝右静脉，测量肝静脉游离压；球囊充盈完全封堵肝静脉血流后，测量肝静脉楔压（通常与门静脉压力一致）；肝静脉楔压减去肝静脉游离压即为 HVPG，重复测量三次后取平均值。

5. 门静脉穿刺、造影和测压 两种门静脉穿刺套件均可预先调整穿刺针或金属管的角度，角度大小依据术前腹部影像学资料或术中门静脉造影显示的门静脉位置。国际上较为通用的门静脉显影方法是肝静脉二氧化碳楔入造影，即在测量 HVPG 后，以球囊再次封堵肝静脉，快速推入 40～50ml 二氧化碳。二氧化碳可逆行蔓延至门静脉内，并在减影图像中显示出门静脉分支及主干走形（图 8-3A）。分别在正侧位做二氧化碳楔入造影可进一步明确门静脉与肝静脉位置关系。但仍有 40% 左右病人行二氧化碳造影后门静脉显示欠清，可采用腹壁超声、血管内超声、肝动脉导丝标记等方法引导门静脉穿刺，或采用图像融合技术将术前 CT 门静脉重建图像投射到透视屏中，近年来亦有报道采用虚拟现实（virtual reality，VR）技术引导穿刺。国内采用较多的方法是插管至肠系膜上动脉行间接门静脉造影，此方法方便可行，无设备、技术方面的额外需求。

明确穿刺角度和方向后，将金属套管在肝静脉内旋转至合适角度，抵住肝静脉血管壁穿刺进针，穿刺点一般选择距肝静脉开口 1～3cm 处。穿刺针依据所选择的不同肝静脉，向前或向后旋转方向，由导向器指示方向（图 8-3B）。门静脉右支一般位于肝右静脉前方，肝中静脉后方；而门静脉左支则位于肝中静脉前方，肝左静脉后方。依据术前影像学资料或术中二氧化碳造影引导门静脉穿刺，穿刺靶点宜选择门静脉分叉 1～2cm 内的肝内门静脉分支。经门静脉小分支的分流道因成角和扭曲，技术难度较大，而穿刺入肝外门静脉主干则可能会引起严重的腹腔出血。

穿刺到位后，以 5ml 注射器负压吸引并缓慢退针或导管。当回抽见血时透视下注入少许对比剂，明确穿刺血管性质。肝动脉血流向肝且流速较快，管径较细；门静脉流速较慢，血流方向大多为向肝，管径较粗；肝静脉血流为回心方向。穿刺肝内胆管也常常会在一开始回抽见血，继续回抽可见黏稠胆汁，注入对比剂可见对比剂滞留于胆管。如果门静脉未显影，继续回抽直至退入肝静脉。随后调整旋转角度或穿刺部位后再重新穿刺。穿刺入胆道一般不会引起严重并发症，穿刺入肝动脉者，需做肝动脉造影明确是否有活动性出血，必要时需栓塞出血动脉。

确认穿刺进入门静脉后，将超滑导丝引入门静脉主干，顺入穿刺针套管，正侧位造影评估门静脉穿刺点。若门静脉穿刺点安全可用，则将 TIPS 穿刺套件沿超硬导丝顺入门静脉。交换造影导管至脾静脉造影，应将导管深入脾门近端，完整评估门静脉系统及侧支循环，了解有无胃肾、胃腔等分流道，脾静脉、门静脉主干、肝内门静脉分支是否存在充盈缺损（图 8-3C）。并将导管置于脾静脉与肠系膜上静脉汇合处，测量门静脉压力，此压力值减去前面测量的下腔静脉压力，即为门体压力梯度（portosystemic pressure gradient，PPG）。

6. 球囊扩张和定位　门静脉造影和测压后，交换长度6～8cm、直径8mm的非顺应性球囊导管至门静脉，退出外鞘，将球囊部分置于肝实质段，透视下以稀释对比剂充盈球囊扩张肝内分流道。扩张时肝实质首先扩开，球囊上出现2个明显的切迹凹陷，代表门静脉、肝静脉周围弹性纤维组织，依次判断肝内穿刺道的长度和位置（图8-3D）。此时可经外鞘注入对比剂，显示出球囊上切迹与肝静脉出口处的位置关系，保存图像作为后续释放支架的参考（图8-3E）。

7. 支架植入　目前国内外指南推荐采用聚四氟乙烯覆膜TIPS专用支架，支架一般选择直径8～10mm，覆膜段长度可选5～8cm，裸段长度固定2cm。支架肝静脉端应顺延至肝静脉与下腔静脉汇合处，裸段置于门静脉内。所有行TIPS术的病人均应考虑到以后是否具备行肝移植的可能性，若TIPS支架深入下腔静脉或者门静脉主干过长，可能会增加未来肝移植术者的难度。支架释放后再次以球囊充分扩张支架，避免狭窄。之后再次造影明确支架位置，确认分流道回流通畅，并再次测量门静脉压力及下腔静脉压力，获得TIPS术后PPG（图8-3F）。

8. 栓塞曲张静脉　支架植入后复查造影若曲张静脉仍有显影，或术后PPG未下降至12mmHg以下，需在TIPS术中联合栓塞曲张静脉。对于胃静脉曲张应常规予以栓塞，因其在压力较低时破裂出血风险仍较高。插管至显影的胃左、胃后或胃短静脉，以弹簧圈或组织胶栓塞血管，对于流入静脉较粗者，可考虑采用血管封堵器，或弹簧圈联合组织胶共同栓塞。伴胃肾、胃腔分流道者可选择联合BRTO术，相较于门静脉血流的正向栓塞，逆行的BRTO费用更低，远期出血责任血管的闭塞率更佳，且不易出现异位栓塞。

9. 疗效评价　TIPS技术成功定义为在门静脉和肝静脉之间成功建立肝内门体分流道，术后造影可明确手术是否达到技术成功。TIPS血流动力学成功定义为术后PPG下降至阈值以下。通常认为食管静脉曲张病人术后PPG应该降至12mmHg以下，胃静脉曲张和顽固性腹腔积液病人的最佳PPG阈值尚无定论。胃静脉曲张即使在门静脉压力较低的情况下也容易破裂出血，更强调联合栓塞治疗；而顽固性腹腔积液病人可能需要更低的PPG才能有效控制腹腔积液。对于尚未达到目标PPG的病人，可充分扩张支架至最大直径，或术后联合非选择性β受体阻滞剂、内镜下治疗。PPG明显较高者可考虑平行TIPS。

（五）术后管理

1. 抗生素　目前国内外指南均未推荐TIPS术后常规预防性使用抗生素。对于急性静脉曲张出血病人，可遵循急性出血管理原则在出血后使用抗生素预防感染。

2. 抗凝和抗血小板聚集　目前尚无证据表明覆膜支架植入后抗血小板聚集或抗凝治疗能降低支架再狭窄的发生率。应依据病人具体情况选择，不推荐术后常规使用。若合并高凝状态，如巴德-基亚里综合征或严重门静脉血栓病人，术后抗凝可能受益。

3. 复查及随访　TIPS术后3d复查血常规、肝肾功能、凝血功能。由于支架双层覆膜间空气的影响，早期彩色多普勒超声检查可出现假阳性结果，因此术后1周内无需复查彩色多普勒超声。建议术后每半年复查彩色多普勒超声评估分流道情况，并常规复查血常规、肝肾功能、凝血功能、肿瘤标志物等指标，对于乙型肝炎和丙型肝炎病人应定期检测病毒载量。术后每年复查胃镜和CT。若发现食管-胃底静脉曲张加重，或分流道狭窄，应及时进一步做门静脉造影和测压明确分流道情况。

4. 营养支持　肝硬化病人常出现营养代谢失衡，对蛋白质的需求量增加，营养不良会影响病人预后。传统观念认为TIPS术后应限制蛋白质摄入，防止诱发肝性脑病，但目前临床证据和相关指南均推荐TIPS术后病人不必过度限制蛋白质摄入，鼓励进食高比例的植物蛋白，鼓励进食高热量、高纤维、富含优质蛋白的食物。推荐少食多餐，每日4～6餐（包括睡前加餐）。每日最佳能量摄入量不应低于推荐的35kcal/（kg·d），最佳蛋白质摄入量不应低于推荐的1.2～1.5g/（kg·d）。

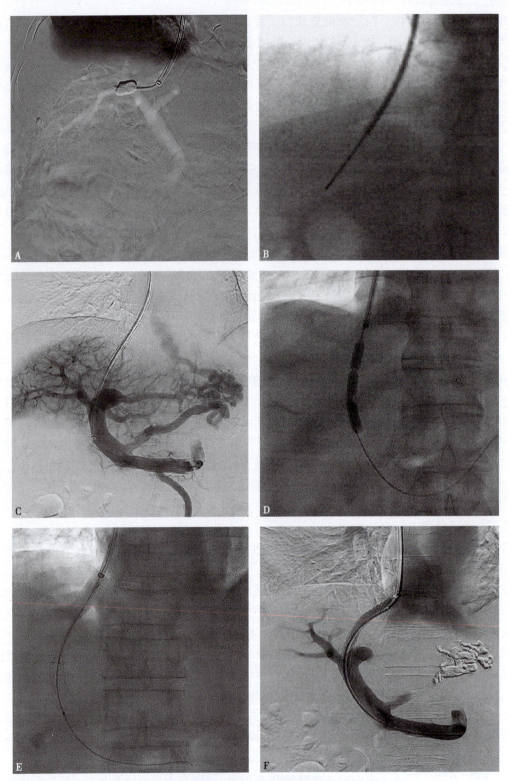

图 8-3　TIPS 操作流程

A. 二氧化碳楔入造影。B. 门静脉穿刺。C. 门静脉造影。D. 球囊扩张分流道。E. 支架释放前肝静脉出口处定位。F. 支架植入及栓塞曲张静脉后复查门静脉造影。

（六）并发症及处理

1. 操作相关并发症

（1）颈内静脉穿刺并发症：包括血肿、颈动脉损伤、气胸等。近半数病人颈内静脉位置有变异，可常规采用超声引导穿刺予以避免。

（2）心脏损伤：导丝或 TIPS 穿刺套件经过右心房进入下腔静脉时，若操作动作粗暴可能会造成心律失常、心包压塞等并发症。停止操作后心律失常多可自行回复，必要时药物干预；心包压塞需及时诊断并穿刺抽吸，严重时需外科干预。

（3）胆道系统损伤：术中穿刺胆道较为常见，但很少造成严重后果，胆道出血多为自限性。但若同时穿刺两种脉管结构造成肝动脉 - 胆道瘘或门静脉 - 胆道瘘则可能导致严重胆道出血，药物治疗无效者需及时行介入栓塞治疗。

（4）腹腔出血：腹腔出血是 TIPS 严重并发症之一，多见于术中门静脉穿刺过程，穿刺损伤肝动脉、肝外门静脉及穿破肝包膜均可造成腹腔出血。当病人出现腹部疼痛、进行性腹膨隆、血流动力学不稳定等表现时，需警惕是否有腹腔出血。即刻行肝动脉造影排除肝动脉损伤，明确肝动脉损伤导致的腹腔出血可栓塞止血。门静脉损伤所致的腹腔出血，顺利开通分流道及药物保守治疗后多可好转，如出血仍无法控制，可考虑覆膜支架植入。术前充分熟悉血管位置结构，术中采用影像引导技术，减少盲穿次数，可降低腹腔出血发生风险。

（5）支架异位：受支架长度选择不准确、病人呼吸运动等因素的影响，支架位置可能与预期不符。若支架覆膜部分未完全覆盖肝实质段、支架未能放置到肝静脉 - 下腔静脉汇合处，易造成分流道早期狭窄或闭塞。支架覆膜段伸入门静脉过长，会限制肝内门静脉灌注。支架释放后很难取出，如出现支架异位，可通过叠加支架的方法延长或修正分流道。

2. 肝性脑病　肝性脑病（hepatic encephalopathy）是 TIPS 术后最常见的并发症。15%～48% 病人在 TIPS 术后一年内会发生肝性脑病，大多数发生于术后 3 个月内，诱发因素多为感染、便秘、不恰当药物使用、过多蛋白饮食等。其主要发病机制可能是肠源性毒素和氨吸收增加，未经肝脏代谢直接进入体循环系统，引起神经精神症状。极少部分病人可能会伴发肝性脊髓病。导致 TIPS 术后肝性脑病风险增加的因素有肝功能恶化、高龄、肝性脑病史、支架直径过大等。乳果糖和利福昔明是治疗肝性脑病的有效药物，对于顽固性肝性脑病，在充分权衡利弊后可考虑采用 TIPS 减流术控制分流量。

3. 急性肝功能损伤　分流造成肝脏门静脉供血急剧减少，出现缺血性肝损伤，多数为自限性和一过性。基础肝功能差和过度分流是出现这一并发症的主要高危因素。少数病人可进展为急性肝功能衰竭，病死率较高。术前进行充分评估，术中选择合适直径支架有助于减少这一并发症的发生。

4. 分流道失效　自覆膜支架普及以后，TIPS 术后支架内急性血栓形成的发生率非常低，常规情况下无需术后抗凝或抗血小板治疗。如今覆膜支架 TIPS 的 1 年术后通畅率高于 90%。支架狭窄或闭塞的主要原因是支架位置欠佳，尤其多见于支架肝静脉端。常用的 TIPS 修复方法有球囊扩张和支架植入，前者多适用于急性血栓所致的分流道狭窄；而对于陈旧血栓、假性内膜增生和支架与血管成角，多在原分流道内植入新的支架。原分流道严重阻塞、支架形态扭曲或分流量不足的情况下，需要考虑在肝内建立一条新的分流道，即平行 TIPS。

三、球囊阻断逆行静脉血管硬化术

（一）概述

球囊阻断逆行静脉血管硬化术（BRTO）是目前治疗胃静脉曲张的主要介入微创技术。方法是经股静脉或颈内静脉将球囊导管插入胃肾或胃腔分流道的流出端，充盈球囊以阻断血液流动，并注射硬化剂以消除胃静脉曲张。这项技术起源于 1984 年，美国印第安纳大学 Olson 教授尝试用球囊封堵胃肾分流道，成功使用乙醇完成首例胃静脉曲张的血管内硬化治疗。1991年至1993年间，日本学者Kanagawa进行了进一步的临床探索，发表了多篇相关论文，并提出了BRTO这一技术名称。随后数十年，BRTO的器械、硬化剂逐渐发展成熟，在日、韩临床开展较多。BRTO在国内起步较晚，一方面源于部分学者过于强调降压理念，另一方面也受限于缺乏合适器械。近年来BRTO逐渐受到重视，越来越多的医院开始开展这项技术。

胃静脉曲张在门静脉高压病人中的发病率约20%，出血发生率也低于食管静脉曲张，但因其直径较粗，出血更严重，病死率更高，再出血风险高达35%～90%。既往研究发现胃静脉曲张可在门静脉压力不高的情况下破裂出血，且单纯分流降压预防胃静脉曲张出血的效果有限，因此目前对胃静脉曲张推荐以栓塞治疗为主。根据静脉曲张在胃腔内的位置，目前通用的Sarin分型将其分为孤立性胃静脉曲张（isolated gastric varices，IGV）和胃食管静脉曲张（gastroesophageal varices，GOV）两大类共四型。IGV包括IGV1型和IGV2型，IGV1型指位于胃底部的静脉曲张，向贲门部延伸，多呈结节性或串珠样，而IGV2型可发生在胃内任何部位（如胃体、胃窦等）。GOV分为GOV1型和GOV2型，GOV1型指食管静脉曲张跨过食管-胃交界处，沿胃小弯侧向下延伸2～5cm；而GOV2型指食管静脉曲张跨过食管-胃交界处向胃底大弯侧延伸，通常更长、更迂曲。其中GOV2型和IGV1型胃静脉曲张多伴有胃肾或胃腔分流道，为BRTO的操作提供了天然的血管路径。

（二）适应证与禁忌证

1. 适应证

（1）胃静脉曲张（GOV2型和IGV1型）出血二级预防：目前的临床证据已表明BRTO在预防胃静脉曲张再出血方面优于TIPS和内镜下组织胶注射，安全性也更好，因此可作为胃静脉曲张出血二级预防的首选治疗。

（2）自发性门体分流：部分顽固性肝性脑病病人可查见粗大的自发性门体分流道，导致门静脉系统血液未经肝脏直接回流至体循环，常规栓塞费用高且栓塞效果不确切，通过BRTO自发性门体分流道行硬化治疗相对栓塞更彻底且更经济。

2. 禁忌证

（1）无胃肾或胃腔分流道。

（2）同时伴有顽固性腹腔积液（可同时联合TIPS）。

（3）难以控制的全身感染或炎症。

（4）严重凝血功能障碍。

（5）对比剂过敏。

（三）术前准备

1. 常规术前检查

（1）常规实验室检查（血常规、凝血和肝肾功能等），对重度贫血、严重血小板降低或凝血功能障碍，应尽可能予以改善。

（2）影像学检查（上腹部CT血管三维重建）了解胃静脉曲张及胃肾或胃腔分流道的大小、流入和流出端位置、侧支血管等。

（3）胃镜检查明确胃静脉曲张诊断和分型。

2. 器械准备

（1）顺应性球囊导管：目前国内无专用的BRTO球囊导管，通常采用Fogarty双腔球囊导管，前端球囊直径11～14mm，导管外径5.5～7F，用于阻断分流道流出端。

（2）血管鞘：常规情况下使用普通短鞘即可，对于肾静脉开口狭窄或分流道距离肾静脉开口较远者，可采用弯头长鞘。

（3）常规器械：超滑及超硬导丝、Simmons导管、Cobra导管、微导丝及微导管等。

（4）硬化剂：国内常采用聚桂醇作为 BRTO 硬化剂，安全性和有效性较好。

（5）栓塞材料：对于伴有侧支血管的情况，可采用弹簧圈预先栓塞侧支血管。

（四）介入操作技术

1. 血管入路　一般情况下 BRTO 采用局部麻醉，通常采用右侧股静脉或右侧颈内静脉入路，具体选择取决于分流道位置及开口角度。

2. 插管至分流道　对于常规的胃静脉曲张伴胃肾分流，可借助 Simmons 导管或 Cobra 导管经左肾静脉直接插管至分流道内，注入对比剂明确插管成功（图 8-4A）。

3. 球囊封堵分流道　经导丝交换 Fogarty 球囊导管至分流道出口处，Fogarty 球囊导管型号根据预先在影像学图像上测量的分流道出口直径来选择。充盈球囊至球囊形状顺应分流道，注入少量对比剂明确封堵成功。此时可行分流道逆行造影，完整显示胃静脉曲张、流出道和流入道（图 8-4A）。若有侧支血管显影（通常为膈静脉），可用微导管超选择插管至侧支血管内，以弹簧圈进行栓塞（图 8-4B、图 8-4C）。

4. 硬化治疗　以 1∶1∶2 的比例将聚桂醇、对比剂和空气进行混合，可用三通连接器连接两个注射器，来回推动混合物，使之形成泡沫。将硬化剂配制成泡沫形式可增大硬化剂与血管内

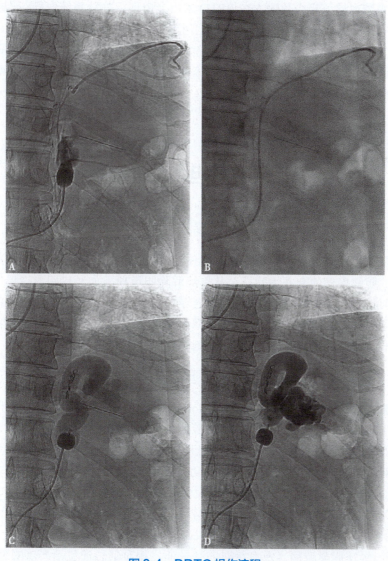

图 8-4　BRTO 操作流程

A. 阻断分流道后造影。B. 插管至侧支血管内进行栓塞。C. 再次造影显示分流道和静脉曲张。D. 注入硬化剂后确认硬化剂滞留稳定。

皮的接触面积,减少硬化剂用量。以聚桂醇配制的泡沫硬化剂极不稳定,配制后立即经球囊导管注入分流道内。透视下观察硬化剂走向,直至其逆行完整填充胃静脉曲张后停止注射。等待15min后透视下观察硬化剂是否稳定滞留于静脉曲张内(图8-4D)。

5.拔出导管 球囊持续封堵分流道使硬化剂充分发挥作用,可将导管和鞘管固定后送病人返回病房。8～10h后再次回到导管室,经球囊导管小心注入少量对比剂,确认分流道完全闭塞后,拔出导管及血管鞘。

6.术后管理及随访 BRTO 术后无常规用药。建议术后半年复查胃镜和 CT。若胃静脉曲张已消除,分流道完全闭塞,则后续可遵循肝硬化门静脉高压病人随访策略进行定期复查。

(五)并发症及处理

1.加重其他门静脉高压并发症 胃肾或胃腔分流道属于自发性门体分流道,闭塞后可能会增加门静脉压力。根据报道,BRTO 术后即刻 HVPG 较术前增加 2mmHg 左右。食管静脉曲张新发或加重比例为 33.3%,腹腔积液加重比例为 9.2%。BRTO 术后应密切监测,及时发现并处理。对于术前即伴有中-重度食管静脉曲张者,可同时联合内镜下套扎和 BRTO 一同处理食管静脉曲张和胃静脉曲张。对于伴有顽固性腹腔积液或 PPG 较高者,建议 BRTO 同时联合 TIPS 治疗。

2.门静脉系统血栓 极少数病人在 BRTO 术后会出现门静脉系统血栓,严重者可因急性肠系膜上静脉血栓造成肠道缺血坏死,可能因硬化剂注入过量逆行至门静脉内所致。

3.异位栓塞 正常操作情况下 BRTO 发生异位栓塞的概率非常低,即使少量硬化剂漏至其他血管也不会造成明显症状。异位栓塞多见于球囊封堵不彻底或硬化过程中球囊破裂导致大量硬化剂漏出至体循环内,严重者可造成肺栓塞。

(李　肖)

第三节　胆 胰 疾 病

一、概　述

介入治疗在胆胰疾病的治疗中发挥着关键作用,并已成为治疗胆胰疾病多学科团队中不可或缺的一部分。胆胰疾病的介入治疗已经从单纯解除胆道梗阻如经皮胆囊造瘘、经皮经肝胆道引流术、经皮胆道支架置入术及胆道病理学检查等,发展为针对原发病变的综合治疗,包括胆道消融、胆道近距离放疗及选择性动脉化疗栓塞等。本节主要介绍各种胆道相关介入治疗的适应证、禁忌证、操作方法、术后处理、并发症及疗效评价。

二、经皮胆囊造瘘术

经皮胆囊造瘘术(percutaneous cholecystostomy,PTC)是一种在影像设备导引下经皮将引流管置入胆囊以引流胆汁的介入治疗,有助于解除胆囊梗阻或间接解除胆道梗阻。通常在局部麻醉下进行,最常在超声导引下操作。由于可降低胆汁性腹膜炎或右半结肠损伤的风险,首选经肝穿刺胆囊。然而对于肝穿刺出血风险高的凝血功能障碍病人,可以采用经腹膜的方法。

1.适应证 常见的适应证包括急性胆囊炎伴有颈部嵌塞的结石、胆囊积脓、出血性胆囊炎和不适合手术的胆结石性胆囊炎等。当因多发转移、弥漫性肝病或肝内胆管扩张不明显而无法进行经肝胆道引流时,它也适用于胆道梗阻病人。

2.禁忌证 经皮胆囊造瘘术没有绝对的禁忌证。相对禁忌证包括严重的凝血功能障碍和大量腹腔积液。

3.介入操作方法 病人通常为仰卧位,局部皮肤消毒,利多卡因浸润麻醉。超声导引下使用标准套管针经肝或经腹腔穿刺胆囊，负压抽吸出胆汁样内容物后即可确认针尖位于胆囊腔内，引入导丝撤除穿刺针，将引流管通过导丝置入，头端盘曲于扩张的胆囊内。外接引流袋并局部固定引流管。

胆囊造瘘可通过经肝或经腹膜途径。经肝途径中穿刺针在进入胆囊前穿过部分肝实质，能降低胆汁漏和引流管移位的风险，但出血并发症发生率较高。经腹腔途径中，引流管直接从腹壁进入胆囊，胆汁性腹膜炎的发生率较高。然而，最近的一项研究表明两种方法在并发症方面没有显著差异。因此，选择何种方法取决于介入医生的选择和病人的各种因素，如体型、间位性肠袢、胆囊大小和肝段厚度等。一旦胆囊引流压力减轻后，引流管移位的可能性较高。因此建议穿刺靠近胆囊底部区域，将足够长度的引流管推向颈部区域，以减少引流管移位的机会。

4. 围手术期注意事项　病人应卧床休息，充分镇痛，并继续使用抗生素至少48h。引流管需要保留至少2周，以防止窦道成熟前胆汁溢出到腹腔中。

5. 并发症及处理

（1）胆汁渗漏和胆汁性腹膜炎：是经皮胆囊造瘘术的重要并发症之一，尤其是经腹腔途径时更常见。胆汁可通过引流管周围或部分移位的引流管进入腹膜腔造成胆汁性腹膜炎和胆汁瘤。引流管应保持2周以上以避免胆漏，胆汁瘤一旦形成，应尽早引流。

（2）出血：大部分是自限性的。如果引流管内持续有血性液体，则应进一步检查以寻找出血原因。如果发现任何动脉来源出血，例如胆囊动脉或肝动脉假性动脉瘤，应进行选择性靶动脉栓塞术。

（3）引流管移位：是一种常见的并发症。需确保足够长度的引流管进入胆囊腔内，以最佳方式固定引流管并对其进行维护。如果引流管部分移位，则应重新定位。如果重新定位失败或引流管完全脱落，由于胆囊塌陷，再次穿刺可能会很困难。

6. 疗效评价　经皮胆囊造瘘术穿刺成功率接近100%，并发症发生率相对较低，尤其适合危重的急性胆囊炎病人的急救治疗及年老体弱并合并心、肺、肝等重要脏器病变的病人。能够有效缩短治疗周期，提升治疗效果，提高病人生活质量。

三、经皮经肝胆道引流术

胆管本身病变或邻近器官病变压迫胆管均可造成不同程度的胆管狭窄，导致胆汁淤积，肝内胆管扩张。引起胆道狭窄的病因可分为两大类：一类为恶性病因，如胆管癌、胰头癌、十二指肠壶腹部恶性肿瘤、肝癌及胆管旁淋巴结转移压迫胆管等；另一类为良性病因，如胆道系统结石、胆管炎、胰头部假性囊肿、胆道寄生虫、手术吻合口或瘢痕狭窄。梗阻导致的胆汁淤积会引起皮肤巩膜黄染、瘙痒、肝功能障碍、胆管炎及胆道感染等临床表现。但胆肠吻合术后吻合口闭塞病人的临床表现多为反复发作的胆道感染，黄疸可不明显。经皮经肝胆道引流术（percutaneous transhepatic biliary drainage，PTBD）是治疗胆道梗阻、缓解黄疸、控制感染的首选方法，其目的是引流淤积、感染的胆汁，降低胆道压力，缓解梗阻症状，为治疗原发病争取机会。

1. 适应证

（1）各类恶性肿瘤所致的胆道狭窄、闭塞。

（2）各类良性病变所致胆道梗阻。

（3）各类胆道梗阻引起的胆道感染，如胆肠吻合术后、胆管炎等。

（4）建立胆道相关介入治疗的通路，如细胞刷检/组织活检、射频消融和光动力疗法等。

2. 禁忌证　PTBD术没有绝对的禁忌证。相对禁忌证为不可纠正的严重凝血功能障碍、大量腹腔积液、脓肿或肿瘤阻碍安全穿刺通路及严重的全身感染等。

3. 介入操作方法

（1）经皮穿刺胆道：病人通常为仰卧位，局部皮肤消毒，利多卡因浸润麻醉。超声或透视导引确定穿刺点,用21G或22G穿刺针穿刺扩张的外周胆管。拔出针芯,连接注射器负压抽吸,可见胆汁回流即可确认进入胆道。

(2)经皮经肝胆道造影:引入配套的0.018in的导丝,局部用手术刀片做一小切口后交换扩张套管。撤除导丝,经套管注入对比剂行胆道造影,显示胆管解剖结构并明确梗阻的部位、程度和范围。在做胆管造影时,应使用少量稀释的对比剂,并轻柔缓慢地注射以免胆道压力过高引起菌血症。

(3)选择合适的引流方式:针对不同梗阻部位、程度及范围,PTBD主要有以下三种引流方式。

1)外引流:是将引流管置于梗阻部位以上的胆管内,将淤积胆汁引流至体外以降低胆道压力、减轻黄疸症状,适用于胆道梗阻不能通过或合并胆道感染的病人。此法操作简洁、方便,但长期外引流造成大量的体液和胆盐流失,可能会导致病人脱水和电解质失衡(图8-5)。

2)内外引流:是在外引流的基础上,将多侧孔引流管头端越过胆道梗阻部位置于十二指肠或梗阻段远端的胆总管,同时仍有部分侧孔位于梗阻部位以上扩张的胆管内,这样既可做体外引流又可将胆汁引流入十二指肠(图8-6)。

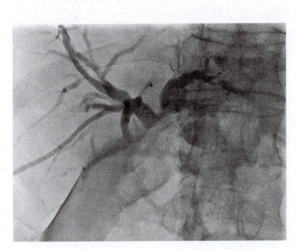

图8-5 PTBD外引流(梗阻段位于肝门部)

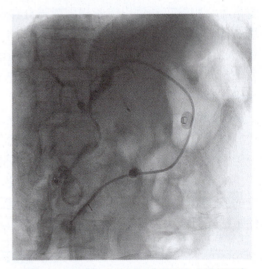

图8-6 PTBD内外引流(胆道中上段梗阻)

这种引流方式的引流管稳定性好,可减少胆汁过多流失造成的消化不良和电解质紊乱,也可作为进一步球囊扩张或胆道支架植入的通道。但术者应根据具体病情决定是否需要增加引流管的侧孔。

3)内引流:是在胆汁淤积和胆道炎症消退后,通过封闭内外引流的外端、植入内涵管或胆道支架将胆汁仅引流至十二指肠。这可免除外接引流袋,减轻病人心理压力,提高病人生活质量。

(4)置入引流管:确定引流方式后,引入导丝撤出扩张套管,交换置入适当直径的外引流管或内外引流管,牵拉引流管内部拉线使头端盘曲起到内部固定作用。缓慢注入对比剂确认引流管头端及侧孔位置,确保扩张胆管内有足够数量的孔,并且肝实质中没有侧孔。最后,引流管外接引流袋。

(5)固定引流管:确定引流管位置满意后,应将其固定在皮肤上。由于这些引流管放置时间较长,可用缝线将引流管缝合到周围皮肤上,也可用其他固定装置固定引流管。

4.围手术期注意事项 术后应卧床休息并监测生命体征4～6h。应观察引流管和敷料是否有出血或胆汁渗漏。必要时可予以止血、抗感染、镇静和镇痛等对症治疗。

5.并发症及处理 PTBD并发症的发生率在3%～10%之间;死亡非常罕见,发生率<1%。最常见的并发症有以下几种。

(1)出血:严重出血的发生率为2%～2.5%。肾功能衰竭、抗血小板聚集药物、反复穿刺、靠近肝门部位穿刺、肝硬化和高龄等因素均可增加出血发生率。大多数出血（引流管中的血液或引流管周围出血）是自限性的。穿刺的胆道靶点应尽量选择外周胆管；对于术前影像学检查显示穿刺路径上容易遇到血管的病人，置入引流管前最好行穿刺道安全性验证。极少数情况下，由于动脉损伤导致的出血需进行选择性的栓塞处理。

（2）胆道感染：发生率为 10%～15%。胆道穿刺置管及注射对比剂等均可造成或加重胆道系统感染，可通过及时运用抗生素及保证胆汁引流通畅来治疗。对于感染控制不佳的病人应警惕合并胆道引流不完全或胆汁瘤可能，也要除外因内外引流导致肠道逆行感染可能。

（3）胆汁漏：发生率小于 5%。腹腔积液可能是导致引流管周围胆汁漏的原因。如充分引流腹腔积液后仍存在持续胆汁漏，可选择更换更大直径引流管。

（4）引流管相关问题：由于引流管放置时间较长，引流管移位、闭塞和断裂等问题并不少见。及时进行胆道造影，评估引流管的位置及通畅程度并清理和更换引流管。

6. 疗效评价　PTBD 术的技术成功率接近 100%，明显高于内镜下逆行胰胆管造影术（endoscopic retrograde cholangiopancreatography，ERCP）下的胆道引流术，且很少发生急性胰腺炎等并发症。既可作为恶性肿瘤病人的姑息性治疗手段，以减轻病人的痛苦，延长生命，也可用于改善病人的肝脏功能及一般情况，为外科手术或经动脉灌注化疗等其他后续治疗提供机会。研究发现恶性梗阻性黄疸经 PTBD 术后结合其他介入治疗的中位生存期大于 6 个月，明显延长该类病人的生存期，改善生活质量。

四、经皮胆道支架置入术

经皮胆道支架置入术（percutaneous biliary stent placement）是在胆道引流的基础上将金属支架置入胆道梗阻部位，以保持胆汁内引流和正常的胆盐肠肝循环，免除长期携管给病人带来的心理和生理负担。自膨式金属支架因其较低的支架移位发生率和较高的性价比仍是目前的首选支架。然而与覆膜支架相比，肿瘤支架内生长和阻塞的发生率更高。文献报道金属支架联合 ^{125}I 粒子近距离放疗可有效抑制胆道内肿瘤生长，显著提高金属支架通畅率和病人生存期。

1. 适应证　经皮胆道支架置入术主要用于胆道恶性梗阻的姑息治疗。病因包括胆囊癌、胆管癌、胰腺癌、转移性淋巴结病和十二指肠癌等。也可用于常规治疗无法控制的良性狭窄。

2. 禁忌证　经皮胆道支架置入术没有绝对的禁忌证。相对禁忌证包括凝血功能障碍、对含碘对比剂过敏和未能控制的全身感染。

3. 操作方法　胆道支架置入术可以与 PTBD 术同期进行（亦称一步法），也可在胆道系统减压和炎症感染控制后行支架置入术。通常经 PTBD 入路进入胆道系统，用超滑导丝配合导管通过梗阻段，行胆管造影以明确梗阻部位、范围、程度和相关解剖结构。

对于严重狭窄时支架难以通过的病变，可先沿导丝送入球囊导管行胆道扩张成形，用稀释的对比剂充盈球囊显示球囊切迹并记录。

撤出球囊导管后，选择长度和直径适宜的胆道支架，沿导丝引入至梗阻部位，确认支架位置，透视下缓慢释放支架。支架两端须超过梗阻段两端 1cm 以上，若有移位应及时调整。支架释放完毕后放置内外引流管，注入对比剂了解梗阻段通畅情况，由于金属支架具有自膨性，一般不需行球囊导管扩张。

4. 围手术期注意事项　术后给予止血、抗感染等对症支持治疗。术后 3～7d 可尝试夹闭引流管，胆汁内引流良好的病人可考虑 2 周后拔除引流管。

5. 并发症及处理

（1）支架移位、狭窄或闭塞：是胆道支架置入最常见的并发症。由于肿瘤向支架内生长或肿瘤生长导致支架受压、胆汁阻塞或非肿瘤组织再生，都可能发生支架移位、狭窄或闭塞。通常会出现腹痛、肝酶升高及胆汁淤积等症状。对于出现支架狭窄或闭塞的病人，可对原支架进行球囊扩张或在原始支架内放置塑料或金属支架。

（2）胆囊炎或胰腺炎：是胆管支架置入的潜在并发症，当支架两端放置在胆囊管或胰管附近时，经常会出现这种并发症。大部分病人通过抗感染，抑制胰酶分泌等对症支持治疗能够得到缓解。

（3）出血：可在手术后立即或稍后发生。支架置入引起的肝内或肝外出血可导致术后立即出血。由于动脉或静脉胆瘘的形成，可能会发生晚期出血。轻度出血病人可予止血、腹带加压包扎等对症治疗；对于合并消化道出血或胆道引流管持续引流出血性液体病人，需再次行胆道造影明确是否存在动脉或门静脉损伤，必要时可行经动脉造影及栓塞术。

6. 疗效评价　经皮胆道支架植入的技术成功率约为 95%。恶性梗阻病人支架植入后 1 年的生存率为 15%～30%，若联合其他治疗如 ^{125}I 粒子近距离放疗等可提高至 20%～35%，但因恶性肿瘤类型不同及是否接受后续治疗而有较大差异。良性狭窄植入支架后多可获得较好的长期支架通畅率及生存期。支架植入后黄疸的再发生率为 20%～50%。

五、其他胆道疾病

1. 胆道细胞刷检/组织活检　经皮进入胆道系统后，可运用细胞刷或活检钳于梗阻部位获取细胞或组织学标本进行病理检查，用于胆道疾病的诊断与鉴别诊断。细胞刷检的敏感性在 40%～75% 之间，联合活检钳采样可提高灵敏度。

2. 经皮胆道碎石取石　肝内外胆管结石术后复发率高，反复外科手术创伤大且并发症多。经 PTBD 通路可引入球囊、取石网篮或胆道镜等器械对肝内外胆管结石进行碎石、经皮取石或推石入十二指肠来治疗胆道系统结石。经皮胆道碎石取石有助于提升结石清除率，降低结石复发率。

六、胆胰恶性肿瘤

就恶性病变引起的梗阻性黄疸而言，通过引流来缓解黄疸只是第一步，且多为对症治疗。一旦机体状况改善、条件成熟，即应针对原发病灶进行治疗。其主要目的是控制肿瘤进展、转移，最大限度延长病人生存期，提高病人生活质量。针对肿瘤的介入治疗主要包括选择性动脉化疗及栓塞、放射性粒子近距离放疗及射频消融治疗等。

1. 选择性动脉化疗及栓塞　不可手术切除的胆管恶性肿瘤、胰腺恶性肿瘤可在病人一般情况改善后针对原发病灶进行治疗。肝动脉、肠系膜上动脉、十二指肠动脉及胰腺动脉等血管造影可显示肿瘤部位、数目、大小、主要供血动脉及血供情况。采用微导管选择性插管至肿瘤供血动脉可进行化疗药物灌注联合血管栓塞，也可以单行选择性动脉化疗。目前化疗药物主要选择氟尿嘧啶（5-FU）、吉西他滨和铂类，剂量按照体表面积计算。栓塞剂可依据血管直径选择相应的颗粒类栓塞剂如微球、吸收性明胶海绵微粒和 PVA 颗粒等。

2. 胆道射频消融　经 PTBD 通路引入射频消融导管或导丝至梗阻部位，施加一定的射频能量，可对肿瘤进行热消融以达到局部治疗的目的。通常消融后会联合胆道支架置入术。文献显示胆道射频消融治疗可改善姑息治疗的支架通畅性。由于肿瘤向支架内生长，该技术也可用于支架狭窄后的再通治疗。

3. 胆道及胰腺内近距离放疗　恶性胆道梗阻可以通过 PTBD 通路进行内放疗，适用于无法手术的恶性胆道狭窄病人。无法手术切除的胰腺癌也可通过局部放射性粒子植入进行内放疗。国内主要使用 ^{125}I 粒子作为辐射源，其辐射的组织半价层为 17mm，可通过引流管置入或联合支架置入。相比外放疗，近距离放疗能给予局部更高剂量的辐射，抑制局部肿瘤生长，提高支架通畅性，且不会对周围的正常组织产生太大影响。

（颜志平）

第四节　消化系统良恶性狭窄

一、概　　述

消化系统良恶性狭窄是临床上常见疾病,传统的内、外科治疗方法存在疗效有限、创伤较大等缺点,介入治疗已经成为治疗消化系统良恶性狭窄的主要方法。本节将从食管良恶性狭窄、胃流出道梗阻和结直肠良恶性狭窄的介入治疗进行分述。

二、食管良恶性狭窄

(一)概述

食管良恶性狭窄是食管或食管周围组织的良恶性病变向管腔内生长或从食管外部压迫食管致使食管管腔直径减小、食管通畅性受损,进而引发吞咽困难、营养不良等症状的一类疾病。食管狭窄的诊断需结合临床病史、吞咽困难等临床症状、内镜检查或食管造影检查结果进行综合考虑。而食管恶性狭窄以及部分食管良性狭窄(例如嗜酸性粒细胞性食管炎引起的食管狭窄)的诊断还需要病理学证据的进一步支持。

食管良性狭窄常用的介入治疗方法包括球囊扩张术和支架植入术,其中食管球囊扩张术是治疗食管良性狭窄的首选治疗手段。由于食管良性狭窄病人的预期生存期较长,因此上述介入治疗方法的目的和作用原理是通过机械性方式扩张狭窄段食管的管腔,促进局部食管组织的再修复和管腔重建,以期达到改善食管狭窄及其症状的目的。80%~90% 的食管良性狭窄经球囊扩张术治疗后,在短时间内可明显改善,但 30%~40% 的病人会出现再狭窄。因此,食管良性狭窄通常需要进行多次球囊扩张术,以维持食管的长期通畅。然而,约 10% 的食管良性狭窄经多次反复球囊扩张术后,食管狭窄仍无法改善,其多见于原发狭窄组织中纤维成分较多的狭窄类型,例如误食腐蚀性物质引起的食管狭窄、食管癌根治性外科手术切除后食管狭窄、食管癌根治性放疗后食管狭窄、食管癌根治性外科切除术后食管狭窄等。而对于反复球囊扩张后食管狭窄症状仍未明显改善的病人,可考虑进行食管支架植入术。

食管恶性狭窄的首选治疗手段是食管支架植入术。由于食管恶性狭窄病人的生存期较短,因此食管支架植入术治疗的目的和作用原理主要是通过机械性扩张狭窄的食管,迅速改善狭窄的症状和维持食管较长时间的通畅性,进而提升病人的健康状况和生活质量。食管支架植入术不仅用于不可外科切除食管癌的姑息治疗,也可用于食管癌外科根治性切除术前或根治性放疗前的辅助支持治疗。

(二)食管球囊扩张术

1.适应证与禁忌证

(1)适应证:①食管良性狭窄;②辅助完成食管支架植入术。

(2)禁忌证:相对禁忌证:①食管恶性狭窄,现有证据认为球囊扩张术治疗食管恶性狭窄的疗效较差;②近期愈合的食管穿孔或食管外科手术吻合口;③严重出血倾向或凝血功能异常,应在纠正凝血功能后谨慎进行;④近期服用抗凝或抗血小板药物的病人,应在停药后谨慎进行。绝对禁忌证:①急性食管穿孔;②食管穿孔或愈合不全。

2.术前准备　全面询问病史,完善实验室和食管造影检查等相关检查。对于疑似食管恶性狭窄的病人,应行内镜下组织活检加以明确。食管造影检查可明确狭窄的位置、长度、数量和程度,有利于治疗方案的合理制订。与病人及家属就治疗方案及手术相关事宜进行充分沟通,取得病人及家属的同意和配合。对于有义齿的病人,嘱其术前取下义齿。病人术前应禁食 4~6h、禁水 2h，以避免术中出现呕吐和误吸。术前 10min 肌内注射山莨菪碱（654-2）10～20mg，以减少口腔分泌物及术中的迷走神经反射，并酌情给予镇静剂。

术前的器械准备包括：①球囊导管；②长度 180～260cm 的 0.035in 或 0.038in 超硬交换导丝（以下简称"超硬导丝"）；③0.035in 或 0.038in 超滑软导丝；④5F 或 6F 造影导管；⑤开口器。

3．介入操作技术

（1）体位：病人取仰卧位，肩部垫高，头后仰。

（2）口咽局部麻醉：采用开口器撑开口腔，暴露口咽部，1% 利多卡因溶液口咽部喷雾麻醉。

（3）置入导管：取下开口器，在透视下将软导丝及多用途导管经口咽部送入食管内。经过食管狭窄部位时，首先轻轻探插导丝，若导丝无法通过狭窄部位，退出导丝，经导管注入稀释的对比剂，透视下观察对比剂的流向及确认狭窄管腔的入口（图 8-7A），将导丝沿入口经过狭窄的管腔下行至胃内，随后调整导管位置，将导管沿导丝通过狭窄的管腔送至胃内。

（4）交换导丝：经导管将软导丝交换为超硬导丝，将超硬导丝沿导管经过食管狭窄部位送至胃内，退出导管。

（5）球囊扩张：球囊的大小应根据狭窄管腔的直径进行选择。首次扩张选用球囊的直径应大于狭窄病变管腔直径 1～2mm，随后逐渐增加球囊的直径，循序渐进地扩张狭窄的食管。将球囊导管沿超硬导丝送至食管狭窄部位，根据球囊两端的金属标记物确认球囊骑跨于狭窄段（图 8-7B）。采用稀释的对比剂缓慢扩张球囊，球囊完全扩张后，维持扩张 1～2min。球囊在膨胀过程中，狭窄部位应为缩窄状表现（图 8-7C）。若食管狭窄在球囊上形成的缩窄环消失，说明扩张成功（图 8-7D）；若缩窄环仍然存在，则需要反复扩张球囊。若食管的狭窄病变很长，单次球囊扩张往往无法完全扩张狭窄的病变，因此需要从狭窄病变的远端开始，依次向狭窄管腔的近端扩张。

（6）移除装置：球囊扩张术完毕后退出球囊导管和导丝。食管由于球囊扩张的刺激，术后即刻可出现食管痉挛、管腔狭窄的假象，因此，复查的食管造影可考虑在术后 4～6h 进行（图 8-7E）。

4．注意事项

（1）球囊扩张前，应再次确认球囊导管位于食管腔内。

（2）球囊在扩张过程中可能会发生移位，从而影响治疗的效果。因此，术者必须控制好球囊的位置，避免移位的发生。若操作过程中发生球囊的移位，必须抽空球囊，重新定位后再扩张球囊。

（3）约 75% 的病人在球囊扩张过程中会出现一定程度疼痛的症状，大多能够忍受可暂不予镇痛处理。但当病人出现撕裂样疼痛时，提示食管严重损伤，应立刻停止球囊扩张治疗。

（4）术中必须及时清除食管内反流的液体，以防止反流的液体误吸入气道，导致窒息。

（5）一般而言，食管球囊扩张术后狭窄食管腔的直径应不小于 18mm，以保证狭窄症状的改善和维持食管腔的通畅性。

（6）若食管良性狭窄在进行连续 5 次时间间隔为 2 周的食管球囊成扩张术后，食管腔的直径仍无法达到 14mm 时，可将其判定为难治性食管狭窄。食管球囊扩张术对难治性食管良性狭窄的疗效较差，因此这类食管狭窄可考虑选择食管支架植入术进行治疗。

（7）食管球囊扩张术后，待食管造影确认效果满意后，病人可开始进食。多数学者主张病人应从流质—半流质—软食—普通饮食进行过渡，但也有学者认为，状态良好的病人可加快过渡的过程，尽早开始进食固体饮食。

（8）对于单次球囊扩张效果不佳、需要重复行食管球囊扩张术的病人，两次食管球囊扩张术的时间应间隔 1 周左右。间隔的时间太短，可能会加重食管损伤、增加并发症发生的风险；间隔的时间太长，扩张治疗的效果可能会减弱。

（9）食管球囊扩张术后给予质子泵抑制剂治疗可有效延长术后食管通畅的时间，并减少再狭窄的发生。

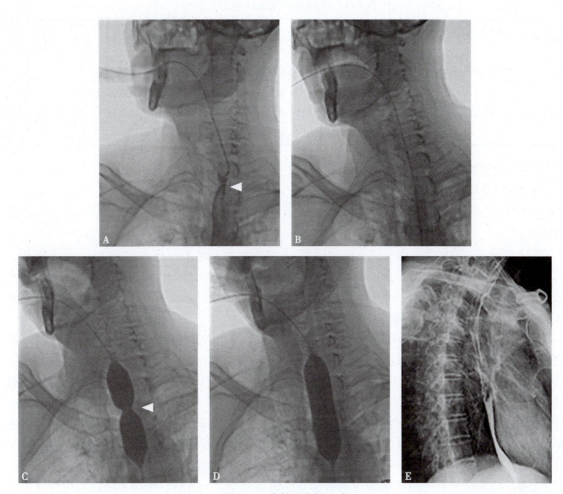

图 8-7　食管球囊扩张术

A. 术前食管狭窄造影。B~D. 球囊扩张操作过程。E. 术后复查食管造影。

5．并发症及处理

（1）食管穿孔：食管穿孔的发生主要由于扩张所选用的球囊尺寸过大或扩张的速度过快所致，其临床发生率为 0.1%~0.4%。当穿孔发生时，可采用全覆膜自膨式食管支架植入以封堵穿孔部位，防止食管内的食物进入气管，促进穿孔部位的愈合。

（2）出血：出血一般程度较轻，可密切观察，一般无需处理。

（3）误吸：误吸主要由术中口咽部的分泌物或食管反流至气道引发。因此，术中应及时清除口腔的分泌物或食管反流物以避免误吸的发生。

（4）疼痛：术中出现的疼痛可不予止痛处理，但当病人出现撕裂样疼痛时，应停止手术细致检查，并予以止痛处理。

6．疗效评价　目前食管狭窄治疗后的疗效评价主要根据食管造影和吞咽困难程度的改善。食管造影检查不仅可用于术后治疗效果的评估，还有利于及时发现治疗后食管再狭窄的发生。当病人术后再次出现吞咽困难的症状，应及时行食管造影检查。

病人治疗前后进食吞咽困难程度的评估通常采用 Mellow-Pinkas 评分标准进行（表 8-1）。当评分≥2 时可判定为有进食吞咽困难的症状。治疗前后 Mellow-Pinkas 评分的差值越大，提示治疗效果越好。

表8-1 Mellow-Pinkas 评分标准

分值	评分标准
0	可正常饮食,无进食吞咽困难的症状
1	可进食部分固体食物、半固体食物及液体食物
2	不可进食固体食物,仅可进食半固体食物及液体食物
3	不可进食固体及半固体食物,仅可进食液体食物
4	不可进食任何食物,完全性进食吞咽困难

(三)食管狭窄支架植入术

1. 适应证与禁忌证

(1)适应证:①食管恶性狭窄;②难治性食管良性狭窄;③气管食管瘘和支气管食管瘘;④食管穿孔。

(2)禁忌证:①食管灼伤后的急性炎症期、局部组织存在水肿或坏死的情况,一般主张在伤后3个月以上,经评估损伤完全愈合后可行支架植入术;②对于合并严重的食管 - 胃底静脉曲张的病人,应谨慎评估后进行;③未行球囊扩张术的食管良性狭窄;④存在严重气道压迫、支架植入有加重呼吸困难症状的可能。

2. 术前准备 常规术前准备同食管球囊扩张术。术前的器械准备包括:①食管支架:其类型较多且不同类型的支架各有其各自的作用特点(表8-2),术者应根据病人及所在医疗机构实际情况进行选择,目前临床较为常用的支架类型主要是全覆膜自膨式金属支架。支架的直径一般选用16~25mm,支架的长度应在病灶两端均超出2cm以上。对于食管迂曲及管壁脆弱的(如放疗术后)的病人,具备高顺应性的自膨式金属支架可显著提升病人舒适度,并降低并发症的发生率。②长度180~260cm 的 0.035in 或 0.038in 超硬交换导丝(以下简称"超硬导丝")。③ 0.035in 或 0.038in 超滑软导丝。④ 5F 或 6F 多用途导管。⑤开口器。⑥球囊导管,适用于食管中重度狭窄的病人,且球囊的直径应比拟植入的食管支架的直径小 2~3mm。术前 10min 肌内注射山莨菪碱(654-2)10~20mg,以减少口腔分泌物及术中的迷走神经反射,酌情给予镇静剂。

表8-2 食管支架类型及作用特点

支架类型	作用特点
自膨式塑料支架	支架径向支撑力较弱、临床有效率较低、支架的移位率较高、并发症较多、支架需要取出
裸自膨式金属支架	支架径向支撑力强、支架移位率低、再狭窄率较高、支架需要取出
半覆膜自膨式金属支架	支架径向支撑力强、支架移位率低、再狭窄率较高、支架需要取出
全覆膜自膨式金属支架	支架径向支撑力强、再狭窄率相对较低、支架移位率高、支架需要取出
可降解支架	支架的生物兼容性好、可自行降解、无需取出、支架径向支撑力相对较弱

3. 介入操作技术

(1)体位:病人取仰卧位,肩部垫高,头后仰。

(2)口咽部麻醉:采用开口器撑开口腔,暴露口咽部,1% 利多卡因溶液口咽部喷雾麻醉。

(3)置入导管:取下开口器,在透视下将软导丝及 5F 多用途导管经口咽部送入食管内。经过食管狭窄部位时,首先轻轻探插导丝,若导丝无法通过狭窄部位,退出导丝,经导管注入稀释的对比剂,透视下观察对比剂的流向并确认狭窄管腔的入口(图 8-8A),将导丝沿入口经过狭窄的管腔下行至胃内,调整导管位置后,将导管沿导丝通过狭窄的管腔送至胃内。

(4)交换导丝:经导管将软导丝交换为超硬导丝,将超硬导丝经过食管狭窄部位送至胃内,退出导管。

（5）球囊扩张：适用于中重度食管狭窄的病人，轻度狭窄的病人可不进行球囊扩张。步骤与食管球囊扩张术大致相同。

（6）支架植入：撤出球囊导管，沿超硬导丝送入支架输送器，待其准确定位后释放支架（图8-8B）。若支架展开不充分，可用球囊辅助扩张，使其紧贴食管壁。

（7）术后造影：明确食管支架植入位置及管腔通畅性，必要时可球囊扩张未充分自膨的支架，或用回收装置调整支架位置（图8-8C）。

（8）移除装置：支架植入术后退出球囊导管和导丝。

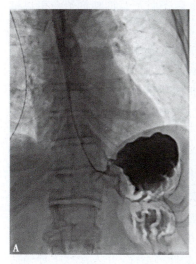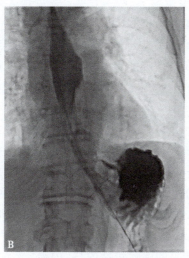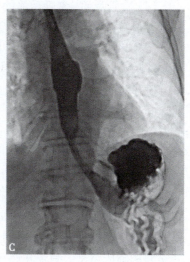

图8-8　食管支架植入术

A. 术前食管造影；B. 食管支架植入。C. 术后复查食管造影。

4. 注意事项

（1）球囊扩张及支架植入前，应再次确保装置位于食管腔内。

（2）球囊扩张和支架释放过程中可能会发生移位，影响治疗的效果。因此，术者必须控制好球囊和支架的位置，避免错位的发生。若操作过程中发生球囊的移位，必须抽空球囊，重新定位后再扩张球囊。

（3）支架植入的位置不宜过高，一般食管支架最高不能靠近环状软骨3cm以内的位置。

（4）支架若通过贲门，易引起胃内消化液反流至食管内，引起反流性食管炎。

（5）食管癌支架后行放、化疗时，由于治疗后肿瘤体积缩小，支架存在移位风险。此外，支架植入后行放疗时，可能会增加出血的风险。

（6）支架植入相关并发症的发生率与支架维持植入的时间呈正相关，因此，为确保获得最大疗效的同时减少再狭窄和不良反应发生的风险，除外可降解支架，其余类型的食管支架均需要取出，且支架植入的时间一般不应超过12周。

（7）由食管反流引起的食管损伤是食管狭窄发生的已知主要病因之一，因此支架植入术后予以质子泵抑制剂治疗，可有效延长术后食管通畅时间和减少再狭窄的发生。

（8）对于食管恶性狭窄，有证据表明食管粒子支架植入可有效缓解病人临床症状并控制肿瘤的生长，可作为食管外放疗的一种有效替代手段。

5. 并发症及处理

（1）支架移位：支架移位常见于自膨式塑料支架和全覆膜自膨式金属支架，移位率分别为50%～62%及25%～48%。裸自膨式金属支架、半覆膜自膨式金属支架及可降解支架移位率非常低。采用具有防移位结构的支架可降低支架移位的风险。

（2）再狭窄：所有类型的食管支架均会发生再狭窄，但不同类型支架再狭窄的发生率也不同，其发生率由高至低的顺序为：裸自膨式金属支架＞半覆膜自膨式金属支架＞可降解支架＞自膨式塑料支架＞全覆膜自膨式金属支架。再狭窄主要是由肿瘤组织或纤维结缔组织增生引起的，当增生组织包裹支架的丝线生长时，往往导致支架无法取出，因此可采用"支架-支架"的方法，通过压迫局部组织、引起组织坏死后，再将支架取出。目前仍缺乏有效的预防再狭窄的方法，尽管部分药物在动物研究中被验证有效，但仍缺乏可靠的临床证据的支持。

（3）严重的胸痛和异物感：严重胸痛和异物感的发生率为9%～15%，对于无法耐受者，可酌情予止痛处理。

（4）食管反流：食管反流的发生率为9%～15%。支架植入术后予质子泵抑制剂治疗可以抑制食管反流的发生和减少再狭窄的发生。

（5）出血：支架植入术后出血的发生率约8%，出血一般并不严重，多无需处理。值得注意的是，支架植入有增加放疗出血的可能，因此对于计划接受放疗的病人，应谨慎进行。

6. 疗效评价　食管支架植入术疗效的评价方法与食管球囊扩张术的疗效评价方法相同。

三、胃流出道梗阻

（一）概述

胃流出道梗阻（gastri outlet obstruction，GOO）是指胃、十二指肠及近端空肠的梗阻，分为恶性和良性。恶性胃流出道梗阻在亚洲主要是由胃癌引起，而在欧洲主要是由胰腺癌引起。良性胃流出道梗阻大多是由胃和十二指肠的慢性溃疡及外科手术后吻合口狭窄和肠粘连引起。胃流出道梗阻主要表现为恶心、呕吐及进食困难，严重影响病人生存质量，因此对于此类病人的治疗有重要的临床意义。胃流出道梗阻的治疗包括内科、内镜、介入及外科治疗，介入治疗主要包括球囊扩张术和支架植入术。

（二）胃流出道梗阻球囊扩张术

1. 适应证与禁忌证

（1）适应证：良性胃流出道梗阻，通常是一线治疗。

（2）禁忌证：①恶性胃流出道梗阻；②消化道穿孔；③绞窄性肠梗阻；④肠扭转或肠套叠；⑤近期消化道外科手术后。

2. 术前准备　全面了解病史，详细了解狭窄原因，仔细阅读、分析上消化道造影片，观察病变范围、部位、程度，以便选择适当的球囊导管。术前6h禁食、禁水，以免术中呕吐引起误吸。术前10min肌内注射山莨菪碱（654-2）10～20mg，以减少口腔分泌物及术中的迷走神经反射，并酌情给予镇静剂。向病人及家属解释球囊扩张的步骤，取得病人主动配合。镶有义齿者，先取下义齿。除所有操作器械外，必须确保吸引器能正常工作，预备氧气。

术前的器械准备包括：①开口器；②0.035in亲水涂层导丝；③0.035in超硬导丝；④5F或6F造影导管；⑤球囊导管（球囊直径15～25mm）。

3. 介入操作技术

（1）病人取仰卧位，对口咽部做局部喷雾麻醉，放开口器。

（2）在透视下，经口将造影导管沿亲水涂层导丝送至胃内。

（3）退出亲水涂层导丝，注入适量稀释对比剂，确认梗阻部位。

（4）在透视下，使用亲水涂层导丝将造影导管通过梗阻部位。

（5）退出亲水涂层导丝，注入适量稀释对比剂，确认梗阻长度。

（6）选择合适的球囊导管，使用超硬导丝将造影导管与球囊导管交换。

（7）将球囊导管沿超硬导丝置于梗阻部位，以稀释的对比剂充胀球囊。

（8）退出球囊导管，沿超硬导丝将造影导管通过梗阻部位。

（9）退出超硬导丝，注入适量稀释对比剂，确认梗阻缓解后退出造影导管。

4.注意事项

（1）若无大球囊，可选择两个小球囊并排使用。

（2）临床上球囊扩张时间暂无定论，一般扩张时间不少于60s。

5.并发症及处理

（1）肠壁破裂：通常分为3型：①肠壁未全层破裂；②肠壁全层破裂，但无对比剂外溢至肠壁外，以上两种肠壁破裂通常无需外科处理，可通过内科保守治疗和禁食禁水后改善；③肠壁全层破裂，且有对比剂外溢至肠壁外，通常需要紧急处理，可通过在破裂处放入覆膜支架或直接外科手术治疗。

（2）消化道出血：如内科治疗无效，应立即行介入、内镜或外科治疗。

6.疗效评价　目前，国内外学者主要采用GOOSS（Gastric Outlet Obstruction Scoring System）评分标准进行疗效评价（表8-3）。治疗前后GOOSS评分有改善均提示治疗有效。

表8-3　GOOSS评分标准

进食水平	GOOSS评分
完全无法进食	0分
可进流食	1分
可进软食	2分
进软渣类食物或进食接近正常	3分

（三）胃流出道梗阻支架植入术

1.适应证与禁忌证

（1）适应证：①恶性胃流出道梗阻，通常是一线治疗；②球囊扩张术治疗无效或治疗后短期内复发的良性胃流出道梗阻。

（2）禁忌证：①消化道穿孔；②腹膜多发转移瘤；③预测生存期少于1个月；④严重厌食；⑤严重消化道动力障碍。

2.术前准备　术前6h禁食、禁水，以免术中呕吐引起误吸。术前10min肌内注射山莨菪碱（654-2）10～20mg，以减少口腔分泌与术中迷走神经反射，酌情给予镇静剂。镶有义齿者，先取下义齿。

术前的器械准备包括：①开口器；②0.035in亲水涂层导丝；③0.035in超硬导丝；④5F或6F造影导管；⑤直径18～25mm的自膨式金属裸支架或覆膜支架（良性胃流出道梗阻的病人禁用裸支架及半覆膜支架）。

3.介入操作技术

（1）病人取仰卧位，对口咽部做局部喷雾麻醉，放开口器。

（2）在透视下，经口将造影导管沿亲水涂层导丝送至胃内。

（3）退出亲水涂层导丝，注入适量稀对比剂，确认梗阻部位（图8-9A）。

（4）在透视下，使用亲水涂层导丝将造影导管通过梗阻部位。

（5）退出亲水涂层导丝，注入适量稀释对比剂，确认梗阻长度。

（6）选择合适的支架，使用超硬导丝将造影导管与支架输送器交换。

（7）将支架输送器沿超硬导丝置于梗阻部位，释放支架。

（8）退支架输送器，沿超硬导丝将造影导管通过梗阻部位。

（9）退出超硬导丝，注入适量稀释对比剂，确认支架通畅后退出造影导管（图8-9B）。

4.注意事项

（1）支架两端应超过梗阻部位至少1.5cm。

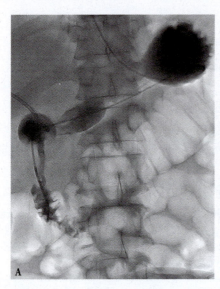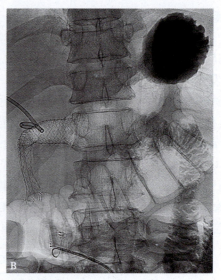

图 8-9 胃流出道支架植入术
A. 术前胃流出道造影。B. 支架植入术后复查造影。

（2）如支架植入后自膨程度小于50%，则需使用球囊导管扩张支架。

（3）支架植入后可在当日恢复饮水，1～3d后复查确认支架完全自膨方可恢复进食。

（4）梗阻段过长需要植入两枚支架时，需先植入远端支架再植入近端支架。

（5）良性胃流出道梗阻的病人应在支架植入后2～3个月取出支架。

5. 并发症及处理

（1）支架相关并发症

1）支架狭窄：常为支架周围组织增生或肿瘤浸润引起，可经原支架再套入支架进行治疗。

2）支架移位：支架移位一般发生在支架植入数日之内，大多移位的支架可经肛门排出，少数需要通过介入、内镜及外科手段取出。

3）食物嵌顿：可以通过球囊扩张解除。

（2）消化道出血：如内科治疗无效，应立即行介入、内镜或外科治疗。

（3）消化道穿孔：如内科治疗无效，应行外科治疗。

6. 疗效评价 同胃流出道球囊扩张术的疗效评价。

四、结直肠狭窄

（一）概述

结肠或直肠狭窄以恶性病变多见，是结肠和直肠本身肿瘤浸润或结、直肠附近脏器肿瘤浸润、压迫致结、直肠肠腔狭窄、阻塞而引起排便障碍或瘘道形成的常见并发症。良性病变，如手术瘢痕、放射损伤、炎症性肠病、憩室疾病和缺血，也可导致结、直肠狭窄。结、直肠狭窄的诊断需临床症状、体格检查、内镜检查、影像学检查等手段综合评估。通过支架植入术和球囊扩张术来治疗结、直肠狭窄，目前已经成为临床常用治疗方法。经肛门结肠、直肠内支架植入术是指应用内支架植入系统将金属支架经肛门逆行输送并植入结肠或直肠，使狭窄或阻塞的结、直肠肠腔扩张疏通或使结、直肠与体腔间异常通道（窦道）闭塞的一种治疗方法，为结、直肠梗阻或结、直肠瘘病人提供有效的姑息性治疗手段。单纯球囊扩张术主要用于良性结、直肠狭窄。

（二）适应证与禁忌证

1. 适应证

（1）恶性肿瘤浸润压迫引起肠腔狭窄或阻塞而致排便不畅或排便障碍。

（2）结肠、直肠瘘。

（3）外科术后结、直肠吻合口狭窄。

（4）作为外科手术前过渡期的应急治疗。

2. 禁忌证 无绝对禁忌证,对下述情况应谨慎对待。

（1）重度内痔或肛周静脉曲张出血期。

（2）急性炎症、溃疡性结肠炎出血期。

（3）有严重的出血倾向或凝血功能障碍。

（4）严重的心、肺功能衰竭。

（5）疑有肠道广泛粘连梗阻。

（三）术前准备

1. 一般准备 ①普通 X 线检查:通过腹部透视或摄腹部立、卧位平片了解肠道梗阻性质、梗阻程度和梗阻部位。②灌肠造影检查:以小剂量稀钡行气钡双对比造影观察梗阻部位、程度和有无结、直肠瘘等。也可用稀释的水溶性含碘对比剂进行灌肠造影。③其他影像学检查:利用 CT、B 超等检查手段了解病变部位和周围情况,有无腹腔积液及腹腔积液量等。④肠道准备:术前 3d 起限食流质、大量饮水并清洁灌肠每日 1 次。术前 12h 口服硫酸镁 60ml 或甘露醇 250ml 导泻。术前 6h 完全禁食。对已有肠道梗阻症状者提前禁食,对完全性肠梗阻者及时给予留置胃管进行胃肠减压。⑤对症处理:包括营养支持,纠正水、电解质平衡,肿瘤病因治疗,腹腔减压(腹腔积液引流、导尿)以及冲洗和消毒窦道等。

2. 器材准备

（1）内支架:结肠腔径较大且具丰富袋形结构,内容物较胃和小肠内容物明显黏稠、水分减少,故理论上结肠支架管径应远较上消化道支架管径大。但因降结肠以上结肠段距肛门较远且需经多个锐角肠曲使粗管径支架难以经肛门输送和释放。通常情况下降结肠以上肠腔内的粪便较稀薄,故结肠支架管径可结合输送条件灵活选用。一般用于降结肠、乙状结肠及直肠狭窄段的支架需较大管径,而升结肠及横结肠狭窄段可选择管径略小的支架。支架构造的选择也应根据结肠功能及结构特点以及输送、释放条件合理选用。用于降结肠、乙状结肠及直肠的支架管径为 25～30mm,用于横结肠的支架管径为 20～22mm。

（2）输送器:高位结肠(如横结肠)支架的输送要求相似于经口放置十二指肠支架。降结肠及以下肠段输送器管径应增加。

（3）球囊导管:球囊直径 12～40mm,根据肠腔狭窄程度、所需压力大小,选择合适的规格。

（4）引导及辅助器材:导丝、导管,其使用要求相似于放置十二指肠支架,但导丝及交换导管长度应更长。结肠镜也为必备器材。

（四）操作技术

放置直肠及直肠与乙状结肠交界段支架的操作方法相对简单。可直接用导管经肛门送入导丝或经直肠镜插入导丝,经替换硬导丝,并进行狭窄段造影了解情况后(图 8-10A),即可引入输送器放置支架。放置乙状结肠及乙状结肠以上结肠段支架的操作方法与经口放置十二指肠支架的操作方法相似,其步骤如下。

1. 插入导管导丝 将超滑导丝穿入猎人头导管,在 X 线监视下经肛门插入导管导丝,旋转导管使导管顺乙状结肠弯曲肠管深入,利用导丝导管相互交替使导丝进一步深入直至通过狭窄段。对高位结肠狭窄或完全性结肠梗阻预计不能直接插入导丝者,则在 X 线监视下先将结肠镜插至狭窄部位,经结肠镜将超滑导丝插入狭窄段,使之深入上端肠腔。经导丝引入长交换导管并尽可能深入,再换入超硬导丝。

2. 造影定位及预扩张 经硬导丝引入双腔导管或球囊导管行狭窄段造影,观察狭窄段情况并做预扩张。

3．引入输送器释放支架　基本操作方法同十二指肠支架安置法（图8-10B、图8-10C）。支架植入后退出输送器保留导丝，再引入双腔导管注入对比剂观察支架扩张后肠腔通畅情况，需要时再用球囊扩张成形。

4．术后处理　术后观察1～2h，给予抗炎止血等治疗。明确梗阻已解除即可准予进食流质，以后循序进食固体食物。

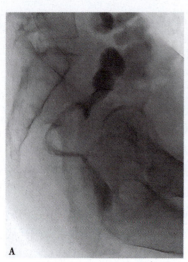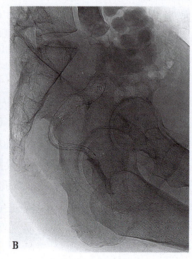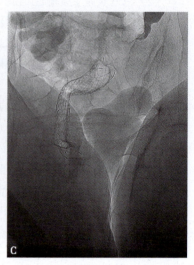

图8-10　结肠支架植入术

A．术前乙状结肠造影。B、C．结肠支架植入术后复查造影。

（五）并发症及处理

1．出血　与器械粗糙或操作不当有关。选择柔韧性强、光洁度好的输送系统并操作轻柔可避免或减少发生率。轻微损伤不需特殊处理，出血量偏大时可经静脉给止血剂或经结肠镜在出血点表面喷洒凝血酶等止血剂。

2．肠壁破裂穿孔　极少发生，主要与器械使用不合适、技术不熟练以及操作粗暴有关。一旦肠壁破裂穿孔应及时吸尽胃液，条件许可者立刻剖腹手术，暂无手术条件者留置胃肠减压管，并加强抗感染治疗。

3．疼痛及刺激症状　多数病人无异常感觉，但因直肠位于盆腔底部，且直肠下段感觉敏感，故随肠支架放置不当会有明显不适感。选择支架管径勿过粗（小于30mm），支架下端放置位置勿过低（距肛管应30mm以上），可使不适感减轻。

4．腹腔或盆腔内出血　晚期肿瘤常与周围组织浸润粘连使其位置固定，支架推送系统的推移可使肠壁与粘连组织撕脱而引起腹腔或盆腔内出血。若支架放置后数小时内出现不明原因的腹痛、腹胀及腰酸等症状时，应考虑有腹腔或盆腔内出血的可能，可行B超、CT、腹腔或盆腔穿刺等明确诊断。应给予止血剂或手术止血。

5．支架移位脱落　支架移位一般发生在支架植入数日之内，脱落后常能自行排出体外，一般不需做特殊处理。

6．再狭窄　单纯支架治疗的再狭窄发生时间较早，一般2～3个月即可发生，常为支架近端黏膜增生或肿瘤浸润。配合病因治疗可延迟再狭窄的发生。再狭窄发生时可经原支架再套入同类规格或直径略小的支架。

（六）疗效评价

结、直肠支架植入术治疗各种原因引起的结、直肠局限性狭窄近期效果十分显著。大部分病人支架术后均可基本恢复正常饮食。然而，支架治疗虽暂时解除梗阻缓解症状，但是由于结、直肠狭窄以恶性病变居多，恶性肿瘤发展仍将影响病人总体生活质量的提高，使生存时间非常有限。故而，为了能更有效地延长病人生存时间，对结、直肠恶性狭窄的病人在进行内支架治疗的同时配合进行化疗、放疗及其他治疗方案才能达到标本兼治的目的。

（李　肖）

第五节　巴德-基亚里综合征

一、概　　述

巴德-基亚里综合征（Budd-Chiari syndrome，BCS），又称布-加综合征，指肝小叶静脉到下腔静脉右心房入口处的大肝静脉和肝后端下腔静脉任何性质的阻塞所导致的门静脉和/或下腔静脉高压临床综合征，排除心脏、心包疾病以及肝窦阻塞综合征。病理生理表现在肝脏血液流出道的任何位置阻断肝血流都可以引起一系列严重的血流动力学和肝脏形态学改变。肝窦压力会急剧升高，并导致门静脉压力相应升高；肝窦压力升高会引起肝窦以及淋巴管发生浆液性外渗，从而形成腹腔积液；肝窦扩张，肝实质发生严重的小叶中心性充血，肝小叶中心的长时间淤血，会导致肝小叶中心周围肝细胞发生缺血坏死；继续进展坏死的肝实质会被纤维组织和肝脏再生结节取代，最终肝硬化形成。BCS病因主要有先天性血管畸形和体内高凝状态两种学说。目前公认的BCS分型为肝静脉阻塞型、下腔静脉阻塞型和混合型三种类型。BCS的治疗经历了由内科药物、外科手术向介入治疗的转变，目前介入治疗已成为BCS的首选治疗方法。

二、适应证与禁忌证

（一）适应证
1. 肝静脉开口处膜性或节段阻塞。
2. 下腔静脉肝后段膜性或节段性阻塞。
3. 肝静脉或下腔静脉成形术后再狭窄。
4. 下腔静脉和门静脉肝外分流术后分流道阻塞。
5. 下腔静脉和肝静脉阻塞远端合并陈旧性附壁血栓。

（二）禁忌证
1. 严重心、肝、肾功能不全。
2. 凝血功能障碍。
3. 大量腹腔积液为经皮经肝穿刺相对禁忌证。
4. 肝静脉和下腔静脉阻塞存在新鲜、游离血栓为相对禁忌证。

三、术 前 准 备

（一）病人准备
1. 心、肺、肾、肝功能检查，功能不全者需予以纠正。
2. 实验室检查，如血、尿、大便三大常规，血液生化、凝血功能、电解质等，凝血功能不良或血小板计数过低者需予以纠正。
3. 影像学检查，如超声、腹部增强CT或增强MR检查，了解肝静脉和/或下腔静脉病变性质和程度。
4. 控制腹腔积液，对于大量腹腔积液者，应使用利尿剂或腹腔穿刺引流排出腹腔积液。
5. 术前1d做好碘过敏试验。

6. 术前 6～8h 禁食、禁水。

7. 穿刺部位皮肤准备。

8. 术前谈话、签字、备血等。

9. 术前予以镇静，必要时予以止痛处理，并建立静脉输液通道。

10. 必要时全身麻醉下实施介入治疗。

（二）器械和药品准备

由于 BCS 病因和类型的不同，介入治疗可能需要各种类型的器材和药品。

1. 常规器械 不同直径和型号的经皮血管或非血管穿刺针、导管鞘、导丝、造影导管等。

2. 球囊导管 直径 8～12mm 小球囊、直径 14～25mm 大球囊。

3. 支架 下腔静脉主要选择直径 20～30mm 支架，如 Gianturco Z 支架，肝静脉或副肝静脉可选择直径 8～14mm 支架，如 Fluency 或 Wallstent 支架等。

四、介入操作技术

根据 BCS 病因和类型的不同，介入治疗技术可分为经皮穿刺球囊扩张术（PTA）、经皮血管内支架植入术（percutaneous transluminal stent angioplasty，PTSA）、静脉内溶栓和 / 或吸栓术、经颈静脉肝内门腔分流术（TIPS）等。治疗目标为开通阻塞段下腔静脉、肝静脉和 / 或副肝静脉。对于下腔静脉膜性或节段性阻塞及肝静脉局限性阻塞者，可采用 PTA；对于下腔静脉及肝静脉节段性阻塞或 PTA 疗效不佳者，可采用 PTSA；对于静脉阻塞合并血栓形成者可采用静脉内溶栓、吸栓联合 PTA 或 PTSA；对于肝静脉广泛闭塞不能血管再通者，可采用 TIPS。

（一）血管造影

下腔静脉造影使用猪尾导管进行造影时，从股静脉入路，导管远端应放置于闭塞端下缘处，以显示肝静脉和副肝静脉开口，并了解下腔静脉隔膜有无孔道。股静脉入路造影显示下腔静脉闭塞隔膜有孔者，可免除双向造影检查；股静脉入路造影证实下腔静脉完全闭塞者，需再经颈静脉插管行下腔静脉双向造影，以了解下腔静脉闭塞的范围及两端的形态。肝静脉和副肝静脉造影应在下腔静脉造影后进行，首选经颈静脉途径逆行穿刺插管造影；逆行穿刺插管不成功者，可在超声导向下行经皮经肝穿刺造影。下腔静脉造影推荐对比剂流率为 15ml/s，持续 1～2s。血管造影见血液无法顺利经静脉主干回流入右心房，大量粗大侧支代偿，提示静脉血流受阻。

（二）"开通"穿刺

"开通"穿刺是 BCS 技术中的关键操作步骤，但部分下腔静脉或肝静脉隔膜有孔者无需开通穿刺。下腔静脉开通穿刺时在 DSA 透视下进行，首选由上（闭塞近心端）向下（闭塞远心端）穿刺，次选由下向上穿刺。可在闭塞远心端放置猪尾导管作为标志物，行下腔静脉正侧位造影。穿刺路径与角度应根据下腔静脉闭塞两端形态而定，开通时密切注意穿刺路径位于阻塞段血管的真腔区域。此外，由于下腔静脉近右心房段存在生理性弯曲，开通穿刺针前端应顺应此弯曲，以提高开通穿刺的安全性。穿刺针和导管通过闭塞段后，应通过导管注入对比剂，以确定导管前端位置是否位于下腔静脉或右心房内。

肝静脉开通穿刺首选经颈静脉途径穿刺肝静脉，如有困难，可在超声导向下行经皮经肝穿刺肝静脉，然后顺行开通穿刺，再注入对比剂确定是否开通成功。

（三）球囊扩张

开通穿刺成功后，使用加强导丝通过阻塞段，沿导丝送入球囊导管对阻塞段血管进行逐级扩张成形。球囊扩张程度应以狭窄切迹完全消失为止，推荐扩张 2～3 次，每次持续时间 1～3min，根据病人耐受扩张疼痛的情况适当延长扩张时间。推荐肝段下腔静脉扩张球囊的直径为 20～25mm，部分膜性狭窄病变可用更大直径球囊扩张（图 8-11）。

肝静脉和副肝静脉均发生阻塞时，可对肝静脉和副肝静脉同时进行扩张，如肝静脉细小而副肝静脉粗大时，也可以只行副肝静脉成形术。肝静脉或副肝静脉球囊直径应较阻塞远心端血管管腔大20%～40%，多选用直径＞12mm球囊扩张。扩张满意后行静脉造影检查，如球囊扩张后弹性回缩＞50%，推荐行进一步支架植入。

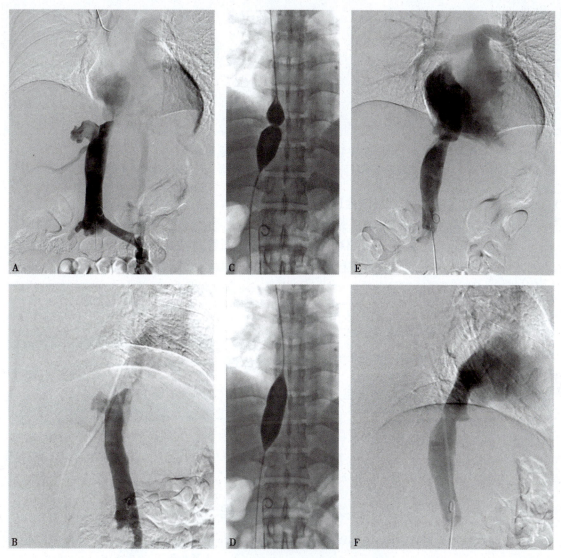

图8-11　下腔静脉型BCS开通操作流程

A. 下腔静脉正位造影。B. 下腔静脉侧位造影。C. 大球囊扩张见球囊切迹。D. 球囊扩张血管成形。E. 下腔静脉正位复查造影。F. 下腔静脉侧位复查造影。

（四）支架植入

在开通术和PTA的基础上，将血管内支架准确推送至病变管腔，利用支架的自行膨胀扩张狭窄血管。下腔静脉目前主张使用Z形自膨式支架，此种支架结构稀疏，植入后对下腔静脉壁上的正常回流静脉或侧支血管影响小。下腔静脉阻塞病变植入支架的直径应大于邻近正常静脉20%，长度应超出病变段血管腔各1～2cm，注意下腔静脉支架近心端应低于右心房下缘1cm以上（图8-12）。肝静脉推荐使用网织型支架，肝静脉支架近心端伸入下腔静脉内1cm左右为宜。如支架植入后扩张不佳，应及时采用球囊进行扩张使其张开。支架植入后应再次进行血管造影检查和静脉测压。

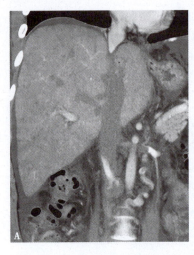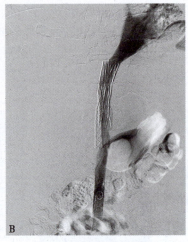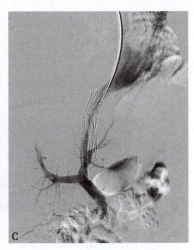

图 8-12 混合型 BCS 支架植入术

A．上腹部增强 CT 三维重建。B．下腔静脉支架植入后造影。C．门静脉支架植入后复查造影。

（五）静脉内溶栓和 / 或吸栓联合球囊扩张或支架植入

下腔静脉阻塞合并血栓形成时，应先处理血栓，再处理阻塞。"开通"穿刺后先判断血栓性质，可通过大腔导管在下腔静脉下端行抽吸试验。对于新鲜血栓以溶栓为主，支架压迫固定为辅；对于陈旧性附壁血栓无需进行溶栓治疗；对于混合性血栓应先使用溶栓药物溶解新鲜血栓，再用支架压迫固定不能溶解的血栓。新鲜血栓推荐采用保留溶栓导管，进行 3～5d 接触性溶栓。

（六）经颈静脉肝内门腔分流术（TIPS）

具体操作方法见本章第二节。

五、术 后 处 理

1．静脉穿刺点压迫止血后加压包扎，维持 4～6h；术后卧床不少于 12h。

2．24h 内密切、定时观察血压、心率变化，以便早期发现腹腔内出血等并发症。

3．合并血栓，术后如无出血并发症，常规抗凝治疗。

4．出院前及介入治疗后 1、3、6、12 个月复查，然后可每半年复查一次多普勒超声。若发现再狭窄，及时给予血管造影和再次介入治疗。

六、并发症及处理

1．误穿心包及心脏压塞　由于误穿后纵隔或心包腔主要发生在破膜穿刺时，所以穿刺时要在正侧位交替透视下进行。在破膜穿刺后，无论成功与否，透视观察心影大小和心尖搏动有无改变是发现有无心包腔内出血的有效方法之一。

2．肺栓塞与肺梗死　加强抗凝，注意全身肝素化。一旦出现肺栓塞，应尽快给予抗凝和溶栓治疗，并进行心电监护、吸氧等处理。

3．腹腔及胸腔内出血　对肝功能差、凝血功能异常者，不宜行经皮经肝穿刺；对大量腹腔积液者，先用利尿、抽腹腔积液等方法把腹腔积液减小到允许的范围内，再行经皮经肝穿刺。用细针穿刺造影后，尽量经股静脉、颈内静脉途径行肝静脉成形术。如需用粗针穿刺植入导管治疗，应尽量开通肝静脉并且要充分填塞穿刺通道，否则易导致肝脏包膜下出血。对大、中量胸腔出血者应给予止血药物和胸腔引流。

4．血管内支架移位及脱落　下腔静脉内支架向下移位一般无需处理，若向上移位小部分进入右心房，允许进行密切观察，观察 3d 后如果无心包腔出血则无需处理。下腔静脉 Z 形支架脱入右心房内为 BCS 介入治疗的严重并发症，需予以介入抓捕或外科开胸手术将支架取出。

七、疗效评价

1.技术成功　BCS 技术成功标准：下腔静脉、肝静脉阻塞两侧的压力差小于 3mmHg；下肢水肿、腹腔积液、肝大及静脉曲张消失或减轻；无严重并发症。

2.临床疗效　经验丰富的介入治疗团队 BCS 支架治疗的技术成功率接近 100%，术后大多数下腔静脉高压症状能得以缓解。支架 10 年初级通畅率为 58%～75%，辅助通畅率高达 97%。下腔静脉合并广泛血栓性闭塞者疗效较差，可寻求其他替代治疗方案。

（李　肖）

第六节　原发性肝癌

一、概　　述

原发性肝癌（primary hepatic cancer）在我国的发病率占恶性肿瘤第四位，死亡率位居第三。我国属于高发区，全球每年新发的病人有近一半发生在我国，严重影响人民的生命健康。虽然原发性肝癌包括肝细胞癌（hepatocellular carcinoma，HCC）、肝内胆管细胞癌（intrahepatic cholangiocarcinoma，ICC）及肝细胞癌 - 肝内胆管细胞癌混合型（combined hepatocellular and cholangiocarcinoma）三种病理类型，但我国肝癌中 85%～90% 以上为 HCC，故本节所述的原发性肝癌主要指 HCC，以下简称肝癌。

二、病因与病理

我国的肝癌多与病毒感染有关，约 80% 为乙型肝炎病毒感染者，其他因素包括过度饮酒、非酒精性脂肪性肝炎、长期食用被黄曲霉毒素污染的食物以及各种其他原因引起的肝硬化、食物饮水污染和基因组不稳定性等。

肝癌的大体病理分为结节型、巨块型及弥漫型。根据肿瘤大小又可分为：微小肝癌（直径＜1cm）、小肝癌（直径 1～3cm）、中肝癌（直径 3～5cm）、大肝癌（直径 5～10cm）及巨块型（直径＞10cm）。如全肝散在分布小癌灶者，则为弥漫型。而根据病理组织分类为肝细胞癌（HCC）、胆管细胞癌（ICC）及两者并存的混合细胞型肝癌。

三、临床表现与诊断

1.临床表现　肝癌发病隐匿，早期缺乏典型症状。中晚期肝癌主要临床表现为肝区疼痛、食欲减退、乏力、消瘦、腹胀等全身和消化道症状。如发生肺、骨、脑转移，可产生相应症状。门静脉癌栓形成或肝动脉 - 门静脉瘘可加重门静脉高压。肿瘤侵犯肝静脉时可引起下腔静脉甚至右心房癌栓形成。肿瘤破裂时可发生肝脏包膜下、腹腔出血。还可以合并肝硬化的门静脉高压，如上消化道出血、脾功能亢进、腹腔积液等。

2.实验室检查　血清甲胎蛋白（alpha-fetoprotein，AFP）目前仍是 HCC 诊断常用的、重要且特异性高的指标，也用于临床疗效监测。当病人血清 AFP≥400μg/L，在排除妊娠、慢性或活动性肝病、生殖腺胚胎源性肿瘤以及消化道肿瘤的情况下，应高度怀疑肝癌。血清 AFP 轻度升高者，应做动态观察，并与肝功能变化对比分析。但临床上 AFP 阳性率为 60%～70%，这时血清甲胎蛋白异质体（lens culinaris agglutinin-reactive fraction of AFP，AFP-L3）、异常凝血酶原（des-gamma carboxyprothrombin，DCP）和血浆游离微小核糖核酸（microRNA）也可作为肝癌早期诊断标志物。

3.影像学检查　不同的影像学检查各有特点，适度综合应用可以优势互补、更全面评估。

超声检查是筛查肝癌的常用手段，彩色多普勒血流成像可观察病灶内血供，明确病灶性质及与肝内重要血管的毗邻关系。超声造影可根据肝肿瘤的血流动力学变化，帮助鉴别诊断不同性质肝肿瘤及评价肝癌介入治疗的疗效。

动态增强 CT 和多模态 MR 扫描是肝脏超声和血清 AFP 筛查异常者的首选影像学检查方法。CT 和 MR 对诊断以及治疗随访、疗效评价具有更多优势，尤其是 MR 功能成像对于判断治疗后残存肿瘤细胞活性更具临床意义。CT 对 TACE 后碘油沉积观察有优势。多模态 MR 在评价肝癌是否侵犯门静脉、肝静脉主干及其分支以及腹腔/后腹膜淋巴结转移等方面更显优势。

PET-CT 有助于对肝癌进行分期及疗效评价，但不作为常规检查。

DSA 是一种微创检查，与其他影像学检查相比，能更清楚显示肝肿瘤数目、大小及其血供情况。选择性腹腔动脉或肝动脉造影具有特征性表现：①肿瘤血管：形态不规则、粗细不均、走行迂曲、末梢呈丛、团状，甚至出现肿瘤血管湖；②肿瘤染色：在动脉造影实质期，肿瘤呈结节状、团块状致密影，可均匀或不均匀，一般与肿瘤大小相符；③正常血管受压移位表现；④动静脉瘘：在动脉期即可发现门静脉或肝静脉分支显影，形成肝动脉-门静脉瘘和/或肝动脉-肝静脉瘘；⑤门静脉或肝静脉癌栓：表现为门静脉或肝静脉充盈缺损或线条征改变；⑥动脉受侵，包绕、僵硬或狭窄。

4. 肝癌的临床诊断 虽然病理学诊断是肝癌诊断的金标准，但肝癌是目前唯一可以通过临床诊断获得确诊的实体肿瘤。

《原发性肝癌诊疗规范（2019 年版）》明确指出：有 HBV/HCV 感染病史以及肝硬化背景、AFP 升高（≥400μg/L）、影像学（CT/MR/超声造影）有典型的"快进快出"的特征表现，即增强动脉期病灶明显强化、门静脉期或延迟期强化降低，结合肝癌发生的高危因素、影像学特征以及血清学分子标志物可以作出临床诊断。

具体的临床诊断标准为：

1）有乙型肝炎或丙型肝炎，或有任何原因引起肝硬化者，如发现肝内直径≤2cm 结节，动态增强 MR、动态增强 CT、超声造影或肝细胞特异性对比剂 Gd-EOB-DTPA 增强 MR 四项检查中至少有两项显示有肝癌典型特征，则可作出肝癌的临床诊断；若上述四种影像学检查中无或只有一项检查有典型的肝癌特征，可进行肝病灶穿刺活检或每 2～3 个月的影像学随访，并结合血清 AFP 水平以确立诊断。对于发现肝内直径 >2cm 结节，则上述四种影像学检查中只要有一项有典型的肝癌特征，即可临床诊断为肝癌；对于发现肝内直径 >2cm 的结节，上述四种影像学检查无典型的肝癌特征，则需进行肝病灶穿刺活检以确立诊断。

2）有乙型肝炎或丙型肝炎，或者有任何原因引起肝硬化者，如血清 AFP 升高，特别是持续升高，应进行影像学检查以确立肝癌诊断；如未发现肝内结节，在排除妊娠、慢性或活动性肝病、生殖腺胚胎源性肿瘤以及消化道肿瘤的前提下，应密切随访血清 AFP 水平以及每隔 2～3 个月进行一次影像学复查。

5. 肝癌的临床分期 肝癌的分期对于制订合理治疗方案及预后评估至关重要。虽然国际上通用巴塞罗那临床肝癌分期（Barcelona clinic liver cancer, BCLC），但由于我国肝癌的病因、病人的病情及国情与国外有异，中国肝癌的分期方案（China liver cancer staging, CNLC）更适合临床实际。我国《原发性肝癌诊疗规范（2019 年版）》依据病人一般情况、肝肿瘤情况及肝功能情况将肝癌分为Ⅳ期，具体表述如下。

CNLC Ⅰa 期：PS 0～2，肝功能 Child-Pugh A/B 级，单个肿瘤、直径≤5cm，无血管侵犯和肝外转移。

CNLC Ⅰb 期：PS 0～2，肝功能 Child-Pugh A/B 级，单个肿瘤、直径 >5cm，或 2～3 个肿瘤、最大直径≤3cm，无血管侵犯和肝外转移。

CNLC Ⅱa 期：PS 0～2，肝功能 Child-Pugh A/B 级，2～3 个肿瘤、最大直径 >3cm，无血管侵犯和肝外转移。

CNLC Ⅱb 期：PS 0～2，肝功能 Child-Pugh A/B 级，肿瘤个数≥4 个、肿瘤直径不论，无血管侵犯和肝外转移。

CNLC Ⅲa 期：PS 0～2，肝功能 Child-Pugh A/B 级，肿瘤情况不论、有血管侵犯而无肝外转移。

CNLC Ⅲb 期：PS 0～2，肝功能 Child-Pugh A/B 级，肿瘤情况不论、血管侵犯不论、有肝外转移。

CNLC Ⅳ 期：PS 3～4，或肝功能 Child-Pugh C 级，肿瘤情况不论、血管侵犯不论、肝外转移不论。

其中病人体力状态（performance status，PS）评分采用美国东部肿瘤协作组（eastern cooperative oncology group，ECOG）评分标准，将病人体力状况分为 5 级，具体分级如下。

0 分：活动能力完全正常，与病前活动能力无任何差异。

1 分：能自由走动及从事轻体力活动，包括一般家务或办公室工作，但不能从事较重的体力活动。

2 分：能自由走动及生活自理，但已丧失工作能力，日间不少于一半时间可以起床活动。

3 分：生活仅能部分自理，日间一半以上时间卧床或坐轮椅。

4 分：卧床不起，生活不能自理。

5 分：死亡。

四、介入治疗方法

肝癌的治疗可分为局部治疗及系统治疗。局部治疗包括外科治疗（手术切除、肝移植、外科辅助的消融）、介入治疗及放疗等；系统治疗包含抗病毒治疗、中医中药、靶向治疗、免疫治疗、生物治疗及支持治疗等。目前，我国肝癌诊疗规范及 BCLC 等指南均推荐了不同肿瘤分期病人相对应的治疗策略。

肝癌的介入治疗始于 20 世纪 70 年代，随着时代的进步，肝癌的介入治疗已经发展成系列，包括经动脉化疗栓塞术、经皮局部消融治疗、经动脉灌注化疗、放射性粒子植入、^{90}Y 微球选择性内放射治疗等。虽然如此，目前临床主要的肝癌介入治疗为经动脉化疗栓塞术及经皮穿刺局部消融治疗。

（一）经动脉化疗栓塞术

20 世纪 70～80 年代，日本学者最先开始用经导管动脉化疗栓塞（TACE）治疗肝癌。目前，TACE 已成为肝癌临床最常用、最基本的治疗方法。

1. TACE 治疗肝癌的基本原理 肝脏为双重供血器官，正常肝脏血供的 70%～75% 来源于门静脉，25%～30% 来源于肝动脉，而肝癌血供的 95%～99% 来自肝动脉。经选择性插入肝动脉导管灌注化疗药物，可使瘤区药物浓度增高，而全身毒副作用降低。化疗药物和碘化油混合成乳剂注入肿瘤供养血管，以及随后的吸收性明胶海绵加强栓塞，既阻断了肿瘤血液供养，又使化疗药物缓慢释放，持续地打击肿瘤，致使肿瘤缺血性坏死和诱导肿瘤细胞凋亡。

2. 适应证

（1）CNLC Ⅱb、Ⅲa 和部分Ⅲb 期肝癌病人，肝功能 Child-Pugh A/B 级，PS 评分 0～2。

（2）不能或不愿接受手术治疗的 CNLC Ⅰb、Ⅱa 期肝癌病人。

（3）门静脉主干未完全阻塞，或虽完全阻塞但门静脉代偿性侧支血管丰富或通过门静脉支架植入可以复通门静脉血流的肝癌病人。

（4）肝动脉-门静脉分流造成门静脉高压出血的肝癌病人。

（5）肝癌切除术后，DSA 能早期发现残癌或复发灶，并给予 TACE 治疗。

3. 禁忌证

（1）肝功能严重障碍（Child-Pugh C 级），包括黄疸、肝性脑病、难治性腹腔积液或肝肾综合征等。

177

（2）无法纠正的凝血功能障碍。

（3）门静脉主干完全被癌栓栓塞，且侧支血管形成少。

（4）合并活动性肝炎或严重感染且不能同时治疗者。

（5）肿瘤远处广泛转移，估计生存期<3个月者。

（6）恶病质或多器官功能衰竭者。

（7）肿瘤占全肝体积的比例≥70%（如果肝功能基本正常，可考虑采用少量碘油乳剂和颗粒栓塞剂分次栓塞）。

（8）外周血白细胞和血小板显著减少，白细胞<$3.0×10^9$/L，血小板<$50×10^9$/L（非绝对禁忌，如脾功能亢进者，排除化疗性骨髓抑制）。

（9）肾功能障碍：血肌酐>2mg/dl或者血肌酐清除率<30ml/min。

4．介入操作技术

（1）肝动脉造影：采用Seldinger方法经股动脉或桡动脉途径插管，行腹腔干或肝总动脉行DSA造影，图像采集应包括动脉期、实质期及静脉期；根据术前对病人病情的影像学评估，加做肠系膜上动脉、胃左动脉、膈动脉等造影以寻找异位肝动脉及肿瘤的侧支供血。仔细分析造影表现，明确肿瘤部位、大小、数目以及供血动脉，必要时可借助DSA的锥形束CT（cone beam CT，CBCT）技术来确定肿瘤病灶的供血动脉。

（2）化疗栓塞：目前认为，在TACE治疗肝癌中，栓塞起主要作用。栓塞剂的合理选择与使用至关重要。临床常用的栓塞剂主要是碘化油（超液态碘油）、微粒类栓塞剂（如吸收性明胶海绵颗粒、空白微球、聚乙烯醇颗粒等）及药物洗脱微球。栓塞时应尽量避免栓塞剂反流栓塞正常肝组织及非靶器官。导管（常用微导管）超选择插管至肿瘤供血动脉，先灌注一部分化疗药物（常用化疗药物有蒽环类、铂类及氟尿嘧啶等），接着将另一部分化疗药物与碘油充分混合成乳剂进行栓塞，并用微粒类栓塞剂加强栓塞，然后行动脉造影复查以判定是否达到栓塞终点，必要时进行再次栓塞，这是传统TACE（conventional-TACE，c-TACE）栓塞的操作流程。但如先用加载化疗药物的药物洗脱微球栓塞，接着辅以微粒类栓塞剂加强栓塞，这就是药物洗脱微球TACE（drug eluting beads-TACE，DEB-TACE，D-TACE）。虽然D-TACE总体疗效与c-TACE相比尚未有定论，但其在耐受性及生存质量提高方面具有优势，值得进一步研究。

（3）栓塞终点：理想的栓塞终点：所有的肿瘤供养血管都被栓塞，肿瘤完全去血管化；碘油在肿瘤区沉积浓密、完整，并在瘤周门静脉小分支出现为碘油乳剂。但临床上，部分病人由于肿瘤负荷过大，或肝功能欠佳等因素，无法通过一次TACE就达到理想的栓塞终点，这时可以采取分次TACE来最终达到栓塞终点，这也称为适度栓塞。

5．围手术期注意事项　经股动脉入路病人术后应卧床穿刺侧下肢制动至少6h，并予以补液、止吐、保肝、止酸及其他对症治疗3～5d。

6．常见不良反应、并发症及处理

（1）栓塞后综合征：TACE治疗最常见的不良反应，主要表现为发热、疼痛、恶心和呕吐等。通常给予支持疗法及对症处理即可。

（2）术中胆心反射：表现为胸闷、冷汗、心率减慢，严重者出现血压下降，甚至导致死亡。轻者用力咳嗽即可缓解；重者予吸氧、静脉推注阿托品，甚至用多巴胺升血压等措施才能缓解。

（3）急性肝功能损害：表现为血清胆红素、谷丙转氨酶（GPT）、谷草转氨酶（GOT）及凝血功能等指标异常升高。这时应调整并加强保肝药物的应用。

（4）肝脓肿、胆汁瘤：表现为病人术后出现与栓塞后综合征不同的持续高热并伴寒颤，影像学检查发现肝脏局部（多为肿瘤区域）坏死，可发展成肝脓肿。根据血培养和药敏结果给予有效的抗生素，脓肿液化明显者可经皮穿刺引流；对于胆汁瘤亦可经皮穿刺引流。

（5）上消化道出血：可能系应激性溃疡出血或门静脉高压性出血，前者按溃疡出血处理；后者需给予止血、制酸药和降低门静脉压力药物，若大量出血，则按门静脉高压性消化道出血处理，详见本章第二节。

（6）非靶器官栓塞：多为误栓非靶器官引起胆囊炎或胃十二指肠炎症、糜烂和溃疡等，采取相应治疗通常能缓解。但若发生胆囊坏死、胰腺炎或胰腺坏死、肺栓塞和脑栓塞等严重并发症，则需尽快请相关科室协助积极处理，严重者需外科手术治疗。

（7）造血系统并发症：TACE 术后少见，主要为化疗药物造成骨髓抑制，表现为白细胞、血小板减少，可用升白细胞和血小板药物。

7.疗效评价 通常第一次 TACE 治疗后 4～6 周时复查 CT 和 / 或 MR、肿瘤相关标志物、肝肾功能和血常规检查等，并根据实体瘤 mRECIST 评价标准评估肝癌局部疗效。长期疗效指标为病人总生存时间（overall survival，OS）；短期疗效为客观应答率（objective response rate，ORR）、TACE 治疗至疾病进展时间（time to progress，TTP）。文献荟萃分析显示，c-TACE 治疗 10 108 例肝癌病人，其客观有效率为 52.5%，1、2、3、5 年生存率分别为 70.3%、51.8%、40.4%、32.4%，中位生存期为 19.4 个月。

近来，精细 TACE 的理念得到广泛认同。精细 TACE 要求采用微导管超选择至供养肿瘤的肝段甚至亚肝段动脉支，借助 CBCT 技术辅助靶血管精确插管及监测术中栓塞效果，合理联合应用多种栓塞材料，以达到精准栓塞治疗。这一方法可使肿瘤的栓塞更为彻底，同时能最大限度减少肝功能损害，是常规技术操作方法的改进。相信随着精细 TACE 的不断推广，TACE 的疗效会有进一步的提高。

8.TACE 为基础的综合治疗 虽然 TACE 疗效有了较大的提高，但大多仍属姑息性治疗，单一 TACE 治疗较难使肿瘤在病理上达到完全坏死，病人长期生存率仍较低（5 年生存率为 17%～32.4%）。主要原因除了栓塞不彻底外，TACE 治疗后缺氧可导致缺氧诱导因子 -α（hypoxia inducible factor-α，HIF-α）升高，上调血管内皮生长因子（vascular endothelial growth factor，VEGF）等促血管生成因子，促进残存肿瘤新生血管形成，从而导致肿瘤复发和转移。为了进一步提高 TACE 疗效，目前越来越强调在 TACE 治疗基础上的综合治疗，包括局部加局部治疗和局部联合全身治疗：TACE 联合局部消融、TACE 联合外放射、TACE 联合二期外科手术切除、TACE 联合靶向及免疫治疗及 TACE 联合抗病毒治疗等。

（二）经皮穿刺肿瘤局部消融治疗

一般指在超声、CT 或 MR 引导下，采用经皮穿刺技术，直接对肿瘤组织实施物理或化学消融治疗。物理消融以热消融治疗为主，包括射频、微波、高能聚焦超声和激光等；冷消融主要包括氩氦冷冻治疗。化学消融临床上应用最多的是经皮无水乙醇注射。

1.适应证 局部消融治疗适用于 CNLC Ⅰa 期及部分 Ⅱa 期肝癌（即单个肿瘤、直径≤5cm；或 2～3 个肿瘤、最大直径≤3cm）且无血管、胆管和邻近器官侵犯以及远处转移、肝功能分级 Child-Pugh A/B 级者，可获得根治性的治疗效果。对于不能手术切除的直径 >5cm 的单发肿瘤，或最大直径 >3cm 的多发肿瘤，姑息性局部消融联合 TACE 是一种常用的治疗。

2.禁忌证 ①肿瘤巨大或弥漫型肝癌；②伴有脉管癌栓或邻近器官侵犯；③肝功能 Child-Pugh C 级，经护肝治疗无法改善；④治疗前 1 个月内有过食管（胃底）静脉曲张破裂出血；⑤不可纠正的凝血功能障碍及严重的血常规异常，有严重出血倾向；⑥顽固性大量腹腔积液，恶病质；⑦活动性感染，尤其是胆管系统炎性反应等；⑧严重的肝、肾、心、肺和脑等主要脏器功能衰竭；⑨意识障碍，或不能配合治疗。肿瘤部位不佳如位于第一肝门区、紧贴胆囊、胃肠、膈肌或突出于肝包膜为相对禁忌证。

3.消融常用技术

（1）射频消融及微波凝固治疗是当今技术成熟、临床应用广泛的热消融治疗。随机对照和回顾性研究结果表明，微波和射频在局部疗效、并发症发生率以及远期生存方面无显著差异，其适应证选择及并发症等与射频消融治疗相似。

（2）经皮无水乙醇注射治疗：经皮穿刺直接向肿瘤内注射无水乙醇，使肿瘤细胞变性并发生凝固性坏死，具有安全、操作简便、费用低廉等优点。常用于直径≤3cm肝癌治疗或对 TACE 治疗后残存肿瘤联合治疗，尤其适用于高风险部位病灶（如贴近肝门、胆囊及胃肠道组织），但病人需多次重复治疗且肿瘤局部复发率较高。

4. 基本技术要求

（1）根据肿瘤大小和部位，选择适合的影像引导技术和消融治疗技术。消融前镇痛：视情况选择局部麻醉、静脉镇痛、静脉麻醉或全身麻醉等方式。

（2）制订合理穿刺路径及消融范围，在保证安全的前提下，达到足够的安全范围。对小肝癌消融范围应力求包括 5mm 的癌旁组织，以获得"安全边缘"。对于边界不清晰、形状不规则肿瘤，在邻近肝组织和正常结构许可的情况下，适当扩大消融范围。

（3）肿瘤距邻近重要器官、结构（膈肌、胆囊、胃肠道、肝脏内外较大脉管等）至少为 5mm 以上，以避免上述器官、结构损伤。必要时可采取水、气分离等辅助措施或联合化学消融。

（4）消融治疗后需电凝穿刺道，防止出血和肿瘤种植转移。

（5）整个治疗过程应在合理镇痛及影像设备监控下进行。

5. 围手术期处理　术后可给予保肝、护肾、止血、支持和对症处理。对消融范围较大者、有胆道手术及术后感染史等感染高危因素酌情使用抗生素防止感染；出现发热者给予退热治疗。

6. 并发症及其处理　除了与 TACE 类似的并发症外，如胆心反射、胆汁瘤或肝脓肿、肝功能衰竭、消化道出血等，消融治疗还有以下常见并发症。

（1）消融后综合征：病人可出现疼痛、发热、乏力、全身不适及恶心、呕吐等表现，部分病人有短暂血尿、寒战等。处理主要是术后加强监护、输液水化、止痛、对症治疗等。

（2）肝包膜下及腹腔内出血：少量出血无明显症状，可内科保守治疗；如疑有活动性动脉出血、大量出血、失血性休克者应积极抗休克治疗，有条件时及时行 CT 检查，否则直接急诊动脉造影和栓塞，必要时手术探查。

（3）肝动脉 - 门静脉/肝静脉瘘：分流量小者无需治疗，分流量大者需采用合适粒径的颗粒型栓塞剂、弹簧圈或 NBCA 胶等栓塞靶动脉。

（4）胸腔积液：少量胸腔积液保守治疗，中 - 大量胸腔积液穿刺抽吸或置管引流；伴有低蛋白血症病人应积极白蛋白支持、利尿治疗。

（5）肿瘤种植：根据种植肿瘤情况行放射治疗，^{125}I 粒子植入或 TACE 治疗。

（6）邻近脏器损伤：对高危部位（如邻近胆囊、胃肠、大胆管或膈肌等）肿瘤进行消融治疗，可能造成肿瘤邻近脏器或脉管损伤，出现如胆囊坏死穿孔、胃肠道穿孔、梗阻性黄疸、膈肌穿孔及心包积液、压塞等。出现损伤时应积极采取相应措施，严重者需紧急手术治疗。

（7）肾功能损伤和不全：消融范围大，肿瘤坏死明显者可造成肾功能损伤，术后 3～5d 内需采取水化、碱化尿液、利尿等治疗，随访肾功能以发现异常并及时处理。出现肾功能衰竭无尿的病人可行急诊透析治疗。

（8）皮肤灼伤：穿刺部位及 RFA 负极板粘贴处皮肤灼伤时应保持清洁干燥、预防感染，必要时应用烫伤膏；中重度皮肤烫伤按烧伤处理，必要时清创、植皮。

7. 疗效评价　一般在消融后 1 个月左右复查肝脏动态增强 CT/MR 或者超声造影，以评价消融效果。消融效果可分为：①完全消融：经上述影像学检查病灶动脉期未见强化；②不完全消融：经上述影像学检查肿瘤病灶内局部动脉期有强化，提示有肿瘤残留。多个前瞻随机对照研究和荟萃分析结果显示，对于直径≤3cm 肝癌，RFA 治疗病人总生存率与手术切除无明显差异，但病人无瘤生存率略逊于手术切除。因此，RFA 与手术切除、肝移植一样，被推荐为直径≤3cm 肝癌病人根治性治疗手段。临床研究表明，对直径＞5cm 的病灶，采用消融联合 TACE 治疗疗效均优于单一的 TACE 或消融治疗，尤其是≤7cm 的单个病灶病人获益明显。

五、肝癌并发症及合并症

肝癌并发症是指肝癌发展或治疗过程中，肿瘤侵犯、转移或医源性损伤造成某组织器官功能损害，不同程度影响病人的生活质量甚至危及生命的一类病变或综合征，是由此及彼的因果关系。由于我国肝癌病人多合并不同程度的肝硬化门静脉高压，由此所致的消化道出血、脾功能亢进等也需要介入治疗。肝癌较为常见的并发症及合并症治疗如下。

1. 肿瘤破裂出血　肿瘤破裂出血是肝癌的严重并发症，有时为首发症状之一，其发生率为 3%～15%，占肝癌死亡原因的 9%～10%。传统的药物和 / 或外科手术治疗效果差，并有高死亡风险。目前，TACE 既能栓塞出血的靶动脉又能治疗肿瘤，被公认为是有效的治疗方法。出血量＞0.5ml/min 为活动性出血，腹腔动脉、肝动脉及其他可能的肿瘤供血动脉造影可明确肿瘤破裂出血部位和主要供血动脉。根据出血情况联合使用不同栓塞材料，如碘油 - 化疗药乳剂、不可吸收微球 / 微粒、吸收性明胶海绵等，有时甚至加用 NBCA 胶、弹簧圈等栓塞材料，并辅以止血药物，常可以达到立竿见影的止血效果，为进一步治疗创造有利条件。

2. 门静脉癌栓　门静脉癌栓（portal vein tumor thrombosis，PVTT）是指肝癌肝内播散、转移至门静脉腔内，是外科手术和介入治疗后复发并影响预后的重要影响因素。尤其发生在门静脉主干的癌栓可导致肝门静脉高压、急性上消化道大出血、顽固性腹腔积液及肝功能衰竭等严重并发症。虽然对于肝功能 Child B 级以上者，TACE 仍是控制肿瘤和 PVTT 进展的主要方法，但我国介入界独创的采用 TACE 联合门静脉梗阻段内支架植入术及 ^{125}I 粒子植入的近距离放疗治疗肝癌伴门静脉癌栓，能即刻恢复门静脉血流，改善肝功能储备，延长病人生存期，取得了很好疗效。即便是无法植入支架的肝癌病人，TACE 联合 ^{125}I 粒子植入也能很好控制门静脉癌栓。随着靶向和免疫治疗的发展，介入联合靶向、免疫在肝癌伴门静脉癌栓的治疗中取得了较好的疗效，值得进一步研究。

3. 肝动静脉瘘　肝动静脉瘘包括肝动脉 - 门静脉瘘（arterioportal shunt）及肝动脉 - 肝静脉瘘（arteriovenous shunt，AVS），发生率为 28.8%～63.2%。如果合并有肝动脉 - 门静脉瘘，行 TACE 治疗时栓塞材料可进入门静脉栓塞正常肝组织，同时增加门静脉压力，加重肝功能损害。如果合并有肝动脉 - 肝静脉瘘，TACE 治疗时栓塞材料经肝静脉进入体循环可能引起肺栓塞。这两种肝动静脉瘘的栓塞治疗相同，明确瘘口位置并给予有效栓塞是进一步 TACE 治疗的关键。故必须结合血管造影表现，依据瘘口的位置、大小、形态、分流量而决定栓塞的材料和栓塞方法，同时必须结合病人肝功能的储备情况进行综合考虑。常用的栓塞材料为吸收性明胶海绵、微球、微粒，也可应用无水乙醇、NBCA 胶、弹簧圈等，临床上常采用不同栓塞材料联合应用以提高疗效。

4. 门静脉高压　约 80% 以上肝癌病人伴有肝炎后肝硬化背景，其既是肝癌主要伴随病变，也是引起严重并发症的因素之一。其中，15%～28% 的病人因门静脉高压所致的食管 - 胃底静脉曲张破裂出血而死亡，占肝癌直接死亡原因的第 2 位。但肝癌病人门静脉高压的病因较复杂，既有肝硬化因素，也有门静脉癌栓及肝动脉 - 门静脉瘘的问题，应根据具体病情个体化介入治疗。

5. 继发性巴德 - 基亚里综合征或下腔静脉狭窄　肿瘤压迫或侵犯肝静脉或肝段下腔静脉癌栓形成可导致肝静脉或下腔静脉狭窄甚至闭塞，可导致肝后型门静脉高压，即继发性巴德 - 基亚里综合征，发生率为 0.7%～3.9%。处理原则以缓解症状为治疗目的。

6. 梗阻性黄疸　肝癌合并梗阻性黄疸发生率为 0.5%～13%。有效缓解黄疸有助于改善其有关症状，为后续治疗创造条件。

（颜志平）

第七节　转移性肝癌

一、概　　述

转移性肝癌（liver metastasis）又称继发性肝癌（secondary liver cancer），是指原发于肝脏以外组织、器官的恶性肿瘤转移至肝脏。由于肝脏接受肝动脉和门静脉双重供血，血流量异常丰富，全身各脏器的恶性肿瘤大都可以转移至肝脏。其中以消化系统来源的肿瘤发生转移的比例最高，依次为胆囊癌、结直肠癌、胃癌、胰腺癌和食管癌，其次为肺癌、乳腺癌和血液系统肿瘤，还有一些少见类型的肿瘤。

二、病因与病理

肝脏实质血供丰富，特别适宜于恶性肿瘤细胞生长，最常见的原发肿瘤来源于胃肠道，可能与胃肠道静脉血通过门静脉回流到肝脏有关。但是，癌细胞的转移是个多步骤的复杂过程，包括原发灶癌细胞脱落、透过脉管壁、进入血液循环或淋巴系统后的生存、选择着床组织或器官、着床后癌细胞生长分裂形成转移灶等。肝脏之所以成为最常发生转移的器官，绝不仅仅是因为血供丰富和淋巴引流，其内在机制尚未明了，可能包括：①肝脏的细微结构可能对肿瘤转移的发生、发展产生影响。肝脏血流流经肝窦，窦内皮细胞和 Kupffer 细胞起到将癌细胞驻留的作用。②肝脏丰富的双重血液供应亦有助于转移癌细胞取得营养供应。而肝窦内皮细胞的特点是具有大小不一的孔隙，肝窦内尚有 Kupffer 细胞，它的特点是善于捕捉肝窦血流中的颗粒性物质，拦阻血流中肿瘤细胞的去路，伴随着 Kupffer 细胞的血小板更有助于将肿瘤细胞捕捉。肿瘤细胞若要能生存下来，必须穿过肝窦内皮细胞层达到 Disse 间隙，否则便会被 Kupffer 细胞包围和消灭。Disse 间隙为肿瘤细胞的生长提供了优良生长条件，既有从肝窦血流来的富于营养素的滤过液，又无其他细胞的对抗和干扰，因而肝脏内转移灶的发展往往比其他部位的转移灶快得多。当发生肿瘤转移时，病人亦往往首先由于肝转移而危及生命。

肝脏转移瘤多不会造成肝脏形态的改变，很少引起门静脉高压和门静脉癌栓表现，多表现为肝内多发结节状病灶，少数为单发病灶，部分可表现为巨块型，较大的病灶多伴有中心不规则坏死。镜下表现与原发灶一致。

三、临床表现与诊断

1. 临床表现　转移性肝癌早期多无临床症状，晚期肿瘤较大或较多时可引起上腹部胀痛，严重者可出现黄疸、食欲下降等症状。

2. 实验室检查　多数肝转移病人肝功能化验结果正常，晚期肝转移负荷重的病人或者并发胆管压迫的病人可出现肝功能异常。无严重并发症的病人，血常规、凝血结果往往正常。肿瘤标志物的异常主要取决于原发灶部位，比如，胃肠道来源的肿瘤往往出现 CEA 升高，胰腺、胆系来源的肿瘤可见 CA199 升高等。

3. 影像学检查　超声是目前普查、随访和筛选转移肝癌的首选方法；CT、MR 增强检查可以更为准确地评估肝转移癌的大小、数目、部位，对于诊断和治疗有很重要的意义。不同来源的转移瘤可表现出不同的强化方式，多数呈边缘环形强化，中央低密度；部分呈典型的"牛眼征"，常见于胃肠道来源肿瘤。也有部分肝转移瘤表现为类似原发性肝癌的高强化，比如胰腺来源的神经内分泌肿瘤，应注意鉴别。少数肝转移瘤可表现为内部几乎全部坏死或液化的囊性改变，壁呈不规则增厚及强化，见于宫颈癌、食管癌、卵巢癌等来源。部分肝转移瘤可合并钙化，表现为点状、斑块状、羽毛状高密度。

四、介 入 治 疗

转移性肝癌的介入治疗与原发性肝癌的介入治疗相似，也包括经肝动脉的介入治疗和局部消融治疗等。消融治疗的方法与原发性肝癌相同，这里不再赘述。相比原发性肝癌，转移性肝癌多数乏血供，因此经动脉的介入治疗方法多采用肝动脉灌注化疗。

（一）适应证与禁忌证

1. 适应证 不可切除的转移性肝癌；系统治疗效果不佳者；外科手术后预防肿瘤复发。

2. 禁忌证 肿瘤负荷过重，影响肝脏功能，或合并不可控制的腹腔积液、梗阻性黄疸；严重感染或骨髓抑制；病人一般情况较差。

（二）介入治疗方法

1. 肝动脉灌注化疗 肝动脉灌注化疗（hepatic arterial infusion chemotherapy，HAIC）是在TACE 操作的基础上将导管留置于肝动脉持续灌注化疗药物，理论上 HAIC 较系统性化疗提供了更高浓度的化疗药物并直接灌入肿瘤组织中。化疗药物的选择主要依据系统化疗方案，以奥沙利铂、伊立替康和氟尿嘧啶为主。

2. 载药微球 载药微球 TACE（drug eluting beads-TACE，DEB-TACE）是一种不同于传统TACE 的全新栓塞技术，利用聚乙烯醇加工成的特殊微球加载化疗药物取代超液化碘油，既能够起到栓塞作用，又可以缓慢持久地释放化疗药物。近年来，随着载药微球的广泛使用，在转移性肝癌的治疗中也取得了很好的疗效。

3. 选择性内放射治疗 放射性栓塞又称选择性内放射治疗（selective internal radiation therapy，SIRT），是将载有放射性同位素钇 -90（^{90}Y）的玻璃或树脂微球直接注入肝脏肿瘤的供血动脉内，核素微球局部释放 β 射线，杀灭杀伤肿瘤组织。对于仅存在不可切除的肝脏转移性肿瘤且没有标准化疗方案选择的病人，可考虑采用放射性栓塞，以实现对肝脏转移的局部控制，降低复发风险并可能延长生存期。

（三）疗效评价

经肝动脉的介入治疗对于不可切除的转移性肝癌疗效明确，系统治疗失败的病人仍可从中获益。

（朱　旭）

第八节　消化系统其他肿瘤

一、胆　管　癌

（一）概述

胆管癌（cholangiocarcinoma）是来源于肝内或肝外胆管上皮的恶性肿瘤，占消化道肿瘤的3%。在肝脏恶性肿瘤中仅次于原发性肝癌，位居第二。胆管癌包括肝内胆管癌和肝外胆管癌。肝内胆管癌通常分为外周型和肝门型，前者指来自肝内二级分支以下胆管上皮的腺癌，约占胆管恶性肿瘤的 6%；后者指来自肝门部、左右肝管和胆总管的肿瘤。尽管胆管癌可起源于肝内、外胆管的任何部位，但肝门部胆管癌占整个胆管癌病例的 2/3，在我国尤为常见。

胆管癌发病年龄多在 40～60 岁之间，男女发病比例为 2∶1～2.5∶1。发病隐匿，多以黄疸症状就诊，一经发现病变多为中晚期，失去根治性手术治疗的机会。梗阻性黄疸可进一步加重肝功能损害，继发胆道感染、肝脓肿等是其主要死亡原因。因此，解除胆道梗阻并维持通畅、控制肿瘤的生长是治疗的关键。经皮经肝胆道引流术（PTBD）作为外科补充技术，术前减黄治疗可降低外科围手术期病死率，对于失去手术切除机会的病人可提供有效姑息性治疗；而针对肿瘤的介入治疗也为局部控制肿瘤、维持胆道通畅提供有效治疗手段。目前，介入治疗技术在胆管癌综合治疗中发挥积极而重要的作用。

（二）病因与病理

目前，胆管癌病因不明，可能与溃疡性结肠炎、胆管结石、原发性胆汁肝硬化、原发性硬化胆管炎及先天性胆总管囊肿等有关。胆管癌 80% 为腺癌，少数为鳞癌，以高分化腺癌多见。病理分型：①乳头状型：向腔内生长，又称管内型，好发于下段；②硬化型：肿瘤在胆管壁内浸润生长，管壁增厚僵硬；③结节型：肿瘤呈直径为 1～5cm 结节状，周围常有纤维组织包绕。根据肿瘤发生部位，分为上、中、下段：①上段，又称肝门部胆管癌，位于左右肝管与胆囊管开口之间，发生率 50%～75%；②中段，位于胆囊管开口与十二指肠上缘之间，发生率 10%～25%；③下段，位于十二指肠上缘与十二指肠乳头之间，发生率 10%～20%。Bismuth 将肝门部胆管癌分为四型：①Ⅰ型只累及胆总管上段，分叉部未累及；②Ⅱ型累及分叉部；③Ⅲa 型累及右侧肝管，Ⅲb 型累及左侧肝管；④Ⅳ型累及双侧肝管二级分支。该分型对于治疗方案的选择以及预后判断具有一定指导价值。

（三）临床表现与诊断

1. 临床表现　起病隐匿，早期症状不典型。进入中晚期可出现右上腹部隐痛或胀痛，90% 病人出现进行性黄疸、脂肪泻、陶土样大便等胆道梗阻表现，可伴有皮肤瘙痒、食欲缺乏、乏力、贫血等症状。如发生在中下段胆管癌，可扪及腹部肿块。如并发胆道感染可出现胆管炎体征，表现为右上腹疼痛、寒战、高热，甚至出现感染性休克。

2. 实验室检查　血清肿瘤标志物 CA199、CEA 水平增高对胆管癌诊断具有重要参考价值，常伴有血清碱性磷酸酶、乳酸脱氢酶（LDH）升高。合并梗阻性黄疸时，血清总胆红素升高，以直接胆红素升高为主，同时可伴有 GPT、GOT 升高、凝血酶原时间延长。

3. 影像学检查　B超检查是首选方法，与螺旋CT、MR、磁共振胰胆管成像（magnetic resonance cholangio-pancreatography，MRCP）三维切面的成像及立体构象技术相结合，可为确定病变部位、大小、范围、性质、胆管内外情况和临床分期提供有价值的信息。肝动脉和门静脉造影术可以显示肝门部入肝血管的情况及其与肿瘤的关系。PTBD、ERCP 属于有创检查，就诊断而言，已逐渐为先进影像学技术所取代，但 PTBD 方法在显示胆管内外病变、治疗技术选择及判定预后等方面仍具有重要参考价值和临床指导意义。

（四）胆管癌的介入治疗

胆管癌的介入治疗主要包括两部分内容：①尽早缓解或解除胆管癌常见并发症——梗阻性黄疸，以期减少胆道感染和肝功能损害等并发症发生。主要方法是经皮经肝胆道引流术（PTBD）和／或胆道内支架成形术。②针对病因的抗肿瘤治疗，主要目的是控制肿瘤生长、进展和转移，以期最大限度地维持胆道通畅和延缓发生再狭窄的时间。主要方法包括选择性肝动脉灌注化疗和栓塞术（TACE）、放射性粒子（^{125}I）植入内照射治疗、放疗（外照射治疗）或联合射频消融治疗等。

1. PTBD 和／或胆道内支架成形术　约 90% 的胆管癌病人以梗阻性黄疸为首发症状。其中，能接受外科根治术者仅占 7%，姑息旁路分流术也仅占 19%，且术后并发症及术后病死率较高。自 20 世纪 80 年代以来，随着介入技术和器械不断地提高和发展，目前，应用 PTBD 和胆道内支架成形术已成为缓解或解除梗阻性黄疸的主要治疗方法。

（1）适应证：①失去外科手术切除机会或手术困难较大者；②高龄、体弱难以耐受外科手术或存在外科手术风险较大的伴随病变者；③拒绝外科手术切除者；④外科切除术后复发或瘢痕性狭窄者。

（2）禁忌证：①不可纠正的出血倾向；②大量腹腔积液；③弥漫性胆管阻塞；④恶病质，严重肝肾功能损害。

（3）方法

1）PTBD 术分为单纯外引流术、内外引流术，有关技术操作详见本章第三节。外引流是指引流导管不通过狭窄段，置于梗阻近端的引流。多用于胆道严重狭窄病人，有利于减轻狭窄段炎性水肿而择期改为支架成形治疗，也可以用于外科手术前的减症治疗。缺点是容易造成体液、电解质和消化液丢失，因此，较少单独应用。内外引流术是指引流导管通过狭窄段同时内外引流，最后以内引流为主，恢复胆汁生理排泄通道，有助于较短时间内减轻症状并恢复消化功能。

2）胆管内支架成形术：无论外引流或内外引流，由于体外的引流装置，常给病人带来心理压力和生活不便。对于预计生存期在 3 个月以上的病人，应考虑放置金属支架代替引流管引流，以期获得相对长时间的内引流效果，技术操作详见本章第三节。根据病人一般情况、梗阻程度和范围，可在 PTBD 后即刻完成，也可在 PTBD 引流后 1 周左右进行。

胆管癌合并梗阻性黄疸病人是继发胆道感染的高危人群，在围手术期应高度重视预防和控制感染问题。其他与技术操作有关的并发症，如胆道出血、胰腺炎等，给予对症支持治疗多可控制。

2．TACE 术　根据病人一般情况、PTBD 或胆管支架植入术后症状改善情况选择治疗时间。肝动脉、肠系膜上动脉造影可显示肿瘤的主要供血动脉及肿瘤部位、数目等，采用微导管超选择至肿瘤供血支行栓塞治疗。栓塞剂选择：发生在肝内的胆管癌多为乏血供，可采用碘化油、PVA 颗粒或微球栓塞；也可以在肝动脉留置导管或埋置皮下输液泵持续灌注化疗药物。化疗药物选择：目前主要是吉西他滨、奥沙利铂及氟尿嘧啶等，剂量按照体表面积计算。主要的适应证是无法手术切除或局部消融的病人。禁忌证包括肝功能损害严重、一般情况差者。

3．放射性 ^{125}I 粒子植入　这是近年来发展起来的近距离放射治疗（内照射）技术。基本技术原理：将 ^{125}I 粒子作为低剂量微型放射源，在 CT 或超声引导下，植入肿瘤组织内，通过持续发射低能量的 γ 射线，不断杀伤进入 DNA 合成期及有丝分裂期的肿瘤细胞而达到治疗目的。与外照射比较，近距离放疗具有明显的生物学优势：①肿瘤局部治疗的持续时间长、杀伤力强；②照射剂量较低、放射损伤小；③治疗比较安全。操作前先通过超声、CT 或 MR 所提供的肿瘤与正常器官毗邻关系的信息，测出肿瘤二维径线，将数据输入三维治疗计划系统，选择粒子植入分布范围、计算总放射剂量，使得粒子在三维方向上剂量分布均匀，最大限度地减少对周围正常组织的放射剂量。PTBD 术后联合放射性粒子植入有助于控制局部胆管癌进展，延长维持胆道通畅时间，提高病人生存质量及生存期，但尚缺乏大宗随机、对照临床试验资料。对于肝内胆管癌可联合物理性消融治疗；对于肝外胆管癌可以联合立体定向放疗、全身化疗等。但由于胆管癌解剖位置及生物学行为的特殊性，采用哪种联合治疗更有效，尚需根据病人具体情况而定。

（五）疗效评价

胆管癌未切除治疗的病例中位生存期为 3 个月；姑息性胆管引流后是 6 个月。有报道经胆道内支架成形术联合介入及综合治疗，平均生存期可达 10.2 个月。

二、肝 血 管 瘤

（一）概述

肝血管瘤（hepatic hemangioma）是肝脏最常见的良性肿瘤，其中以肝海绵状血管瘤（hepatic cavernous hemangioma）最为常见，约占肝良性肿瘤的 74%，好发于 30～50 岁，女性较为多见。本病通常发生在儿童期，诊断于成人期，故多认为是先天性病变。病灶大多为单发，也可多发。外科手术切除是传统治疗方法。自 1977 年 Tegtmeyer 采用吸收性明胶海绵颗粒栓塞治疗婴儿巨大肝海绵状血管瘤获得成功后，介入治疗逐渐得到推广，目前已成为临床常用治疗方法之一。

（二）病因与病理

肝血管瘤的病因不清，主要是连接于肝动脉、门静脉和肝静脉之间的血窦发生阶段出现障碍所致。大体病理呈膨胀性生长，紫红色，边界清，有条索状纤维包膜包裹，切面呈海绵状或蜂窝状含血腔隙，其内可发生纤维化、钙化、血栓形成。镜下肿瘤由大小不等的血管腔和结缔组织组成，管壁常因纤维化而不同程度增厚，瘤体中隔由纤维细胞、胶原纤维和大量基质构成，瘤体内无正常血管、胆管结构和正常肝细胞，可见轻重不等的黏液变性和透明变性，继而异常血管为团状增生的纤维组织所代替。

（三）临床表现与诊断

1. 临床表现 肝血管瘤的临床表现与肿瘤的部位、大小、增长速度及肝实质受累程度有关。肿瘤较小者一般无临床症状，多在体检或者因其他疾病做影像学检查时发现。即使肿瘤体积较大者也很少有症状和体征，比较常见的症状是腹部持续隐痛或餐后饱胀等。位于肝表面的肿瘤由于自发破裂或外力撞击导致大出血是危及生命的严重并发症。

2. 实验室检查及影像检查 肝血管瘤实验室检查多无明显异常，其诊断主要依靠影像学检查。超声检查敏感性很高，表现为均质、强回声、边缘清晰及后壁声影增强的肝内回声区。彩色多普勒超声可显示病灶内血管、血流，其敏感性及特异性较高。CT 或 MR 增强检查表现具有一定特征性，早期病灶边缘强化，随时间延长，强化区逐渐向病灶中心推进。

3. 血管造影 DSA 不仅是诊断血管瘤的可靠方法，也是选择治疗技术的重要依据。肝血管瘤主要由肝动脉供血，供血动脉无明显增粗，无新生肿瘤血管，与肝癌明显不同。对比剂进入血窦后呈密度很高的染色，形似大小不等的树上挂果征或爆米花样改变，多分布于瘤体边缘。较大瘤体中心常为纤维组织取代，表现为无血管区，肿瘤染色形成环状或 C 形，是海绵状血管瘤的一个特征性表现。海绵状血管瘤的异常血管在注入对比剂后 1~2s 即可被充盈显影，但排空慢、持续时间长，呈"早出晚归"征象，是海绵状血管瘤的又一个特征性表现。传统认为肝血管瘤罕见并发动静脉瘘（AVS），随影像检查设备的发展及对 AVS 认识的深入，目前认为，肝血管瘤并发 AVS 并非罕见，血管造影征象包括双轨征、门静脉或肝静脉及其属支显影，多出现于瘤旁或巨大瘤体中血管湖周围。

根据行肝动脉造影所见，可将血管瘤分为富血供型、乏血供型、伴动静脉瘘型。

（四）肝血管瘤的介入治疗

目前，肝血管瘤介入治疗方式主要包括选择性肝动脉栓塞术和经皮穿刺瘤内药物注射术。

1. 适应证与禁忌证

（1）适应证：大于 5cm 血管瘤，有明显压迫症状或疼痛者；肿瘤邻近肝包膜，有破裂风险者；肿瘤破裂出血者；不能手术切除或不愿接受手术治疗者。

（2）禁忌证：有严重出血倾向者；严重肝、肾功能不全者。

2. 介入治疗方法

（1）选择性肝动脉栓塞：首先行选择性肝动脉造影，以了解血管瘤的数目、大小、位置、染色特征及血供等情况，再超选择插管到供血分支，将栓塞剂、药物经导管从肝动脉缓慢推入，达到破坏血窦内皮细胞和闭塞瘤体血窦的作用。

常用栓塞剂和药物，主要是碘化油、聚乙烯醇（PVA）颗粒、无水乙醇、鱼肝油酸钠、吸收性明胶海绵及弹簧圈等。治疗药物选择主要是平阳霉素，因其具有抑制和破坏血管内皮细胞的作用，因此，与碘化油混合并乳化后应用最为广泛，使异常血窦内血栓形成、机化，瘤体缩小而达到治疗目的。栓塞剂的选择，根据血管造影情况、医师经验、病人具体情况而定。对于巨大血管瘤，可分次栓塞治疗，以减少并发症的发生。合理使用不同性能的栓塞剂较单一栓塞剂栓塞疗效更显著。对于伴有动静脉瘘的海绵状血管瘤，需视动静脉瘘的分流量来调整栓塞剂的选用。

（2）经皮穿刺瘤内药物注射治疗：经皮穿刺瘤内药物注射方法是在 B 超或 CT 引导下的介入

治疗技术。将药物或硬化剂直接注入肿瘤，使肿瘤组织脱水固定，细胞蛋白质凝固变性，局部血管血窦内皮坏死，血栓形成，导致肿瘤坏死、纤维化，从而达到治疗目的。硬化剂主要包括鱼肝油酸钠、无水乙醇。药物主要有平阳霉素、博来霉素、胶体磷酸铬注射液等，以平阳霉素最为常用。为求将药物尽量充满所有血窦，需要采用多点、多次注射使药物扩散到整个瘤体。重复治疗时应依据治疗后瘤体大小来调整用药量。目前，对于较大的肝海绵状血管瘤，多采用肝动脉栓塞联合经皮穿刺药物注射治疗。

3. 疗效评价 采用肝动脉栓塞治疗血管瘤，对控制瘤体增长、缩小肿瘤体积、减轻临床症状及止血等效果满意。与经皮穿刺瘤内药物注射方法联合应用常有助于提高治疗效果。

（朱　旭）

第九章 泌尿系统疾病的介入治疗

近年来泌尿系统血管疾病、肿瘤以及医源性、外伤性出血等发病率不断上升，介入治疗在泌尿系统疾病中起着越来越重要的作用，如尿路梗阻性疾病中采用肾造瘘术、球囊成形术、支架置入术；良恶性肿瘤采用动脉内化疗栓塞术、局部消融及粒子植入；对出血性疾病采用栓塞治疗等，都已取得良好的效果。本章主要介绍泌尿道狭窄、良性前列腺增生症、肾脏良性疾病、肾出血以及泌尿系统恶性肿瘤介入治疗。

第一节 尿 道 狭 窄

一、概 述

尿道狭窄（urethral stricture）是泌尿系统常见病，多见于男性。临床上常见有先天性尿道狭窄，如先天性尿道外口狭窄、尿道瓣膜、精阜肥大、尿道管腔先天狭窄等；炎症性尿道狭窄，常因尿道感染所致；外伤性尿道狭窄，多因损伤初期处理不当所致。另外，良性前列腺增生是中老年男性常见的尿道狭窄原因。尿道狭窄的主要治疗方法分为保守治疗、介入治疗和外科手术。保守治疗方法包括物理治疗以及药物治疗，通过控制原发病或激素调节机制缩小前列腺体积，缓解症状，增加尿流率。外科手术有尿道内切开术、尿道吻合术、尿道替代成形术等，手术难度较大，术后常发生再狭窄、尿瘘、尿失禁等，必须定期扩张才能达到良好疗效。介入治疗是尿道狭窄的重要治疗方法，主要包括输尿管和尿道球囊成形术和支架植入术。本节主要介绍球囊扩张术和内支架置入术治疗尿道狭窄。

二、尿道球囊扩张术和支架置入术

（一）适应证与禁忌证

1. 适应证

（1）球囊扩张术：尿道外伤、手术瘢痕以及其他原因导致的尿道良性狭窄。

（2）支架置入术：①有前列腺增生梗阻等引起的症状、体征，排尿困难，膀胱残余尿量 > 50ml 及尿潴留等；②尿道梗阻引起充溢性尿失禁及肾功能损害；③高龄体弱不能接受或不愿接受外科手术者。

2. 禁忌证

（1）尿道、膀胱急性化脓性炎症，要待治疗好转后方可行介入治疗。

（2）膀胱尿道结石要待结石取出后再做支架置入术。

（3）膀胱前列腺恶性肿瘤。

（4）合并严重包茎、前尿道狭窄。

（5）尿道逆行造影证实以中叶增生为主，呈球状活瓣堵塞尿道内口。

（6）神经源性膀胱。

（7）前列腺段尿道长度小于 2cm 时不宜置入支架。

（8）难以纠正的凝血功能障碍。

（二）术前准备

1. 常规准备 血尿常规、凝血功能、肝肾功能等实验室检查等。

2. 相关药物和器械准备 利多卡因和碘对比剂；导尿包；0.035in 或 0.038in 超滑导丝；直径 5～10mm 的扩张球囊；支架及其置入装置。

（三）介入操作技术

1. 球囊扩张术 在 DSA 引导下，常规消毒、铺巾、局部黏膜浸润麻醉。用一次性导尿管行逆行尿道造影，明确前列腺对尿道的挤压情况、尿道狭窄段的长度及程度，最后用直径 5～10mm 的血管球囊对狭窄段进行逐级扩张，保持压力 10～15min，重复 3～4 次，退出球囊后再次造影，确定尿道通畅为止，后保留尿管 24h（图 9-1、图 9-2）。

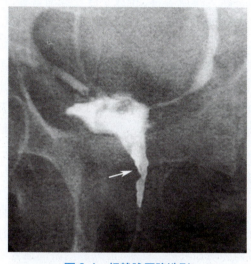

图 9-1 经静脉尿路造影

男性，76 岁，膀胱癌术后 3 年，反复插导尿管引起尿道损伤 2 年，行膀胱造瘘后 8 月余。静脉尿路造影显示尿道局限性狭窄。

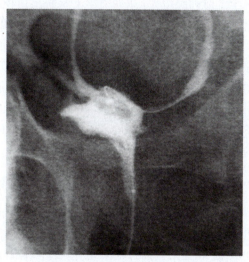

图 9-2 尿道狭窄球囊扩张术

采用直径 8mm 球囊对狭窄段进行扩张。

2. 支架置入术

（1）膀胱造影：在 X 线透视监视下，将 30% 的碘对比剂 80～250ml，通过导尿管或膀胱造瘘管注入膀胱，多角度观察膀胱尿道内口的形态并摄片，进行分型。

（2）尿道造影：将导尿管拔出至前尿道，注入对比剂，分别取尿道斜位、正位及立位排尿相，测量狭窄段的长度并进行定位和标记。

（3）内支架置入术：采用 2% 利多卡因尿道黏膜麻醉，在 X 线引导下经尿道插入导丝，导丝的前端插入膀胱，沿导丝送入支架输送器，根据造影结果，将支架送到前列腺尿道最狭窄处，缓慢释放支架，支架的近端平或距离膀胱颈尿道内口 2～3mm 为宜，远端应与尿道膜部保留 5～10mm 距离。待支架膨胀开后退出输送器，然后再进行逆行尿道造影，了解尿道通畅情况。

（四）术后处理

嘱病人多饮水，保持较多尿量。给予定期膀胱冲洗，长期预防便秘。有尿频、尿急、排尿痛等尿路刺激症状者，应及时对症处理，碱化尿液可减轻尿路刺激症状。支架移位时，要取出支架重新放置或再放一枚支架。支架近端结石形成时，需要行外科手术取出支架和结石。

（五）疗效评价

球囊成形术治疗因手术、外伤、炎症等造成的尿道狭窄，多数报告近期有效率在 71%～97%。对于严重瘢痕纤维化，普通球囊成形疗效欠佳，使用高频电切球囊或切割球囊，仍能取得良好的疗效。金属内支架置入治疗尿道狭窄，多数报告有效率 2 年为 100%，3 年为 91.6%，4 年为 88.8%，但支架置入 1 年以上发生血尿的机会增多。

第二节　良性前列腺增生症

一、概　　述

良性前列腺增生症（benign prostatic hyperplasia，BPH）也称为前列腺肥大，是引起中老年男性排尿障碍最常见的一种良性疾病。BPH 主要表现为组织学上前列腺间质和腺体成分增生，解剖学上前列腺增大，尿动力学上膀胱出口梗阻和临床症状为排尿等待、排尿不尽及尿潴留等，严重影响中老年男性病人的生活质量。目前 BPH 治疗方法主要包括药物、外科手术和介入治疗等。

药物治疗的短期目标是缓解病人的下尿路症状，长期目标是延缓疾病的临床进展。外科治疗包括传统前列腺摘除术和经尿道前列腺切除术，两种术式都有创伤大、需全麻、术后并发症多和复发率高等缺点，特别是高龄合并有心、肺、肝、肾等慢性疾病者手术风险更高。介入治疗采用超选择性前列腺动脉栓塞术（prostatic arterial embolization，PAE），具有创伤小、疗效显著、并发症少等优点，不仅适合普通有症状的 BPH，也可用于高龄以及合并心、肺、肝、肾等慢性疾病的病人。

二、前列腺动脉栓塞术

PAE 是指经股动脉入路，超选择栓塞前列腺供血动脉，阻断增生、肥大的前列腺组织的血供，从而导致增生、肥大的前列腺缺血、萎缩，达到尿路重新开放的一种新方法。PAE 治疗有症状 BPH 的基本原理包括两部分：① PAE 后增大的前列腺缺血坏死、萎缩，前列腺内游离血浆睾酮丧失，睾酮的转化产物二氢睾酮也随之消除；②减少前列腺基质中 α_1 肾上腺素受体含量，从而降低平滑肌张力。

前列腺动脉（prostatic artery，PA）直径为 0.5～1.5mm，平均 0.9mm±0.4mm。大部分前列腺供血动脉双侧对称。前列腺动脉通常来源于髂内动脉前干，主要起源于阴部内动脉（27.9%）、膀胱上动脉（32.6%）、臀-阴部动脉干（39.5%），于膀胱侧韧带内走行，在距膀胱前列腺间沟 22mm±8mm 处呈"爪状"分布，其分支进入前列腺实质或横跨前列腺间沟下行进入包膜，与邻近器官动脉分支吻合率达 57.3%，包括与阴部内动脉、对侧 PA、直肠动脉、膀胱动脉等吻合。

（一）适应证与禁忌证

1. 适应证

（1）年龄＞50 岁，明确诊断为 BPH 合并严重下尿路综合征，接受药物治疗 6 个月以上症状仍无明显改善。

（2）拒绝外科手术治疗。

（3）合并严重内科疾病不能耐受手术治疗者。

2. 禁忌证

（1）膀胱或前列腺恶性肿瘤。

（2）巨大膀胱憩室或结石。

（3）穿刺部位炎症或严重泌尿系感染。

（4）神经源性膀胱和逼尿肌功能异常。

（5）尿道狭窄。

（6）不能纠正的凝血功能障碍。

（二）术前准备

1．常规实验室检查。

2．术前先留置导尿管，以浓度约 30% 碘对比剂约 10ml 充盈尿管球囊拉至尿道内口作为术中前列腺位置的指示标。

3．常规血管内介入器材。

4．选择 1.9～2.7F 微导管；直径 100～300μm PVA 颗粒或栓塞微球。

（三）介入操作技术

1．动脉造影 股动脉穿刺并置入 5F 动脉鞘，经鞘插入 5F 导管（如 Cobra 导管和 Yashiro 导管等）至对侧髂内动脉造影，造影角度为同侧斜位 35° 和头侧 10° 以清晰显示 PA 开口，仔细辨认 PA 开口位置及与邻近血管的关系。同侧插管可将 C2 导管上推成袢后下拉至同侧髂内动脉，也可使用子宫动脉导管插管，或使用 Yashiro 导管在主动脉成形后下拉至同侧髂内动脉。

2．PA 超选择插管及栓塞 在路径图下采用同轴导管技术将微导管超选择至 PA 内（避开直肠和膀胱动脉）并造影确认（图 9-3），然后在透视监视下缓慢注入混合对比剂的 100～300μm PVA 颗粒或栓塞微球，直至前列腺动脉远端细小分支闭塞，实质无染色，仅主干存在时停止注入栓塞颗粒（图 9-4）。以相同方法栓塞对侧 PA。

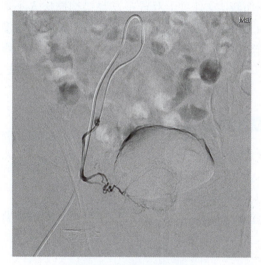

图 9-3 前列腺动脉造影
右侧 PA 造影显示前列腺分支小血管及腺体染色。

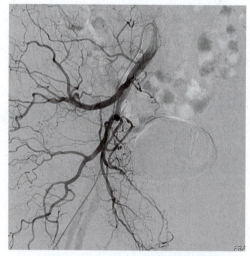

图 9-4 前列腺供血动脉栓塞后造影
右侧 PA 栓塞后再次髂内动脉造影证实其分支不显示，腺体染色消失。

（四）并发症及处理

1．与介入操作相关并发症 包括导丝、导管断裂，血管穿孔，血管内膜撕裂，腹膜后血肿等，多由操作不当引起。

2．轻度栓塞并发症 包括尿道感染、血尿、便血、血精、轻中度疼痛、暂时性闭尿或排尿困难、龟头炎和尿道烧灼感、肛门烧灼感等，一般对病人进行观察和对症处理，无需特殊治疗。

3．严重栓塞并发症 最常见为膀胱缺血和阴茎坏死，多由误栓导致，这些严重并发症多需外科治疗。

（五）疗效评价

目前 PAE 术后主要评估指标包括：国际前列腺症状评分（international prostate symptom score，IPSS）、生活质量评分（quality of life，QOL）、国际勃起功能指数评分（international index of erectile function，IIEF）、残余尿量（post-void residual，PVR）、前列腺特异性抗原（prostate specific antigen，PSA）、最大尿流率（Q_{max}）和前列腺体积（prostate volume，PV）等。总结国内外相关研

究报道的 PAE 治疗 BPH 后的主观症状和客观指标，IPSS 降低了 30.9%～80.2%；QOL 下降了 30.8%～72.9%；Q_{max} 上升了 52.9%～132.8%；PRV 减少了 61.0%～98.4%；而 PV 减小 27.6%～95.1%；术后 IIEF 基本正常。这些数据证明 PAE 治疗 BPH 临床疗效肯定。

第三节　肾脏良性疾病

一、概　　述

肾脏良性疾病最常见为单纯性肾囊肿（renal cyst）和肾血管平滑肌脂肪瘤（renal angiomyolipoma，RAML）。病灶较小时一般无明显临床症状，当病灶较大时，可出现肾区疼痛甚至合并破裂出血，严重者危及生命。肾囊肿的治疗方法有外科开放手术、腹腔镜手术和介入治疗等。自 1981 年，Hean 首次采用乙醇注入硬化治疗肾囊肿取得良好的临床疗效以来，肾囊肿穿刺硬化治疗在临床得到了广泛应用，并逐步取代外科手术，已成为肾囊肿的有效治疗方法。

RAML 又称肾脏错构瘤，是肾脏最常见的良性肿瘤，目前首选治疗方式仍为外科手术切除，包括肿块剜除术、肾部分切除术和肾全切术等，但创伤较大，且对于双肾多发肾错构瘤病人不适用。介入治疗包括选择性肾动脉栓塞（selective renal artery embolization，SAE）、射频消融和微波消融等，其中 SAE 是目前应用最为广泛的介入治疗技术，其优势在于精准栓塞，保护正常肾组织少受损伤。对于有出血高风险、合并急性破裂出血和有明显症状者，SAE 可作为首选治疗方法，或作为外科术前栓塞以减少术中出血。

二、经皮穿刺肾囊肿硬化术

（一）适应证与禁忌证

1. 适应证

（1）肾囊肿直径＞5cm。

（2）囊肿压迫肾动脉引起高血压、胀痛，或压迫尿路引起肾积水、结石、周围肾实质萎缩或肾静脉血栓形成而出现蛋白尿等。

（3）囊肿感染。

（4）病人情绪不稳定。

2. 禁忌证

（1）严重的心肺疾病和肝肾功能不全。

（2）穿刺路径有血管性或肿瘤性病变、局部皮肤感染及凝血功能障碍等。

（3）癌囊性变或肾包虫囊肿。

（4）囊肿与肾盂相交通。

（5）对硬化剂过敏者。

（二）术前准备

1. 实验室检查　血尿常规、纤溶功能、肝肾功能和电解质等。

2. 影像学检查　泌尿系统超声、CT 和磁共振等。

（三）介入操作技术

1. 体位　多取俯卧位或患侧向上侧卧位。

2. 穿刺点定位　较大的囊肿穿刺时应找到经过肾实质的层面作为进针点，避免于囊肿最薄处进针，防止穿刺引起的囊肿破裂。

3. 穿刺和硬化　超声或 CT 引导下用穿刺针按计划路径进针，确定进针位置无误后抽出囊液，然后注入抽出囊液量 50% 的无水乙醇冲洗囊腔，每次保留 5min，可重复冲洗 2～3 次，最后注入无水乙醇 5ml 保留，拔出穿刺针。对于囊肿直径大于 10cm 或抽吸不完全者可沿穿刺针留置单 J 形引流管，反复多次用无水乙醇冲洗囊腔，直至囊腔完全硬化，失去分泌功能，引流管无囊液引出后可拔除引流管。也可反复多次穿刺注入硬化剂，延长硬化治疗时间以强化治疗效果。

（四）并发症及处理

1. 一过性腹痛　注入硬化剂时腰部有"灼热"感，为硬化剂刺激所致，减慢或暂停注入一般即可缓解，术后能自行缓解。

2. 出血　以囊内及肾周出血多见，极少出现血尿，与穿刺技术和应用器材有关，使用软型穿刺针可以减少出血发生率。少量的出血可自行吸收，有明显症状的肾周围血肿应在影像设备的引导下行细针穿刺抽吸术，必要时请外科会诊处理或 DSA 检查及栓塞。

3. 尿瘘　较常见，治疗措施包括：①经膀胱镜逆行置双"J"管，充分引流尿液，瘘道多可自愈；②对于囊腔较小，漏尿量较少者可以尝试囊腔内注射硬化剂以封闭瘘口；③上述治疗无效者需开放手术处理，依据尿瘘部位及对侧肾功能，行瘘口修补、肾部分切除或肾切除术等。

（五）术后随访及疗效评价

术后以超声随访为主，随访时间为术后 3 个月、6 个月，并以术后 6 个月复查腹部超声结果为依据。治愈：囊肿完全消失；显效：囊肿直径缩小 1/2 以上；好转：囊肿直径缩小不到 1/2；无效：囊肿大小无变化。

三、肾血管平滑肌脂肪瘤

（一）适应证与禁忌证

1. 适应证

（1）RAML 自发性或外伤后破裂急性出血。

（2）不愿意外科手术切除者。

（3）存在出血高风险（如术前瘤体逐渐长大、瘤体直径＞4cm，异常血管的存在或是伴有结节性硬化）。

2. 禁忌证

（1）严重心肺疾病和肝肾功能不全。

（2）诊断不明确，怀疑恶性肿瘤者。

（3）对比剂过敏或术中其他药物严重过敏者。

（二）术前准备

1. 实验室检查　血尿常规、凝血功能、肝肾功能、电解质。

2. 影像学检查　腹部超声、CT 扫描，必要时磁共振检查。

（三）介入操作技术

1. 动脉造影　经股动脉插管，先用 5F 猪尾导管行腹主动脉造影，了解肿瘤供血血管及有无肾外供血情况，然后用 5F Cobra 导管行选择性肾动脉造影，再用微导管超选择入肿瘤供血动脉造影（图 9-5）。

2. 栓塞　当微导管超选择到达肿瘤供血动脉内，即可注入栓塞剂栓塞肿瘤血管床。栓塞材料可选用碘油、无水乙醇、组织胶、颗粒和弹簧圈等。有报道碘化油联合平阳霉素或博来霉素＋吸收性明胶海绵颗粒栓塞治疗肾错构瘤可取得良好效果。对于以血管成分为主的肾错构瘤，可选无水乙醇以期最大程度灭活血管成分，降低出血风险。对于以脂肪和平滑肌成分为主的肿瘤则可单纯用 PVA 栓塞，控制肿瘤效果与用无水乙醇者无明显差异。对于有动脉瘤形成者，需用弹簧圈栓塞载瘤动脉，然后再注入适量栓塞材料闭塞肿瘤血管。每支肿瘤血管使用同样的方法依次进行栓塞，栓塞完毕在肾动脉主干再次造影，所有肿瘤染色及供血动脉均消失后结束操作（图 9-6）。

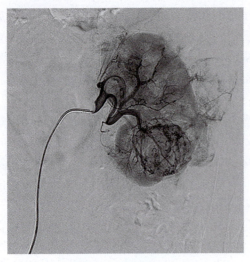

图9-5 肾动脉造影

左肾上极和下极各一 RAML,较大者位于左肾下极,肾动脉主干及其分支无明显增粗,肿瘤血管粗细不均,迂曲成团或呈螺旋状,瘤体呈不均匀染色。

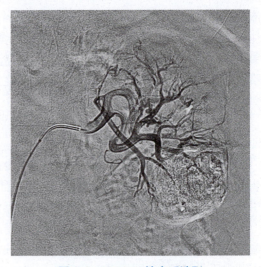

图9-6 RAML 栓塞后造影

图9-5 同一病例。经动脉栓塞后再次造影,显示肿瘤染色消失。

(四)术后处理及并发症处理

1. 栓塞后综合征 包括肾区疼痛、发热、恶心、呕吐和白细胞升高等,通过对症治疗多可缓解。

2. 异位栓塞 最常见为肾梗死,轻者对症处理即可,重者可能导致一侧肾无功能。

3. 感染 主要为肾脓肿,抗生素治疗无效,可予以脓肿穿刺引流。

(五)术后随访及疗效评价

术后 6 个月、12 个月随访复查肾脏 CT 或磁共振,此后每年随访 1 次。文献报道长期随访观察,栓塞后瘤体常不能完全吸收消失,体积缩小率平均为 45.7%,考虑原因与 RAML 中脂肪成分含量不同有关。SAE 治疗 RAML 的疗效与肿瘤内部脂肪成分呈负相关,即 SAE 对富脂肪型 RAML 效果较差,而对血管和平滑肌成分含量高的 RAML 效果较好。栓塞仅使肿瘤内血管成分萎缩、吸收、体积缩小,但仅靠栓塞不会使病灶完全消失。尽管如此,所有的病变占位效应均较术前减轻,正常肾实质及周围血管受压改变明显减轻。若术后随访肿瘤缩小不明显或体积反而增大,则影像学检查很有必要,异常强化血管常提示存在残余病灶,经血管造影进一步证实后可再次行栓塞治疗。

第四节 肾 出 血

一、概 述

肾出血(nephrorrhagia)是临床上常见的急症,常见的临床症状有腰背部酸胀、疼痛和血尿等,严重者会导致出血性休克甚至死亡。肾出血常见的原因有外伤、结石、医源性损伤、先天性动静脉畸形和肾脏肿瘤自发性破裂等,服用抗凝药物引起肾出血也是少见原因之一。随着经皮肾镜取石术(percutaneous nephrolithotomy, PCNL)、肾穿刺活检术及肾部分切除术在临床上的广泛应用,由此引起的医源性肾出血已成为主要病因。对于出血量较少者,可通过内科保守治疗,但对于反复发作或一次性出血量超过 600ml 者,需行手术处理。虽然外科手术止血效果较好,但手术创伤大,难以明确出血部位,常需行全肾切除,不易被病人接受。自从 Bookstein 和 Ernst 首次采用肾动脉栓塞治疗肾出血以来,因其具有创伤小、止血效果明确且能最大限度保留正常肾单位等优点,目前已成为肾出血的重要治疗方法。

二、肾动脉栓塞术

(一)适应证与禁忌证

1.适应证

(1)各种损伤性肾出血。

(2)保守治疗时出现血尿加重、肾周血肿增大、血红蛋白和红细胞比容持续下降等。

(3)手术治疗后再出血或多次手术仍出血不止。

(4)有出血性休克不能耐受外科手术者。

(5)肾肿瘤破裂或者肾血管性疾病导致的肾出血者。

(6)后腹膜血肿广泛机化、粘连的肾出血者。

2.禁忌证

(1)肾蒂断裂。

(2)损伤累及肾盂和输尿管者。

(3)合并胸腹脏器联合损伤。

(4)开放性肾损伤。

(5)对比剂过敏者。

(二)术前准备

1.病人准备　术前完善肝肾功能,血、尿常规,凝血功能和影像学检查;保留静脉通道,以备急救时应用。若病人生命体征不稳,积极补液、输血等抢救治疗下进行介入治疗。

2.器材准备　常用血管介入器械;微导管及微导丝;栓塞材料:吸收性明胶海绵、PVA 颗粒、栓塞微球、弹簧圈 / 微弹簧圈及组织胶等。

(三)介入操作技术

1.造影　以腹主动脉→肾动脉→靶血管的顺序行诊断性血管造影。先用猪尾巴导管行腹主动脉造影,观察肾动脉,有无血管解剖变异,健侧肾血供情况。将导管超选择入患侧肾动脉造影,全面了解肾外伤的情况。

2.栓塞剂选择　栓塞材料应根据出血的部位、范围和性质等情况加以选择。理想的栓塞剂应是既达到即刻止血,又能被充分吸收,使被栓塞血管再通,最大限度保护肾功能。最常用是吸收性明胶海绵颗粒,而对于较大分支的血管出血、假性动脉瘤、肾内动静脉瘘等,可单独或联合应用弹簧圈或组织胶加强栓塞。

3.靶血管栓塞　需超选择插管至出血部位,在透视监视下进行栓塞,直至对比剂在靶血管分支内长时间滞留;需再次造影确认对比剂外溢、假性动脉瘤、肾内动静脉瘘等征象消失,而肾内正常动脉分支充盈显影良好,相应部位的肾盂、肾盏随之显影,即表明栓塞完成(图9-7、图9-8)。

(四)术后处理

监测生命体征 24h,并密切观察临床症状。观察尿色变化,保持导尿管通畅。及时对症处理栓塞后综合征,如肾区钝痛、恶心、呕吐、腹胀和发热等。监测尿常规、肾功能、血常规。术后如有感染征象,应给予抗感染治疗。如肾脓肿形成,可在 B 超或 CT 引导下经皮穿刺引流。术后一过性高血压多由栓塞引起肾缺血导致,可给予降压药物对症处理。

(五)疗效评价

目前相关报告一次止血率为 62%～100%,即使栓塞术后仍有出血者仍可以通过再次栓塞治

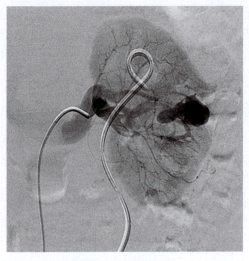

图 9-7　肾动脉造影

经皮肾镜钬激光碎石术后出血,动脉造影显示假性动脉瘤。

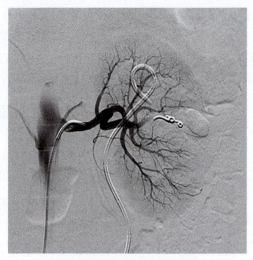

图 9-8　弹簧圈栓塞后造影

图 9-7 同一病例。显示栓塞后假性动脉瘤消失。

疗止血,需手术肾切除者<1%。术后再发性出血的原因有:①遗漏出血速率小的病灶;②术后因吸收性明胶海绵吸收而致出血动脉再通出血;③治疗过程中病人因肾出血动脉痉挛,用少量栓塞剂就出现反流,用微弹簧圈栓塞,血管直径不够,待血管复张后再发生出血等。为了尽量避免以上情况出现,在首次肾动脉造影后,需对可疑出血的血管再次造影,避免遗漏,选择弹簧圈时选择直径稍大于靶血管直径的型号,并将其在血管内盘成不规则形,形成致密栓塞。此外,在栓塞完成后,等待 10min,再行靶血管及肾动脉造影复查,若无血管再通,则撤管,结束手术。按以上的步骤规范操作,能有效减少术后再出血的发生。

第五节　肾癌和前列腺癌

一、概　述

肾癌(renal carcinoma)又称肾腺癌,是最常见的肾脏恶性肿瘤,占成人内脏肿瘤的 1%~3%,占肾脏恶性肿瘤的 85%。好发于 60~70 岁的老年男性,常伴有广泛转移,预后较差,平均 5 年生存率约 45%,发现时如已侵及肾静脉和肾周组织时,则降为 15%~20%。肾癌病理上分为透明细胞癌、乳头状癌和嫌色细胞癌 3 类,以透明细胞癌最常见。临床上常表现为腰痛、血尿、发热、乏力和体重减轻等症状。手术切除是肾癌的基本治疗方法。肾癌对放化疗及内分泌治疗均不敏感,但免疫治疗对肾癌有一定疗效,目前一些抗血管靶向治疗药物对肾癌有一定疗效。肾癌的介入治疗主要是经皮肾动脉栓塞,包括:①肾动脉主干栓塞,用于根治性肾切除术前准备;②超选择性肾动脉分支栓塞,用于需保肾病人;③肾动脉化疗栓塞,作为姑息治疗;④并发肾静脉和腔静脉癌栓的治疗。经皮动脉栓塞术可使肿瘤发生坏死,减少手术出血和肿瘤播散,增加二期切除的机会,还可以作为姑息性治疗控制进展并改善病人症状。

前列腺癌(prostatic cancer)是男性泌尿生殖系统最常见的恶性肿瘤。病理类型包括腺癌(腺泡腺癌)、导管腺癌、尿路上皮癌、鳞状细胞癌、腺鳞癌,其中腺癌占 95% 以上。前列腺癌的治疗方式包括根治性前列腺切除术、放射治疗及内分泌治疗等,其中根治性前列腺切除术为局限性前列腺癌的重要治疗手段,但部分病人由于高龄,合并基础疾病等因素而失去手术机会。对于无法手术根治的局部进展期和转移性前列腺癌，一般选择去势或内分泌治疗，以期延长病人生存期，改善生活质量。前列腺癌的介入治疗主要包括经导管前列腺动脉栓塞术和组织间粒子植入近距离照射治疗，由于动脉栓塞控制肿瘤的疗效不确切，一般仅用于伴有出血的止血治疗中，其技术方法与前列腺增生栓塞方法类似，本节不再赘述。放射性粒子植入治疗前列腺癌具有临床疗效显著、创伤小、术后恢复快且并发症少等优点，已成为前列腺癌重要的治疗手段。

二、肾癌的介入治疗

（一）适应证与禁忌证

1. 适应证

（1）根治肾切除术术前准备。

（2）无手术指征时姑息治疗。

（3）需要保肾者术前超选择性栓塞。

2. 禁忌证

（1）心肝肾功能不全，特别是对侧肾功能不全。

（2）泌尿系统有严重感染者。

（3）难以纠正的凝血功能障碍。

（4）对比剂过敏。

（二）术前准备

1. 病人准备　血液和尿常规、凝血功能、肝肾功能和电解质等检查。CT增强或磁共振增强检查可以明确肿瘤部位、大小和有无血管侵犯、远处转移等，并判断对侧肾脏是否正常。

2. 器械准备　常规血管介入器械、微导管、栓塞材料、碘化油、无水乙醇和弹簧圈等。

（三）介入操作技术

1. 肾动脉造影　将导管选择性插至肾动脉造影，明确肿瘤的范围、血供、是否存在动静脉瘘、肾静脉癌栓等。如果肿瘤较大或肿瘤染色不完全时，应行腹主动脉造影以寻找肾外供血动脉。肾癌动脉造影表现有：①肾动脉增粗，提示肿瘤血供丰富；②肾内动脉分支受压移位，多见于肿瘤邻近的动脉分支，少数情况下肿瘤周围的血管呈包绕状；③动脉受肿瘤侵蚀，呈局限性变细、不规则或粗细不均；④肿瘤血管，即肿瘤区有较多迂曲、粗细不均、分布紊乱的小血管，可呈湖状或池状分布（图9-9）；⑤肿瘤染色，见于实质期，即肿瘤区呈高密度；⑥肾静脉提前显影，即在动脉期即可见肾内静脉和肾静脉主干的显影，原因为肿瘤内血液循环加速或动静脉瘘形成；⑦肿瘤边缘透亮带，见于有假包膜的肾癌，在实质期时有一狭窄透亮带包绕肿瘤边缘。

2. 栓塞方法　根据不同治疗目的，栓塞方法不一。

（1）用于根治性切除术前栓塞：导管插到肾动脉主干即可注入较大颗粒吸收性明胶海绵或PVA栓塞肾动脉各分支直至主干血流减缓或几乎停滞。

（2）超选择性栓塞：孤立肾或对侧肾功能不全者需保肾手术，另外局限性小肾癌亦可采用保肾手术。多用微导管超选择入肿瘤供血动脉，尽量避开正常区域，首选碘化油及小颗粒吸收性明胶海绵，技术熟练者也可用组织胶栓塞。

（3）姑息性化疗栓塞：将导管超选择入肿瘤供血动脉，尽量避开正常肾动脉分支，选用液态和微粒型栓塞剂。注入液态栓塞剂前，须排除动静脉瘘存在，否则将导致肺栓塞。另外，较大肾癌突破肾包膜、侵犯周围脏器，则多有相邻脏器的动脉发出侧支循环参与供血，术中应寻找这些非肾动脉源性侧支供血支并进行栓塞。当合并肾动静脉瘘时，可用弹簧圈闭塞瘘口。肾动脉化疗方法：一是先经导管灌注化疗药物后，再注入栓塞剂栓塞肿瘤血管；二是将化疗药物与碘化油混合先行肿瘤血管床栓塞，再补充吸收性明胶海绵颗粒栓塞肿瘤较大分支（图9-10）。

（4）继发肾静脉和腔静脉癌栓的治疗：腔静脉癌栓导致静脉回流障碍时，可采用腔静脉内支架植入来缓解。如病人有肾静脉癌栓而腔静脉无明显阻塞时，肾动脉栓塞有导致癌栓脱落的潜在危险，可于栓塞治疗的同时在腔静脉内植入下腔静脉滤器来预防肺动脉栓塞。

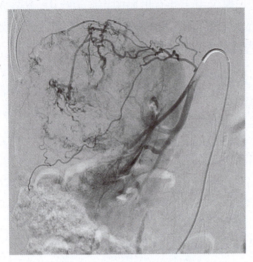

图9-9　肾癌的肾动脉造影
可见肿瘤区出现多数迂曲、不规则、粗细不均、分布紊乱的小血管，实质期见肿瘤染色。

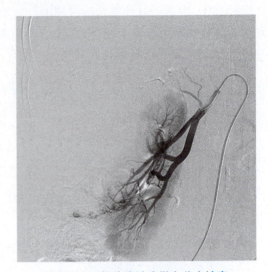

图9-10　肾动脉肿瘤供血分支栓塞
肾动脉肿瘤供血分支使用颗粒栓塞剂（PVA）栓塞后，肿瘤血管消失。

（四）术后处理及并发症处理

1. 一般处理　术后24h内密切监测生命体征，复查肝肾功能。腰痛和发热者，予以对症处理。在术后2～4h部分病人可出现血压轻度升高，多无需处理即可自行缓解。术前有血尿者，应注意观察尿色变化；膀胱内残留较多血块应予以膀胱冲洗。

2. 并发症处理

（1）栓塞后综合征：为栓塞后致脏器缺血和坏死物质吸收，表现为疼痛、发热、恶心、呕吐等症状，均可予对症处理。

（2）异位栓塞：包括肠系膜动脉、髂内动脉、下肢动脉及肺动脉栓塞，多由栓塞剂（无水乙醇、碘化油等）反流或经动静脉瘘导致非靶器官坏死。重在预防，栓塞时先以大颗粒吸收性明胶海绵或钢圈栓塞动静脉瘘，栓塞全程需在透视监视下进行。

（3）继发脓肿：少数继发肾周围和腹膜后脓肿，需要经皮穿刺留置引流。

（五）疗效评价

根治肾切除术前肾动脉栓塞至今仍有争议。目前多数学者认为肾动脉栓塞并非根治性肾切除术前常规准备，但适合用于肿瘤较大、切除难度较大病人，一般在栓塞后36～72h内行根治术，也可延长到7d。

目前对保肾手术的适应证有放宽的趋势，然而保肾手术需要解决术中和术后出血的控制以及尿瘘的预防。2～3级肾动脉分支的栓塞可显著减少术中出血，更易分离肿瘤，因此保肾术前栓塞更为重要，可以明显提高手术成功率。

对无外科手术指征且伴有药物治疗不能缓解的血尿病人，选择性肾动脉化疗栓塞几乎没有争议。目前有限的临床报告中，姑息性肾动脉化疗栓塞治疗晚期肾癌1年生存率在21%～50%。

三、前列腺癌放射性^{125}I粒子植入

（一）适应证和禁忌证

1. 适应证

（1）手术或外放疗后复发，或拒绝手术、外放疗者，肿瘤直径≤7cm。

（2）病理学诊断明确。

（3）有合适的穿刺路径。

（4）可耐受放射性粒子植入术。

（5）预计生存时间＞3 个月。

2. 禁忌证

（1）有严重出血倾向，血小板≤50×10^9/L，或凝血功能障碍（凝血酶原时间＞18s，凝血酶原活动度＜40%）。抗凝治疗和/或抗血小板凝聚药物应用在粒子植入治疗前停用未满一周。

（2）肿瘤破溃。

（3）严重糖尿病。

（4）预计划靶区剂量达不到处方剂量设计要求。

（二）仪器设备

放射性粒子三维治疗计划系统和质量验证系统，前列腺穿刺固定器、模板、步进器、粒子植入针和粒子植入枪、放射性 ^{125}I 粒子以及配有直肠探头的超声诊断仪或 CT。

（三）术前计划

前列腺癌粒子植入前和植入中都应当进行治疗计划设计以明确放疗剂量分布情况，经直肠超声（transrectal ultrasound，TRUS）、CT、MR 可用于辅助治疗计划的设计。基本步骤是：①根据诊断学方法（CT/MR 或超声）评估前列腺体积；②决定源的总活度；③决定粒子在前列腺内的空间分布。

（四）介入操作技术

1. 粒子植入术前 3d 开始口服抗生素，术前 1d 或手术当日清洁灌肠。

2. 常规行前列腺 CT 或 MR 检查，应用三维治疗计划系统行预计划，初步了解需植入粒子数目和照射剂量。

3. 连续硬膜外麻醉下，截石位，先常规留置 Foley 尿管，气囊注水 10ml。将前列腺穿刺固定器与手术台连接，固定步进器、模板及直肠超声探头；移动步进器，经直肠 B 超以 5mm 层厚采集前列腺基底层至尖部的横断面图像，并直接传送至计算机治疗计划系统，重建前列腺三维形态；按照引导系统、外周配置技术，调整尿道和直肠放射剂量，施行术中计划。植入深度的外部标志以模板为参考，将植入套管针用模板引导系统经会阴部穿刺入前列腺，通过超声纵、横断面观察引导植入针至前列腺准确位置后，使用植入枪将粒子推入到植入针尖部位，后退植入针，在植入针后退过程中纵向释放粒子植入前列腺组织内，一个针位粒子释放完毕，重复植入其他针位粒子，直至植入完毕。

4. 术后 3～4d 行骨盆正侧位 X 线片及前列腺 CT 检查，了解粒子分布情况和验证治疗计划。

（五）术后处理及并发症处理

术后不良反应主要是由于急性放射性损伤引起的，绝大多数病人均会有不同程度的临床表现。有关报告显示：相对其他不良反应而言，急性尿道不良反应更为普遍，多出现在粒子植入治疗后的前 3 个月。但总体来说尿道不良反应程度轻，且具有自限性，极少发生严重尿道不良反应。随着放射性粒子能量逐渐减弱，尿路不良反应在粒子植入 3～6 个月后逐渐自行缓解，或经过保守对症治疗 1 年后大部分恢复至术前水平。针对病人术后症状，一般给予对症处理，如若病人出现急性尿潴留，可给予导尿等处理，建议在 1 年之内不要行经尿道前列腺电切术，否则会增加术后尿失禁风险。

（六）疗效评价

单纯 ^{125}I 粒子植入治疗低危的局限性前列腺癌已达到根治术效果，PSA 无进展率 5 年可达96%，10 年可达 86%。对于中高危前列腺癌，单纯使用 ^{125}I 粒子植入治疗尚缺乏有力的循证医学证据，而联合内分泌治疗可提高治疗效果，具有较好的远期疾病控制率并可延长病人生存时间。

对于高危前列腺癌，由于 ^{125}I 粒子植入仅仅局限于前列腺腺体，而对于腺体周围的一些组织器官如精囊、淋巴结等作用较差，因此建议联合外放疗用于局部中高危前列腺癌病人的治疗，二者结合可起到优势互补、提高疗效的作用。

（吕维富）

第十章　骨骼疾病的介入治疗

　　骨、关节和骨骼肌组成运动系统。按骨部位分为颅骨、躯干骨和四肢骨三部分。脊柱的基本功能是支持躯干、载荷传导、运动及保护脊髓、神经根和前方的脏器。脊柱疾病发生率高，常见良性疾病有腰椎间盘突出症、骨质疏松椎体压缩骨折和椎体血管瘤，恶性疾病多为椎体转移性肿瘤、骨髓瘤等。以往脊柱良恶性疾病的治疗多由外科主导，但由于解剖结构复杂、创伤大、并发症多而难以广泛应用。目前临床上多主张微创治疗，而脊柱介入的不断发展和完善符合临床的微创理念，使此类病人获益匪浅。

　　骨原发恶性肿瘤发病年龄小，恶性度高，进展快。骨继发恶性肿瘤发病年龄多在 40 岁以上，好发于脊柱，多采用姑息治疗，目的是缓解局部疼痛、改善神经功能、保持患骨稳定性并尽可能控制局部病灶。介入治疗已成为骨恶性肿瘤综合治疗的重要组成部分。本章主要介绍腰椎间盘突出症的介入治疗、椎体成形术及骨恶性肿瘤的综合介入治疗。

第一节　腰椎间盘突出症

一、概　　述

　　腰椎间盘突出症（lumbar disk herniation）是指纤维环断裂及髓核突出移位而压迫邻近韧带和神经根导致腰痛及下肢放射痛、间歇性跛行，部分伴有麻木或发凉，是影响病人劳动力和生活质量的常见病，最好发部位是 $L_{4\sim5}$ 及 $L_5\sim S_1$。其病因与腰椎长期过度负荷、急性损伤、年龄、妊娠等因素密切相关。

　　腰椎间盘突出症的确诊主要依赖 CT 和 MR。CT 表现为椎间盘组织在椎管内前方压迫硬膜囊及神经根，使硬膜囊向一侧推移，神经根向侧后方移位（图 10-1A）。MR 表现为 T_1WI 髓核自正中或后外侧突入椎管，其信号与该椎间盘相同，与高信号的硬膜外脂肪及低信号的硬膜囊形成鲜明对比，T_2WI 突出物与高信号硬膜囊内的脑脊液对比清晰（图 10-1B）。

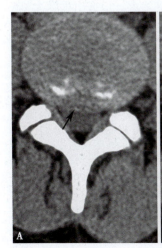
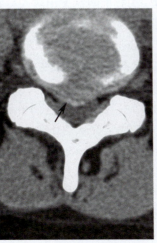
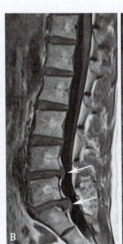
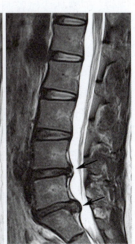

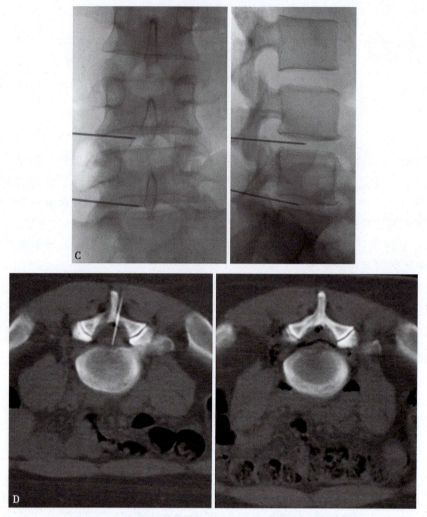

图 10-1　腰椎间盘突出症的 CT、MR 表现及臭氧治疗

女性,32 岁,腰痛伴右下肢放射痛 3 月余,行走受限,保守治疗无效,行 PLD 联合 CT 下突出物臭氧注入治疗后疼痛完全缓解。A. CT 示 $L_{4\sim5}$ 椎间盘包容性突出(↑),$L_5\sim S_1$ 椎间盘偏右后方脱垂(↑)。B. MR 示 $L_{4\sim5}$ 椎间盘向后突出和 $L_5\sim S_1$ 椎间盘向后下方脱垂(箭头)。C. 穿刺成功后正侧位片示穿刺针头端位于 $L_{4\sim5}$ 和 $L_5\sim S_1$ 椎间隙中央。D. CT 导向下 21G 穿刺针进入 $L_5\sim S_1$ 椎间盘突出物,注入臭氧 20ml 后硬膜囊前间隙内有较多气体分布。

　　腰椎间盘突出症的治疗方法有保守治疗和手术治疗。保守治疗包括卧床休养、牵引、推拿、理疗、硬膜外或骶管封闭等,可使 60%～80% 的腰椎间盘突出病人得到治愈。但突出程度大、临床症状重、反复发作者,则保守治疗无效,需手术治疗,包括外科手术和介入治疗。外科手术常用经后路半椎板切开髓核切除减压术,有效率为 86%～92%,但创伤较大,术后椎管内瘢痕增生、神经根粘连而引起的腰背痛,发生率高达 25%,且严重并发症发生率高达 1/64。近年来由骨科和疼痛科主导的经皮椎间孔镜经侧后入路可直接取出压迫神经根的突出髓核,避免切开椎板,其有效率可达 88%～90%,且明显降低了椎管内瘢痕增生、神经根粘连而引起的腰背痛,但并发症发生率仍高达 3.5%,下肢感觉异常发生率约 2.8%～17.0%。介入治疗在一定范围内克服了上述外科手术的不足,主要包括经皮腰椎间盘摘除术(percutaneous lumbar discectomy,PLD)、经皮腰椎间盘化学溶解术(chemonucleolysis,CN)、经皮激光椎间盘减压术(percutaneous laser disk decompression,PLDD)及经皮腰椎间盘臭氧消融术。介入治疗的机制为:PLD 是间接机械减压,通过纤维环开窗和切割抽取髓核两个过程而实现;目前 CN 多采用盘外注射胶原酶,即细针穿刺到硬膜囊周围髓核突出物内注射胶原酶从而减轻神经根受压,由于盘内注射胶原酶可使椎间盘形成"发面馒头"样改变而导致术后有较重的疼痛反应，故目前已禁止行盘内注射；PLDD 采用激光物理汽化盘内髓核组织，达到椎间盘内减压；臭氧具有强氧化作用，可破坏髓核内蛋白多糖和髓核细胞，使髓核体积缩小、固缩，从而解除对神经根的压迫，还对髓核所引起的神经根的化学性炎症和疼痛，具有消炎和止痛作用。这些介入治疗的关键技术是经皮腰椎间盘穿刺，其中经皮椎间盘摘除术应用最为广泛。

二、经皮腰椎间盘髓核摘除术

（一）适应证与禁忌证

1. 适应证　①经保守治疗 4～6 周无效者，但疼痛剧烈者在诊断明确并排除禁忌证，可不经过保守治疗而直接行介入治疗；②神经根受压症状和体征阳性，主要包括腰腿痛、下肢神经感觉障碍及直腿抬高试验阳性；③CT 和 MR 证实为包容性腰椎间盘突出，且与临床症状及体征相一致。

2. 禁忌证

（1）相对禁忌证：①突出组织压迫硬膜囊约 50%；②椎间盘广泛退行性病变及椎间隙明显狭窄；③后纵韧带和黄韧带广泛钙化，合并椎管及侧隐窝狭窄等；④有马尾神经压迫症状；⑤外科椎间盘切除术后复发及介入治疗后疗效不佳者；⑥合并椎管内肿瘤或椎体转移肿瘤者。

（2）绝对禁忌证：①椎间盘穿刺通路周围感染；②邻近椎体感染；③难以纠正的凝血功能障碍；④心、肺、肝、肾功能衰竭。

（二）术前准备

1. 常规准备　血常规、生化、凝血功能、血沉、C 反应蛋白、心电图等；术前谈话包括可选择治疗方式，可能出现的并发症，疗效预测评估等，须获得病人及家属的签字同意。在 CT 上测量穿刺点距棘突的旁开距离，即以髓核中心点与上关节突外侧缘之间画一连线并延长至腰背部皮肤相交点即为穿刺点。

2. 器械准备　包括带芯穿刺针、系列扩张套管，最粗工作套管直径为 3.5mm 或 4.0mm；直径 3.0mm 或 3.5mm 环锯；自动摘除器；动力传动系统；负压装置。所有进入椎间盘内器械、动力传动轴等必须高温高压消毒。

（三）介入操作技术及注意事项

1. 介入操作方法　①体位：多取侧卧位，患侧向上，也有采用俯卧位穿刺；②穿刺点定位：透视下将直金属条放置于靶椎间盘（椎间隙）中心线上，用记号笔画一体表垂直平行线，根据 CT 测得的穿刺点距棘突旁开距离，在体表标出穿刺点；③常规消毒铺巾；④用 2% 利多卡因做皮肤及沿穿刺途径的局部麻醉；⑤穿刺及扩张：在皮肤穿刺点做 3mm 切口，用带芯穿刺针从切口经侧后方肌群缓慢插入病变椎间隙中央，双向透视进针位置准确后（见图 10-1C），退出针芯，沿穿刺针逐级交换入扩张管，最终置入直径 3.5～4.0mm 工作套管至椎间盘中后 1/3 处；⑥破环开窗：沿工作套管置入环锯至椎间盘中央，缓慢撤退工作套管至纤维环边缘，再用力把工作套管抵紧纤维环，然后把环锯撤回至工作套管内，重新把环锯向前并缓慢捻转，锯通侧后方纤维环进入髓核腔；⑦切割抽吸：经工作套管插入切割器，连接吸引器和冲洗液，反复切割抽吸髓核组织，直至无髓核组织吸出为止，退出切割器和套管，穿刺局部无菌敷料包扎。

2. 注意事项　①深部局部麻醉应在透视下进行，确保麻醉针不越过上关节突，避免麻醉神经根；②穿刺至椎间盘后外缘时要询问病人是否有下肢和臀部放射痛；③髓核切吸时要固定好工作套管，避免其退出纤维环或向前插入过深而损伤前方大血管等结构。

（四）术后处理及并发症处理

1. 术后处理　①6h 内，每小时监测一次血压、脉搏；②1 周内以卧床休息为主，出院后继续休养 2～4 周，减少腰部活动。

2. 并发症及处理　①腰肌血肿：较少见，常在术后 3d 左右出现腰部或腹股沟疼痛，一般经过休息，给予止血药，多于 2～4 周内自行吸收。②神经损伤：极少见。③腹腔脏器损伤：后位结肠是最可能损伤的器官。术前仔细阅读病人 CT 或 MR 片,弄清穿刺通道的毗邻关系,术中严格遵循双相定位原则,可避免穿刺针损伤腹腔脏器。④椎间盘感染:是 PLD 的严重并发症之一,发生率为 0.02%～1.4%。临床表现为术后病人短期内情况良好,坐骨神经痛明显减轻或消失,但于术后 4～20d 又复出现不明原因的严重腰痛和坐骨神经痛,站立时腰痛或腰酸难忍以致不能站立,多数体温、脉搏正常,少数有畏寒、发热,临床检查腰背部肌肉痉挛,有明显的深压痛和叩击痛,穿刺口无红肿。血白细胞计数和中性粒细胞比例大多正常,发热者两者可升高,早期血沉即明显加快,达 50～100mm/h,C 反应蛋白明显升高。MR 在症状发生 1 周后即可见典型椎间盘炎征象,表现为 T_1WI 病变椎间盘及其邻近椎体的信号减低,T_2WI 则信号明显加强,呈高低混合信号。CT 在症状发生 2～3 周后才能见到椎间隙的密度减低、骨质破坏、椎间盘周围组织肿胀等征象,后期可见椎间隙的狭窄和骨质增生。一旦确诊椎间盘炎,应使病人绝对卧床休息,应用大剂量广谱抗生素,适当应用镇痛药物减轻病人痛苦;应尽早行原部位再次 PLD 摘除炎性坏死组织送病理检查、细菌学培养和药敏,同时可获得椎间盘减压,从而迅速减轻剧烈腰痛、减缓骨质破坏进展、明显缩短病程。一般抗感染治疗后症状明显缓解,8～10d 血沉和 C 反应蛋白即明显下降,也可证实抗感染治疗有效,需维持 6～8 周。

(五)疗效评价

目前,国内外学者主要采用 MacNab 标准(表 10-1),有效率为显效 + 有效,多数大宗病例报告在 75%～90% 之间,且近期疗效与远期疗效基本一致。

表 10-1　MacNab 腰腿痛手术评价标准

显效	有效	无效
1. 恢复工作能力	1. 工作能力基本恢复	1. 无工作能力
2. 偶有腰痛或腿痛	2. 间歇性轻度腰痛或放射痛	2. 继续疼痛
3. 对止痛药无依赖性	3. 对止痛药无依赖性	3. 不能停止使用止痛药
4. 体能活动良好	4. 体能活动良好	4. 体能活动受限
5. 无神经根损伤体征	5. 无神经根损伤体征	5. 神经根损伤体征阳性

在 PLD 术后数月显效者影像学复查中仅少数显示椎间盘突出征象有改善,但多数突出髓核组织无明显回纳。Onik 认为 PLD 术后尽管影像学无明显改变,但可使突出的髓核变软而减轻神经根受压。

三、经皮腰椎间盘外突出物胶原酶溶解术

1. 适应证与禁忌证　由于做盘外注射,故 CN 可应用于突出程度更大者。禁忌证包括严重过敏体质者、既往手术瘢痕形成神经根粘连者、孕妇及 14 岁以下儿童。

2. 介入手术操作　术前 1h 静脉注射地塞米松 5mg,以预防过敏。采用 21G 穿刺针经侧后方入路或小关节内侧缘入路,针尖应位于硬膜外腔间隙。测定负压:沿穿刺针内注入 2～3ml 空气,如无阻力,即为硬膜外腔;可用硬膜外腔造影证实针头是否位于硬膜外间隙而避免将胶原酶注入蛛网膜下腔内;推荐应用硬膜外麻醉试验确定是否有硬膜囊损伤。注射胶原酶:证实穿刺针位置准确无误,缓慢注射生理盐水 3～5ml + 胶原酶 1 200U。1 次盘外注射不能痊愈的突出物较大者,可酌情第 2 次盘外注射。

3. 术后处理及并发症处理

(1)术后处理:①盘外注射侧向下侧卧位 8～12h,使胶原酶集中于突出物周围以提高疗效;②卧床 5～10d;③盘外注射者疼痛反应轻,一般 1～3d 可缓解,无需处理。

(2)并发症及处理:①过敏反应:发生率为 0.5%～3.2%,轻则表现为皮疹、紫癜等,重则血压下降,气管痉挛等。应紧急推注激素,必要时应做气管切开等应急措施。②神经系统并发症:

发生率为 0.06%～1.2%，包括迟发性横断脊髓炎、马尾综合征、蛛网膜下腔出血、蛛网膜炎等。③椎间盘炎：发生率为 0.05%～1.0%，其表现如 PLD 章节所叙述。④化学性脑膜炎：为穿刺针误入蛛网膜下腔而将胶原酶注入蛛网膜下腔内致化学性脑膜炎，是最严重的并发症，必须杜绝。

4. 疗效评价　国内多数学者认为胶原酶使突出物溶解吸收、缓解神经根压迫一般约需 2 周，而部分病例的疼痛反应可持续 1～2 个月才能缓解，故疗效观察应以 2 个月后的临床表现来判断。Nordby 综合 45 家 7 335 例 CN 病例，总有效率达 76%；Javid 比较 CN 与半椎板切除术各 100 例，前者疗效为 82%，后者为 90%。

四、经皮激光椎间盘减压术

1. 适应证与禁忌证　PLDD 术的适应证、禁忌证与 PLD 术相同，PLDD 更适合于椎间盘突出程度较轻者。

2. 仪器和器械

（1）激光源：CO_2 激光、Nd：YAG 激光、KPT 激光和半导体激光。

（2）手术器械：18G、15cm 长的带芯穿刺针 1 根；Y 形阀 1 个；400nm 光导纤维 1 根，头端应剥脱裸露 3～5mm。

3. 介入手术操作　术前 CT 测量定位、穿刺方法同 PLD 章节所述。穿刺成功位置准确后，拔出针芯，插入 400nm 光导纤维，并保持光导纤维超出穿刺针顶端 0.5cm，应小于 1.0cm，用 Y 形阀将光导纤维固定在穿刺针上。光导纤维固定和定位满意后，按 15W，1.0s 脉冲，2～10s 间隔进行激光消融，可看到轻微烟雾冒出针管并闻及焦味，总能量在 1 200～1 500J。术后应采取卧床休息、对症等处理。

4. 并发症及处理　Choy 报告 PLDD 518 例并发症发生率低于 1%；Gangi 报告 119 例中发生椎间盘炎 1 例；Ohnmeiss 报告 204 例中出现交感神经反射消失 1 例；Epstein 报告 PLDD 术后神经根损伤跛足 2 例。因此，PLDD 术中应预防激光对周围组织的热损伤，最为有效的预防方法是精确定位和透视下严密监视。

5. 疗效评价　Choy 报告有效率达 75%，Liebler 报告 333 例有效率达 72%。与 PLD 术后一样，PLDD 术后显效者影像学复查显示多数突出髓核组织无明显回纳，部分可见椎间盘内积气现象。

五、经皮腰椎间盘臭氧消融术

有盘内和盘外两种注射方式。盘内注射臭氧的穿刺方法同 PLD，采用 21G 穿刺针成功穿刺入腰椎间盘后，向盘内注入浓度为 30～40μg/ml 的 O_3 气体 10ml，退针至椎间孔后缘，再注入浓度为 25μg/ml 的 O_3 气体 10～15ml。盘外注射臭氧的穿刺多在 CT 导向下经关节突内侧入路使穿刺针头端进入突出物内，在排除进入硬膜囊后，向突出物内注入浓度为 30～40μg/ml 的 O_3 气体 10～20ml，CT 复查显示臭氧在突出物内及椎管内弥散后即可拔针。经皮腰椎间盘臭氧消融术与 PLD 联合可用于腰椎间盘脱垂硬膜囊压迫较重者（见图 10-1D）。

第二节　椎体良恶性疾病

一、概　　述

椎体转移性肿瘤、骨髓瘤（myeloma）及椎体血管瘤（vertebral hemangioma）导致椎体病理性骨折时可引起病人剧烈背痛。放疗的疼痛缓解率可达 40%～80%，多在 2 周后才能显示效果，且无法加强因肿瘤破坏而造成的脊柱不稳。外科手术的近期疼痛缓解率能达到 90% 左右，但手术适应证的范围窄,创伤大,并发症发生率高达 24%,难以广泛应用。

随着人口老龄化进程加快,骨质疏松症已成为常见病,易发生椎体压缩骨折而成为剧烈背痛的另一常见原因。传统治疗为卧床休息、止痛剂等,几乎等于放弃治疗,虽然经 2～3 个月休养后多数病人疼痛可逐步缓解,但长期卧床又可导致骨质疏松程度加重、压疮及肺炎等并发症出现。

1987 年,法国医生 Galibert 等首先报道用经皮椎体穿刺注入骨水泥治疗椎体血管瘤 7 例获得显著的止痛效果,从而开创了经皮椎体成形术(percutaneous vertebroplasty,PVP),随后相继应用于椎体转移性肿瘤、骨髓瘤及骨质疏松症椎体压缩性骨折,术后迅速止痛率达 80%～95%,并可防止椎体进一步塌陷。PVP 术最成功之处是用一项简单技术解决一个棘手的难题。

1998 年美国 FDA 批准经皮椎体后凸成形术(percutaneous kyphoplasty,PKP)用于治疗疼痛性骨质疏松椎体压缩骨折,其基本操作同 PVP,只是在穿刺成功后需扩张穿刺通道、置入专用球囊在病变椎体内扩张形成一腔隙,然后再注入骨水泥。PKP 止痛效果与 PVP 相似,从理论上讲还可使压缩椎体高度得到较好恢复,从而改善或预防脊柱后凸畸形。但由于 PKP 创伤相对较大,T_8 椎体以上极少应用,颈椎则禁用,故应用范围较局限。近年来也有学者将 PKP 用于椎体转移肿瘤、骨髓瘤和血管瘤。

二、经皮椎体成形术

(一)经皮椎体成形术的概念及作用机制

经皮椎体成形术(PVP)是指在透视或 CT 引导下用骨穿刺针穿入病变椎体后注入凝固剂——骨水泥,从而达到解除或减轻疼痛、加固和防止椎体进一步压缩塌陷的治疗目的。PVP 作用机制尚不完全清楚,可能为:①骨水泥加强了椎体强度,稳定了压缩椎体内的微骨折(microfracture),减少骨折断端的微运动,从而减少了对痛觉神经末梢的刺激;②骨水泥机械作用阻断了局部组织供血,从而导致痛觉神经末梢和肿瘤组织坏死;③骨水泥聚合时热力和单体的细胞毒作用导致椎体肿瘤组织及椎体痛觉神经末梢坏死;④骨水泥可防止椎体进一步塌陷。

(二)适应证与禁忌证

1.适应证 PVP 已广泛应用于椎体转移性肿瘤、骨髓瘤、椎体血管瘤和骨质疏松椎体压缩性骨折等疾病的治疗,适应证选择依赖于病变椎体的水平和范围、疼痛程度和神经功能以及病人预期寿命等。

(1)骨质疏松性椎体压缩骨折:骨质疏松新发椎体骨折 3 周内背痛多剧烈,翻身、起床等活动极度受限,难以坐立及行走,胸椎压缩骨折者常有一侧或双侧肋间神经放射痛。少数病人背痛难以缓解,可能是由于严重骨质疏松症即使在卧床期间仍有其他椎体相继发生压缩骨折,也有椎体压缩骨折发生后形成囊性积液或积气而导致难以愈合(Kümmell 病)(图 10-2A)。

新鲜压缩骨折及经久不愈者椎体都有明显水肿,MR 上 T_1WI 呈低信号,T_2WI 和脂肪抑制相呈高信号(图 10-2A、图 10-3B)。椎体陈旧压缩无疼痛,无需行 PVP 治疗,其与邻近正常椎体信号相一致,即 T_1WI、T_2WI 均呈高信号(图 10-3B)。故 MR 是 PVP 术前首选的影像检查,可更早发现椎体无明显压缩的微骨折,可显示椎体骨折的部位、压缩程度和有无后移压迫硬膜囊,尤其可准确区分多发压缩中的致痛椎体。

CT 可显示椎体骨皮质断裂程度及裂隙的分布、椎管内是否有游离骨碎片、椎弓根是否断裂,并可观察穿刺途径的解剖结构等(图 10-2C),但 CT 不易鉴别新鲜和陈旧椎体压缩。

由于椎体新鲜压缩骨折局部充血水肿,ECT 多有核素浓聚,而陈旧性椎体压缩无核素浓聚征象,故装有起搏器而不能行 MR 检查者,可用 ECT 来鉴别新鲜和陈旧压缩。

一旦经 MR 和 CT 检查明确诊断为骨质疏松椎体新鲜压缩骨折,并排除其他原因所致的疼痛,即可尽早行 PVP,这样不仅可以迅速缓解剧烈的背痛、缩短病程,而且可防止椎体进一步塌陷。对于骨质疏松症无腰背痛者不主张行预防性 PVP。

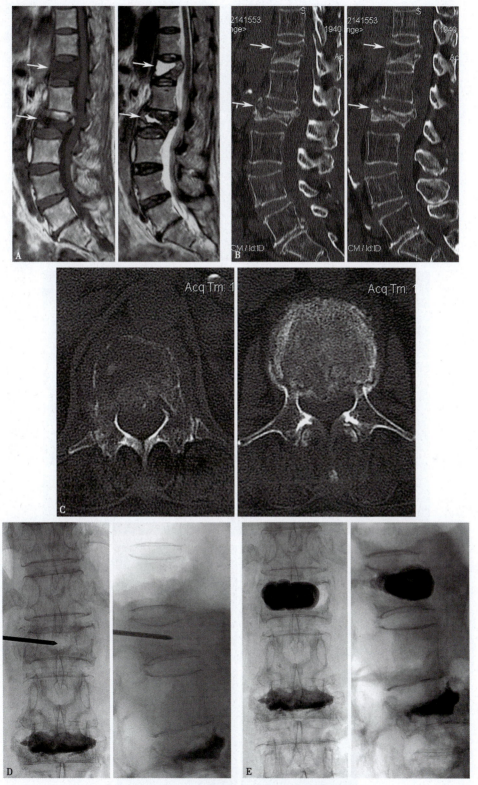

图 10-2 骨质疏松性椎体压缩骨折及 PVP 治疗

女性，67 岁，剧烈腰痛 3 月余，活动明显受限，保守治疗无效。确诊 T_{12}、L_2 新鲜压缩骨折行 PVP 治疗后疼痛完全缓解。A. MR 示 T_{12}、L_2 椎体压缩，T_1WI 呈低信号（↑）、T_2WI 信号显著增高且均有囊状液体，提示 T_{12}、L_2 椎体 Kümmell 病形成。B. CT 矢状面重建示 T_{12}、L_2 椎体均有一不规则低密度低区（箭头），L_2 椎体前缘骨皮质断裂。C. 轴位 CT 示 T_{12} 不规则低密度低区、骨皮质断裂（左），L_2 椎体骨折合并双侧椎弓根断裂（右）。D. 正侧位片示穿刺针头端位于椎体前中 1/3 处。E. 分别向 T_{12}、L_2 椎体内注入骨水泥 12ml、6ml 后正侧位片示两节椎体内骨水泥跨中线充填良好。

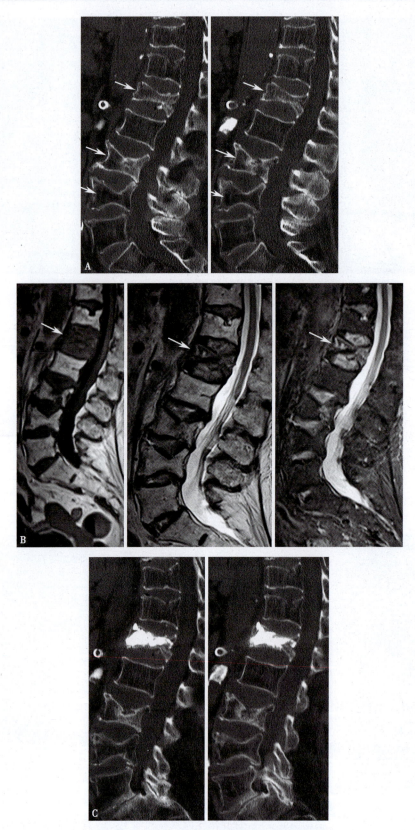

图10-3　L₁椎体新鲜压缩骨折及PVP治疗

女性，75岁，腰部用力后突感剧烈疼痛、翻身起床极度受限10余天，保守治疗无效。确诊L₁新鲜压缩骨折，行PVP治疗后疼痛完全缓解。A. CT矢状面重建示L₁、₃、₄椎体明显压缩改变（↑）。B. MR示L₁、₃、₄椎体明显压缩改变，L₁椎体T₁WI呈低信号、T₂WI和脂肪抑制相呈混杂高信号，而L₃、₄椎体信号正常。C. PVP后CT矢状面重建示L₁椎体内骨水泥充填良好。

（2）椎体转移瘤：恶性肿瘤骨转移发生率高达 27.2%～42.8%，其中 60%～80% 为脊椎转移。椎体转移性肿瘤骨质破坏的影像学表现分三型：溶骨型、成骨型和混合型，以溶骨型常见。MR 可显示转移椎体数目、部位、压缩程度及肿瘤是否压迫硬膜囊脊髓，但不能确定骨质破坏的范围及是否有成骨（图 10-4A）。CT 可显示椎体骨质破坏类型、范围、后缘骨皮质缺失程度（图 10-4B、图 10-4C），但较难区分肿瘤是否压迫硬膜囊脊髓。

椎体转移肿瘤病理性压缩骨折引起局部剧烈疼痛、需卧床并以止痛剂维持者更适宜行 PVP 治疗；无症状的椎体溶骨转移者可行预防性 PVP 治疗；椎体后缘骨质广泛破坏，尤其是合并有脊髓明显受压，但下肢肌力和感觉均正常者应慎行 PVP 治疗。

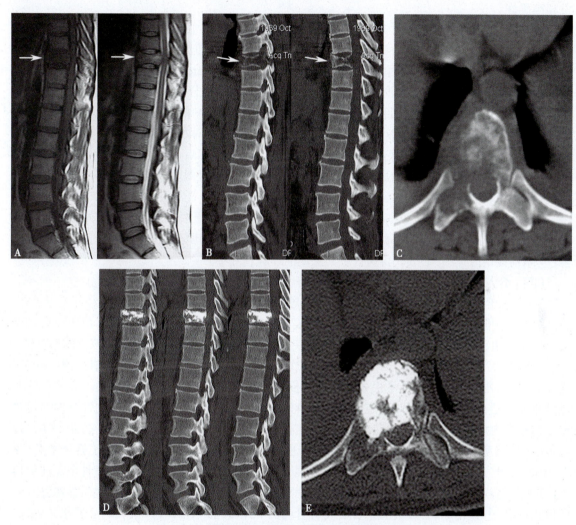

图 10-4　椎体转移肿瘤病理性压缩骨折及 PVP 治疗

女性，36 岁，上腰背部剧烈疼痛 1 月余，经 T_{10} 活检病理诊断为肺腺癌转移，PVP 后疼痛完全缓解。A. PVP 前 MR 示 T_{10} 椎体压缩并硬膜囊轻度受压。B、C. PVP 前 CT 矢状面重建及轴位示 T_{10} 椎体溶骨破坏并累及右侧椎弓，病理压缩骨折。D、E. 注入骨水泥 7ml 后 CT 示 T_{10} 椎体内骨水泥充填良好。

（3）椎体骨髓瘤：又称浆细胞瘤，好发于 40～60 岁，男性多于女性，椎体为其好发部位。临床主要表现为疼痛、骨折、畸形及贫血等。MR 可显示骨髓瘤累及的椎体数目、部位、压缩程度和硬膜囊是否受压，但并不能确定骨质破坏范围。骨髓瘤所累及的骨质均为溶骨性破坏，CT 可显示椎体骨质破坏的位置和程度。除外下述相对禁忌证后，适应证选择原则同椎体转移性肿瘤。

（4）椎体血管瘤：椎体血管瘤是脊柱常见的良性病变，多见于青壮年女性，一般无症状，多在脊柱检查时发现。少数椎体血管瘤呈侵袭性增长，可穿过椎体骨皮质进入椎管，临床表现主要有剧烈背痛或酸胀，翻身、行走困难及脊髓、神经根受压等症状。PVP 多用于有症状的椎体血管瘤，近来亦可用于无症状局限性椎体血管瘤。除外下述相对禁忌证，适应证选择原则同椎体转移性肿瘤。

2. 禁忌证　绝对禁忌证为椎体感染。下列情况视为相对禁忌证：①难以纠正的凝血功能障碍；②体质极度虚弱，预期生存时间不足 1 个月者。

（三）术前准备

1. 设备与材料

（1）导向设备：C 臂 X 线机为必备的影像导向设备，术中可以双向定位，确保 PVP 术的安全性和准确性。

（2）手术材料：①颈椎采用 17G 带芯穿刺针、胸腰椎则采用 13G 带芯骨穿刺针、外科不锈钢锤及 1.0ml 骨水泥注射器，目前市场上还有旋转式压力注射器，但价格昂贵。②最常用的成形材料为注射用骨水泥，即聚甲基丙烯酸甲酯（polymethylmethacrylate，PMMA），其内包含甲基丙烯酸聚合物（粉）和甲基丙烯酸单体（液）两部分，按比例混合后聚合成强度较高的化合物 PMMA。PMMA 本身在 X 线下不显影，目前国内适合 PVP 使用的 PMMA 粉中已添加含量达 30% 的硫酸钡粉，透视下可清晰可见。粉液调和后聚合过程大致分为三个时相，包括：①稀薄阶段：粉液迅速调匀后约 2min 内呈稀薄液状；②黏稠阶段：粉液混合约 2min 后 PMMA 逐渐呈糨糊到生面团状，持续 3.0～8.0min，要在此阶段内将 PMMA 注入椎体内，超过此阶段则注入十分困难；③硬化阶段：粉液调和后 10～12min，PMMA 聚合凝固，并一过性产热，最高可达约 74℃。

2. 病人准备　①术前血常规、纤溶功能、血沉、超敏 C 反应蛋白、肝肾功能、胸部 CT 等；②根据 MR 和 CT 明确所治疗的椎体，判定进针路径；③极少数疼痛剧烈难以俯卧者，需申请全身麻醉；④术前谈话应详细，必须获得病人及其家属的理解和签字。

（四）介入操作技术及注意事项

1. 介入手术操作　第 1、2 颈椎多采用 CT 导向下侧方进针，第 3～6 颈椎采用经前侧方进针，第 7 颈椎、胸椎及腰椎采用经椎弓根进针最为安全。胸腰椎穿刺体位均取俯卧位，PVP 全程应做心电监护。由于颈椎解剖结构复杂，目前临床应用较少，故以下着重叙述胸腰椎 PVP 操作要领。

在 C 臂 X 线机双向监视下胸腰椎 PVP 操作过程为：①病人取俯卧位，常规消毒铺巾；②确定穿刺点：标准正位下选择椎弓根外缘的体表投影外侧 1～2cm 为穿刺点；③麻醉：在皮肤穿刺点向椎弓根后外缘骨膜做穿刺通道全层浸润麻醉；④穿刺：在侧位透视下将穿刺针方向尽量调整指向椎体内病变区，反复多次双向定位，当侧位穿刺针头端抵达椎体后缘时，正位正好越过椎弓根内缘，然后在侧位透视下将穿刺针敲击推进至椎体前 1/3 交界处，正位则位于椎体中央（见图 10-2D）；⑤ PMMA 调配和注射：粉液充分混合，在稀糊状时即抽入多个 1.0ml 骨水泥注射器内，在侧位透视下缓慢向椎体内注入，一般在调和后 3～8min 内完成注射，如发现明显渗漏则立即停止注射；⑥拔出穿刺针：先置入针芯将针管内的 PMMA 推入椎体内，旋转向后退出穿刺针，穿刺点局部压迫包扎，正侧位摄片观察骨水泥在椎体内分布状况（图 10-2E）。

2. 注意事项　①胸椎穿刺点应选择在椎弓根体表投影偏外 1～2cm，不宜太远，否则可能穿入胸膜腔造成气胸。②经椎弓根穿刺应避免损伤椎弓根内侧骨皮质，以免损伤硬膜囊脊髓及骨水泥渗漏入椎管。③穿刺成功后无需行椎体骨静脉造影，可直接注入 PMMA。④ PMMA 注入量：颈椎 0.6～1.5ml、胸椎 2～5.5ml、腰椎 4～9.0ml，尽可能充分充填入椎体断裂区或破坏区。对于 Kümmell 病，则需充分充填椎体内腔隙。⑤因肩关节阻挡，$C_7～T_2$ 椎体侧位透视下无法清晰显示，需 DSA 旋转 CT 导向下确保安全穿刺避开硬膜囊，初学者应慎行。

（五）术后处理及并发症处理

1. 术后处理　包括卧床约 6h 并每小时监测一次生命体征，平稳后可下地活动；术后 3d CT 复查观察椎体内骨水泥分布状况（图 10-3C，图 10-4E）。

2. 并发症及处理

（1）穿刺相关的并发症包括肋骨骨折、气胸、脊髓损伤、大出血等，极少见。

（2）与骨水泥注射相关的并发症：① PMMA 向椎体周围渗漏，包括椎管内硬膜囊外、神经根管、椎旁软组织、相邻椎间盘内及椎旁静脉丛，大多数无严重临床后果。当较多骨水泥渗漏压迫硬膜囊、神经根管导致脊髓压迫下肢肌力下降或经 1 个月对症处理后顽固性神经根放射痛仍难以缓解时，则需外科切开取出渗漏的骨水泥。② PMMA 静脉回流导致肺动脉栓塞，少量骨水泥肺栓塞无临床症状，但大量的骨水泥肺动脉栓塞可致命，术者必须避免。预防渗漏的关键为黏稠期、实时透视监视下注射。

（3）感染：极少见。

（六）疗效评价

PVP 的疗效评价是观察疼痛缓解和防止椎体塌陷。疼痛评价多采用 WHO 标准，将缓解程度分为四级：①完全缓解（CR）：疼痛完全消失，生活完全自理；②部分缓（PR 解）疼痛缓解明显，偶有症状，不需口服止痛剂，生活大部分能自理；③轻微缓解（MR）：时有疼痛，口服止痛剂能止痛，生活部分能自理；④无效（NR）：疼痛无缓解，口服止痛剂不能完全止痛，依赖强止痛剂。有不少学者使用 VAS 疼痛评分（visual analogue scale）评价疗效，分值介于 0～10 分，0 为无疼痛，10 为剧烈疼痛，术后 VAS 较术前下降 3 分为有效，VAS 为 0 分（完全缓解）、1～3 分（显著缓解）、4～6 分（部分缓解），7 分以上（无效）。PVP 治疗椎体转移性肿瘤近期疼痛缓解率在 75%～90%，骨质疏松椎体新鲜压缩性骨折则在 90%～96%。PVP 可部分提高压缩椎体高度，平均为 2.2mm，近期和远期（>1 年）绝大多数椎体无进一步塌陷。

第三节　其他骨骼肿瘤疾病

一、概　　述

原发恶性骨肿瘤起源于骨的基本组织（包括骨、软骨和骨膜）和骨附属组织（包括血管、神经、脂肪及骨髓网状内皮系统），其发病年龄小，恶性度高，进展快，单纯手术、化疗和放疗 5 年生存率低于 20%，综合治疗可达 60%～80%。肝癌、肾癌、肺癌等骨转移血供丰富，局部疼痛剧烈，放化疗难以减轻疼痛，经导管动脉栓塞化疗（transcatheter arterial chemoembolization，TACE）可减轻骨肿瘤局部疼痛并可减少外科切除术中出血。骨肉瘤外科术前多先用经留置导管动脉持续灌注化疗（transcatheter arterial infusion，TAI）约 6h 以上，可显著降低远处转移和提高保肢率。1995 年，Cotten 等首先报道经皮穿刺髓骨转移灶并注入骨水泥获得显著止痛效果，将该技术称为经皮骨成形术（percutaneous osteoplasty，POP），已普遍用于治疗骨转移肿瘤引起的顽固性疼痛和稳定病理性骨折。^{125}I 粒子半衰期为 59.6d，释放 γ 射线有很强的生物学杀伤效应，有效杀伤半径约 1.0cm，在局部产生处方剂量后，外周组织中则迅速衰减，有利于杀伤肿瘤细胞而保护正常组织，目前已成为恶性骨肿瘤治疗的重要补充。物理消融可很好地控制直径 3cm 以内的骨转移肿瘤，也有较好的止痛作用。本章将介绍动脉栓塞术及灌注化疗、骨成形术、^{125}I 粒子植入及物理消融治疗恶性骨肿瘤。

二、动脉化疗栓塞及灌注治疗

（一）适应证与禁忌证

1. 适应证　①晚期不能手术切除的恶性骨肿瘤；②恶性骨肿瘤外科术前辅助治疗；③恶性骨肿瘤手术切除后复发或转移；④解剖结构复杂如脊椎、颅骨及骨盆等部位的肿瘤，外科手术难以切除者。

2. 禁忌证 ①肝肾衰竭和恶病质者；②严重脑和全身转移者；③难以纠正的凝血功能障碍者；④导管头端不能避开重要的非靶血管，易发生严重并发症者。

（二）术前准备

1. 病人准备 MR 或 CT 明确肿瘤的部位、大小、范围；病理诊断明确；完善血常规、凝血功能、肝肾功能、电解质和心电图等检查；术前半小时给予镇静剂和地塞米松 10mg。

2. 药物选择 根据肿瘤病理类型、生物学特性、药物的敏感性和耐药性等选择化疗药物及用量。细胞周期非特异性药物，如顺铂、表柔比星、丝裂霉素等，用于化疗栓塞或一次性冲击灌注化疗，适用于肝癌、肾癌等骨转移；细胞周期特异性药物，如氟尿嘧啶等用于长期持续灌注化疗，适用于骨肉瘤、尤因肉瘤、软组织肉瘤等；软骨肉瘤对化疗不敏感，以栓塞为主。

3. 栓塞材料 常用碘化油、吸收性明胶海绵及聚乙烯醇颗粒。新型栓塞材料如丝裂霉素微球、^{90}Ye 玻璃微球等已用于骨肿瘤的栓塞治疗，既具有栓塞作用又有抗肿瘤作用，有望成为栓塞治疗骨恶性肿瘤的发展方向。

（三）介入操作技术

1. 造影 先行靶血管造影了解病变大小、血供丰富程度，应用微导管超选择入肿瘤供血支行 TACE 或 TAI。

2. 化疗栓塞 将 2～3 种抗癌药物分别溶于 50～100ml 规定的溶液中，逐一手推或注射泵缓慢注入，约 30min 注完。若肿瘤有多支血管供血，应将抗癌药物按参与供血支数目分配比例依次注入每支供血动脉内，富血供肿瘤可用碘化油 3～5ml ＋ 表柔比星 20～40mg 混合乳剂栓塞肿瘤供血动脉末梢血管网，最后再用吸收性明胶海绵或 PVA 颗粒栓塞小动脉（图 10-5）。

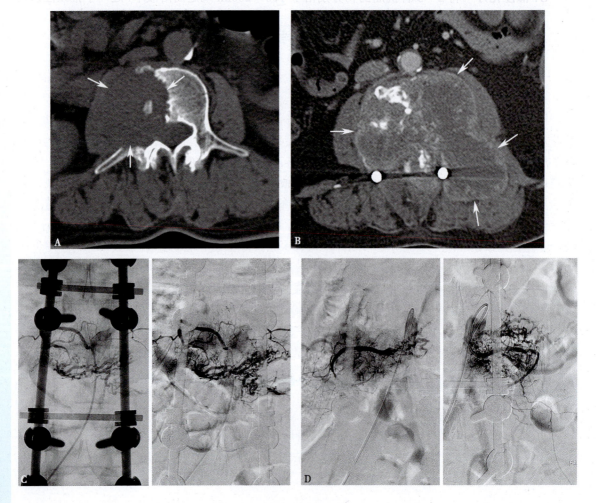

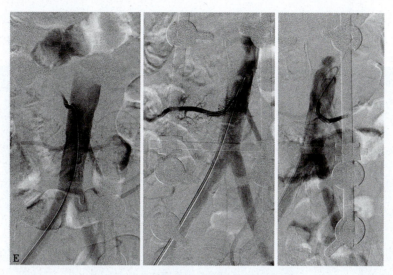

图 10-5　转移性骨肿瘤及 TACE 治疗

男性，62 岁，2 年前 L_3 椎体溶骨破坏行外科切除病理证实为肺腺癌转移，先后多次化疗及长期靶向治疗。近 4 月余感腰痛伴双下肢放射痛进行性加重，出现双下肢瘫痪半月，明确为 L_3 局部复发增大，TACE 后疼痛明显减轻。A. 外科术前 CT 示 L_3 椎体偏右侧大片溶骨破坏（箭头）。B. TACE 前 CT 增强示 L_3 椎体完全溶骨破坏并左侧腰大肌巨大肿块（箭头）。C、D. 分别选择入右 $L_{2,3}$ 及左 L_3 动脉，DSA 示 L_3 椎体及旁侧肿瘤血管丰富。E. 用 350～560μm 吸收性明胶海绵颗粒分别栓塞右 $L_{2,3}$ 及左 L_3 动脉后，DSA 示相应供血区肿瘤血管及染色消失。

3. 灌注化疗　将 2～3 种抗癌药物分别溶于 100～200ml 规定的溶液中，逐一手推或注射泵缓慢注入，一般 4～6h 注完，或留置导管用注射泵持续灌注 48h。

4. 注意事项　骨肿瘤供血动脉伴有较多皮支者，应避免注入过量栓塞剂，禁用永久栓塞剂，以防局部皮肤缺血坏死；脊柱肿瘤应确认无脊髓动脉显影方可行 TACE；为避免误栓而导致截瘫，T_{12} 以上不推荐用碘化油等末梢栓塞剂。

（四）术后处理及并发症

1. 术后处理　常规补液水化保护肾功能，有严重恶心、呕吐及发热者应对症处理。

2. 并发症　①过度栓塞致大范围组织坏死；②误栓四肢血管皮支致皮肤坏死；③误栓脊髓动脉致截瘫；④误栓十二指肠动脉或肠系膜上下动脉致肠坏死穿孔等。

三、经皮骨成形术

（一）适应证与禁忌证

1. 适应证　①脊柱外骨转移肿瘤引起局部疼痛、活动受限，或合并有骨盆等非承重骨病理性骨折，预期生存时间 >1 个月者；②溶骨型和混合型骨转移；③为防止病理性骨折发生，无症状溶骨型脊柱外骨转移者可行预防性 POP。

2. 禁忌证　绝对禁忌证：①骨感染性病变；②难以纠正的凝血功能严重障碍。相对禁忌证：①预期生存时间 <1 个月者；②成骨型骨转移；③长骨转移导致病理性骨折，有明显成角畸形或缩短等。

（二）术前准备

1. 病人准备及器械材料　同本章第二节。

2. 导向设备　因骨盆、股骨头颈部形态不规则，用 CT 引导可更好精确定位。

（三）介入操作技术

1. 介入手术操作　以髋骨为例阐述：①CT 确定穿刺点和穿刺路径；②常规消毒铺巾和局部浸润麻醉；③取 13G 穿刺针穿刺至破坏区中央（图 10-6A）；④调和 PMMA，于黏稠期缓慢注入

213

破坏区内；⑤预计病变区已充填后，置入针芯将残留在穿刺针管内的 PMMA 推入病变区内，旋转退出穿刺针，局部压迫包扎，CT 扫描观察骨水泥在病变区内分布状况（图10-6B）。

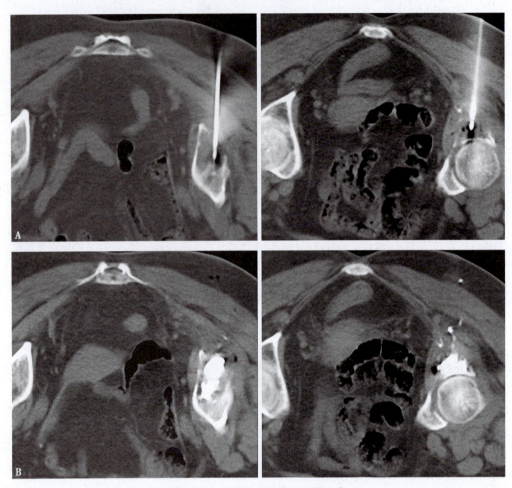

图10-6 转移性骨肿瘤及 POP 术

女性，64 岁，左上肺腺癌 1 年，右髋疼痛、行走困难 1 月，诊断为右髋骨溶骨性转移，放疗无效，POP 后右髋疼痛缓解并恢复自主行走。A. CT 示穿刺针头端分别位于右髋骨病变区上、下半部内。B. 共注入骨水泥 6.5ml 后 CT 示右侧髋骨破坏区内骨水泥充填良好。

2. 注意事项 由于 CT 导向下髋骨 POP 不能实时监视，建议先注入 PMMA 2～3ml 后暂时终止注入避免渗漏入髋关节间隙，CT 复查观察 PMMA 分布状况后，可反复多次穿刺至未充填破坏区再注入，直至破坏区得到充分充填。

（四）术后处理及并发症

1. 术后处理 同 PVP。

2. 并发症 ① PMMA 向骨病灶周围渗漏而造成的相应压迫，包括坐骨神经受压导致放射痛、关节间隙渗漏造成活动受限、骶管内渗漏导致大小便排解困难。② PMMA 沿静脉回流导致肺动脉栓塞，大面积肺栓塞可导致死亡，甚罕见。

四、^{125}I 粒子植入治疗恶性骨肿瘤

（一）适应证与禁忌证

1. 适应证 ①孤立可数的原发性或继发性恶性骨肿瘤；②肿瘤累及重要功能部位，难以手术切除者；③术前为缩小手术范围，提高肿瘤治愈率、降低复发率及需保留重要功能部位者；④手术或外放射治疗后孤立性局部复发或残留恶性肿瘤者；⑤身体条件不宜行手术或拒绝手术者。

2．禁忌证 ①肿瘤部位有活动性出血；②病灶紧邻大血管，无安全穿刺路径；③难以纠正的凝血功能障碍。

（二）设备与器械

1．放射性粒子植入治疗计划系统 将 CT 显示肿瘤体积输入放射性粒子植入治疗计划系统（treatment plan system，TPS）来确定放射性粒子剂量及安全穿刺路径；术后 CT 复查输入 TPS 系统对比、评价粒子植入分布是否与术前计划相一致。

2．辅助设备及防护装置 包括影像导向设备、粒子植入针、施源器、铅罐、防护屏、防护眼镜、铅手套等。

（三）介入操作技术

植入手术方法包括 CT、B 超或 DSA 等影像导向下经皮穿刺至肿瘤内植入、直视下植入及模板种植。

目前 CT 导向下行 ^{125}I 粒子植入最常用，具体操作流程为：在 CT 引导下将 18G 粒子针穿刺至骨转移灶内并植入粒子，粒子间距保持约 1.0cm（图 10-7）。

注意事项：①病灶邻近脊髓时，粒子植入间距不过小，数量不过多，避免放射剂量叠加导致放射性脊髓炎；②肿瘤体积较大时应分期植入，避免剂量过高造成周围组织损伤。

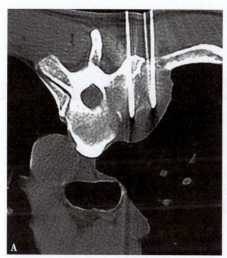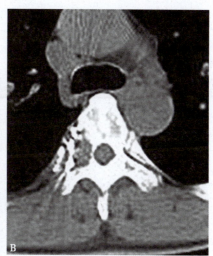

图 10-7 ^{125}I 粒子植入治疗恶性骨肿瘤

男性，44 岁，原发性肝癌术后 2 年，右侧胸痛 2 月余，确诊 T$_5$ 右侧附件溶骨转移，行 ^{125}I 粒子植入后半月右侧胸痛完全缓解。A．CT 导向下置入多根穿刺针至 T$_5$ 右侧椎弓根、第 5 肋骨头溶骨破坏软组织肿块内。B．植入 ^{125}I 粒子 30 枚，2 个月后 CT 示 T$_5$ 右侧附件转移灶明显缩小。

（四）术后处理与并发症

1．术后处理 病人需穿着铅衣、铅围裙等，与周围人员保持 1m 以上距离并避免长时间近距离接触。穿刺局部疼痛者可使用止痛剂，一般 24h 后可缓解。

2．并发症 包括放射性组织损伤（皮肤、血管、脊髓等）、粒子迁移或丢失及肿瘤针道转移。

五、物理消融治疗

1．射频消融和微波消融 均属于热消融治疗，消融范围应包括消融肿瘤和正常邻近骨及组织的交界区。加热过程中多数病人疼痛剧烈难忍，故需在全身麻醉下操作。RFA 或 MWA 联合 POP 治疗脊柱外转移性骨肿瘤，既可更大范围控制肿瘤，又可迅速止痛、稳固骨质并预防病理性骨折发生。

2.冷冻消融 利用选择性快速原位冷冻技术,在极短时间内对病变组织反复冷冻加温,使细胞变性、缺血、崩解、凋亡及凝固性坏死,并释放相关肿瘤抗原,刺激机体抗肿瘤免疫反应。冷冻及复温过程中病人几乎无疼痛感觉,故在局部麻醉下操作即可。

目前有限的文献报告显示冷冻消融与热消融术后均可取得满意的止痛效果,两者无明显差异,但冷冻消融更能减少止痛药用量、缩短住院时间。

(何仕诚)

第十一章　妇儿疾病的介入治疗

介入治疗发展日臻成熟，其创伤小、康复快，因而更适合妇儿疾病。通过微创介入技术，部分妇儿疾病的疗效得到了极大提升，介入治疗也逐渐成为这些疾病的首选治疗方式。本章主要介绍产后出血、子宫肌瘤、输卵管阻塞等妇科疾病及肝母细胞瘤、视网膜母细胞瘤、儿童血管瘤、血管畸形等儿科疾病的介入治疗。

第一节　产　后　出　血

产后出血（postpartum hemorrhage）指无论阴道分娩还是剖宫产，出血量≥1 000ml 或伴有低血容量的症状及体征，是全球产妇死亡的主要原因。产后出血原因有宫缩乏力、产道损伤、胎盘因素和凝血功能障碍等。胎盘因素近年上升至第 2 位。介入医学预防及控制产后出血疗效确切，有两种方法，一是预防胎盘原因可能导致的大出血而行球囊预置，二是子宫动脉栓塞。

一、预置球囊封堵腹主动脉或髂内动脉

（一）概述
凶险性前置胎盘（placenta previa）是导致大出血及子宫切除的重要原因之一。球囊封堵联合剖宫产在凶险性前置胎盘中应用广泛。腹主动脉球囊暂时封堵是目前最为常用的手术方法，操作简单迅速，优先推荐。髂内或髂总动脉球囊暂时封堵也是一种预防产后出血的可行方法，只是较腹主动脉程序复杂，且不能有效封堵异位供血动脉。

（二）适应证与禁忌证
1. **适应证**　包括既往子宫手术史的前置胎盘、胎盘穿透性植入及 MR 确诊为切口妊娠、中央型前置胎盘。

2. **禁忌证**　包括股动脉狭窄，没有球囊导管入路等。

（三）术前准备
超声及磁共振评估胎盘植入的类型和程度，测量腹主动脉直径。可在配有数字减影血管造影机的复合手术室内行球囊封堵联合剖宫产术，也可以先在介入手术室内置入球囊，再送往产科手术室行剖宫产。

（四）介入操作技术
1. **置入球囊导管**　局部麻醉，自右股动脉引入直径 14/16mm 球囊导管，X 线透视下骨性标志定位，将球囊引至 L_1 椎体处。

2. **分娩胎儿**　胎头娩出时，充盈球囊；胎儿娩出后，清除胎盘。解除球囊充盈，缝合子宫及皮肤切口。

3. **去除球囊导管**　拔出鞘管，加压包扎股动脉穿刺点；术后 4～6h 解除加压绷带。

（五）疗效评价
凶险性前置胎盘行球囊封堵联合剖宫产可有效减少术中出血量，避免大量输血所致的相关并发症；减少创面汹涌出血，便于产科医生操作；降低术中对膀胱、输尿管的二次损伤，降低子宫切除率。

二、子宫动脉栓塞

（一）概述

子宫动脉栓塞（uterine artery embolization，UAE）应用于产后出血在国内已有30余年，已然是公认的迅速而精准的止血方法。在病人血流动力学稳定、有持续缓慢出血且于较小侵入性治疗失败时，应及时采用子宫动脉栓塞术治疗。既往认为，产科失血性休克应尽早尽快大量补充液体，保证组织器官的血液灌注。但近年研究表明在活动性出血尚未得到有效控制前，大量补液可增加血液丢失，引起稀释性凝血功能障碍，影响血管收缩反应，造成血栓移位，致使出血重新开始，增加出血量。因此，及时有效控制出血及成分输血是复苏的关键。

（二）适应证与禁忌证

1. 适应证

（1）凶险性前置胎盘术中发现胎盘植入累及宫颈，无法缝合止血，或缝合子宫后按压宫底有活动性出血急行双侧子宫动脉栓塞。

（2）经保守治疗无效的各种难治性产后出血，如宫缩乏力、产道损伤、子宫假性动脉瘤、动静脉畸形和胎盘残留等。

（3）具有前置胎盘或胎盘植入的引产前的预栓塞。

（4）瘢痕妊娠。

2. 禁忌证　包括生命体征极不稳定、不宜搬动的病人及有严重的心、肝、肾和凝血功能障碍病人。

（三）介入操作技术

1. 子宫动脉栓塞　穿刺股/桡动脉，超选择性子宫动脉栓塞。如果产妇出血量大、子宫动脉开口狭窄或角度异常无法超选择插管可行髂内动脉栓塞。

2. 栓塞剂的选择　动脉破裂、假性动脉瘤可选择弹簧圈。造影未见对比剂外溢选择吸收性明胶海绵颗粒。

（四）疗效评价

子宫动脉栓塞可作为处理产后出血的一线方案。因某些原因未能在第一时间行介入干预，子宫压迫缝合、血管结扎、子宫局部切除等外科有创处理后仍有多量活动性出血，行补救性子宫动脉栓塞仍然可行。该技术迅速止血、保留子宫、操作简便、并发症少，已成为产后出血不可或缺的方法。

第二节　子宫肌瘤

一、概　述

子宫肌瘤（uterine myoma）是女性生殖器官最常见的良性肿瘤，多见于30～50岁妇女。传统的治疗以手术切除为主，近年来，随着医学和社会发展，最大限度保留器官功能的介入治疗渐成社会需求，由于其微创、有效、并发症少、安全性高及可获得与妇科手术媲美的疗效而备受瞩目。

二、病因与病理

病因尚未明了。肌瘤原发于子宫肌层，依据子宫肌瘤与肌层的关系分为三类：①浆膜下肌瘤：肌瘤向子宫浆膜面生长，突起于子宫表面，占20%～30%。部分仅有一蒂与肌壁相连，称带蒂的浆膜下肌瘤。若肌瘤向宫旁生长，突入阔韧带两叶之间称阔韧带肌瘤。②肌壁间肌瘤：肌瘤位于子宫肌壁内并被肌层包围，占 60%～70%。③黏膜下肌瘤：肌瘤向子宫黏膜方向生长，突出于宫腔，仅由黏膜层覆盖，占 10%～15%。依据生长部位，可分为子宫体肌瘤（占 92%）、子宫颈肌瘤（占 8%）；依据肌瘤的多少，可分单发和多发。

子宫肌瘤病理大体检查为实质性球形结节，表面光滑，与周围肌组织有明显界限。血管由外穿入假包膜，肌瘤越大，血管越多越粗；假包膜中的血管壁缺乏外膜，受压后易引起循环障碍而使肌瘤发生各种退行性变，包括玻璃样变、囊性变、脂肪变性、红色变性、肉瘤样变性及坏死等。镜下可见肌瘤由皱纹状排列的平滑肌纤维相互交叉组成漩涡状，其间掺有不等量的纤维结缔组织。

三、临床表现与诊断

临床表现常与肌瘤的生长部位、大小、生长速度等有关。临床上至少有 50% 以上的子宫肌瘤无症状，多在体检时发现。典型临床表现为月经量过多、经期过长、周期缩短和 / 或不规则子宫出血、贫血、肌瘤压迫症状、不孕等。

1. 妇科检查　肌壁间肌瘤时子宫常增大，表面不规则、单个或多个结节状突起；浆膜下肌瘤可扪及质硬、球状肿物与子宫有细蒂相连，活动；黏膜下肌瘤子宫多为均匀增大，有时宫口扩张，肌瘤位于宫口或脱出在阴道内，呈红色、表面光滑，伴感染则表面有渗出液或溃疡形成，排液有臭味。

2. 影像学检查　B 超可显示肌瘤大小、数目及部位，是诊断子宫肌瘤主要方法之一。磁共振对软组织分辨率高，肌瘤内部有无变性、种类及其程度呈不同信号，对怀疑有恶变者有重要诊断价值。CT 血管造影时，动脉早期显示子宫动脉主干增粗、弯曲，动脉末期见细小动脉显影；实质期可见大部分瘤体染色明显，排空延迟，肌瘤较大者可显示较粗的引流静脉。

四、介 入 治 疗

主要根据病人年龄、症状、肌瘤所生长的部位等情况选择治疗方式。1991 年法国学者 Ravina 首次应用子宫动脉栓塞术，并于 1995 年在 *Lancet* 报道采用该技术治疗子宫肌瘤，因其效果佳、技术操作简便、创伤小、康复快、易为病人接受而应用于临床，目前该技术日臻成熟，在国内外得到广泛应用。

1. 适应证　①育龄期妇女，绝经期之前，希望保留生育功能或子宫者；②子宫肌瘤引起的经血过多或压迫症状明显；③保守治疗（包括药物治疗及肌瘤局部切除术）无效或复发者；④无症状，但有心理负担者；⑤体弱或合并严重内科疾病不能耐受妇科手术者；⑥巨大子宫肌瘤子宫手术切除前辅助性栓塞治疗。

2. 禁忌证　①严重心脑血管疾病；②严重肝肾功能障碍；③凝血功能障碍；④带蒂的浆膜下肌瘤、阔韧带肌瘤是相对禁忌证。

3. 介入技术与治疗原理　采用经皮股动脉穿刺，将导管引入髂内动脉或至子宫动脉行血管造影，以明确肌瘤大小及主要供血动脉，采用栓塞技术，使肌瘤缺血、缺氧、坏死、萎缩甚至消失，获得与外科手术相近似的效果。通常栓塞双侧子宫动脉主干或子宫动脉上行支，如卵巢动脉主要供血，应根据病人的年龄及生育要求决定是否栓塞卵巢动脉。栓塞后造影以明确子宫动脉近端闭塞，瘤体染色消失。近年来经桡动脉入路的方法被更多采用。桡动脉位置比较表浅，操作方便，无需长时间卧床制动，提高了病人的治疗舒适感。

4. 栓塞剂的选择　主要有聚乙烯醇（PVA）颗粒、三丙烯微球、海藻酸钠微球（KMG）、吸收性明胶海绵颗粒等，多选用长效颗粒栓塞剂。目前，国内外常用栓塞剂主要是微球或 PVA 颗粒。

5. 并发症预防及处理　①栓塞后综合征：对症治疗即可缓解。②穿刺部位血肿：多与穿刺点压迫不当或凝血功能异常等有关。穿刺点的压迫力要适中，对凝血功能异常者术后密切观察穿刺点情况。③异位栓塞：超选择靶血管，在透视下密切观察栓塞剂有无反流多可避免。④下肢深静脉血栓形成：术后病人高凝状态加上长时间卧床是血栓形成的高危因素。对深静脉血栓评估分数较高者可预防性抗凝；术后早下床，或采用桡动脉穿刺入路不需卧床。

6.疗效评价 大宗病例对照研究显示，子宫动脉栓塞术后病人症状缓解率与妇科切除相当；子宫动脉栓塞对体内激素水平无明显影响；并具有创伤小，围手术期、住院时间短，失血少等优点。但对于肌瘤较大者可能需重复或补充治疗。近年来，也有采用高强度超声聚焦（HIFU）、射频、微波、冷冻等微创治疗方法，为病人提供了更多的治疗选择。

第三节 输卵管阻塞

一、概　　述

输卵管阻塞（fallopian tubal obstruction）是指由于慢性输卵管炎引起输卵管近端及伞端闭锁，或输卵管黏膜破坏，使输卵管完全阻塞或积水导致不孕。输卵管因素占女性不孕因素的20%～40%。在输卵管因素引发不孕症的治疗方法中，介入治疗作为一种安全性好、成功率高、操作简单、无创伤的治疗方法已经广泛应用于临床。具体操作方法包括：输卵管再通术（fallopian tube recanalization，FTR）、输卵管栓塞术（fallopian tube embolization，FTE）。本节主要以输卵管阻塞介入治疗为例，简要概述子宫输卵管造影术（hysterosalpingography，HSG）、FTR、FTE 的手术操作方法及适应证。

二、输卵管阻塞及积水的诊断

（一）临床表现

1.绝大多数输卵管阻塞病人无明显临床表现，仅在因不孕行输卵管造影检查时发现。

2.输卵管积水病人可伴有腹痛，间断性阴道排液现象。

3.不孕症，输卵管阻塞病人最主要的症状表现就是不孕。

（二）诊断

对于输卵管性不孕症，需要检查输卵管的通畅度。临床输卵管通畅度的检查方法有：输卵管通液术、子宫输卵管造影术、子宫输卵管超声造影、腹腔镜直视下输卵管通液术、输卵管镜（falloposcope）检查等。目前子宫输卵管造影仍是无创检查输卵管通畅度的金标准。

三、介　入　治　疗

（一）输卵管造影及再通术

1.输卵管造影适应证 ①了解输卵管是否通畅及其形态、阻塞部位；②了解宫腔形态，确定有无子宫畸形及类型，有无宫腔粘连、子宫黏膜下肌瘤、子宫内膜息肉及异物等；③内生殖器结核非活动期；④不明原因的习惯性流产，造影以了解宫颈内口是否松弛，宫颈及子宫是否畸形。

2.输卵管再通术适应证 ①间质部、峡部及壶腹近端阻塞；②输卵管通而不畅；③输卵管通而极不畅。

3.禁忌证 ①发热、内外生殖器急性或亚急性炎症；②输卵管伞端阻塞（输卵管再通术）；③结核性输卵管阻塞；④经期或不明原因持续子宫出血者；⑤碘过敏者；⑥严重的全身性疾病，不能耐受手术者；⑦伴有严重的肝肾功能不全者。

4.术前准备 ①月经干净后第3～7d且排卵前，月经紊乱者可行超声检测卵泡，安排在排卵前手术；②3个月内无手术史，近1个月无阴道镜、宫腔镜检查史；③白带常规清洁度合格，排除妇科炎症急性期；④术前谈话并签署知情同意书；⑤手术当日体温不超过37.5℃；⑥术前排空大小便,不宜空腹手术。

5.介入手术操作 ①病人仰卧,取膀胱截石位;②常规消毒外阴及阴道,铺无菌巾;③置入阴道窥器,暴露宫颈外口,消毒阴道及宫颈;④宫颈钳夹住并固定宫颈;⑤将造影器械头端置入宫颈口,缓慢注入对比剂,行子宫输卵管造影;⑥置入输卵管导管于宫角输卵管开口处,在透视下将微导管及微导丝插入输卵管峡部远端进行疏通;⑦退出微导丝,再次注入对比剂观察输卵管通畅情况;⑧经导管向输卵管内注药物混合液,如庆大霉素、地塞米松、糜蛋白酶等,也可将2～3ml超液化碘油注入输卵管内,对于避免术后输卵管再次阻塞效果较好,且具有一定的助孕作用。

6.疗效评价 ①再通成功,术中微导丝通过输卵管阻塞段,再通后造影对比剂通过输卵管,弥散进入盆腔;②再通失败,微导丝不能通过阻塞的输卵管。

(二)输卵管栓塞术

1.适应证 ①输卵管伞端粘连闭塞/积水;②输卵管伞端粘连稍通盆腔;③准备行人工受孕胚胎植入术,如胚胎移植前发现输卵管积水,或因输卵管积水导致移植失败;④为了节育栓塞输卵管。

2.禁忌证 同输卵管阻塞介入治疗。

3.术前准备 同输卵管再通术。目前还没有专门用于输卵管栓塞的弹簧圈,临床实践证明,血管栓塞使用的弹簧圈可安全用于输卵管栓塞。

4.介入手术操作 ①～③与输卵管再通术相同;④置入输卵管导管于宫角输卵管开口处,透视下,将输卵管导管头端插入到输卵管间质部后注射对比剂,观察输卵管显影情况;⑤透视下将微导管及微导丝经导管插至输卵管峡部;⑥退出微导丝,固定微导管,根据输卵管显影情况选择适合长度及直径的微弹簧圈;⑦透视下将微弹簧圈释放于输卵管间质部及峡部,采用多枚微弹簧圈并行置入行致密栓塞;⑧栓塞后立即行 HSG 观察输卵管栓塞情况,必要时行补充栓塞;⑨术后1个月行 HSG 检查输卵管栓塞效果,如发现弹簧圈移位脱落或输卵管栓塞部位有明显对比剂通过,应及时行补充栓塞。

(三)并发症及处理

1.输卵管穿孔 多为输卵管浆膜下穿孔。造影表现为少量对比剂渗入浆膜层形成"假憩室"状。一般无严重反应,如发现应立即停止造影,以免推注的压力使浆膜穿破。

2.子宫内膜损伤 术中出现肌壁、淋巴显影及静脉回流情况时应立即停止注入对比剂;操作时须注意动作熟练、轻柔,尽量避免或减少损伤。

3.腹痛及阴道流血 术中及术后可能出现轻至中度腹痛,术后可以有少量阴道流血,一般持续数小时后消失,可对症处理。如流血超过月经量及流血时间超过 7d,应及时就诊。

4.生殖道及盆腔感染 应注意术中无菌操作,术后常规使用抗生素。

第四节 肝母细胞瘤

一、概　述

肝母细胞瘤(hepatoblastoma,HB)是儿童最常见的肝脏原发性恶性肿瘤。大多在 3 岁以下发病,部分年龄大者可为学龄期儿童,男性发病多于女性。多数肿瘤体积巨大,并易侵犯肝门部,Ⅰ期手术风险大。正常肝脏血供主要来自门静脉,来源于肝动脉的较少,但肿瘤血供却主要来自肝动脉,因此,介入栓塞肝动脉及其侧支不会引起肝组织广泛坏死,并可使肿瘤体积缩小,从而降低手术风险、提高手术切除率进而提高患儿生存率。

二、病因与病理

引起肝母细胞瘤的原因尚不明确。近年来对肝母细胞瘤病因提出了以下几种观点：染色体异常、遗传因素、低体重儿（出生体重小于 1 500g）、妊娠期各种不良因素以及妊娠期的多种并发症等。

肝母细胞瘤是一种具有多种分化方式的胚胎性肿瘤。2013 年修订版《国际儿童肝脏肿瘤分类共识》认为 HB 病理分型一般有完全上皮型和混合性上皮间叶型，其中前者分别有胎儿型、多形性型、胚胎型、巨小梁型、小细胞未分化型、胆管母细胞型，后者又分为伴有畸胎瘤成分型和不伴有畸胎瘤成分型两类。不同的肿瘤分型预后不一样。

三、临床表现与诊断

1. 临床表现　最常见于 5 岁以下儿童，尤其是 3 岁以下婴幼儿。该病起病隐匿，多以局限性肝脏肿物为最初症状。肿瘤生长迅速，有的可达脐下或跨越中线。发病初期一般症状不明显，晚期则出现黄疸、腹腔积液、发热、贫血、体重下降、下肢水肿、腹壁可见静脉怒张，并可因腹内巨大肿块造成呼吸困难，偶见上消化道出血。小儿原发肝母细胞瘤病程进展快，未经治疗者一般生存期为 5 个月。病变累及左右两叶、病变广泛及有转移者疗效差，预后不良。早期治疗、单发、胎儿型、容易完全切除的肝母细胞瘤预后好。

2. 实验室检查　肝母细胞瘤病人中 70% 伴有贫血，50% 伴有血小板增多症，90% 病人甲胎蛋白（AFP）水平升高。AFP 水平升高为肝母细胞瘤重要的诊断标准之一，AFP 水平与疾病过程平行。在小细胞未分化肝母细胞瘤中 AFP 水平可以正常或轻度升高。

3. 影像学检查　腹部 CT：肝内单发或多发实性为主的软组织肿块，50% 病例有钙化，血供丰富，可侵犯重要血管，可见囊变坏死。肿瘤总钙化率为 38%～50%，大部分钙化聚集一处，此征象对肝母细胞瘤诊断具有一定意义。因肝母细胞瘤是肝动脉供血，故动脉期尤其在动脉早期可见肿瘤明显强化，而门静脉期肿瘤不强化或仅轻微强化呈低密度区。腹部 MR：平扫可见肝脏内实性肿块，呈圆形、椭圆形或分叶状。肿瘤界限较清晰，T_1WI 多为低 / 等信号，体积较大的肿瘤因中央坏死、出血，可表现为斑片样或点状高低混杂信号。MR 增强可见肿瘤内部呈不均匀强化，部分病变周围呈晕状强化，消除迅速，肿瘤内坏死及出血灶无强化表现。

4. 鉴别诊断　肝细胞癌：病人多为大年龄儿童，多有乙型肝炎病毒感染病史，血生化表现为肝功能异常及胆红素升高，影像学检查可见肝硬化表现，瘤灶内钙化呈小点状。肝脏未分化胚胎性肉瘤：发病年龄多在 4～8 岁，AFP 阴性，CT 表现为肝脏内巨大的囊实性肿块，囊腔内多发结节状、云絮状软组织密度影，囊壁分隔厚薄不一，增强后囊壁分隔有强化。肿瘤内出血比较常见，MRI 上可见液平，具有一定特征性。

四、介 入 治 疗

（一）适应证与禁忌证

1. 适应证　①不能手术切除的肝母细胞瘤，瘤体占肝脏体积的 70% 以下，肝功能为 Child-Pugh 分级 A、B 级；②肿瘤过大，栓塞治疗可使瘤缩小，以利于 Ⅱ 期手术切除；③肝母细胞瘤破裂出血不适于手术切除；④行肝移植术前等待供肝，可考虑先行化疗栓塞以期控制肝母细胞瘤的发展。

2. 禁忌证　包括大量腹腔积液、全身状况差或恶病质者，有严重出血、碘过敏、广泛肝外转移、门静脉主干被瘤栓完全堵塞者。

（二）介入手术操作

常规静脉复合麻醉后行股动脉 Seldinger 穿刺，成功后置入 5F 血管鞘（新生儿可以选用 4F 血管鞘）；使用导管行腹主动脉、肝总动脉造影，明确肿瘤供血动脉；行供血动脉的超选择插管，将导管头端置于供血动脉远端，尽量靠近肿瘤区域；先是通过微泵经肿瘤供血动脉缓慢灌注适量的肿瘤化疗药物,然后再采用化疗药物与超液化碘油混合的乳剂对肿瘤供血动脉进行栓塞;栓塞后也可采用 PVA 颗粒联合栓塞,以增强栓塞治疗效果,既能达到对肿瘤血管末梢栓塞,又能起到化疗药物缓释效果。化疗药物可使用顺铂 $60mg/m^2$ + 吡柔比星 $30mg/m^2$。

(三)注意事项

栓塞后综合征是病人最常见的不良反应,包括恶心、呕吐、腹痛、发热等症状,主要原因是由于化疗栓塞导致肿瘤组织坏死和器官缺血、水肿、迷走神经反射等,需要及时对症处理。

(四)疗效评价

经肝动脉的介入化疗栓塞对治疗儿童肝母细胞瘤具有安全、微创的优势,不仅能使肿瘤迅速缩小,血清 AFP 降低,同时能增加正常肝脏供血,促进肝脏增生,改善临床症状,为手术切除创造条件。

第五节　视网膜母细胞瘤

一、概　述

视网膜母细胞瘤(retinoblastoma,Rb)是发生于视网膜的恶性肿瘤,常见于 3 岁以下儿童,具有家族遗传倾向,可单眼、双眼先后或同时罹患,是婴幼儿最常见的眼内恶性肿瘤。三侧性 Rb 是指在双眼发病的基础上,蝶鞍或松果体出现原发肿瘤,属于双眼 Rb 的一种特殊类型。近年来随着 Rb 早期诊断及综合治疗,视网膜母细胞瘤已成为治愈率最高的癌症之一,95%~98% 的患病儿童能够康复,并且超过 90% 的患儿能存活至成年以后。目前治疗方法包括冷冻、激光光凝、全身化疗、眼球摘除术以及玻璃体腔注射治疗和眼动脉途径的经动脉灌注化疗(intra-arterial chemotherapy,IAC)等多种方式。

二、介　入　治　疗

经眼动脉灌注化学治疗是将化疗药物通过微导管精准地注入眼动脉的介入治疗方法。研究发现通过该方式到达眼球内的药物浓度是静脉途径的 10 倍,而到达外周血液和组织中的药物浓度则可以忽略。与全身化疗相比,IAC 的保眼率明显提高,毒性反应发生率和程度显著降低,已经成 Rb 的一线治疗方法。

(一)适应证与禁忌证

1.适应证　IAC 适用于国际眼内视网膜母细胞瘤分期(introcular international retinoblastoma classify,IIRC)中 B~E 期患儿的保眼治疗。

2.禁忌证

(1)不能明确诊断为 Rb。

(2)并发新生血管性青光眼、前房积血、玻璃体积血或虹膜新生血管等眼部病变。

(3)无菌性眶隔前间隙炎症或眼眶蜂窝织炎、眼球痨。

(4)肿瘤侵犯视神经、巩膜、眼球外或眼眶。

(5)三侧性 Rb 或全身转移。

(6)采用局部治疗方法能够治愈的肿瘤。

(7)有严重肝肾功能异常、血常规异常或凝血功能异常等严重全身性疾病、先天性心脏病或听力障碍等。

(二)介入手术操作

IAC 操作须在 DSA 机监视下进行,具体操作过程为:患儿取仰卧位、头部正位,行全身麻醉。常规消毒,行股动脉 Seldinger 穿刺插管,成功后置入 4F 小儿血管鞘。注射肝素使患儿全身肝素化(75U/kg)。连接 2 套旁路肝素生理盐水(6U/ml)加压滴注系统,其中 1 套与导引导管连接,另 1 套与微导管连接。持续滴注调节,保证液体滴注速度为 15～30 滴 /min。用 4F 超滑导引导管选择性插入患侧颈内动脉,旋转 C 臂到侧位 90°,使头颅像呈侧位(图 11-1)。眼动脉显影后用微导丝引导微导管,行眼动脉超选择性插管,造影确认微导管在眼动脉内且脉络膜显影清晰后,行眼动脉灌注化疗(图 11-2),在透视观察下采用脉冲方式注射药物,约 0.1ml/s,每次推注后中间停顿 1s。

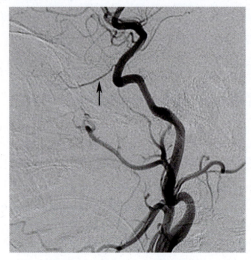

图 11-1　DSA 充分显示眼动脉

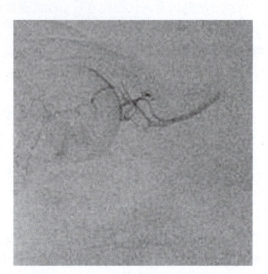

图 11-2　眼动脉超选择性插管后灌注化疗

(三)化疗药选择与剂量

美法仑用量≤0.5mg/kg,卡铂 20～60mg,拓扑替康 0.5～1.0mg。3 种药物一般联合使用,也可根据患儿的具体情况使用其中的一到两种药物。

(四)注意事项

选择性眼动脉插管不成功或眼动脉造影效果不佳时,可采用"球囊阻断法",即用球囊暂时封堵颈内动脉。或采用颈外动脉 - 脑膜中动脉路径,经颈外动脉行选择性脑膜中动脉造影,如眼环能清楚显示,则可灌注化疗药物。还可以用球囊堵闭颈外动脉系统后,再重新经颈内动脉行选择性眼动脉插管和造影。

(五)疗效评价

Rb 疗效评价是观察肿瘤消退及钙化情况。术后 4 周行眼底检查,监测肿瘤大小、钙化、种植等变化,重点关注术后眼底血管有无出血、栓塞等。肿瘤治愈标准:肿瘤彻底消失成瘢痕组织或者彻底钙化,定期随访观察肿瘤无复发。

第六节　儿童血管瘤

血管瘤(hemangioma)是儿童最常见的肿瘤之一,是一类以血管内皮细胞异常增殖及血管结构异常为特征的真性肿瘤,在正常人群中的发病率高达 5%～10%,其常见临床表现为红色丘疹或肿物、境界清楚或不清楚、无压痛、伴或不伴隆起及皮温增高等,可造成病人生理和心理方面的多种危害。血管瘤的分类决定了不同的治疗策略,可导致相同疾病的不同预后结果。临床上准确诊断血管瘤的类型至关重要,可有效地治疗疾病,减少疾病误诊误治带给病人痛苦。

一、儿童血管瘤分类与诊断

1982 年，Mulliken 首次提出基于血管内皮细胞生物学特性的分类方法，将此前传统意义的"血管瘤"重新划分为血管瘤和脉管畸形。这一分类观点被广泛认同。1996 年国际脉管性疾病研究协会正式将脉管性疾病分为血管肿瘤和脉管畸形两大类，在血管肿瘤基础上再将其分为血管瘤和其他类型肿瘤。

（一）普通婴幼儿血管瘤

婴幼儿血管瘤（infantile hemangioma，IH）是儿童最常见的良性血管肿瘤，一般生后 1～2 周出现，生后 3 个月为快速增生期，8～12 个月进入稳定期停止生长，绝大多数的血管瘤 1 岁后逐渐消退，大部分消退期为 3～5 年。婴幼儿血管瘤的自然消退率可达 90% 以上，但部分血管瘤发展迅速，可出现感染、溃疡、坏死、出血，继发畸形、功能障碍，使得患儿急需治疗。临床上根据病灶位置的深浅，将血管瘤分为浅表血管瘤、深部血管瘤和混合型血管瘤。浅表血管瘤指病灶位于乳头真皮层的血管瘤；深部血管瘤指病灶位于网状真皮层或皮下组织的血管瘤；混合型血管瘤指包含浅表及深部的血管瘤。

（二）复杂婴幼儿血管瘤

相对少见。包括内脏血管瘤如肝血管瘤、脾血管瘤、胃肠道血管瘤、咽喉部血管瘤等，需要通过影像学检查来发现及诊断。

（三）先天性血管瘤

与婴幼儿血管瘤不同，先天性血管瘤出生时即已存在，瘤体在子宫内就开始发育，出生后体积不再增大。包括快速消退型、部分消退型及不消退型三种亚型。

（四）卡波西型血管内皮瘤

卡波西型血管内皮瘤（Kaposi form hemangioendothelioma，KHE）是一种以卡波西肉瘤样梭形细胞成束生长为特征的血管肿瘤，呈局部浸润性生长。卡萨巴赫 - 梅里特综合征（Kasabach-Merritt syndrome，KMS）指巨大血管瘤伴血小板减少的综合征，仅见于卡波西型血管内皮瘤及极少数丛状血管瘤，死亡率高达 30%。

二、治 疗 方 法

（一）婴幼儿血管瘤

目前治疗方法包括保守观察、β 受体阻滞剂药物治疗、硬化剂局部注射治疗、经导管动脉栓塞术、激素治疗、激光治疗以及外科手术切除等。

1. β 受体阻滞剂药物治疗　β 受体阻滞剂是目前治疗婴幼儿血管瘤的一线药物，主要包括口服普萘洛尔和外用噻吗洛尔或卡替洛尔。

2. 硬化剂局部注射治疗　主要适用于早期、局限性、深在或明显增厚凸起的血管瘤，对于面积较大的瘤体，可采用多点进针注射的方式。博来霉素、平阳霉素是目前临床使用最广泛的药物，既可以抑制血管瘤内皮细胞增殖，又能使组织水肿、变性以及纤维化，导致血管瘤退化、萎缩。

3. 经导管动脉栓塞术　适用于生长迅速、血供丰富、瘤体巨大的高流量血管瘤。采用博来霉素联合吸收性明胶海绵颗粒或 PVA 颗粒，行血管瘤供血动脉超选择插管，经导管动脉栓塞治疗。为避免过度栓塞造成严重并发症，可使用经导管动脉栓塞术联合口服普萘洛尔或硬化剂局部注射治疗巨大血管瘤。

（二）先天性血管瘤

先天性血管瘤需根据病灶的大小、部位、自行消退的倾向及是否存在并发症而进行个体化管理。快速消退型先天性血管瘤能自行消退，一般无需治疗，但需要密切随诊决定是否干预；不消

225

退型先天性血管瘤特别是较大或症状较重者，首选外科手术切除，外科术前可考虑经导管动脉栓塞术或局部硬化治疗，以减少外科术中出血及缩小手术切口范围。

（三）KHE及KMS

1. KHE 治疗方法包括手术切除、介入栓塞及全身用药等。全身用药是治疗首选，如长春新碱、西罗莫司、糖皮质激素等。经导管动脉栓塞术可栓塞肿瘤滋养血管，能缩小病灶、改善凝血功能，为进一步的外科手术切除或药物治疗创造条件。极少数局限、表浅的病灶可手术完整切除。

2. KMS 是特指在KHE或丛状血管瘤基础上伴发血小板减少、微血管溶血性贫血和消耗性凝血功能障碍的一类临床表现。治疗原则为尽早确诊，及时治疗，控制病变进展，纠正凝血功能紊乱，预防DIC发生。按照无创（全身用药）—微创（介入栓塞）—有创（外科手术切除）进行个体化序贯治疗，必要时应用血液制品和对症支持治疗。

第七节　血管畸形

血管畸形（vascular malformation）是先天性脉管发育异常的统称，包括淋巴管、静脉或动脉间的发育畸形。1982年，Mulliken和Glowacki教授根据生物学分类方法将脉管性疾病分为血管源性肿瘤和脉管畸形。此后，国际脉管性疾病研究学会在此基础上制订出脉管性疾病的现代分类系统。

一、淋巴管畸形

淋巴管畸形（lymphatic malformation）传统上又被称为淋巴管瘤（lymphangioma），是一种低流速脉管畸形，分为微囊型、大囊型、混合型。淋巴管畸形无内皮细胞数量的增加，其形态和功能正常，仅淋巴管管腔直径发生了变化，可伴有散在淋巴滤泡发生。

（一）临床表现

淋巴管畸形可发生在具有淋巴管系统的任何区域，头颈部最为常见，其次为腋窝、纵隔及四肢。大囊型淋巴管畸形表现为囊性肿物，触之有波动感，可因感染或囊内充血出现急剧肿胀。微囊型淋巴管畸形则表现为实质性病灶，通常与黏膜、皮肤以及大量皮下脂肪组织混合，伴或不伴渗漏清亮或血性的液体。

（二）辅助检查

1. 超声 是淋巴管畸形的首选筛查方式，可证实大囊型淋巴管畸形的囊性性质以及相邻的血管成分。微囊型淋巴管畸形可以表现为皮下脂肪样回声，见细小而无回声的狭缝或囊肿。

2. 磁共振 在明确病变范围、辅助制订治疗方案及评价预后等方面具有重要价值。病变常表现为T_1WI序列低信号、T_2WI序列高信号，以压脂序列显示最优，病灶内出血时可见囊腔内的液-液平面或者信号强度不均。

3. 治疗 硬化治疗是目前淋巴管畸形的首选治疗方法，尤其是大囊型淋巴管畸形，具有创伤小、恢复快、疗效好、不留瘢痕等优点。目前常用的硬化剂包括平阳霉素、博来霉素、多西环素、沙培林、表面活性剂型硬化剂等。

（三）介入操作技术

在超声或数字减影血管造影设备引导下穿刺病灶，将淋巴管畸形的囊内液体抽出。常规穿刺液为清亮淡黄色液体，继发感染时可呈脓性，有内出血时为暗红色不凝液体，当液体为血性时应注意观察液体是否可凝固，避免误穿血管。然后使用少量对比剂注入病灶腔内，显示病灶形态、分布，并在设备引导下注入适量硬化剂，严禁不进行硬化剂腔内注射的单纯抽液"治疗"。对于囊腔较大的病灶,可以在腔内置入"猪尾"引流导管,在数日内循序进行硬化剂注射和囊腔灌洗。

（四）并发症及处理

硬化治疗后病变部位会出现不同程度肿胀,如病人无不适反应,可以观察;如果肿胀明显,需应用皮质类固醇减轻肿胀。

（五）疗效评价

淋巴管畸形在经过治疗后缩小通常较缓慢,可在治疗后4～6周进行疗效评估。如需追加治疗,6～8周的治疗间隔期比较合适。一般来说,硬化治疗对大囊型淋巴管畸形疗效优,而微囊型病变疗效中等或欠佳。

二、静 脉 畸 形

静脉畸形（venous malformation）又称海绵状血管瘤（cavernous hemangioma）,是静脉异常发育产生的静脉血管结构畸形。静脉畸形无细胞增殖特点,病理表现为从毛细血管到腔穴不等的扩张血管腔窦。静脉畸形通常以单一静脉结构畸形存在,也可与其他血管结构畸形混合,形成毛细血管静脉畸形或淋巴管静脉畸形等混合畸形。

（一）临床表现

发生于浅表组织的静脉畸形病灶常呈青紫色,可高出皮肤或黏膜;位于深部的静脉畸形多表现为局部包块,皮肤、黏膜的颜色改变不明显。流速较高的静脉畸形可表现为体位试验阳性反应,包块体积随病人体位改变或静脉回流快慢而发生变化。低流速的静脉畸形病灶质地较硬,压缩性不明显。部分静脉畸形病人可触及大小不等、质硬、散在的静脉石,直径在0.3～1.0cm之间。

根据Puig分型将静脉畸形分为4型。Ⅰ型:孤立畸形静脉团,无引流静脉;Ⅱ型:畸形静脉团流入正常静脉;Ⅲ型:畸形静脉团引流入发育异常的静脉;Ⅳ型:发育不良的静脉扩张。

（二）辅助检查

1.超声 是静脉畸形首选筛查手段,表现为可压缩的低回声病变,少数表现为等回声或高回声病变。当有静脉石存在时,超声下可见强回声团伴后方声影。

2.MR 是评估静脉畸形范围、辅助制订治疗方案及预后评价的首选影像学检查。静脉畸形在T_1加权像呈低信号或等信号,T_2加权像压脂序列是静脉畸形的最佳选择,表现为高信号团块影。静脉石表现为T_1、T_2加权像上的低信号区。

3.X线平片 病变累及骨质时可用于确定瘤体范围及骨质的变化;可确认静脉畸形腔内钙化灶及静脉石。

（三）治疗

硬化治疗是目前治疗静脉畸形的一线方法。它将硬化剂直接注入病变血管内,通过其化学刺激作用造成局部血管内皮损伤,进而发生血栓、内皮剥脱和胶原纤维皱缩,使血管闭塞最终转化为纤维条索,从而去除病变血管。目前常用的硬化剂包括平阳霉素、博来霉素、无水乙醇、表面活性剂型硬化剂等。

（四）介入操作技术

采用头皮针穿刺病灶后利用血管造影来判断病变的形态、范围及引流静脉回流情况,并在数字减影血管造影设备监测下注入硬化剂。根据畸形血管团造影特点选择合适的硬化剂,切勿将硬化剂注射入正常血管中。对于累及范围极大或高流速型静脉畸形,使用弹簧钢圈或胶置于较大的静脉湖或静脉腔内可激发血栓形成、降低血流速度,有助于硬化剂驻留。

（五）并发症及处理

治疗后24h内是病灶部位肿胀最严重的时期,注射皮质类固醇、抬高注射区域体位、冰敷等都有助于缓解肿胀反应。对于病灶邻近气道的病人,治疗后可能需要保持气管带管状态或在治疗前进行预防性气管切开。术后应关注病人尿量,注入大量硬化剂后可出现因溶血反应导致的血尿,应给予积极补液并应用适量的碳酸氢钠碱化尿液。部分病人术后可出现张力性水疱,需避免皮肤破损、感染,通过正确的护理是完全可以治愈的。

三、动静脉畸形

动静脉畸形(arteriovenous malformation)以往称为蔓状血管瘤(cirsoid angioma),是由于胚胎期脉管系统发育异常而导致动脉和静脉直接吻合所形成的畸形血管团。动静脉畸形病灶内的血流阻力低,血流量增大,造成供血动脉增粗、增多、扭曲,并窃取大量邻近正常组织的供血以满足病灶的高流量血供;同时回流静脉内压力增高、流速加快,产生回流静脉扩张、静脉壁增厚,形成静脉动脉化。

(一)临床表现

病灶通常随身体发育而成比例增长,可长期保持稳定,也可在短期内迅速增大,这种情况通常出现在外伤、青春期或孕期体内激素变化及不恰当的治疗时。动静脉畸形的特征性表现是皮温增高的搏动性肿块,表面可触及震颤,局部可闻及连续性吹风样杂音。病灶部位及周围区域内可见念珠状或条索状的迂曲粗大血管。病变后期,畸形血管团内动静脉分流可继发神经系统症状或因明显的窃血而出现远端肢体缺血性溃疡、坏死或充血性心衰。

(二)辅助检查

1.**超声**　可检测动静脉畸形的高流量特征,显示无数扩张的血管穿过受累组织,频谱分析同时见低阻力的紊乱动脉血流。

2.**CT**　表现为不规则的低、等或高密度混杂的病灶,增强可见团块状强化。CT血管成像可更好地显示供血动脉及回流静脉的情况。

3.**血管造影**　可以精确观察畸形血管团内部的构成,为术者制订手术方案提供帮助。造影可见1支或多支增粗的供血动脉进入紊乱的畸形血管团,同时可见扩张扭曲的引流静脉提早显影。

(三)治疗

介入治疗已成为目前该病的首选治疗方法。外科手术可用于介入硬化栓塞后仍需改善外观以及介入治疗后感染的清创。

(四)介入操作技术

动静脉畸形治疗的关键是消灭异常血管团,严禁单纯行供血动脉结扎或栓塞。目前常用的介入治疗主要包括栓塞术与硬化术。栓塞术是将栓塞剂或栓塞器械(如弹簧圈)植入畸形血管腔内,通过物理性堵塞方法降低病变的流速,提高后续的硬化治疗效果,也可作为手术切除前的辅助性栓塞。硬化术是指经皮穿刺畸形血管团,向其管腔内直接注射硬化剂进行硬化治疗。无水乙醇是目前唯一可达到治愈动静脉畸形的液体硬化栓塞剂,但在应用时,切勿将无水乙醇注入正常血管内,它会导致神经、肌肉和结缔组织的坏死。

(五)并发症及处理

1.**组织坏死**　与无水乙醇发生溢流有关。术中应严格控制无水乙醇的注射剂量,每次注射后需等待5~15min后造影,再决定是否再次注射。

2.**心肺功能意外**　症状轻者通过暂停注射、吸氧等治疗自动缓解;症状重者需静脉注射硝酸甘油。

3.**暂时性血红蛋白尿**　主要出现在大剂量使用无水乙醇的病例中。注射较大剂量的无水乙醇后应该注意加大补液量并应用碳酸氢钠碱化尿液。

四、其他血管畸形

毛细血管畸形(capillary malformation),又称葡萄酒色斑、鲜红斑痣,好发于头、面、颈部,也可累及四肢和躯干。其表现为边缘清楚而不规则的红斑,随着年龄的增长,病灶颜色逐渐加深、增厚，并出现结节样增生。严重的病变可伴有软组织和骨的增生，导致局部增大变形。治疗方式主要包括激光治疗、光动力治疗、手术治疗等。

　　除此之外，临床部分病人可同时表现为 2 种或 2 种以上的混合型血管畸形，如 Klippel-Trenaunay 综合征、Parkes-Weber 综合征、CLOVES 综合征、Sturge-Weber 综合征、Maffucci 综合征、Proteus 综合征、Bannayan-Riley-Ruvalcaba 综合征、CLAPO 综合征、Servelle-Martorell 综合征等。在治疗上需对病情进行充分评估，决定合适的治疗方法，目的是减少致死率及致残率，而不是根治疾病本身。

（张　靖）

第十二章 血管通道的建立与维护

随着老年病人增多，肿瘤和慢性疾病发病率升高，静脉治疗新理念、新工具、新技术的推广，静脉导管等血管通路装置在临床上发挥着越来越重要的作用。临床常用的血管通道包括外周静脉导管、经外周静脉穿刺的中心静脉导管（peripherally inserted central venous catheter，PICC）、中心静脉导管（central venous catheter，CVC）、完全植入式静脉输液装置（totally implantable venous access device，TIVAD）、血液透析通道等。本章将重点介绍 PICC、TIVAD 置入和取出以及血液透析通道的介入维护。

第一节 经外周静脉穿刺的中心静脉导管

一、概　　述

经外周静脉穿刺的中心静脉导管（PICC）是从外周静脉穿刺插管，将导管头端送至上腔静脉内的技术。该技术的出现减少了频繁静脉穿刺的痛苦，保护了病人外周静脉，减轻了医护人员的工作负担，目前已在临床广泛应用。

二、临 床 应 用

PICC 管在临床应用范围较广，比如需要长期静脉营养的病人，或者手术前后需要长期化疗的病人，都需要一条长期、可靠的深静脉输液通路。

（一）适应证

1. 需要长期静脉输液，但外周浅静脉条件差，不易穿刺成功者。
2. 需反复输入刺激性药物，如化疗药物、细胞毒性药物者。
3. 长期输入高渗透性或黏稠度较高的药物，如高糖、脂肪乳、氨基酸等。
4. 需要使用压力或加压泵快速输液者，如输液泵等。
5. 需要反复输入血液制品，如全血、血浆、血小板等。
6. 需要每日多次静脉抽血检查者。

（二）禁忌证

1. 病人身体条件不能承受插管操作，如凝血功能障碍、免疫抑制者。
2. 已知或怀疑病人对导管所含成分过敏者。
3. 既往在预定插管部位有放射治疗史者。
4. 既往在预定插管部位有静脉炎和静脉血栓形成史、外伤史、血管外科手术史者。
5. 局部组织因素，影响导管稳定性或通畅者。

（三）并发症

1. 置管时并发症　包括送管困难，导管异位，误伤动脉、神经，局部出血和血肿等。

2. 置管后并发症　包括有静脉炎，导管感染，静脉血栓形成，导管堵塞，穿刺点渗血、渗液，导管脱出异位等，导管断裂少见。

三、器　　械

PICC 穿刺包，内含 20G 穿刺针、导丝、刀片及撕脱鞘；PICC 管套装，内含中心静脉导管、接头和肝素帽。PICC 管是由硅胶材料制作而成，长度为 60cm，具有高生物相容性和放射显影的特性。

四、技术与方法

根据穿刺静脉能否肉眼所见，可分为床边直视下置管和影像设备引导下置管。前者就是选择肉眼所见的表浅静脉进行穿刺。后者可在 B 超、X 线透视引导下，通过观察屏幕上显示的间接血管影像进行穿刺。PICC 置管通常选择病人非利手侧肘窝部的静脉，首选贵要静脉，次选肘正中静脉，头静脉为第三选择，必要时选择肱静脉（图 12-1）。贵要静脉粗直，静脉瓣较少，常作为首选。直视下穿刺选择弹性及显露性好的血管，影像设备引导下则可以选择肉眼不易观察到的贵要静脉。

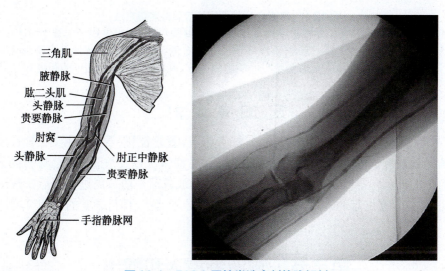

三角肌
腋静脉
肱二头肌
头静脉
贵要静脉
肘窝
头静脉
肘正中静脉
贵要静脉
手指静脉网

图 12-1　PICC 置管常选穿刺静脉解剖

PICC 置管操作步骤：

1. 穿刺器械的准备，冲洗穿刺针、导管、撕脱鞘等。

2. 测臂围，于肘上 7cm 处测量，便于监测可能发生的并发症，如渗漏、上肢静脉血栓形成等。若无法在术中定位，则需要在消毒铺巾之前预先测量留置导管长度，测量从静脉穿刺部位到同侧腋窝皱襞到右侧胸锁关节，再到右侧第三肋间隙下方的距离（图 12-2）。

3. 上臂近腋窝处扎止血带使静脉充盈，便于穿刺。

4. 肘上两横指穿刺区域消毒，铺洞巾，超声或透视下通过手背留置针推注少量对比剂充分显示肘部上臂静脉。确定穿刺点后以 1% 利多卡因局部浸润麻醉。

5. 穿刺置管静脉，穿刺针 30°～45° 角穿透静脉前壁，见回血后松开止血带，引入导丝，退出穿刺针后用刀片切开穿刺点皮肤，置入撕脱鞘。

6. 置入导管，退出鞘内扩张管，往鞘内匀速、缓慢送入导管，当导管进入肩部时，嘱病人将头转向穿刺侧，下颌靠肩，以防导管进入颈静脉。若无术中定位设备，则根据体外测量确定置管长度。送入预留长度导管后，退出撕脱鞘和导管内芯。

7. 连接固定导管，剪切掉多余长度的导管，外露长度 5cm 为宜，连接导管尾端和接头，旋上肝素帽，10ml 注射器回抽见血后，以肝素水脉冲式冲洗导管，固定装置将导管固定于皮肤，以不影响病人肘关节活动为佳。

8. 床边置管成功后，常规拍摄胸片了解导管头端位置。

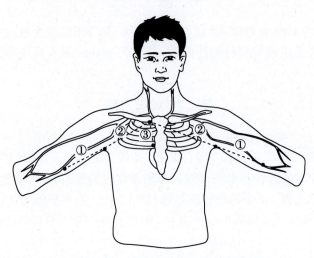

图 12-2 PICC 导管留置长度体外测量方法

床边置管预测量 PICC 导管长度应从穿刺点（前臂圆形标记）沿虚线至上臂中点①、腋窝皱襞（腋窝圆形标记）、顺锁骨下虚线②至右侧胸锁关节旁（胸骨右上圆形标记），转向下沿胸骨柄③至右侧第三肋间隙的下方（胸骨右下圆形标记）的距离。

五、日 常 维 护

PICC 导管置管后记录应包括置管日期、置管原因、置管位置、导管直径、导管长度、病人血管外多余的导管长度、管腔数量、导管尖端位置、并发症情况以及放置 PICC 导管的人员姓名。上肢臂围的记录可以有效地评估未来的并发症。导管放置后一般每周进行术后护理，包括术后并发症的观察，对导管进行冲洗，保持管腔通畅，防止导管堵塞，保持导管的长期可用性。

第二节 输液港置入和取出

一、概 述

输液港又称完全植入式静脉输液装置（TIVAD），是一种可植入皮下、长期留置体内的输液装置。输液港类型众多，按药盒材质分类有树脂、钛合金两类；按导管材质分类有硅胶、聚氨酯两类；按耐压情况分类有不耐高压、耐高压两类；按设计分类有单腔、双腔两类。各类 TIVAD 共同特点是在皮下植入注射座或储液囊，连接中心静脉导管，建立长期血管通路，发挥类似港口（port）的作用，故称"输液港"。因其使用方便、感染风险低、维护简单、使用期限长且皮肤外表美观，近年来广泛应用于需要长期或多次重复给药以及化疗药物输注的病人。

TIVAD 由注射座（又称港体）和硅胶导管两部分组成。由于是完全植入皮下的装置，体外不暴露任何部件，不需要经常换药和护理，长期留置情况下局部和全身感染率低。此外，病人携带方便，日常活动不受限制，接受药物治疗方便轻松，提高了病人生活质量。TIVAD 的临床应用日益广泛，明显优于其他长期静脉输液通路，是肿瘤病人的最佳选择。本节重点介绍 TIVAD 的置入和取出。

二、输液港置入

TIVAD 置入适合于各种恶性肿瘤长期的姑息性治疗。

（一）适应证

1．需要输注有毒性、刺激性高渗药物者，如化疗药等，此类药物经外周静脉给药容易引起静脉炎。

2．需要长期输注肠外营养等高渗性药物者，如短肠综合征病人等。

3．需要长期或间断静脉输液治疗者。

4．需要反复输注血液制品者。

5．需要频繁血液采样监测者。

（二）禁忌证

1．全身或手术部位局部感染未控制者。

2．病情严重，不能耐受、配合手术者。

3．已知对 TIVAD 材料过敏者。

4．静脉回流障碍如上腔静脉综合征或穿刺路径有血栓形成者（相对禁忌证）。

5．严重的凝血功能障碍者（相对禁忌证）。

（三）TIVAD 术前评估和准备

1．术前需要进行详细评估，包括病史、体格检查、实验室检查和影像学检查。病史方面主要是家族和个人的出血倾向及既往有无中心静脉插管、血栓形成病史。此外还需询问病人近期是否服用过抗血小板药、抗凝药和抗血管生成靶向药。体格检查包括病人的拟置港部位皮下脂肪的厚度，局部穿刺点和囊袋位置的皮肤情况，评估输液港穿刺通道的可行性。

2．推荐术前对拟置管血管做超声检查。

3．完善术前相关常规检查，包括血常规、凝血功能、超声学检查。

4．告知手术相关风险（包括病人病情、手术目的和方式）、术中术后注意事项、可能出现的并发症、替代治疗方式及治疗费用等，签署知情同意书。

（四）置管部位选择

1．主要包括颈静脉、锁骨下静脉、股静脉、头臂静脉、腋静脉和贵要静脉等（图 12-3）。推荐优先选择右侧颈内静脉、左侧颈内静脉及双侧锁骨下静脉，股静脉用于最后选择。相对于锁骨下静脉或颈内静脉置入，经上臂静脉输液港置入具有无血胸、气胸风险及无胸部瘢痕等优势。股静脉入路适用于常规入路不可取，胸壁皮肤感染，不能平卧的病人。

2．避开解剖扭曲、变异部位，局部有感染、肿瘤侵犯、放疗过的部位，或存在其他血管内设备（起搏器、透析导管等）的部位。

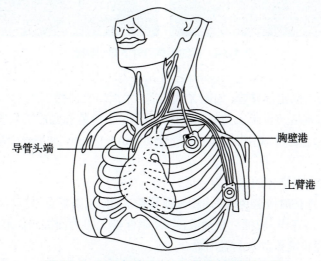

导管头端　　　　胸壁港

上臂港

图 12-3　不同部位 TIVAD 置管穿刺静脉入路

3. 置管部位取决于术者习惯、病人病情、病人要求等相关因素。

4. 置管方式以经皮穿刺为首选。

（五）器械

TIVAD 置入需要准备静脉穿刺包，包括刀柄、刀片、蚊式血管钳、组织剪和线剪、无齿镊、持针器及皮肤拉钩等。TIVAD 套件包括导管、港体、固定锁、穿刺针、导丝、扩张器、隧道针、可撕裂鞘管。

（六）操作中注意事项

1. 严格无菌操作，消毒范围应超出拟置管、埋港部位 15cm 以上。

2. 不推荐常规预防性应用抗生素，但对免疫力低下或新生儿病人等可酌情考虑使用。

3. 推荐超声引导下穿刺目标血管，如未配备超声仪，建议先用 21～22G 微创针穿刺（图 12-4）。

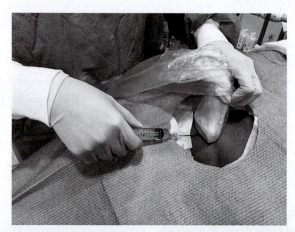

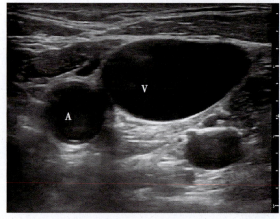
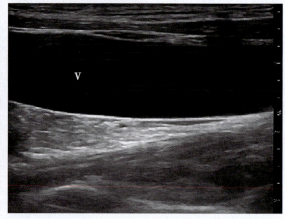

图 12-4　实时超声引导下穿刺静脉

4. 推荐术中 X 线辅助定位导管，如无 X 线设备，术后应立即摄 X 线片，确定导管位置。

5. TIVAD 导管末端应该位于上腔静脉下段，不超过上腔静脉与右心房交界点。胸部 X 片上导管末端大致位于 $T_{6\sim8}$ 之间、超出右侧主支气管 2.9cm±1.3cm，这是输液港置入成功的一个重要标准（图 12-5）。

6. 囊袋制作的大小以港体的大小为合适。

7. 注射座与导管连接时应避免暴力挤压、血管钳夹闭，以防导管破损。

8. 港体与导管连接完毕，应插针做抽吸测试，确保能无阻力回抽到血液和注入生理盐水、连接处无渗漏发生，才能将港体放入囊袋中缝合。

9. 缝合囊袋前，应对囊袋腔隙进行充分止血。

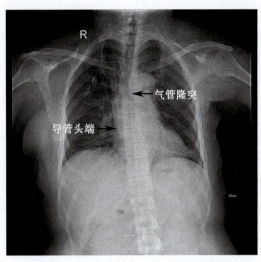

图 12-5　TIVAD 导管头端标准位置

10. 操作完成后，需告知病人术后注意事项，包括定时维护，如何预防相关感染、血栓及异位等并发症。一旦发生局部红、肿、热、痛及其他不适，需及时与医师或护士联系，以便早期发现并发症，早期处理。

（七）并发症及处理

1. 穿刺并发症　穿刺可能会引起相伴动脉、神经损伤，动静脉瘘及血肿形成等并发症。颈内静脉及锁骨下静脉穿刺可能会损伤肺尖，引起气胸、血气胸等。超声引导下穿刺静脉，可显著提高穿刺成功率，避免穿刺所致并发症。若无术中超声引导设备，建议术前至超声科做静脉定位，标记静脉位置。

根据体表标记盲穿时，建议首先采用 21～22G 微创针进行穿刺。如果穿刺时出现气胸，应继续在穿刺侧尝试或待气胸吸收后择日再穿刺，而不应改为对侧穿刺，以免出现双侧气胸，引起严重呼吸窘迫症状。

2. 空气栓塞　中心静脉导管放置中空气栓塞非常少见，但是可能会致命。如果病人出现明显呼吸急促、发绀、低血压和心前区涡轮样杂音（由气体和水混合后产生），需要考虑静脉空气栓塞（肺栓塞）可能。此时应立刻让病人呈左侧卧位，然后通过导管吸出气体，这样也会使气体移至右心室，气体可在右心室变成小的水泡，后者可能会顺利通过肺循环而不产生症状，同时给予高浓度氧气吸入。TIVAD 置入过程中要尽量保持系统封闭，注射器退出时用示指堵住穿刺针尾，以防止空气进入，向可撕脱鞘内插入导管时嘱病人屏住呼吸，或让病人做 Valsalva 呼吸。

3. 心律失常　导丝、导管进入右心房，刺激到窦房结时，可引起病人心律失常，及时撤出导丝、导管，症状可消失。

4. 心包、血管穿透伤　无论是进导管还是导丝，当遇到阻力时，均不应暴力强行送入。如有阻力，应退出并调整方向，或在透视监视下进入。必要时行造影，了解导管位置。

5. 感染

（1）TIVAD 使用中发生的感染包括局部皮肤感染、囊袋感染和导管感染。当 TIVAD 使用中出现穿刺点红肿、渗液及囊袋皮肤红肿伴疼痛，应考虑为局部皮肤、囊袋感染。TIVAD 使用后即出现不明原因的寒战、高热，伴有白细胞升高，无其他明显感染部位，应考虑导管感染可能；尤其是外周血培养出金黄色葡萄球菌、凝固酶阴性葡萄球菌或白念珠菌，没有其他可识别感染源时，应高度怀疑为导管相关性血液感染。

（2）穿刺部位皮肤污染是引起感染的最主要原因。感染一般是在穿刺点污染，然后沿着注射座移行进入管腔内或通过血液播散，以革兰氏阳性菌如金黄色葡萄球菌、凝固酶阴性葡萄球菌等最常见，其次有革兰氏阴性杆菌和白念珠菌等。导管相关感染发生率随使用时间增加而增加。因此，在TIVAD使用和维护中应充分强调无菌操作，护士应参与专业培训。

（3）抗生素治疗开始前应同时做外周血培养和TIVAD抽血培养。如果外周血培养阴性、TIVAD抽血培养阳性，可诊断为导管感染；如果外周血培养阳性、TIVAD抽血培养阴性，可排除导管相关感染；如果两者皆阳性，血培养为同一病原体，来自导管样品中检测到的微生物生长比外周静脉样品中检测到的微生物生长提前至少2h，则诊断为导管感染。

（4）临床上考虑导管相关血液感染但血培养结果尚未报告前，应该经验性使用抗生素，选用针对革兰氏阳性菌抗生素。明确导管感染后，应采用全身抗感染治疗。根据药敏结果选用抗生素。一旦经抗感染治疗难以控制或反复出现导管相关感染，要考虑导管表面或TIVAD内有顽固性细菌群存在，此时靠全身抗感染治疗无法完全杀灭，应取出TIVAD设备。

6. 纤维蛋白鞘　纤维蛋白鞘是覆盖于植入导管表面的含纤维蛋白血栓进一步发展而成的血管化纤维结缔组织，导管末端位置不正确是其诱发因素之一。因此强调，导管末端应尽量靠近右心房。对纤维蛋白鞘，可尝试用尿激酶封管方法处理。

7. 血栓　TIVAD血栓包括导管内血栓和导管外血栓。导管内血栓多因长时间未冲洗导管，或导管末端位置不佳所致。血液反流至导管内凝固堵塞导管，表现为导管回抽不到血，推注液体困难，还需排除导管扭折可能。定期冲洗维护导管可减少导管内血栓发生。发生血栓后可尝试用尿激酶等封管处理。导管外血栓主要是置管静脉发生血栓，病人表现为一侧肢体、颜面部肿胀，应及时予以抗凝或溶栓治疗。

8. 导管断裂　导管断裂主要由外力因素导致，原因有暴力钳夹导管、连接导管锁扣时动作粗暴、夹闭综合征等。导管裂缝、断裂后应及时取出，对已断裂脱落至心脏、肺动脉的导管，可采用介入方法取出。

9. 夹闭综合征　夹闭综合征见于锁骨下静脉置管时，导管在进入锁骨下静脉前，于第一肋骨与锁骨交叉处被夹住，以致导管阻塞症状。夹闭综合征时导管被邻近骨性结构反复压迫，会逐渐出现裂缝直至完全断裂。如证实导管裂缝、断裂，应及时取出TIVAD。锁骨下静脉穿刺时穿刺点尽量靠外，避开第一肋骨与锁骨夹角，或选用颈内静脉穿刺，有助于预防夹闭综合征。

10. 导管功能障碍　导管功能障碍发生率为1.3%～15%，如果从导管回抽血受阻，则可能是发生了导管血栓形成、药物结晶阻塞或导管扭折等。严格按照输液港使用和护理要求可有效预防非血栓形成性阻塞。导管头端紧贴血管壁也可引起机械阻塞，导管头端保持合适位置可以预防其发生。

（八）TIVAD使用和维护

TIVAD使用和维护应由经过培训的护士进行，主要注意点：①严格执行无菌操作；②使用前评估局部有无并发症，触摸TIVAD轮廓，检查同侧胸部和颈部静脉是否有血栓、红斑、渗液或漏液等现象；③推荐用2%葡萄糖酸氯己定或高效碘消毒皮肤；④必须使用无芯针；⑤无芯针穿刺后，调整无芯针斜面背对注射座导管锁接口，冲管时应有效地冲刷注射座储液槽残余药液及血液，以免导管阻塞及相关感染发生；⑥回抽血确认通畅，并弃血5ml；如无回血，采取措施评估TIVAD是否通畅；⑦采用生理盐水脉冲式冲管，稀释肝素液正压封管；含安全阀或前端闭合式设计导管用生理盐水冲洗；每次使用后均需冲洗，每个管腔均要冲洗；封管液为100IU/ml浓度的肝素盐水，其使用量应掌握在导管容积加延长管容积的2倍；⑧如果连续使用TIVAD，无芯针和透明敷料应每周更换或松脱时随时更换；纱布敷料每隔一日更换或敷料变湿、变脏、松脱时随时更换；输液接头每周更换，遇接头脱落、污染或受损，经接头采集血标本后随时更换；⑨与病人积极沟通交流，重视任何不适主诉；观察液体输注情况，出现输液速度减慢及需变换体位方可顺利输注等现象时应做X线检查，确定有无导管夹闭综合征发生，以便及早处理；⑩不可使用高压注射泵注射对比剂，或强行冲洗导管（耐高压TIVAD除外）。

治疗间歇期连续 1 个月未使用 TIVAD,应进行常规维护。使用病人手册并详细记录穿刺维护情况。

三、输液港取出

肿瘤病人化疗结束后无需长期或间断治疗时,或者出现港体感染或导管功能障碍无法正常使用时,常需取出 TIVAD。

TIVAD 取出前需做常规凝血功能、血常规等检查,严格无菌操作,可利用置入时的皮肤切口。局部麻醉后切开时需注意避免损伤导管连接部,导致断管后回缩至静脉内。长期留置 TIVAD 会导致形成白色坚韧的纤维膜包裹药盒,此时必须切开后纤维膜撤出药盒,小心剥离 TIVAD,取出后检查 TIVAD 完整性,残留的皮下囊袋腔隙需进行深部缝合,避免因形成血肿而增加创口感染机会。完成手术后需告知病人术后注意事项。

第三节 血液透析通道的介入维护

一、概 述

血液透析通道是将血液从体内引出,再返回体内的通道。它是进行血液透析的必需条件,也是维持性血液透析病人的生命线。血液通路可分为临时性血液通路和永久性血液通路。前者主要指外瘘和采用静脉插管法建立临时性血液通路,后者指动静脉内瘘。外瘘是指在体外采用穿刺方法使用特殊导管将动脉和静脉直接相连。内瘘是指将前臂靠近手腕部位的动脉和邻近的静脉做一缝合,使吻合后的静脉中流动着动脉血,形成一个动静脉内瘘,静脉扩张,管壁肥厚,可耐受穿刺针的反复穿刺。内瘘成熟一般需要 4~8 周。

血液透析通道应该首选自体动静脉内瘘。当自体动静脉内瘘无法建立的时候,次选移植物内瘘,中央静脉导管应作为最后的选择。目前我国多数地区的一些统计显示,自体动静脉瘘是我国维持性血液透析病人的主要血管通路类型,但中央静脉导管已经成为第二位的通路类型,移植物内瘘所占比例最低。

动静脉内瘘用自体有双重血供的动脉及其伴行或邻近的静脉制作动静脉内瘘,是目前维持性血液透析最常用的,也是最理想、安全且能长期使用的血管通路。通常建立在肘部尺动脉和尺静脉之间。常见并发症:血管通道狭窄、血栓形成、内瘘瘤样扩张、真性或假性动脉瘤形成以及窃血综合征、感染、心内膜炎等。本节将重点介绍血液通路的建立以及常见并发症的介入维护。

二、常用透析导管类型

透析导管为双腔导管,包括有袖套的(皮下隧道型导管)和无袖套的(非皮下隧道型导管)两种类型。这些导管通常设计成固定的长度,适用于大多数成人和儿童病人。有些病人上肢可能有外科手术建立的透析通道,所以应尽量避免经锁骨下静脉置管,而推荐经颈外静脉或颈内静脉穿刺入路。皮下隧道最好经颈部向下,跨过锁骨将皮肤出口放在上胸壁。选择合适尺寸的导管,以保证将导管的头端留置在合适的位置(下腔静脉连接右心房处或接近右心房处)。导管上的袖套要放在隧道内,最好靠近导管皮肤出口处,以便于将来拔除导管。

三、血液透析通道的介入处置

(一)血液透析通道的建立

合适的血管通道是确保血液透析能长期维持的重要保证。临时性外瘘的透析导管易发生感染和血栓形成，长期通畅率低。对于急性肾衰的病人，可采用改良 Seldinger 技术置入双腔透析导管，通常可选择股静脉、锁骨下静脉或颈内静脉。不同部位的血液透析通道建立分别介绍如下。

1.股静脉途径　股静脉途径置管常用于：①弥散性血管内凝血后易出血病人，血小板降低，或需要使用肝素或华法林者；②已有锁骨下静脉、无名静脉或上腔静脉血栓形成者；③有肺水肿无法耐受头低脚高位者；④过度肥胖者。

股静脉置管常用于住院需急性血液透析病人。早期并发症包括出血、感染、股动脉损伤、邻近神经或淋巴管损伤。迟发并发症包括静脉狭窄或血栓形成。股静脉置管不适于长期透析病人。

2.锁骨静脉途径　锁骨静脉置管的优点在于：①导管不受头颈部、上肢活动的影响；②病人可以自己维护；③病人舒适度相对较好。

锁骨静脉置管可选择锁骨下或锁骨上静脉。早期并发症包括气胸、锁骨下动脉损伤、房性或室性心律失常、心肌穿孔、上腔静脉损伤和臂丛神经损伤。迟发并发症包括锁骨下静脉狭窄或血栓形成、动静脉瘘、感染。

3.颈内静脉途径　颈内静脉置管适合各种类型的血液透析导管，因而也是目前最常用的置管部位。较锁骨下静脉置管而言，颈内静脉置管发生血栓和感染的概率相对较小。

4.下腔静脉途径　下腔静脉置管适合于上述静脉有狭窄或血栓形成无法置管的病人。可采用经椎旁穿刺的方法置入双腔导管。

（二）血管通路狭窄

血管通路狭窄常见的原因是人造内瘘或移植血管的血栓形成。任何物理检查、血流量测定或是静态静脉压有持续异常时需尽快做影像学检查，包括彩色多普勒超声、CT 血管成像及 DSA 造影等，其中 DSA 造影是诊断金标准。

1.干预指征　当狭窄超过周围正常血管管径 50%，并伴以下情况者：①内瘘自然血流量 <500ml/min；不能满足透析处方所需血流量。②透析静脉压升高，穿刺困难。③透析充分性下降。

2.狭窄分型　包括 I 型、II 型和 III 型狭窄。I 型狭窄为吻合口狭窄，狭窄位于吻合口或紧靠吻合口处。II 型狭窄为穿刺处狭窄，包括两种情况：①较短的穿刺处狭窄或两穿刺点之间的静脉狭窄。原因可能与内瘘成熟前行静脉穿刺有关。②多处或较长的穿刺处狭窄。原因可能系反复穿刺致使静脉壁纤维组织增生所致。III 型狭窄为血管汇合处狭窄，主要指上臂内瘘血管汇合处狭窄。多见于肱动脉 - 头静脉内瘘，狭窄位于头静脉与腋静脉汇合处。

3.处理方法　血管通路狭窄的处理包括经皮腔内血管成形术（PTA）及外科手术。发生在动静脉吻合口或近吻合口静脉侧者可选择外科手术或经皮血管成形术，发生在穿刺部位优选 PTA（图 12-6）。

（三）血管通路血栓形成

1.形成原因　血管通路血栓形成好发于人造内瘘或移植血管的吻合口、内瘘流出道、动脉流入段或移植物中段。早期血栓形成常因动静脉吻合手术损伤引起。迟发血栓形成常因静脉瘤或移植物内膜增生导致。此外，血液透析时反复穿刺，造成通路管腔狭窄，一旦有压迫过久等诱因，也可引起血栓形成。

2.干预措施　一旦发现血栓应尽早干预。措施包括：手法按摩、药物溶栓、Fogarty 导管取栓、手术切开取栓和内瘘重建等。伴有血栓形成的狭窄应尽快处理，推荐术中结合影像学评价内瘘，可采用经皮介入技术取栓并行血管成形术，或外科手术取栓并纠正血管狭窄。

（四）假性动脉瘤

动静脉内瘘移植物由于反复穿刺出血，在血管周围形成血肿，并与内瘘血管相通，伴有搏动，称为假性动脉瘤。其瘤壁是血肿机化后形成的纤维壁。

处理指征是假性动脉瘤直径大于正常移植物 2 倍，或不断增大有破裂风险、穿刺范围受限、威胁被覆皮肤存活、临床症状明显（如疼痛或强搏动感）及继发感染等。

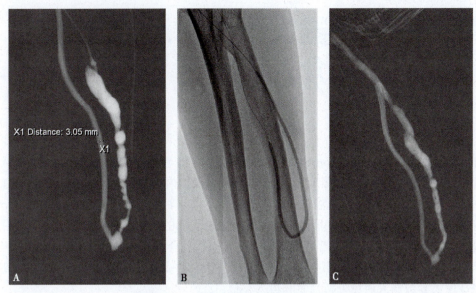

图 12-6　动静脉吻合口狭窄 PTA 治疗

A. 扩张前见头静脉动静脉吻合点，静脉流出段明显狭窄。B. 采用 3mm×120mm 球囊扩张。C. 扩张后见动静脉吻合及静脉流出段狭窄明显改善。

处理方法包括：①保守治疗如避免穿刺，佩戴护腕；②外科处理，如切除受累段并间插人工血管、放置覆膜支架等。

（五）通路相关性缺血综合征

透析通路相关性缺血综合征（dialysis access induced ischemic syndrome，DAIIS）是指动静脉瘘建立后，局部血流动力学发生变化，造成远端肢体供血减少，出现缺血性改变的一组临床症状综合征。主要有肢体发凉、苍白、麻木和疼痛等症状，严重者可出现坏死。

临床分级依据临床缺血程度将 DAIIS 分为 4 级。0 级：无缺血症状；1 级：轻度，手指末端发凉，几乎不伴有其他临床症状；2 级：中度，透析或运动时出现肢体缺血性疼痛；3 级：重度，静息状态下出现疼痛或组织出现溃疡、坏疽等症状。

治疗包括：保守治疗针对症状较轻、临床分级为 1 级者。手部保暖、功能锻炼及改善血液循环的药物治疗；手术治疗针对缺血症状严重、临床分级为 2~3 级者。可采用如下方法：①吻合口远端桡动脉结扎术（适于存在窃血现象者）；② PTA 术，应用于内瘘动脉存在狭窄者；③内瘘限流术，适用于内瘘流量过高者，包括环阻法、折叠缩窄法等；④流入动脉重塑术，包括吻合口远心端与近心端动脉旁路术、内瘘静脉与吻合口远心端动脉旁路术、内瘘静脉与吻合口近心端动脉旁路术等术式；⑤结扎内瘘。

（朱晓黎）

第十三章　器官移植术后并发症的介入治疗

器官移植（organ transplantation）指通过手术等方法，将一个正常的器官整体或局部从一个个体（供体）转移到另一个个体（受者）的过程，以替换病人体内已损伤的病态或衰竭的器官。器官移植已成为拯救终末期器官衰竭常规且有效的治疗手段。目前器官移植技术发展迅速，特别是肝、肾等实体器官移植，为终末期肝病、肾病病人带来了新的生存希望，但器官移植术后相关并发症的发生仍是移植科医师和受者需要面对的重要问题。介入诊疗技术作为一种微创、安全、有效的治疗手段，在肝肾移植术后相关并发症的诊断和治疗中起着非常重要的作用，可提高移植物的存活率，使大多数病人避免外科修复和再次移植。

第一节　肾移植术后相关并发症

一、概　　述

肾移植术后血管并发症主要包括移植肾动脉狭窄（transplant renal artery stenosis，TRAS）、移植肾动脉血栓或栓塞、动脉吻合口出血、移植肾动脉假性动脉瘤、移植肾静脉血栓及移植肾破裂等。肾移植术后血管并发症发生率较低，但一旦发生，病情进展迅速，后果严重。肾移植术后尿路并发症是肾移植早期失败的重要原因，发生率为4%～20%，主要包括输尿管狭窄、尿漏、移植肾周围积液等。介入治疗技术作为一种安全、微创、效果显著的方法，已成为肾移植术后各种并发症的主要诊治方法。本章将介绍需要介入微创处理的肾移植术后并发症，主要包括血管相关并发症、尿路并发症及移植肾不耐受综合征。

二、血管并发症

（一）移植肾动脉狭窄

移植肾动脉狭窄（TRAS）是最常见的肾移植术后血管并发症，发生率为1%～23%，常发生在吻合口附近，在术后3个月至2年内最易发生，临床常表现为难治性高血压，若未及时处理，可降低移植肾的功能和长期存活率。

1. 病因　TRAS发生原因尚有争议，可能原因包括免疫排斥因素和非免疫因素，如急慢性排斥反应、供肾缺血时间过长、手术缝合技术、肾动脉扭结以及巨细胞病毒感染等。

2. 临床表现与诊断

（1）症状、体征及实验室检查：①难治性高血压；②少尿、水钠潴留、水肿；③血清肌酐进行性升高＞30%；④移植肾区新出现的血管杂音等。

（2）影像学检查：①彩色多普勒超声为首选检查。移植肾动脉收缩期峰值血流速度（peak systolic velocity，PSV）＞250cm/s、叶间动脉阻力指数（resistance index，RI）＜0.51、移植肾动脉与叶间动脉PSV比值＞10，提示TRAS发生的可能性大；当移植肾动脉PSV＞280cm/s基本可诊断TRAS。②肾动脉血管造影：是诊断TRAS的金标准，可明确狭窄的部位及狭窄程度，狭窄的程度可分为轻度（25%～49%）、中度（50%～75%）和重度（＞75%）。对比剂有一定的肾毒性，需控制使用剂量。

3. 治疗

（1）保守治疗：如移植肾功能稳定，彩超提示移植肾动脉 PSV＜180cm/s，阻力指数＞0.5，移植肾动脉狭窄小于 60%，可采取保守治疗，应用血管紧张素转换酶抑制剂（ACEI）或血管紧张素受体拮抗剂（ARB）可取得较好的临床疗效。

（2）介入治疗：介入腔内治疗是处理移植肾动脉狭窄的首选方式，主要包括经皮腔内肾动脉成形术（percutaneous transluminal renal angioplasty，PTRA）以及经皮腔内肾动脉支架植入术（percutaneous transluminal renal arterial stenting，PTRAS）（图 13-1）。

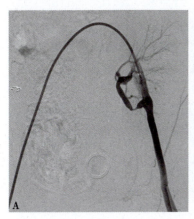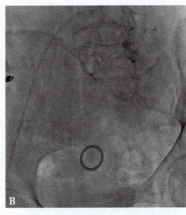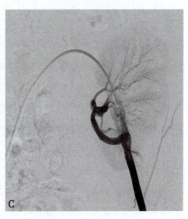

图 13-1　移植肾动脉狭窄支架成形术

移植肾动脉与受体髂外动脉端 - 侧吻合患者。A. 术前造影示移植肾动脉近段狭窄，狭窄程度超过 90%。B. 沿 0.014in 导丝顺入球扩式支架一枚（5mm×18mm）。C. 支架植入后造影示移植肾血流正常，支架覆盖病变血管，狭窄完全解除，肾动脉分支显影较前改善。

PTRAS 操作要点：

1）股动脉或肱动脉入路，置入 6F 鞘管于受体髂内动脉（移植肾动脉与受体髂内动脉端端吻合）或髂外动脉（移植肾动脉与受体髂外动脉端侧吻合）近段，造影明确动脉狭窄部位、长度、狭窄程度以及狭窄两端的正常肾动脉直径。

2）路径图下，导丝轻柔操作通过狭窄段至远端肾内分支，经导丝送入球囊导管，一般要求扩张球囊长度＞狭窄段 0.5cm，直径＞狭窄段近端血管的直径；球囊扩张后复查造影，了解狭窄是否解除，残余狭窄程度，有无血管痉挛或栓塞以及有无夹层或破裂等并发症。

3）支架植入术用于复发狭窄或狭窄段较长的主干病变，可取得良好的远期疗效，主要用球囊扩张式支架，支架直径 5～7mm、长度 15～18mm 最为常用。

4）抗凝及抗血小板治疗方案同外周动脉介入治疗方案。

（3）外科治疗：对于血管成形失败者，可考虑行狭窄段切除、血管重新吻合。

4. 并发症及其处理

（1）穿刺点并发症：防治方法同常规外周动脉介入治疗。

（2）急性肾动脉血栓形成：发生率约 1%，严重者出现肾动脉闭塞，一旦发生应立即行经导管动脉溶栓和取栓术。

（3）吻合口动脉内膜撕裂：肾移植术后 1 个月后行 PTRA 是安全的，单纯 PTRA 术中一旦发生吻合口动脉内膜撕裂应停止操作，立即植入支架。目前越来越多的 TRAS 病人直接采用 PTRAS，使用小球囊技术预扩张，可以减少内膜撕裂。

（4）肾动脉破裂出血：主要由于导丝导管过硬或操作不熟练造成。这种情况下，必须迅速行血管造影明确损伤情况，主干损伤立即植入覆膜支架。如果肾动脉分支远端破裂，常采用微导管行超选择栓塞，必要时应考虑开腹手术治疗。

5.疗效评价 PTRA 与 PTRAS 技术成功率均超过 90%，术后 50%～100% 的病人血压得到控制和改善，38%～100% 的病人移植肾功能稳定或改善。单纯 PTRA 适用于轻中度 TRAS 以及移植时间较短的早、中期病人，缺点是术后一年再狭窄率达 20%～30%，若联合 PTRAS 可降至 10% 左右。支架有效降低了再狭窄的发生率，有良好的近期和远期效果，可以作为治疗 TRAS 的首选，同时药物涂层球囊及药物涂层支架可能获得更好的长期通畅率。

（二）移植肾血管血栓

移植肾动脉或肾静脉血栓形成，导致移植肾血供变差或回流受阻，直接影响移植肾功能及预后，是早期移植物失功的主要原因之一。

1.病因

（1）肾动脉血栓：移植肾动脉血栓形成的危险因素：手术操作不当、供肾多支动脉、儿童供者、供肾缺血时间过长及各种原因导致的血液高凝状态等。移植 1 个月后的血栓形成多与急性排斥反应相关。

（2）肾静脉血栓：多发于术后第 1 周。主要原因有外源性压迫，血管扭转，吻合口缺损或下肢深静脉血栓延长，供肾静脉扭曲、过长，血管口径大小悬殊及同侧髂股静脉血栓性静脉炎等。

2.临床表现与诊断

（1）肾动脉血栓

1）症状、体征与实验室检查：①突然少尿或无尿；②移植肾缩小、质地变软；③移植肾区域局部明显压痛；④血清肌酐、血尿素氮升高，可出现高钾血症。

2）影像学检查：①彩色多普勒超声是诊断的首选方式，超声造影显示肾动脉及其肾内分支无血流信号；②CT 和 MR 血管成像可用于确认血栓的存在；③移植肾动脉造影是确诊移植肾动脉血栓形成的金标准，常表现为动脉期血管血流缓慢、中断，血管壁不光滑，管腔内充盈缺损，部分肾动脉分支或移植肾部分区域不显影等。

（2）肾静脉血栓

1）症状、体征与实验室检查：①突发的移植肾区疼痛伴明显压痛；②突然少尿或血尿；③可伴同侧下肢肿胀；④可同时发生肺栓塞、移植肾破裂出血引起休克等，预后较差；⑤血清肌酐升高、D- 二聚体升高、血小板减少，排斥反应的免疫学指标无明显异常，可与急性排斥反应区别。

2）影像学检查：①彩色多普勒超声显示移植肾肿大、血管阻力指数显著升高、肾静脉内无血流信号；②注意与急性排斥反应和急性肾小管坏死（可能需切除肾脏）鉴别，后者更多出现舒张期动脉反向血流，而无明显血栓；③MR 血管成像可确诊血栓形成；④DSA 选择性移植肾静脉造影，可用于评估栓塞部位和程度。

3.治疗

（1）肾动脉主干血栓：应尽快处理，方法包括：①手术探查，主要目的是保护移植肾功能。对于肾动脉血栓形成早期，推荐外科切开血管取出血栓，并用低温肝素溶液进行冲洗。②介入治疗，常采用经导管局部溶栓治疗和介入取栓治疗。经导管局部溶栓治疗常采用导管或微导管置入血栓内缓慢注入重组组织型纤溶酶原激活剂（rt-PA）或尿激酶行溶栓结合抗凝治疗。③如为免疫排斥反应所致血栓形成，应加强抗排斥治疗。④注意对移植肾的功能评价，如果移植肾为不可逆失功能状态，则应考虑手术去除移植肾。

（2）肾静脉血栓：可使用介入血管内溶栓、取栓和抗凝治疗。①移植术后超过 2 周发生的亚急性或慢性肾静脉血栓，药物溶栓联合导管介入取栓有效且安全；②对于 2 周内的急性血栓，如溶栓无效或有溶栓禁忌，也可尝试介入取栓；③介入溶栓治疗常采用经股静脉入路，置溶栓导管至移植肾静脉血栓内，经导管注入尿激酶 20 万 U 后撤管。术后通过外周静脉给予溶栓、抗凝及改善微循环等治疗。

4.并发症及处理 需要密切关注及防止溶栓导致肾动脉吻合口出血这一严重并发症。术后 14d 以内不建议实施介入取栓，出血风险较大。对于移植肾已无法挽回的病人，应尽早行移植肾切除手术。

5. 疗效评价　早期诊断是治疗成功的关键。局部溶栓治疗可以迅速恢复闭塞血管的血流，置管溶栓的成功率和长期血管通畅率非常高，可改善肾移植受者的预后。大部分病人的症状和肾功能都在成功治疗的 1 周内得到缓解。

（三）移植肾动脉瘤和动静脉瘘

1. 病因　常见原因有术中操作导致动脉损伤、血管壁缺血、移植肾周围局部感染（特别是真菌感染）、高血压以及穿刺活检引起医源性损伤等。

2. 临床表现与诊断

（1）症状、体征及实验室检查：①一般无明显症状；②动脉瘤增大或破裂时移植肾区可出现疼痛、肿胀，或出现肾周血肿、切口出血等；③血压升高；④移植肾区可闻及血管杂音，有时可触及震颤；⑤血肌酐进行性升高；⑥偶有血尿，尿红细胞增多；⑦移植物功能减退。

（2）影像学检查：①彩色多普勒超声可明确肾动脉瘤或者肾内动静脉瘘；②CT 血管成像或者肾动脉造影可以明确假性动脉瘤的瘤体大小、位置以及与肾动脉主干和分支的关系。

3. 治疗

（1）保守治疗：肾血流动力学稳定及肾功能未改变者，可尝试保守治疗。

（2）介入治疗：若病人有严重血尿或瘤体有破溃风险，动静脉瘘可进行选择性或超选择性肾内动脉栓塞。常用的栓塞材料为弹簧圈和组织胶，而肾动脉吻合口动脉瘤介入治疗常采用覆膜支架置入术或裸支架辅助瘤腔内填塞弹簧圈技术。对于一些危急的病人，为保证生命只能牺牲移植肾行移植肾动脉主干栓塞术。值得注意的是，对于长期服用免疫抑制剂的受者，应用腔内移植物治疗感染性假性动脉瘤很有可能增加受者感染复发或持续感染的风险，并可能导致吻合口瘘。

（3）外科治疗：一旦确诊感染性动脉瘤，由于破裂风险高，可行移植肾切除。

三、尿路并发症

（一）输尿管狭窄

肾移植术后输尿管狭窄发生率为 1%～9%，大多数输尿管狭窄发生在术后 1 年内，及时诊治后对移植肾存活影响不大。

1. 病因　早期梗阻发生在术后 1～3d 内，晚期梗阻则在术后 3 个月后。常见原因有：①输尿管外压迫；②输尿管壁病变，如管壁损伤后狭窄、输尿管过长扭曲等；③输尿管管腔内结石、血块等阻塞；④慢性排斥反应和慢性感染。

2. 临床表现与诊断

（1）症状、体征与实验室检查：发生输尿管狭窄时，病人可出现移植肾区胀满感，少尿、无尿，血清肌酐缓慢上升，肾移植后新出现血压升高、下肢水肿或反复尿路感染。

（2）影像学表现：超声等影像检查可见肾盂输尿管扩张。静脉尿路造影可显示梗阻的位置及长度和原因。MR 尿路成像有助于明确梗阻部位，可采用移植肾穿刺造影、逆行输尿管插管造影明确狭窄位置、长度和狭窄程度。

3. 治疗

（1）介入治疗：经皮介入技术是输尿管狭窄一线治疗选择，成功率 58%～95%，并发症发生率较低。常用方式有经皮肾造口术、球囊扩张、双"J"输尿管支架置入等。输尿管远端和较短的狭窄可采用顺行支架植入或经皮球囊扩张术。对于输尿管狭窄≤3cm 的病人，可行经皮肾穿刺移植肾造瘘并顺行球囊扩张输尿管，同时留置输尿管支架管；对于输尿管狭窄≥3cm 的病人可选择长期留置输尿管支架管或移植肾造瘘管，定期更换。

（2）外科治疗：对于介入或内镜治疗失败需进行外科手术干预者，近端梗阻可行自身肾盂输尿管吻合术或者肾盂成形术。

（二）尿漏

肾移植术后尿漏的发生率为 1.5%～6.0%，是最常见的早期并发症，但通常不影响移植物存活。

1.病因　①输尿管膀胱吻合口尿漏；②缺血性输尿管坏死；③术后早期膀胱过度扩张，撕裂输尿管膀胱吻合口；④移植肾实质缺血性坏死、输尿管支架管穿破肾盂肾盏引起尿漏等。

2.临床表现与诊断

（1）症状、体征和实验室检查：伤口引流量增加（清亮或淡血性液体），自行排尿减少，伴有低热。对于已拔除伤口引流管的病人，可见移植肾区皮肤水肿、胀痛和压痛。如尿漏引流不畅，可出现发热、血肌酐升高。

（2）影像学检查：超声检查可见移植肾周液性暗区。收集切口引流液或穿刺抽吸积液，根据尿液和引流液的生化检查结果判断是否存在尿漏。肾功能正常时也可行 CT 尿路成像明确尿漏部位。

3.治疗

（1）保守治疗：若吻合口尿漏量较少、无脓毒血症症状，且已留置了输尿管支架管者，可予保守治疗。保持引流液通畅，充分有效膀胱引流，多能自行愈合。

（2）介入治疗：经皮肾造瘘术可用作肾移植术后尿漏并发症的一线治疗，以将尿液从渗漏部位转移，从而帮助自发性输尿管缺损闭合。需要注意的是先使用 8～12F 引流管充分引流，并将导管留在原位，直到渗漏解决，之后可以将其移除并可以置入 6～10F 的双"J"输尿管支架。

（3）外科治疗：对于保守治疗和介入治疗无效、尿漏程度较重的病人，可根据需要进行外科手术修补。

（三）移植肾周围积液

1.病因　移植术后可出现的移植肾周围积液包括血肿、脓肿、尿道瘤和淋巴囊肿，原因为移植术中或术后出现血管、血管相邻的淋巴管、尿管损伤导致淋巴液、尿液、血液漏出至肾周。若合并感染，则可形成腹膜后脓肿。

2.临床表现与诊断

（1）症状、体征与实验室检查：15%～20% 的病人有症状，主要为疼痛，尤其是在感染的情况下，或由于其他器官受压引起的阻塞性症状。合并感染时通常会出现发热、疼痛、白细胞增多和红细胞沉降率增加。

（2）超声、CT：检测到移植肾周积液，通常为无回声结构或囊性液体密度；若合并感染，CT 可出现环形强化灶或气体，超声则探及混杂回声灶或气体。

3.治疗　只有积液合并感染或体积较大、有症状的肾周积液（囊肿）需要治疗。采用超声或 CT 引导下经皮穿刺囊肿，采用细针抽吸并注入硬化剂行硬化治疗为首选介入治疗方式。经皮置入引流管引流是移植肾周血肿及脓肿的标准治疗方法，常采用超声或 CT 引导下经皮置入 12～14F 引流管于血肿及脓肿内进行引流，同时结合全身抗生素治疗。

四、移植肾不耐受综合征

1.病因　由于慢性排斥反应和非特异性炎性反应，少数移植肾可出现逐渐加重的肾功能丢失，15%～20% 移植肾在移植后大约 5 年失去功能，导致病人重新进行血液透析。考虑到抗排斥药物相关的高感染风险、肿瘤风险和心血管风险，这些病人通常会逐渐停止免疫抑制治疗。若无相关症状出现，失功移植肾可以不做处理。但约有 40% 慢性失功移植肾病人会出现移植物不耐受综合征（graft intolerance syndrome，GIS）。

2. 临床表现与诊断

（1）症状、体征与实验室检查：GIS 是一个慢性炎症过程，其特征性表现为发热、贫血、乏力、血尿、疼痛、移植肾肿胀、消瘦、腹泻、血肌酐升高，肾滤过率下降。

（2）影像学检查：彩超、肾核素显像判断移植肾无明显血流灌注。

3. 治疗

（1）介入治疗：常为经皮移植肾动脉栓塞，术前应排除失功移植肾合并感染。入路选择：若移植肾动脉与髂内动脉为端端吻合，常采用同侧股动脉入路；若移植肾动脉与髂外动脉为端侧吻合，常采用对侧股动脉入路。栓塞剂可以选用无水乙醇或吸收性明胶海绵等联合弹簧圈。治疗成功标准：造影显示移植肾血流完全消失，超声检查证实移植肾区无血流信号。成功的移植肾动脉栓塞后停用免疫抑制剂，没有高血压发生。所有病人均需随访 3 个月以上，观察是否有栓塞后并发症。

（2）外科治疗：临床上多主张行移植肾切除，而失功移植肾切除的并发症发生率和死亡率分别为 17%～60%、0.7%～14%。

第二节　肝移植术后相关并发症

一、概　　述

肝移植术后常见并发症包括两大类：血管并发症和胆道系统并发症。前者有肝动脉血栓形成（hepatic artery thrombosis，HAT）、肝动脉狭窄（hepatic artery stenosis，HAS）、出血、假性动脉瘤形成、脾动脉窃血综合征（splenic arterial steal syndrome，SASS）、门静脉血栓（portal vein thrombosis，PVT）、门静脉狭窄（portal vein stenosis，PVS）及下腔静脉狭窄等，后者有胆瘘、胆管梗阻、胆泥综合征、脓肿及胆汁瘤等。

二、血管并发症

（一）肝动脉血栓形成

肝动脉血栓形成（HAT）是肝移植术后常见的严重并发症之一，发生率为 0.8%～9.3%。根据血栓发生的时间分为早期和晚期，早期 HAT 为肝移植术后 2 个月内发生的血栓，2 个月后发生的血栓为晚期 HAT。

1. 病因　①血管吻合不当或术中进行了动脉解剖修复吻合；②肝动脉解剖变异、血管直径过小（<3mm）、血管内膜损伤或坏死；③严重排斥反应导致肝血流阻力增加；④供肝为儿童肝脏或全肝减少；⑤ABO 血型不合；⑥受体高凝状态；⑦供体巨细胞病毒 CMV（+）而受体 CMV 抗体（-）。

2. 临床表现与诊断

（1）症状、体征与实验室检查：表现为血清转氨酶急剧升高、发热，严重者导致胆漏、胆道狭窄，进而继发肝脓肿甚至暴发性肝坏死。晚期 HAT 通常是由缺血性或免疫性损伤引起的，超过 50% 的受者没有临床症状而只有肝功能检测异常，且 HAT 出现得越晚，代偿循环越完善，临床症状也就越不明显。

（2）影像学检查：多普勒超声具有高度的特异性和敏感性，移植术后多普勒超声的常规监测能够在大多数病人中进行早期诊断，超声发现肝动脉血流中断或填充物即可明确。但对于晚期 HAT，由于肝内广泛动脉侧支的建立，导致超声下可能会出现"正常"肝内流量信号而漏诊。CT 和 MR 血管成像也有助于确诊。肝动脉造影仍是确诊 HAT 的金标准，常见表现为动脉期血管血流中断、血流缓慢、不连续，血管壁不光滑，管腔内充盈缺损，肝动脉及肝段动脉不显影。

3. 治疗

（1）介入治疗：介入手术是 HAT 的首选治疗手段，主要包括动脉内溶栓治疗和血管成形术（图 13-2）。前者是早期 HAT 最为重要的治疗手段，首先行腹腔干 / 肝动脉造影，了解肝动脉整体情况；溶栓导管轻柔通过血栓，经微导管注入对比剂确定血栓的起始部位和长度，缓慢注入溶栓药物，如 rt-PA（4～10mg）或尿激酶（20 万～50 万 U）；30min 后经 5F 导管复查造影观察是否有狭窄。期间每 24h 行血管造影复查，观察肝动脉是否完全通畅。如果造影证实血栓完全溶解，肝动脉通畅，则停止溶栓治疗。如果持续溶栓治疗 3d 后肝动脉仍无法开通，造影提示有狭窄，则需要支架置入。支架首选覆膜支架，因术后病人往往存在病变区域的水肿，常选择柔顺性良好的支架。如果溶栓后造影没有发现狭窄，可以考虑行近段脾动脉栓塞，以增加肝动脉血流，防止血栓再形成。

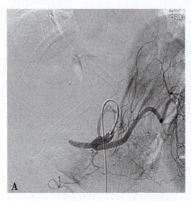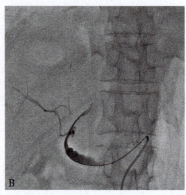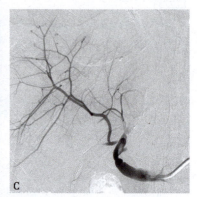

图 13-2　肝移植术后 3d 肝动脉血栓形成行肝动脉溶栓术

A. 腹腔动脉造影示肝动脉闭塞，肝内分支未见显影。B. 0.014in 导丝配合 2.6F 微导管通过肝动脉闭塞段进入左肝动脉，经微导管注入 10mg rt-PA 进行溶栓治疗。C. 复查造影示肝动脉管腔形态较前纠正，狭窄段呈细线状，局部仍可见充盈缺损，提示血栓形成。

（2）外科治疗：介入治疗无效或禁忌时采用，主要为手术取栓和血管再重建；严重者导致移植肝失功则需再次行肝移植。

4. 并发症及其处理　动脉溶栓治疗最严重的并发症是出血。溶栓的方式优先推荐采用局部注入溶栓药物溶栓，而不是保留导管长时间溶栓治疗，且溶栓过程中必须监测纤溶功能，以指导溶栓药物的使用。

5. 疗效评价　早期 HAT 且接受溶栓治疗的病人，肝动脉置管溶栓的成功率和长期血管通畅率分别为 82.8% 和 66.7%。但值得注意的是，约 18.2% 的病人溶栓治疗中并发出血。目前对导管溶栓治疗的最佳技术尚未达成共识，推荐采用经导管团注和持续低剂量泵入溶栓药物相结合的方法，实现溶栓药物与血栓的连续、充分接触，以充分发挥其溶栓活性。有研究表明，如果溶栓治疗 36～48h 后仍有残余血栓或血栓持续存在，则动脉内溶栓治疗应终止。总之，如果连续 5d 溶栓后血栓仍存在，应考虑为瘤栓或慢性血栓的可能，应尽快外科治疗。

（二）肝动脉狭窄

1. 病因　肝动脉狭窄（HAS）发生率为 4%～13%，狭窄多位于吻合口处，与术中吻合技术有直接关系，排斥反应是引起 HAS 的另一常见原因。

2. 临床表现与诊断

（1）症状、体征与实验室检查：临床表现取决于狭窄和肝脏损伤程度，早期比较隐匿，常无临床症状及体征，部分病人在术后常规检查中偶然发现。随着疾病进展，肝动脉狭窄因继发血栓形成、胆道缺血而出现相关临床症状，如肝区不适、转氨酶升高、胆红素升高等，严重者出现移植肝失功。

（2）影像学检查：HAS 常通过超声检查发现，吻合口血流收缩期大于 200cm/s，即高度提示吻合口狭窄的可能，再结合 CT 肝动脉成像检查可以更快速诊断 HAS。血管造影是诊断肝动脉狭窄的金标准，可进一步明确狭窄的部位、程度和范围。

3. 治疗

（1）介入治疗：经皮肝动脉球囊扩张术是治疗 HAS 的首选方法。对于合并有动脉血栓者，血管内可置入导管进行溶栓治疗。单纯球囊扩张往往需要反复治疗，多数经单纯球囊扩张治疗失败的病人需要再次外科手术干预或联合支架植入治疗。

（2）外科治疗：对介入治疗失败者，可尝试行外科血管再通，但因移植术后肝脏及血管周围粘连造成手术困难，成功率较低。对于已出现移植肝失功者，再次肝移植是唯一选择。

4. 并发症及其处理　肝移植后 2 周内行球囊扩张术有吻合口破裂、出血的风险，应慎重选择，即使选用也应注意扩张时间和球囊大小的选择，避免出现长时间扩张及过度扩张导致肝动脉破裂，不利于移植术后早期肝脏的存活。

5. 疗效评价　采用球囊扩张术与结合支架植入术可以显著提高肝动脉通畅率。介入治疗成功的病人，其症状和肝功能在 1 周内能够得到明显缓解。

（三）脾动脉窃血综合征

1. 病因与病理　脾动脉窃血综合征（SASS）目前发生机制尚不十分明确。肝硬化并门静脉高压、脾亢、脾动脉增宽被认为是肝移植术后 SASS 发生的危险因素，原因为上述受体存在内脏高血流动力学状态，门静脉血流量（PVF）增加，占全肝血流可高达 90%。根据肝动脉缓冲反应（hepatic artery buffer response，HABR）原理，肝动脉血流量减少、肝动脉阻力指数明显增加，加之脾大 / 脾亢导致脾动脉血流量增加，脾动脉阻力显著低于肝动脉阻力，从而导致肝动脉血流向脾动脉分流，即导致 SASS 发生。HABR 亦是临床上成人活体肝移植、劈离式减体积肝移植术后发生小肝综合征（small-for-size graft）的"被动式"门静脉高压和门静脉高灌注的病理基础。

2. 临床表现与诊断

（1）症状、体征与实验室检查：SASS 临床表现各异且无特异性，早期表现为持续进展的肝功能损害和顽固性胆汁淤积；中后期则表现为不可逆的胆道缺血性改变和胆道系统破坏、移植物失功，甚至受体死亡等严重后果。大部分病人（约 79.5%）在移植术后 3 个月内出现症状，SASS 发生 3 个月后，缺血性胆管破坏的发生率高达 77.8%。

（2）影像学检查：诊断 SASS 的手段有彩色多普勒血流检查（CDFI）、CT 肝动脉成像以及腹腔动脉造影。CDFI 监测肝动脉并发症的敏感性为 91%，特异性可达 99%。CT 肝动脉成像显示脾动脉增粗，或者大于肝动脉直径的 150%，同时排除肝动脉灌注不足的器质性原因，如肝动脉狭窄、肝动脉血栓等，可以考虑 SASS。腹腔动脉造影是诊断 SASS 的金标准，表现为：肝动脉通畅，但动脉纤细、血流缓慢，肝动脉灌注下降，肝实质染色浅淡；大量动脉血流快速进入异常增粗的脾动脉，脾实质充盈快速等。

3. 治疗

（1）介入治疗：主要有脾动脉部分栓塞术和脾动脉主干栓塞限流术。脾动脉介入栓塞的程度以恢复肝动脉有效血流为目标，不需要完全栓塞窃血动脉，这样有利于减少不良反应的发生。因脾动脉血流快、血流量大，单纯弹簧圈栓塞易出现弹簧圈被冲至脾门导致脾脏完全梗死风险，目前常采用 Amplatzer 封堵器进行栓塞，锚定作用良好且不易移位，具有栓塞效果良好、栓塞位置准确及不良反应少等优点。

（2）外科治疗：术前 / 术中预防性脾动脉结扎；术后脾动脉结扎。

4. 疗效评价　肝移植术后 SASS 的介入治疗是一种微创、安全及有效的治疗手段。脾动脉部分栓塞术不仅可减少脾动脉血流量，增加肝动脉灌注，且可纠正因脾大、脾功能亢进引起的血小板、白细胞减少。脾动脉主干栓塞限流术未直接栓塞脾实质，术后不良反应较轻，具有明显优势。

5. 并发症及其处理

（1）脾脓肿形成：当脾梗死范围较大时易并发脾脓肿形成，感染源主要为肠道细菌的逆行感染，围手术期严格肠道准备、抗生素使用及术中的严格无菌操作至关重要。

（2）胃肠道反应：手术操作、对比剂使用及栓塞术后脾脏组织的坏死等可诱发消化道反应。术后适当禁食、止呕、排气通便等对症处理可缓解。

（3）穿刺部位并发症：主要是穿刺部位出血和血肿形成。术中穿刺时精确定位、避免反复股动脉穿刺，术后穿刺部位良好包扎、压迫器压迫止血、严格下肢制动等可预防。

（四）门静脉血栓

1. 病因 ①缝合不当导致吻合口狭窄；②血管内膜受损；③门静脉血管过长导致吻合后扭曲；④血管管径 <5mm；⑤供受体门静脉管径不匹配；⑥门静脉重建时使用移植血管；⑦凝血功能异常。

2. 临床表现与诊断

（1）症状、体征与实验室检查：轻者一般无明显临床症状，严重者常表现为肝功能急剧异常、门静脉高压等症状，如转氨酶升高、黄疸、腹腔积液、食管-胃底静脉曲张或破裂出血、脾功能亢进等。

（2）影像学检查：包括彩色多普勒超声、CT、MR 和 DSA。超声是首选检查，显示门静脉有无狭窄阻塞，狭窄的程度及有无侧支循环。CT 可发现超声难以显示的肠系膜静脉血栓，在发现门体侧支循环和门静脉海绵样变性方面优于超声。DSA 是诊断门静脉血栓的金标准，但为有创性检查。

3. 治疗

（1）介入治疗：在 PVT 早期，肝功能受损较轻时，采用经皮肝穿刺或经颈静脉肝穿刺行门静脉介入取栓或溶栓治疗可取得较好的治疗效果。对于合并有门静脉狭窄者，可同时行经皮血管成形术，必要时植入门静脉支架。

（2）外科治疗：PVT 出现明显肝功能恶化时，应立即行手术取栓并重建门静脉。若重建失败或血管不适合重建，再次肝移植是唯一选择。

（五）门静脉狭窄

1. 病因 门静脉狭窄（PVS）常发生于门静脉吻合口处，主要与吻合技术有关，如吻合口成角、扭曲，张力过大，缝线牵拉过紧等。

2. 临床表现与诊断

（1）症状、体征与实验室检查：门静脉狭窄程度较轻时一般无明显临床症状，当狭窄严重时即出现肝功能异常、门静脉高压等相关表现。

（2）影像学检查：超声检查可进行早期诊断，CT 门静脉成像可进一步明确狭窄范围及程度。

3. 治疗 常采用经皮肝穿刺行门静脉球囊扩张术，辅以支架植入术和药物溶栓等治疗。术中操作中不宜过度扩张门静脉，以免引起血管破裂。在扩张后，可使用吸收性明胶海绵封堵穿刺针道以减少出血风险。支架植入术的指征主要视球囊扩张后的测压结果来决定，如多次球囊扩张术后仍不能获得小于 0.65kPa 的压力阶差应考虑采用支架。使用尿激酶经多侧孔溶栓导管保留导管溶栓技术可作为在球囊扩张术后防止并发急性血栓的一种常规措施。

（六）下腔静脉并发症

肝移植术后下腔静脉并发症主要为下腔静脉狭窄和血栓形成，临床上该并发症发生率较低。肝静脉并发症的临床表现及处理原则同下腔静脉肝下段狭窄。

1. 病因 ①血管吻合不当，如缝线牵拉或过紧、吻合口扭曲；②肝静脉预留过长或过短，导致吻合后血管迂曲或吻合口狭窄；③供受体肝脏体积相差太大，供肝倾斜滑动导致下腔静脉受压或肝静脉扭曲；④局部血肿压迫。

2. 临床表现与诊断

（1）症状、体征与实验室检查：临床症状差异较大，轻者可无明显临床症状，重者表现为肝淤血、肿大和质地变硬，但中心静脉压并不升高。若改变供肝位置后症状迅速改善或消失，诊断基本明确。严重者可出现双下肢水肿、血压下降、尿少、肾功能损伤、肝区胀痛、顽固性腹腔积液和胸腔积液，随后发生移植肝功能进行性恶化直至完全丧失。

（2）影像学检查：超声、CT下腔静脉三维成像及血管造影可明确诊断。

3. 治疗　介入治疗是肝移植术后下腔静脉并发症的首选治疗方式，使用单纯球囊扩张即可取得较满意的效果，有小部分病人需要放置支架。但术后早期下腔静脉扭转和迂曲所致狭窄，球囊扩张很难解决扩张后再扭转的问题，单纯球囊扩张无法获得理想效果，且有血管破裂的可能。可先选择较小的球囊对狭窄段进行预扩张使支架释放器通过，再进一步放置内支架治疗。支架的选择常采用大侧孔的支架，如自膨式Z形支架、Palmaz支架等（图13-3）。迟发性排斥反应等原因可形成下腔静脉慢性血栓，通过球囊扩张联合支架置入也可有较好效果。

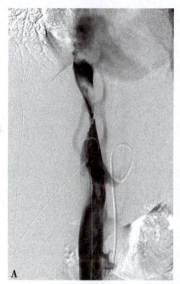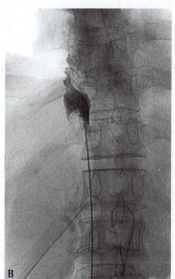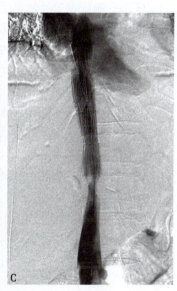

图13-3　肝移植术后下腔静脉狭窄行下腔静脉支架植入术

A. 下腔静脉造影示肝后段扭曲并狭窄，周围侧支开放。B. 下腔静脉上段造影，明确狭窄部位。
C. 于下腔静脉肝后段狭窄段至肾静脉水平，置入2枚30mm×75mm自膨式Z型支架，复查造影示下腔静脉狭窄明显改善，血流通畅，侧支消失。

（七）其他血管并发症

肝移植术后其他血管并发症有假性动脉瘤、动静脉瘘及动脉胆管瘘等，常由移植后的反复肝穿刺活检或经皮胆道介入治疗造成，常无临床症状，严重者亦会对移植肝的存活造成不利影响。动脉瘤破裂出血后表现为胆道出血，亦可表现为胆道压迫和梗阻。超声检查有提示作用，确诊依靠动脉造影。大部分病人需进行栓塞。如介入治疗无效或有禁忌则需行外科干预。

三、胆道并发症

（一）胆瘘

1. 病因　胆瘘主要发生于吻合口、T管引流口和缺血坏死的胆管处，常见原因有：①胆道重建技术不良；②胆道血供不良；③活体肝移植、劈离式肝移植或减体积肝移植术后移植肝断面胆漏；④拔除T管后胆瘘。

2. 临床表现与诊断

（1）症状、体征与实验室：临床表现轻重不一，常伴有轻至中等程度的腹痛，腹腔引流管可见胆汁样液体引流,伴发热。生化方面表现为非特异性的白细胞增高、高胆红素血症和谷氨酰转移酶(γ-GT)升高。

(2)影像学检查:主要通过超声检查发现腹腔积液,穿刺抽出胆汁样液体即可明确诊断;胆道造影亦可明确诊断并确定胆瘘位置。

3.治疗

(1)介入治疗:对于没有 T 管者,通过 PTC 放置胆道引流管行内外引流,也可以通过 ERCP 放置鼻胆管或胆道内涵管引流;对于因肝动脉血栓引起胆管坏死导致胆瘘者,需先行肝动脉血管成形术,再行胆道介入手术。

(2)外科治疗:对于胆总管 - 胆总管吻合口瘘,早期可通过重新开放 T 管进行减压。对于保守及介入治疗无效的胆瘘,应及时行手术修补;对移植肝失功病人可再次行肝移植;对经治疗后腹膜炎症状仍控制不好者,需行开腹引流、胆道修补、胆道再次重建及胆肠吻合等。

(二)胆道梗阻

1.病因 胆管狭窄最常见的病因,分为吻合口狭窄和非吻合口狭窄,前者发生率为 4.58%~20%。常因手术原因或局部缺血因素所致。既往有胆瘘病史者术后发生胆道狭窄的概率更高,为10%~23.5%。非吻合口狭窄主要原因为胆道上皮和血管损伤,表现为肝门或肝内胆管广泛性狭窄,预后较差。其他原因还包括 Oddi 括约肌功能障碍、T 管扭曲或移位、胆囊管的液体积聚等。

2.临床表现与诊断

(1)症状、体征与实验室检查:多以梗阻性黄疸的表现为主,合并感染者表现为胆管炎症状。早期为尿黄、巩膜黄染,随着疾病加重表现为皮肤明显黄染并瘙痒、大便颜色变浅或陶土色大便等,血清学检查显示肝酶、总胆红素、直接胆红素等升高。

(2)影像学检查:彩超、CT 增强扫描、MRCP 和 ERCP 是常规无创性影像学检查手段。腹部超声是最常用的检查手段,通过显示扩张的胆管间接发现胆管狭窄的部位、有无异物及狭窄程度。三维 CT 增强扫描可清晰显示肝内外胆管扩张、结石、狭窄的部位,是术后及治疗后复查的有效检查方法。MRCP 对胆道并发症的诊断敏感性及特异性好,可清楚显示胆道狭窄及扩张的影像。侵入性检查主要包括胆道造影和肝活检。胆道造影是诊断胆道梗阻的"金标准",可明确梗阻位置及范围。肝穿刺活检显示肝内胆管胆汁淤积和细小胆管增生,具有辅助诊断意义。

3.治疗

(1)介入治疗:常用狭窄段球囊扩张,再置入临时性内涵管,6 周后行胆道造影,若原发狭窄处未见异常,可取出内涵管;若仍有狭窄,须再行球囊扩张;顽固性狭窄者可放置胆道支架。吻合口球囊扩张或放置胆道内支撑管具有成功率高、并发症低的优点,成功率可达 50%~91%,但对于因弥漫性缺血而导致的非吻合口狭窄的胆道并发症,可导致移植物慢性失功。介入治疗只有引流胆汁的作用,且有增加胆道感染的风险,再次肝移植往往是唯一的有效手段。

(2)外科治疗:介入治疗无效者可考虑拆除原吻合口,行胆管空肠吻合术。对于肝功能障碍较为严重者或非吻合口狭窄者,再次肝移植是唯一选择。

(三)脓肿、胆汁瘤等引流

肝移植病人术后常发生的需要引流的并发症有肝内和肝周的各种脓肿、胆汁瘤、血肿、淋巴肿及局限性腹腔积液。胆汁瘤多是由动脉狭窄或血栓导致肝实质损害而形成的,经皮肝穿刺导管引流是处理该类并发症的有效方法。经皮肝导管引流是肝或肝周脓肿等并发症常用的有效治疗手段,对于无明显感染的引流液可以一次性尽量抽吸干净;对已有明显感染的液体,一般主张留置较粗(15~16F)的引流管进行连续引流,其目的是保证坏死组织和较黏稠脓液得到充分的引流。

(王　维)

第十四章 疼痛的介入治疗

世界卫生组织已将疼痛列为第五大生命体征。传统的疼痛治疗主要依赖药物。因药物有相关的副作用，近年来随着医疗技术的不断突破，开展了微创疼痛介入治疗技术。它是以神经阻滞技术和影像诊断学为基础，以治疗疼痛性疾病为目的的临床治疗技术。在既往 C 臂 X 线引导技术的基础上，近几年临床上逐步开展了超声、CT、MR 引导下的微创介入治疗技术，正形成一个独具特色的学科。本章将主要介绍介入治疗常用的疼痛治疗方法。

第一节 常用介入治疗方法

一、射 频 治 疗

射频（radio frequency，RF）是一种高频交流电磁波的简称。目前射频介入治疗的机制主要为两类，一类是利用热凝固作用阻断神经内部疼痛信号的转导以达到镇痛目的，另一类是在椎间盘内热凝固髓核或纤维环，达到减压和减少椎间盘对神经根炎性刺激的目的，也称为射频椎间盘成形术。

（一）适应证和禁忌证

1. 适应证 腰椎间盘突出症、颈椎间盘突出症、神经性疼痛、神经病理性疼痛。

2. 禁忌证 腰椎间盘突出症合并以下情况：严重椎管狭窄，突出物明显钙化，X 线检查显示椎间盘低于正常高度 1/3，椎间盘脱出伴有脱垂，有明显进行性神经症状或马尾症状，合并精神或严重心理障碍。

（二）治疗方法

此技术需要在 X 线透视引导下进行，应用 50～100Hz 低压电流定位神经，热电偶电极必须插到待损毁神经 3mm 以内部位，刺激电压不超过 0.6V，温度保持 1～2min，并避免损毁周围运动神经。如重复操作，则每次操作前应消毒，避免使用高温及化学法消毒，消毒包内应配备两套电机设备，电极长度分别为 5cm、10cm、15cm，套管通常等长，并带有 5mm 和 2mm 裸露作用端。当损毁部位在脑脊液周围时，可能出现低电阻分流，尤其是三叉神经，低电阻脑脊液会"带走"电流，从而缩小损毁范围。

二、等离子治疗

等离子（plasma）是一种以自由电子和带电粒子为主要成分的物质形态，广泛存在于宇宙中，常被视为物质的第四态，被称为等离子态或者"超气态"，也称"电浆体"。

（一）适应证

颈肩腰背痛（椎间盘源性）及压痛点治疗。

（二）治疗方法

常规消毒铺巾，1% 利多卡因局部浸润麻醉，病变间隙旁路进针，用等离子体手术系统特制汽化棒外套针刺入皮肤，方向与皮肤呈 45°～55° 角进行穿刺，拔出针芯，右手将特制汽化棒通过外套管针进入椎间隙的预定位置,汽化棒调至合适功率,多次变换角度缓慢来回移动(不超过1.5cm),同时旋转汽化棒一周约3min,退出汽化棒并接负压吸引2min。

（三）术后处理

1.治疗后疼痛 等离子治疗后,给予非甾体抗炎药治疗7～10d。

2.治疗后感染 术前8h、术后3d预防性使用抗生素。

3.固定 等离子治疗椎间盘源性疼痛后需用颈托、护腰固定2周。

三、三 氧 治 疗

三氧(ozone,O_3)是由氧分子携带一个氧原子组成,性质不稳定,呈暂存状态,当消耗一个氧原子后,还可以形成氧气(O_2)进入稳定状态,因此具有很强的氧化能力。

三氧治疗的主要机制包括:氧化蛋白多糖和髓核细胞;减小突出物的体积,达到硬膜囊和神经根减压的目的;抗炎镇痛。目前临床上常用的医用三氧气体为三氧浓度约20～25μg/ml的三氧-氧混合气体。

四、激 光 治 疗

低强度激光疗法(low level laser therapy,LLLT)治疗慢性疼痛的机制可能为增加疼痛阈值、增加内啡肽样物质释放、增加阿片类受体的亲和力、减少致痛物质产生。

（一）适应证

椎间盘源性颈肩痛、腰背痛、纤维肌痛。

（二）治疗方法

在X线定位下,用穿刺针做椎间盘穿刺,将更细的光导纤维经穿刺针导入目的椎间盘内,使用波长为1.06μm的Nd:YAG激光对突出髓核组织进行高热汽化,减少髓核和纤维环的体积,以达到神经减压效果。

第二节　腹 部 疼 痛

一、解剖和病因

腹腔神经丛(celiac plexus)亦称太阳神经丛,由腹腔神经节、终止于该节的内脏大神经及神经节发出的纤维和迷走神经后干的腹腔支共同组成。位于腹主动脉上段和第12胸椎、第1腰椎椎体的前方及两侧,围绕腹腔动脉和肠系膜上动脉根部。前方有胰腺及位于胰腺后方的下腔静脉、门静脉、肠系膜上静脉,外侧有肾上腺,后方有膈脚。一般认为,腹腔内脏痛觉纤维经腹腔神经丛随内脏大神经传入脊髓。经皮穿刺注入组织消融剂,如无水乙醇,使腹腔神经丛神经退变,失去传导痛觉功能,以解除或缓解内脏痛,但疼痛缓解率难以达到100%,且术后有一部分复发,其原因主要为疼痛机制及内脏感觉传入纤维及途径的复杂性。

二、经皮腹腔神经丛阻滞术

经皮腹腔神经丛阻滞术(percutaneous neurolytic celiac plexus block,PNCPB)是在影像引导下经皮直接穿刺到腹腔神经丛注入消融剂毁损神经丛,以解除或缓解上腹部顽固性疼痛的方法。尤其适用于腹部恶性肿瘤病人的晚期癌痛。以往进行腹腔神经丛阻滞术常采用盲穿的方法,截瘫、弛缓性瘫痪等并发症发生率高。而采用手术剖腹后直视下穿刺的方法,创伤则较大。

随着影像设备和穿刺技术等方法学的进步,PNCPB已在临床推广,止痛效率进一步提高,而且并发症减少。目前亦可行下腹下丛及盆腔丛的阻滞治疗，用以治疗盆腔及下腹部晚期癌痛。阻滞部位亦不限于神经丛，包括内脏大神经、三叉神经及疼痛的其他传入路径。毁损神经的手段亦不限于注入消融剂，亦可采用射频等物理消融方法。本节主要介绍腹腔神经丛阻滞术。

三、适应证和禁忌证

晚期中上腹部癌痛的病人，在采用镇痛药物治疗无效或效果欠佳，或者需要较大量的麻醉性镇痛药时，可行 PNCPB。

四、介入操作技术

（一）术前准备

术前常规建立静脉通道并滴注林格液 1 000ml 扩容。肌内注射地西泮 10mg，术中心电监护以观察血压、心率的变化。

（二）影像引导的选择

1. X 线透视　X 线透视最为常用，以其影像清晰、直观、整体感强及能动态观察为优点，但为二维图像，多需采用正、侧位多角度透视。

2. 超声　可较清晰显示腹腔干动脉和肠系膜上动脉等结构，引导穿刺较经济、简捷。可在床边进行，不需要对比剂帮助，对比剂过敏病人较为适用，还可动态观察无水乙醇等在体内弥散的情况，但整体观差，探头的位置及术者操作经验亦有一定的影响。采用超声内镜引导经胃行腹腔神经丛阻滞，图像更清楚，避免了胃内气体的干扰，但操作较复杂，需经内镜行经胃穿刺腹腔神经丛。

3. CT　CT 以其影像清晰、定位准确见长。可以清楚显示腹腔神经丛周围的重要结构及其位置改变，还可显示肿瘤范围。指导准确穿刺，减少损伤其他器官，可准确观察对比剂在体内的弥散情况。在 CT 引导下，不仅可以完成腹腔神经丛的阻滞，亦可完成内脏大神经、神经根等阻滞。

（三）介入手术操作

1. 经椎间盘入路　病人俯卧位，可在透视或 CT 引导下经背部椎体旁穿刺至腹主动脉后/侧完成。皮肤穿刺点多选择 T_{12}、L_1 椎间盘水平，距中线 2.5～5cm。在透视下向椎间盘穿刺，进入椎间盘后，继续进针至针尖突破前纵韧带产生落空感。此时针尖恰位于腹主动脉侧方或稍正、侧前方，必要时亦可穿过腹主动脉，到达其前方。多采用同侧入路的方法，即皮肤穿刺点如位于右侧，进针后针尖亦位于腹主动脉右侧。如腹主动脉推压移位或上侧骨质增生，则可采用经一侧行双侧 PNCPB，即皮肤进针点为右侧，可同时进两针于腹主动脉左侧和右侧。

此入路经过椎间盘，可防止阻滞药物反流入椎间孔或腰大肌产生并发症，也避免了损伤其他器官如肝、肾、肠等。如腹主动脉移位，经椎间盘较易到达其侧方。胸、腰椎退行性病变严重者穿刺较困难，较易穿刺到腹主动脉，可能引起腹膜后血肿等并发症，亦有可能引起椎间盘变性、炎症。

2. 经腹主动脉途径　多在透视或 CT 引导下经腹主动脉穿刺至腹主动脉前方完成。皮肤穿刺点和进针方向与经椎间盘入路基本相同。穿入腹主动脉时有落空感，且可顺利抽到动脉血。用生理盐水冲洗穿刺针，同时继续向前进针，突破主动脉前壁时有突破感。回抽无气、血时，注入对比剂，观察其弥散情况，如沿腹主动脉周围分布，则可行 PNCPB。

本入路针尖置于腹主动脉前方，药物弥散时可阻滞其两侧神经丛，采用单侧（多选左侧）穿刺即可完成，且阻滞剂难以弥散到椎间孔部位，减少了脊髓损伤等并发症。

3. 侧后方入路　侧后方入路是较常用的入路。穿刺点一般选在背部第 12 肋下缘，L_1 椎体棘突水平面距中线 5～7cm 处。有移行椎时应摄胸、腰椎平片并确定 L_1 椎体位置。病人卧位，穿刺点常规消毒和铺巾。多先行左侧穿刺，再行右侧穿刺。局部麻醉后，用 21～22G 多侧孔穿刺针向前内上方穿刺，经第 1 腰椎横突刺向椎体前方，针与水平面的夹角约为 45°。如针尖碰到椎体，则逐渐增加针与水平面的角度，使针恰好滑过椎体侧缘到达椎体前方 0.5～1.0cm。针尖的理想位置为后前位透视或照片显示针尖位于椎体侧缘偏内，左侧进针为 0.5～1.0cm，右侧为 1.0～1.5cm；侧位显示针尖位于 L_1 椎体上 1/3 并在椎体前缘的腹侧，左侧进针为 0.5cm，右侧为 1.0cm。针尖到位后固定，回抽无血、无气及无液时，可经穿刺针注入对比剂 5ml 观察其分布。确认其没有进入血管、椎管或腹腔内后，可试验性注入 1%～2% 的利多卡因溶液 5ml。观察 10min，病人自述腹痛缓解，无双下肢麻木及运动障碍，可视为有效反应，即可经穿刺针注入 50%～75% 的乙醇（配制方法为无水乙醇 + 2% 盐酸普鲁卡因 + 对比剂，按照 3.5∶2.5∶1 比例配制，注射药量 25～30ml），或 99.5% 乙醇溶液 10～25ml。注射乙醇前常规经静脉缓慢滴注多巴胺以防止血压下降。注射完毕后注入生理盐水或局部麻醉药 2～5ml，以防拔针时针管内乙醇流出，刺激腰脊神经产生疼痛。术后应卧床休息 12h。严密观察生命体征，注意观察双下肢运动、感觉和大小便情况。

五、并发症及处理

1. **直立性低血压**　直立性低血压发生率约为 10%，与腹腔神经丛阻滞导致血管扩张有关。术中及术后及时和适量补液多可恢复。

2. **消化道症状**　消化道症状主要有腹痛、腹泻、恶心、呕吐及呃逆等，需要对症处理，大多在术后 1～2d 消失。

3. **肩胛背部放射性疼痛**　肩胛背部放射性疼痛与乙醇刺激膈肌有关，多在 1～3d 后消失。

第三节　肋间神经痛

一、解剖和病因

（一）解剖结构

第 2～11 对胸神经前支走行于对应肋间隙，称为肋间神经。第 1 对胸神经前支下部分为第 1 肋间神经，第 12 对肋间神经分布于第 12 肋下方，称为肋下神经。

一个典型的肋间神经有四个重要分支。第 1 支为成对的灰白交通支，向前与交感神经和交感神经链相接；第 2 支为后皮支，支配椎旁区域的皮肤和肌肉。第 3 支为外侧皮支，向前恰到腋中线，其皮下神经纤维向前、后移行分布到胸腹壁的大部分皮肤是疼痛的主要分支。第 4 支是前皮支。

上 5 对肋间神经分布至乳腺和胸前，下 6 对穿过腹直肌鞘，分布于腹部。各肋骨中部至后角，肋间神经位于胸膜和肋间肌筋膜之间。在椎旁区域，肋间神经与胸膜之间只有脂肪、结缔组织。在肋角处（棘突旁 6～8cm），肋间神经开始是位于肋间肌和肋间最内肌之间，与肋间静脉和动脉伴行于肋骨下缘，自上而下分别为静脉、动脉和神经。约在肋角下缘前外侧 5～8cm 处，肋沟变得尖锐，并逐渐消失，肋间神经于此处发出侧皮支，并向肋间隙中央移行。

（二）病因

1. **炎症**　感染性和非感染性炎症，如带状疱疹、胸膜炎、结核病、风湿病和强直性脊柱炎等。

2. **创伤**　如肋骨骨折、胸肋关节错位、胸部手术后、心脏或胸部大动脉开胸术后、胸椎损伤或手术后、胸椎侧弯畸形等。

3. **肿瘤**　椎管内外原发性或转移性肿瘤。

4. **代谢性疾病**　糖尿病末梢神经炎、骨质疏松、乙醇中毒。

5. **其他**　老年性脊柱骨性关节炎、退行性疾病，胸椎骨质增生和胸椎间盘突出症等。

二、治 疗 方 法

（一）保守治疗

1. 病因治疗 针对诱发肋间神经痛的疾病进行治疗。

2. 药物治疗 根据疼痛程度选用非甾体抗炎药、抗癫痫药和阿片类镇痛药。

3. 物理治疗 可采用激光、红外线、超声波、经皮电刺激等。

（二）介入治疗

1. 体位

（1）俯卧位：也适用于腹腔神经丛或腰椎旁神经阻滞。操作时中下腹垫枕，以增加腰部曲度，使后肋间隙增大。手臂置于操作床两边，使肩胛骨向两侧扩展，对于 T_7 以上的肋间神经阻滞更易实施。

（2）侧卧位：患侧在上，患侧上肢抱肩，低头，以便拓宽肩胛骨间隙和肋间隙。此体位适合单侧肋角、腋后线处肋间神经阻滞。

（3）坐位：双上肢外展，前臂夹持头部，使肩胛骨向两侧分开以利于穿刺。

（4）仰卧位：仰卧位胸下垫枕，使腋中线前肋间隙增宽，可行双侧前外侧肋间神经阻滞。

2. 定位 肋间神经阻滞可在该神经的不同部位实施。一般按疼痛治疗的范围确定阻滞部位。因肋间神经皮支有重叠分布，故阻滞范围应超过镇痛区域 1～2 个节段。常用阻滞部位如下。

（1）椎旁：于棘突上缘旁开 1.5cm 处作为穿刺点。

（2）肋角：后正中线旁开 7～8cm，骶棘肌外侧的肋角处。其侧方肋间内膜变为肋间内肌，肋间隙亦较宽，不致穿透胸膜，因此在这里穿刺更容易，但无法阻滞胸神经后皮支及交感神经交通支。

（3）腋后线：此处可阻滞外侧皮支和前皮支，但不能阻滞后侧皮支。

（4）腋前线：可阻滞肋间神经的前皮支，故适用于腋前线以前的疼痛治疗。

（5）肋骨远端：在肋间神经末梢端阻滞，可消除胸前区局部疼痛。

3. 治疗方法 抽取 2% 利多卡因 4～5ml，维生素 B_{12} 0.5mg 和糖皮质激素 5mg，用灭菌注射用水稀释为 15～20ml，作为注射用麻醉药液。如糖尿病病人，则不宜应用糖皮质激素，可采用非甾体抗炎药代替。

（1）椎旁神经阻滞：术者左手确认棘突后，距患侧旁开 1.5～2.0cm 处作为穿刺点，做一个局部麻醉皮丘。右手持针垂直刺入，一直触及同侧椎板外侧部后，退针至皮下并外移 0.5cm 并再次进针，可体会到穿刺针穿透横突间肌和横突韧带。回抽无血或气，注入配好的药液。

（2）肋间神经阻滞：选合适的穿刺点，常规消毒皮肤。穿刺点在拟穿刺点的肋骨下缘。于每一穿刺点做局部麻醉皮丘，嘱病人屏气，左手示指放在皮丘上方触及肋骨，将皮肤轻微上拉，使皮丘随皮肤上移至肋骨上面，固定不动。右手持针经皮丘垂直刺入，达肋骨面后，再将针头沿肋骨面逐渐向下移动至刚滑过肋骨下缘，继续缓慢进针 2～3mm，右手抽吸注射器，无血或气后便可注入配好的药液。根据病人神经根支配范围注射 1 个或几个椎旁间隙。

（3）痛点阻滞：于局部压痛明显处为穿刺点，应用上述方法进行穿刺。

（4）经皮肋间神经热凝术。

第四节 慢性肌肉骨骼疼痛

肌肉骨骼疼痛范围很广，几乎涉及全身的肌肉、骨骼、关节、肌腱或软组织等部位，疼痛超过 3 个月即为慢性肌肉骨骼疼痛（chronic musculoskeletal pain，CMP）。

一、梨状肌综合征

（一）解剖和病因

梨状肌起自第2～4骶椎骶前孔外侧，经坐骨大孔离开小骨盆而移行为肌腱，紧贴髋关节囊的后上部，向外止于股骨大粗隆，整块肌肉呈三角形。梨状肌受骶丛分支支配，收缩时使髋关节外展、外旋。梨状肌上、下缘将坐骨大孔分为梨状肌上孔和梨状肌下孔。梨状肌上孔有臀上血管和神经出入，梨状肌下孔有坐骨神经、臀下血管和神经、阴部血管和神经等出骨盆。

坐骨神经出盆腔时与梨状肌的位置关系常有变异，常见类型有：①以总干出梨状肌下孔：约占66.3%；②坐骨神经在盆内分为两支，胫神经出梨状肌下孔、腓总神经穿梨状肌肌腹：约占27.3%；③其他变异型：约占6.4%。因为坐骨神经与梨状肌关系十分密切，当梨状肌损伤、出血肿胀时，易压迫坐骨神经引起坐骨神经痛。

此外，在梨状肌止处的肌腱下方与髋关节囊之间，约有5%可见滑液囊，其炎症能刺激梨状肌而使其痉挛，引起坐骨神经痛。

综合上述解剖学特点，梨状肌综合征（piriformis syndrome）多由于梨状肌的炎症或损伤、坐骨神经鞘水肿、梨状肌变异、梨状肌肌腱变异等压迫或刺激坐骨神经而引起。

（二）治疗方法

梨状肌综合征多数经非手术治疗可获得良好的效果。对症状严重、反复发作、坐骨神经痛确因梨状肌压迫所致、经非手术治疗无效者应行手术治疗。

1. 非手术治疗 对于因臀部外伤引起者，应注意休息，减少患侧髋关节的活动，尤其要避免髋关节的内收、内旋和过度屈曲，以松弛梨状肌，同时酌情应用脱水剂、激素，并应用理疗，减轻梨状肌的创伤反应。还可以行梨状肌痛区封闭治疗，将局部麻醉药物直接注入梨状肌可减轻症状，既是治疗也是一种诊断方法。

2. 手术治疗 对于非手术治疗无效，考虑坐骨神经痛是由于梨状肌压迫所致者，应及时行手术探查。针对病因，酌情处理，如将梨状肌附在股骨大粗隆上的肌腹至肌腱予以部分切断或全部切断，松解其与坐骨神经及周围组织的粘连，以解除对坐骨神经的压迫。

3. 介入治疗 在坐骨切迹骨缘下方进针，手指在直肠或阴道内抵在梨状肌肌腹压痛点上，沿手指的方向缓慢进针，应在坐骨神经的上方以防损伤此神经。针尖抵达梨状肌内后，注入医用三氧气体5～10ml。每次注射前均应回抽无血后再注入，以免气体注入血管发生空气栓塞的危险。注射时采用多个方向多点注射，可以取得更好的疗效。

目前在临床上，随着影像引导理念和技术的完善，梨状肌注射多采用CT或者超声引导，两者各有优缺点。CT引导可见到注射医用三氧气体后在肌肉中的分布情况，超声引导注射气体后有时干扰图像，但是超声引导过程中可以观察到梨状肌周围血管、神经情况，实时引导穿刺针到达梨状肌的同时避免神经、血管的损伤，与CT引导比较起来，便捷且没有辐射。

二、肩关节周围炎

（一）解剖和病因

肩关节周围炎（periarthritis of shoulder）简称"肩周炎"，主要病理特点为肩关节囊内及其外周软组织，如滑膜、滑囊、肌肉、肌膜和肌腱以及韧带发生非特异性退行性无菌性慢性炎症改变。其病变首先是关节囊内软组织粘连，并逐渐波及关节囊周围，实际上它是肩关节周围粘连性退行性改变。临床主要表现为自发疼痛和活动时疼痛加剧，患肩活动受限，给病人造成很大痛苦，病程长者可致肩、臂部肌肉萎缩。1872年，Duplay首次提出"肩关节周围炎"的诊断，因其高发年龄为50岁左右，故又称"五十肩"。

（二）治疗方法

1. 非手术治疗　急性期的治疗原则是止痛、解除肌肉的痉挛。患肩关节制动，应用止痛、肌肉松弛药及理疗、按摩、针灸等。也可以用利多卡因和皮质激素局部封闭治疗。有睡眠障碍者，可以酌情应用镇静药物。

冻结期的治疗原则主要是加强肩关节的功能锻炼，防止出现肩部肌肉萎缩及关节功能障碍。采用爬墙、弯腰、垂臂做前后或左右钟摆式运动有助于达到上述目的。在疼痛基本缓解后，应着重于关节功能的恢复，强化关节功能的主动运动训练。以理疗和体疗作为康复治疗的主要内容。

2. 手术治疗　适应证是冻结期病人，伴重度关节挛缩及功能障碍，经非手术治疗无改善者，可采用开放手术或关节镜行关节松解。

3. 介入治疗　三氧治疗可以明显缓解肩周炎急性期和慢性期的疼痛，改善局部的血液循环，促进肌肉的新陈代谢，减轻肌肉的保护性痉挛，缩短肩周炎的病程。同时在良好的止痛下进行肩关节的功能锻炼可以防止肩关节功能障碍。

具体的治疗方法为痛点注射医用三氧气体，每个痛点注射 5～8ml；如没有明显固定的压痛点，可以在肩关节周围肌内注射，同时穿刺肩关节行关节腔内注射，注射剂量为 8～10ml，3～4次为一疗程。

肩关节腔内注射的穿刺途径以前侧入路最简单。在喙突尖端的下方肱骨头中间的部位，沿着关节间隙直接向背侧、内侧刺入。后侧入路穿刺，由于操作时远离病人的视线，因此更适合病人。病人手臂内旋、内收交叉过胸前，搭至对侧肩部，可使肩关节充分打开。进针点恰好位于肩峰后外侧角的下方（1～2cm）。注射完毕后嘱病人加强肩关节的功能锻炼。

目前临床上，超声引导下肩关节注射越来越普及，肩关节肌骨超声除了能够评估肩关节损伤程度，也能引导穿刺针到达损伤区域进行注射治疗。与传统方法比较起来，穿刺路径以及注射药物范围清晰可见，除了进行冻结肩注射，对于肩关节周围肌肉、韧带等损伤，例如肩袖损伤、肩胛上神经卡压综合征等均有重要的诊断和治疗作用。

三、颈部软组织劳损

（一）解剖和病因

颈部软组织劳损是指颈部肌肉、筋膜、韧带等软组织损伤性病变，临床上较为多见。颈部软组织损伤受累的组织多为斜方肌、肩胛提肌、胸锁乳突肌及项韧带等。肌肉的起点、止点和肌腹均可出现部分纤维撕裂。

1. 急性颈部软组织损伤　多因工作或日常生活中，头颈突然扭转、屈伸，肌肉在无准备的情况下强烈收缩、牵拉引起颈部肌肉纤维或韧带等组织发生撕裂所致。受伤组织出血、肿胀，刺激神经纤维末梢，产生局部疼痛而引起颈部肌肉保护性痉挛，可导致头部、肩背部疼痛。神经根刺激症状较少见。日常生活中所见的"落枕"也属于此类。

2. 慢性颈部软组织损伤　本病多见于长期低头工作的人，如计算机操作员、编辑、打字员、缝纫工人等。因颈部肌肉韧带长时间处于紧张状态，造成肌肉和韧带纤维退行性改变，少量纤维慢性撕裂造成疼痛。局部软组织纤维化及瘢痕形成，组织弹性差。瘢痕组织可以压迫神经纤维末梢而引起疼痛。研究表明，慢性颈痛常与颈椎间盘变性有关。长期低头工作，颈部处于前屈状态，使椎间盘前方受压，髓核后移，刺激纤维环后缘和后纵韧带而产生症状。

（二）治疗方法

1. 急性颈部软组织损伤

（1）局部制动：限制颈部活动，可减轻疼痛及创伤性炎症反应，有助于损伤组织的修复。可以卧床休息或用颈托固定。

（2）止痛

全身用药：可口服非甾体抗炎药，如吲哚美辛、布洛芬、塞来昔布等，也可加用肌松类药物，如乙哌立松等。此外可以应用活血化瘀、消炎止痛的中药。

局部处理：急性损伤后 24h 内局部冷敷可以止血，减轻肿胀，24h 后改为热敷可促进肿胀消退。外涂双氯芬酸（扶他林乳膏）可以减轻疼痛，也可以应用理疗或局部封闭治疗。

2．慢性颈部软组织损伤

（1）纠正长期低头工作的不良姿势：应劳逸结合，经常活动颈部，同时应避免睡觉时用高枕的习惯。

（2）对症治疗：采用理疗、部位力量适当的按摩可以减轻肌肉痉挛，促进局部血液循环，减轻疼痛。

3．介入治疗　治疗时在痛点注射医用三氧气体，每个痛点注射 5～8ml。注射时应注入肌肉韧带内或肌腱附着处，注意避免注入血管和椎管内。如无明显固定的压痛点，可在受损的肌肉内多个部位注射医用三氧气体，总量一般不超过 20ml，4 次为一个疗程。医用三氧气体注射后可出现局部酸胀不适，持续 1～2min 自行消失，注射前应向病人讲明。三氧治疗可以明显减轻急性颈部软组织损伤所引起的疼痛，对于慢性软组织损伤也有一定的疗效。

四、急性腰扭伤

（一）解剖和病因

急性腰扭伤是腰部软组织突然遭受扭闪或过度牵拉或承受超负荷活动等外力所致的损伤，多见于青壮年重体力劳动者、运动员、舞蹈演员。损伤可累及腰部肌肉、筋膜、韧带、椎间小关节、关节囊及腰骶关节等，如不及时治疗易转变为慢性。

1．腰部主要结构

（1）腰部肌肉及筋膜：腰部肌肉众多，按运动功能分为前屈后伸、左右侧弯、左右旋转三组。与急性腰扭伤有关的重点肌肉是竖脊肌及包裹在其周围的胸腰筋膜。当脊柱在直立或中立位时，竖脊肌不紧张，当脊柱开始前屈时，该肌立即强力收缩，是致伤主要时机，腰完全前屈超过 90° 时，肌肉又变得松弛，当后伸再开始时，肌肉又重新收缩，又是致伤的一个时机。当腰扭伤后，竖脊肌又起保护作用而致痉挛。

（2）韧带：与急性腰扭伤有关的主要是棘上韧带和棘间韧带。棘上韧带是连接胸、腰、骶椎各棘突尖之间的纵行韧带，前方与棘间韧带融合，有限制脊柱过度前屈的作用。棘间韧带是连接相邻棘突间的薄层纤维，附着于棘突根部到棘突尖。向前与黄韧带、向后与棘上韧带相移行。这两个韧带均可限制脊柱的过度前屈。当脊柱突然过度前屈时，可以造成这两个韧带部分纤维撕裂。

（3）关节囊：关节囊又称脊柱后关节囊，由纤维结缔组织构成，其两侧附着于后关节面的外侧面，并与骨膜连续包绕后关节。

（4）腰骶关节：腰骶关节由 L_5 椎体与骶骨及 L_5 两侧下关节突与 S_1 两侧上关节突关节面构成。腰骶关节位于活动度较大的腰椎和甚少活动的骨盆交界处，也是腰椎生理性前凸与骶椎生理性后凸的交接处，杠杆作用大，易受损伤。另外，腰骶部无论行走、站立或坐位均在负重，也是易受劳损的原因。

2．病因

（1）负荷过重：当负荷超过正常体力限度时，可引起局部肌肉强烈收缩，使肌肉、筋膜、韧带等发生损伤。

（2）腰部姿势失衡：弯腰搬重物，当弯腰＞90° 时，竖脊肌松弛，不再有维持脊柱位置和保护韧带的稳定作用，脊柱后方张力由韧带承担，此时，如腰部过度负重，再加上腰部突然旋转，可使肌纤维或韧带撕裂损伤。

（3）急性应力损伤：如跌倒、踏空或突然摇摆等时，肌肉韧带瞬间受到强大的应力导致部分韧带纤维断裂。

（4）脊柱结构上的缺陷：先天性畸形，如隐性脊柱裂、移行椎、横突过长等使脊柱力学结构改变，即使遭受轻微的外力也可能发生损伤。

（5）急性关节扭伤：临床上常见于急性腰骶关节扭伤、急性骶髂关节扭伤、急性小关节扭伤。

（6）动作不协调：急性腰扭伤可发生在咳嗽、打喷嚏或伸腰时，俗称"闪腰"。此种扭伤因动作不协调，致使腰部肌肉韧带骤然收缩，造成小关节位移。

（二）治疗方法

1. 卧床休息　卧床休息不仅有利于解除腰肌痉挛，减少活动和减轻疼痛，而且有利于促进组织的修复和愈合。

2. 局部注射治疗　0.5% 利多卡因溶液 5～10ml 加糖皮质激素适量，每周 1 次，3～4 次为一疗程，可以明显减轻疼痛。

3. 手法治疗　急性骶髂关节损伤伴半脱位者可牵引复位；腰椎小关节滑膜嵌顿可用斜扳法。

4. 理疗和中医中药治疗

5. 介入治疗　适用于单纯腰肌、筋膜、韧带损伤所致的疼痛和肌肉痉挛，对伴有棘上韧带、棘间韧带断裂和小关节错位、滑膜嵌顿者，三氧治疗效果欠佳。三氧治疗方法同局部封闭治疗，予以医用三氧气体痛点注射，每周 1 次，3～4 次为一疗程，可以明显缓解疼痛。

五、腰臀部肌筋膜炎

（一）解剖和病因

腰背筋膜遮盖于背部诸肌的浅面，不仅具有保护肌肉、防止肌肉受损粘连的作用，而且还参与肌肉活动功能。当肌肉收缩时，肌筋膜不仅参与位移，同时参与肌肉收缩的张力活动，从而保证肌肉完成收缩的正常功能。

有炎性病变的肌筋膜，使通过的感觉神经受到炎症刺激和水肿组织的压迫而导致疼痛。疼痛又会带来反射性肌肉痉挛，使局部缺血，从而加剧炎症的病理过程。常见的原因如下。

1. 外伤　外伤可引起筋膜的直接撕裂，形成局部疼痛性肿块。常见于肌肉筋膜附着处，如竖脊肌、臀大肌及其筋膜在髂嵴附着处的撕裂伤。

2. 劳损　由长期肌肉筋膜牵拉、摩擦、受压的积累性损害所致，继而退变及炎症形成。其疼痛一般发生于肌肉－神经－骨骼的附着交集处，如腰背筋膜－臀上皮神经－髂嵴交界处或筋膜骨端附着部。

3. 炎症或无菌性炎症　如风湿、类风湿、糖尿病及其他致痛因子所致的筋膜炎。

4. 环境因素　如气候变化、过度寒冷、潮湿等，均可引起痛性筋膜炎。

（二）治疗方法

本病的治疗方法较多，主要包括手法治疗、针灸、理疗、局部注射治疗及药物治疗。对保守治疗无效者，可行手术治疗。手术治疗主要包括切除病变组织，分离因病变粘连的组织。

介入治疗主要适用于有明显局限性压痛点的急性期病人，对慢性期病人也有一定的疗效。对伴有筋膜钙化者，介入治疗的效果较差。治疗方法类似局部注射治疗，4～5 次为一疗程，如治疗效果不佳，间隔 2 周后，可再治疗一疗程。

六、膝关节骨关节炎

（一）解剖和病因

膝关节骨关节炎（osteoarthritis）是一种老年性退行性疾病。形态上的改变主要为局限性、进行性关节软骨破坏及关节边缘的骨赘形成。

病因目前尚未完全明了。现已明确系多种因素造成关节软骨的破坏。其内在因素是由于关节软骨本身的改变。由于机械性外伤或炎症等因素造成软骨损伤,而使软骨成分的"隐蔽抗原"暴露,引起自身免疫反应,造成继发性损伤。关节软骨的蛋白多糖合成受到抑制及胶原纤维受到破坏。软骨丧失其弹性,增加了液压渗透性而使软骨细胞承受的压应力增高,分解酶增加。润滑作用下降而使关节软骨表面破坏。

发生膝骨关节炎常与下列4种因素有关:①损伤:如关节内骨折、半月板损伤、髌骨脱位等原因造成关节软骨损伤;②过度负重:由于肥胖或膝关节内、外翻畸形而导致关节面过度负重;③感染或炎症引起关节软骨破坏;④软骨下骨坏死,造成关节软骨面损伤。

(二) 治疗方法

目前临床上绝大多数治疗并不能阻止骨关节炎的进程。因此,治疗的目的必须集中在减轻疼痛和改善功能方面。传统治疗方法主要使用贴敷膏药、关节腔内注射药物以及理疗等,临床疗效不是非常满意。介入治疗采用医用三氧气体膝关节腔内注射能有效缓解关节疼痛,是目前治疗膝关节骨关节炎的一种新方法。病人采用平卧位或坐位,在局部麻醉下用5号针,以髌骨下缘的水平线与髌骨外缘的垂直线交点为穿刺点,经穿刺点向内下方进针入关节腔。也可经髌韧带的任何一侧,紧贴髌骨下方向后进针注射医用三氧气体10ml。

（何晓峰）

中英文名词对照索引

CT 血管成像（CT angiography，CTA） 108
D- 二聚体（D-Dimer，DD） 101

A

阿加曲班（argatroban anhydrous） 12
阿霉素（adriamycin，ADM） 16
阿哌沙班（apixaban） 12
阿司匹林（aspirin） 12
阿替普酶（alteplase） 13
癌栓（tumor thrombus） 66
氨甲苯酸（aminomethylbenzoic acid） 14
氨甲环酸（tranexamic acid） 14

B

巴德 - 基亚里综合征（Budd-Chiari syndrome，BCS） 171
巴塞罗那临床肝癌分期（Barcelona clinic liver cancer，BCLC） 176
表柔比星（epirubicin，EPI） 16
不可逆性电穿孔（irreversible electroporation，IRE） 9

C

残余尿量（post-void residual，PVR） 191
苍白（pallor） 86
产后出血（postpartum hemorrhage） 217
肠系膜上动脉（superior mesenteric artery，SMA） 94
超声（ultrasound，US） 7
重组组织型纤溶酶原激活剂（recombinant human tissue plasminogen activator，rt-PA） 13
出血性卒中（hemorrhagic stroke） 107
传统 TACE（conventional-TACE，c-TACE） 178
垂体后叶素（pituitrin） 14
磁共振血管成像（MR angiography，MRA） 108
磁共振胰胆管成像（magnetic resonance cholangio-pancrea-tography，MRCP） 184

D

胆管癌（cholangiocarcinoma） 183
等离子（plasma） 251
低分子量肝素（low molecular weight heparin，LMWH） 11

低强度激光疗法（low level laser therapy，LLLT） 252
碘化油（lipidol） 33
动静脉分流（arteriovenous shunt） 66
动静脉畸形（arteriovenous malformation） 119，228
动静脉瘘（arteriovenous fistula） 65
动脉夹层（arterial dissection） 63
动脉瘤（aneurysm） 63
动脉瘤腔内修复术（endovascular aneurysm repair，EVAR） 81
动脉血气分析（arterial blood gas，ABG） 101
动脉粥样硬化（atherosclerosis） 107
动脉粥样硬化性肾动脉狭窄（atherosclerotic renal artery stenosis，ARAS） 95
短暂性脑缺血发作（transient ischemic attack，TIA） 108
多柔比星（doxorubicin） 16

F

发射型计算机断层扫描（emission computed tomography，ECT） 144
非静脉曲张性上消化道出血（non-variceal upper gastroin-testinal bleeding，NVUGIB） 143
非离子型对比剂（nonionic contrast medium） 62
非小细胞肺癌（non small cell lung cancer，NSCLC） 139
肺动静脉畸形（pulmonary arteriovenous malformation，PAVM） 132
肺动脉高压（pulmonary hypertension，PH） 135
肺动脉栓塞（pulmonary embolism，PE） 101
肺动脉楔压（pulmonary artery wedge pressure，PAWP） 73
肺动脉压（pulmonary artery pressure，PAP） 73
肺栓塞（pulmonary embolism，PE） 98
肺血栓栓塞症（pulmonary thromboembolism，PTE） 101
氟尿嘧啶（fluorouracil，5-FU） 16
腹腔神经丛（celiac plexus） 252
腹主动脉瘤（abdominal aortic aneurysm，AAA） 81

G

肝动脉灌注化疗（hepatic arterial infusion chemotherapy，HAIC） 183

肝动脉缓冲反应（hepatic artery buffer response，HABR） 247

肝动脉狭窄（hepatic artery stenosis，HAS） 245

肝动脉血栓形成（hepatic artery thrombosis，HAT） 245

肝海绵状血管瘤（hepatic cavernous hemangioma） 185

肝静脉压力梯度（hepatic venous pressure gradient，HVPG） 71，147

肝母细胞瘤（hepatoblastoma，HB） 221

肝内胆管细胞癌（intrahepatic cholangiocarcinoma，ICC） 175

肝素（heparin） 11

肝素诱导血小板减少症（heparin-induced thrombocytopenia，HIT） 11

肝细胞癌（hepatocellular carcinoma，HCC） 175

肝细胞癌 - 肝内胆管细胞癌混合型（combined hepatocellular and cholangiocarcinoma） 175

肝性脑病（hepatic encephalopathy） 153

肝血管瘤（hepatic hemangioma） 185

肝硬化（cirrhosis） 146

感觉异常（paresthesia） 86

高强度聚焦超声（high intensity focused ultrasound，HIFU） 9

孤立性胃静脉曲张（isolated gastric varices，IGV） 154

股白肿（phlegmasia alba dolens） 99

股青肿（phlegmasia cerulea dolens） 99

骨关节炎（osteoarthritis） 259

骨髓瘤（myeloma） 205

灌注导管（infusion catheter） 39

灌注导丝（infusion guidewire） 39

国际标准化比值（international normalized ratio，INR） 11

国际勃起功能指数评分（international index of erectile function，IIEF） 191

国际前列腺症状评分（international prostate symptom score，IPSS） 191

H

海绵状血管瘤（cavernous hemangioma） 227

华法林（warfarin sodium） 11

化疗栓塞（chemoembolization） 36

化学溶解术（chemonucleolysis，CN） 202

踝肱指数（ankle brachial index，ABI） 86

磺达肝癸钠（fondaparinux sodium） 12

活检（biopsy） 59

J

激光消融（laser ablation，LA） 8

吉西他滨（gemcitabine） 17

急性肢体缺血（acute limb ischemia，ALI） 86

继发性肝癌（secondary liver cancer） 182

假性动脉瘤（pseudoaneurysm） 63

间歇性跛行（intermittent claudication，IC） 85

肩关节周围炎（periarthritis of shoulder） 256

介入放射学（interventional radiology，IR） 1

介入肺脏医学（interventional pulmonology，IP） 126

经导管动脉灌注术（transcatheter arterial infusion，TAI） 38

经导管动脉栓塞化疗（transcatheter arterial chemoembolization，TACE） 5

经导管血管栓塞术（transcatherter vascular embolization） 32

经动脉灌注化疗（intra-arterial chemotherapy，IAC） 223

经颈静脉肝内门腔分流术（transjugular intrahepatic portosystemic shunt，TIPS） 147

经皮抽吸硬化术（percutaneous drainage and sclerosis，PDS） 47

经皮穿刺引流术（percutaneous puncture drainage） 43

经皮胆道支架置入术（percutaneous biliary stent placement） 159

经皮胆囊造瘘术（percutaneous cholecystostomy，PTC） 156

经皮腹腔神经丛阻滞术（percutaneous neurolytic celiac plexus block，PNCPB） 252

经皮骨成形术（percutaneous osteoplasty，POP） 211

经皮激光椎间盘减压术（percutaneous laser disk decompression，PLDD） 202

经皮经肝胆道引流术（percutaneous transhepatic biliary drainage，PTBD） 49，157

经皮腔内肾动脉成形术（percutaneous transluminal renal angioplasty，PTRA） 96，241

经皮腔内肾动脉支架植入术（percutaneous transluminal renal arterial stenting，PTRAS） 96，241

经皮腔内血管成形术（percutaneous transluminal angioplasty，PTA） 2，27

经皮肾镜取石术（percutaneous nephrolithotomy，PCNL） 194

经皮肾造瘘术（percutaneous nephrostomy，PN） 48

经皮血管内支架植入术（percutaneous transluminal stent angioplasty，PTSA） 172

经皮腰椎间盘摘除术（percutaneous lumbar discectomy，PLD） 202

经皮椎体成形术（percutaneous vertebroplasty，PVP） 206

经皮椎体后凸成形术（percutaneous kyphoplasty，PKP） 206

经外周静脉穿刺的中心静脉导管（peripherally inserted central venous catheter, PICC） 230

经直肠超声（transrectal ultrasound, TRUS） 199

颈动脉海绵窦瘘（carotid-cavernous fistula, CCF） 123

颈动脉内膜剥脱术（carotid endarterectomy, CEA） 108

颈动脉支架成形术（carotid artery stenting, CAS） 108

静脉畸形（venous malformation） 227

静脉曲张（varicosity） 65

静脉血栓栓塞症（venous thromboembolism, VTE） 98, 101

聚甲基丙烯酸甲酯（polymethylmethacrylate, PMMA） 210

K

卡波西型血管内皮瘤（Kaposi form hemangioendothelioma, KHE） 225

卡铂（carboplatin） 17

卡萨巴赫 - 梅里特综合征（Kasabach-Merritt syndrome, KMS） 225

咯血（hemoptysis） 126

客观应答率（objective response rate, ORR） 179

L

冷冻消融（cryoablation） 8

离子型对比剂（ionic contrast medium） 62

梨状肌综合征（piriformis syndrome） 256

利伐沙班（rivaroxaban） 12

链激酶（streptokinase, SK） 13

良性前列腺增生症（benign prostatic hyperplasia, BPH） 190

淋巴管畸形（lymphatic malformation） 226

淋巴管瘤（lymphangioma） 226

淋巴漏（lymphorrhea） 104

淋巴造影（lymphangiography） 104

硫酸鱼精蛋白（protamine sulfate） 15

氯吡格雷（clopidogrel） 13

M

麻痹（paralysis） 86

蔓状血管瘤（cirsoid angioma） 228

慢性肌肉骨骼疼痛（chronic musculoskeletal pain, CMP） 255

毛细血管畸形（capillary malformation） 228

门静脉癌栓（portal vein tumor thrombosis, PVTT） 181

门静脉高压（portal hypertension） 146

门静脉狭窄（portal vein stenosis, PVS） 245

门静脉血栓（portal vein thrombosis, PVT） 245

门体压力梯度（portosystemic pressure gradient, PPG） 151

N

纳米刀（NanoKnife） 9

脑卒中（stroke） 107

内镜下逆行胰胆管造影术（endoscopic retrograde cholangiopancreatography, ERCP） 159

尿道狭窄（urethral stricture） 188

尿激酶（urokinase, UK） 13

凝血酶（thrombin） 14

凝血酶原复合物（thrombogen） 14

P

泡沫硬化剂（foam sclerosing agent） 20

脾动脉窃血综合征（splenic arterial steal syndrome, SASS） 245

Q

气管狭窄（tracheal stenosis） 129

器官移植（organ transplantation） 240

前列腺癌（prostatic cancer） 196

前列腺动脉（prostatic artery, PA） 190

前列腺动脉栓塞术（prostatic arterial embolization, PAE） 190

前列腺素（prostaglandin, PG） 10

前列腺特异性抗原（prostate specific antigen, PSA） 191

前列腺体积（prostate volume, PV） 191

前置胎盘（placenta previa） 217

羟喜树碱（hydroxycamptothecine, HCPT） 17

球囊（balloon） 20

球囊房间隔造口术（balloon atrial septostomy, BAS） 138

球囊阻断逆行静脉血管硬化术（balloon-occluded retrograde transvenous obliteration, BRTO） 147

球囊阻塞导管（occlusive balloon catheter） 39

去甲肾上腺素（noradrenaline, NA; norepinephrine, NE） 14

全植入式导管药盒系统（implantable reservoir, port-catheter system, PCS） 39

缺血半暗带（ischemic penumbra） 107

缺血性肠病（ischemic bowel disease, IBD） 94

缺血性卒中（ischemic stroke） 107

缺氧诱导因子 -α（hypoxia inducible factor-α, HIF-α） 179

R

溶栓（thrombolysis） 55

乳糜液（chylous） 104

S

噻氯匹定（ticlopidine） 12

三氧（ozone，O_3） 252

射频（radio frequency，RF） 251

射频消融（radiofrequency ablation，RFA） 8

深静脉血栓（deep venous thrombosis，DVT） 64，98

肾癌（renal carcinoma） 196

肾出血（nephrorrhagia） 194

肾动脉瘤（renal artery aneurysm，RAA） 92

肾动脉狭窄（renal artery stenosis，RAS） 95

肾囊肿（renal cyst） 192

肾上腺静脉取血（adrenal vein sampling，AVS） 75

肾上腺素（adrenaline，epinephrine） 10

肾血管平滑肌脂肪瘤（renal angiomyolipoma，RAML） 192

生活质量评分（quality of life，QOL） 191

食管 - 胃底静脉曲张出血（esophageal and gastric variceal bleeding，EGVB） 143

视网膜母细胞瘤（retinoblastoma，Rb） 223

收缩期峰值血流速度（peak systolic velocity，PSV） 240

首过效应（first pass effect） 38

输卵管镜（falloposcope） 220

输卵管栓塞术（fallopian tube embolization，FTE） 220

输卵管再通术（fallopian tube recanalization，FTR） 220

输卵管阻塞（fallopian tubal obstruction） 220

顺铂（cisplatin，DDP） 16

丝裂霉素 C（mitomycin C，MMC） 17

T

弹簧圈（spring coil） 20

疼痛（pain） 86

体力状态（performance status，PS） 177

替罗非班（tirofiban） 13

同轴导管技术（coaxial catheter technology） 27

透析通路相关性缺血综合征（dialysis access induced ischemic syndrome，DAIIS） 239

W

完全植入式静脉输液装置（totally implantable venous access device，TIVAD） 230

微波消融（microwave ablation，MWA） 8

微骨折（microfracture） 206

胃流出道梗阻（gastri outlet obstruction，GOO） 166

胃食管静脉曲张（gastroesophageal varices，GOV） 154

无脉（pulselessness） 86

X

吸收性明胶海绵（absorbable gelatin sponge） 33

下腔静脉滤器（inferior vena cava filter） 102

下肢动脉疾病（lower extremity artery disease，LEAD） 85

纤维肌性发育不良（fibromuscular dysplasia，FMD） 95

消化道出血（gastrointestinal hemorrhage，GIH） 143

硝酸甘油（nitroglycerin） 10

小肝综合征（small-for-size graft） 247

小细胞肺癌（small cell lung cancer，SCLC） 139

胸主动脉瘤（thoracic aortic aneurysm，TAA） 78

胸主动脉瘤腔内修复术（thoracic endovascular aneurysm repair，TEVAR） 79

选择性内放射治疗（selective internal radiation therapy，SIRT） 183

选择性肾动脉栓塞（selective renal artery embolization，SAE） 192

血管畸形（vascular malformation） 65，226

血管紧张素 II（angiotension II，AT II） 40

血管瘤（hemangioma） 224

血管内皮生长因子（vascular endothelial growth factor，VEGF） 179

血管鞘（vascular sheath） 18

血管升压素（vasopressin） 11

血管造影（angiography） 26

血清甲胎蛋白（alpha-fetoprotein，AFP） 175

血清甲胎蛋白异质体（lens culinaris agglutinin-reactive fraction of AFP，AFP-L3） 175

血栓后综合征（post thrombotic syndrome，PTS） 98

Y

烟雾病（moyamoya disease） 109

严重肢体缺血（critical limb ischemia，CLI） 85

腰椎间盘突出症（lumbar disk herniation） 201

药物洗脱微球 TACE（drug eluting beads-TACE，DEB-TACE，D-TACE） 178

伊立替康（irinotecan） 17

移植肾动脉狭窄（transplant renal artery stenosis，TRAS） 240

移植物不耐受综合征（graft intolerance syndrome，GIS） 244

异常凝血酶原（des-gamma carboxyprothrombin，DCP） 175

婴幼儿血管瘤（infantile hemangioma，IH） 225

罂粟碱（papaverine） 10

硬化治疗（sclerotherapy） 20

硬脑膜动静脉瘘（dural arteriovenous fistulae，DAVF） 121

原发性肺癌（primary lung cancer，PLC） 139

原发性肝癌（primary hepatic cancer） 175

原发性醛固酮增多症（primary aldosteronism，PA） 75

Z

载药微球 TACE（drug eluting beads-TACE，DEB-TACE） 183

正丁基 -2- 氰丙烯酸盐（n-butyl-2-cyanoacrylate，NBCA） 114，145

支架（stent） 19

支气管动脉栓塞（bronchial artery embolization，BAE） 126

至疾病进展时间（time to progress，TTP） 179

治疗计划系统（treatment plan system，TPS） 215

中国肝癌的分期方案（China liver cancer staging，CNLC） 176

中心静脉导管（central venous catheter，CVC） 230

中心静脉压（central venous pressure，CVP） 73

肿瘤染色（tumor staining） 66

蛛网膜下腔出血（subarachnoid hemorrhage，SAH） 114

主动脉夹层（aortic dissection，AD） 82

主动脉狭窄（coarctation of aorta，CoA） 77

转移性肝癌（liver metastasis） 182

椎体血管瘤（vertebral hemangioma） 205

锥形束 CT（cone beam CT，CBCT） 178

子宫动脉栓塞（uterine artery embolization，UAE） 218

子宫肌瘤（uterine myoma） 218

子宫输卵管造影术（hysterosalpingography，HSG） 220

总生存时间（overall survival，OS） 179

阻力指数（resistance index，RI） 240